中华医学百科全书

中医药学

针灸学

国家出版基金项目
NATIONAL PUBLICATION FOUNDATION

中国协和医科大学出版社

图书在版编目 (CIP) 数据

针灸学 / 石学敏主编 . —北京：中国协和医科大学出版社，2017.4
（中华医学百科全书）
ISBN 978-7-5679-0201-5

Ⅰ . ①针… Ⅱ . ①石… Ⅲ . ①针灸学 Ⅳ . ① R245

中国版本图书馆 CIP 数据核字 (2017) 第 013000 号

中华医学百科全书·针灸学

主　　编：石学敏

编　　审：呼素华

责任编辑：高青青

出版发行：**中国协和医科大学出版社**
（北京东单三条九号　邮编 100730　电话 010–6526 0431）

网　　址：www.pumcp.com

经　　销：新华书店总店北京发行所

印　　刷：北京雅昌艺术印刷有限公司

开　　本：889×1230　1/16 开

印　　张：24.5

字　　数：650 千字

版　　次：2017 年 4 月第 1 版

印　　次：2017 年 4 月第 1 次印刷

定　　价：285.00 元

ISBN 978-7-5679-0201-5

《中华医学百科全书》编纂委员会

总顾问　吴阶平　韩启德　桑国卫

总指导　陈　竺

总主编　刘德培

副总主编　曹雪涛　李立明　曾益新

编纂委员（以姓氏笔画为序）

B·吉格木德	丁　洁	丁　樱	丁安伟	于中麟	于布为
于学忠	万经海	马　军	马　骁	马　静	马　融	马中立
马安宁	马建辉	马烈光	马绪臣	王　伟	王　辰	王　政
王　恒	王　硕	王　舒	王　键	王一飞	王一镗	王士贞
王卫平	王长振	王文全	王心如	王生田	王立祥	王兰兰
王汉明	王永安	王永炎	王华兰	王成锋	王延光	王旭东
王军志	王声湧	王坚成	王良录	王拥军	王茂斌	王松灵
王明荣	王明贵	王宝玺	王诗忠	王建中	王建业	王建军
王建祥	王临虹	王贵强	王美青	王晓民	王晓良	王鸿利
王维林	王琳芳	王喜军	王道全	王德文	王德群	
木塔力甫·艾力阿吉	尤启冬	戈　烽	牛　侨	毛秉智	毛常学
乌　兰	文卫平	文历阳	文爱东	方以群	尹　佳	孔北华
孔令义	邓文龙	邓家刚	书　亭	毋福海	艾措千	艾儒棣
石　岩	石远凯	石学敏	石建功	布仁达来	占　堆	卢志平
卢祖洵	叶冬青	叶常青	叶章群	申昆玲	申春悌	田景振
田嘉禾	史录文	代　涛	代华平	白春学	白慧良	丛　斌
丛亚丽	包怀恩	包金山	冯卫生	冯学山	冯希平	边旭明
边振甲	匡海学	邢小平	达万明	达庆东	成　军	成翼娟
师英强	吐尔洪·艾买尔		吕时铭	吕爱平	朱　珠	朱万孚
朱立国	朱宗涵	朱建平	朱晓东	朱祥成	乔延江	伍瑞昌
任　华	华　伟	伊河山·伊明		向　阳	多　杰	邬堂春
庄　辉	庄志雄	刘　平	刘　进	刘　玮	刘　蓬	刘大为
刘小林	刘中民	刘玉清	刘尔翔	刘训红	刘永锋	刘吉开
刘伏友	刘芝华	刘华平	刘华生	刘志刚	刘克良	刘更生
刘迎龙	刘建勋	刘胡波	刘树民	刘昭纯	刘俊涛	刘洪涛
刘献祥	刘嘉瀛	刘德培	闫永平	米　玛	许　媛	许腊英

那彦群	阮长耿	阮时宝	孙 宁	孙 光	孙 皎	孙 锟
孙长颢	孙少宣	孙立忠	孙则禹	孙秀梅	孙建中	孙建方
孙贵范	孙海晨	孙景工	孙颖浩	孙慕义	严世芸	苏 川
苏 旭	苏荣扎布	杜元灏	杜文东	杜治政	杜惠兰	李 龙
李 飞	李 东	李 宁	李 刚	李 丽	李 波	李 勇
李 桦	李 鲁	李 磊	李 燕	李 冀	李大魁	李云庆
李太生	李曰庆	李玉珍	李世荣	李立明	李永哲	李志平
李连达	李灿东	李君文	李劲松	李其忠	李若瑜	李松林
李泽坚	李宝馨	李建勇	李映兰	李莹辉	李继承	李森恺
李曙光	杨 凯	杨 恬	杨 健	杨化新	杨文英	杨世民
杨世林	杨伟文	杨克敌	杨国山	杨宝峰	杨炳友	杨晓明
杨跃进	杨腊虎	杨瑞馥	杨慧霞	励建安	连建伟	肖 波
肖 南	肖永庆	肖海峰	肖培根	肖鲁伟	吴 东	吴 江
吴 明	吴 信	吴令英	吴立玲	吴欣娟	吴勉华	吴爱勤
吴群红	吴德沛	邱建华	邱贵兴	邱海波	邱蔚六	何 维
何 勤	何方方	何绍衡	何春涤	何裕民	余争平	余新忠
狄 文	冷希圣	汪 海	汪受传	沈 岩	沈 岳	沈 敏
沈 铿	沈卫峰	沈华浩	沈俊良	宋国维	张 泓	张 学
张 亮	张 强	张 霆	张 澍	张大庆	张为远	张世民
张志愿	张丽霞	张伯礼	张宏誉	张劲松	张奉春	张宝仁
张建中	张建宁	张承芬	张琴明	张富强	张新庆	张潍平
张德芹	张燕生	陆 华	陆付耳	陆伟跃	陆静波	
阿不都热依木·卡地尔		陈 文	陈 杰	陈 实	陈 洪	陈 琪
陈 锋	陈 楠	陈士林	陈大为	陈文祥	陈代杰	陈红风
陈尧忠	陈志南	陈志强	陈规化	陈国良	陈佩仪	陈家旭
陈智轩	陈锦秀	陈誉华	邵 蓉	邵荣光	武志昂	
其仁旺其格	范 明	范炳华	林三仁	林久祥	林子强	林江涛
林曙光	杭太俊	欧阳靖宇	尚 红	果德安	明根巴雅尔	易定华
易著文	罗 力	罗 毅	罗小平	罗长坤	罗永昌	罗颂平
帕尔哈提·克力木		帕塔尔·买合木提·吐尔根			图门巴雅尔	岳建民
金 玉	金 奇	金少鸿	金伯泉	金季玲	金征宇	金银龙
金惠铭	郁 琦	周 兵	周 林	周永学	周光炎	周灿全
周良辅	周纯武	周学东	周宗灿	周定标	周宜开	周建平
周建新	周荣斌	周福成	郑一宁	郑家伟	郑志忠	郑金福
郑法雷	郑建全	郑洪新	郎景和	房 敏	孟 群	孟庆跃
孟静岩	赵 平	赵 群	赵子琴	赵中振	赵文海	赵玉沛

赵正言	赵永强	赵志河	赵彤言	赵明杰	赵明辉	赵耐青
赵继宗	赵铱民	郝模	郝小江	郝传明	郝晓柯	胡志
胡大一	胡文东	胡向军	胡国华	胡昌勤	胡晓峰	胡盛寿
胡德瑜	柯杨	查干	柏树令	柳长华	钟翠平	钟赣生
香多·李先加		段涛	段金廒	段俊国	侯一平	侯金林
侯春林	俞光岩	俞梦孙	俞景茂	饶克勤	姜小鹰	姜玉新
姜廷良	姜国华	姜柏生	姜德友	洪两	洪震	洪秀华
祝庆余	祝蔯晨	姚永杰	姚祝军	秦川	袁文俊	袁永贵
都晓伟	栗占国	贾波	贾建平	贾继东	夏照帆	夏慧敏
柴光军	柴家科	钱传云	钱忠直	钱家鸣	钱焕文	倪鑫
倪健	徐军	徐晨	徐永健	徐志云	徐志凯	徐克前
徐金华	徐建国	徐勇勇	徐桂华	凌文华	高妍	高晞
高志贤	高志强	高学敏	高健生	高树中	高思华	高润霖
郭岩	郭小朝	郭长江	郭巧生	郭宝林	郭海英	唐强
唐朝枢	唐德才	诸欣平	谈勇	谈献和	陶·苏和	陶广正
陶永华	陶芳标	陶建生	黄峻	黄烽	黄人健	黄叶莉
黄宇光	黄国宁	黄国英	黄跃生	黄璐琦	萧树东	梅长林
曹佳	曹广文	曹务春	曹建平	曹洪欣	曹济民	曹雪涛
曹德英	龚千锋	龚守良	龚非力	袭著革	常耀明	崔蒙
崔丽英	庾石山	康健	康廷国	康宏向	章友康	章锦才
章静波	梁铭会	梁繁荣	谌贻璞	屠鹏飞	隆云	绳宇
巢永烈	彭成	彭勇	彭明婷	彭晓忠	彭瑞云	彭毅志
斯拉甫·艾白		葛坚	葛立宏	董方田	蒋力生	蒋建东
蒋澄宇	韩晶岩	韩德民	惠延年	粟晓黎	程伟	程天民
程训佳	童培建	曾苏	曾小峰	曾正陪	曾学思	曾益新
谢宁	谢立信	蒲传强	赖西南	赖新生	詹启敏	詹思延
鲍春德	窦科峰	窦德强	赫捷	蔡威	裴国献	裴晓方
裴晓华	管柏林	廖品正	谭仁祥	翟所迪	熊大经	熊鸿燕
樊飞跃	樊巧玲	樊代明	樊立华	樊明文	黎源倩	颜虹
潘国宗	潘柏申	潘桂娟	薛社普	薛博瑜	魏光辉	魏丽惠
藤光生						

《中华医学百科全书》学术委员会

主任委员　巴德年

副主任委员（以姓氏笔画为序）

汤钊猷　　吴孟超　　陈可冀　　贺福初

学术委员（以姓氏笔画为序）

丁鸿才	于是凤	于润江	于德泉	马　遂	王　宪	王大章
王文吉	王之虹	王正敏	王声湧	王近中	王邦康	王晓仪
王政国	王海燕	王鸿利	王琳芳	王锋鹏	王满恩	王模堂
王澍寰	王德文	王翰章	乌正赉	毛秉智	尹昭云	巴德年
邓伟吾	石一复	石中瑗	石四箴	石学敏	平其能	卢世璧
卢光琇	史俊南	皮　昕	吕　军	吕传真	朱　预	朱大年
朱元珏	朱家恺	朱晓东	仲剑平	刘　正	刘　耀	刘又宁
刘宝林（口腔）		刘宝林（公共卫生）		刘桂昌	刘敏如	刘景昌
刘新光	刘嘉瀛	刘镇宇	刘德培	江世忠	闫剑群	汤　光
汤钊猷	阮金秀	孙　燕	孙汉董	孙曼霁	纪宝华	严隽陶
苏　志	苏荣扎布	杜乐勋	李亚洁	李传胪	李仲智	李连达
李若新	李济仁	李钟铎	李舜伟	李巍然	杨　莘	杨圣辉
杨宠莹	杨瑞馥	肖文彬	肖承悰	肖培根	吴　坤	吴　蓬
吴乐山	吴永佩	吴在德	吴军正	吴观陵	吴希如	吴孟超
吴咸中	邱蔚六	何大澄	余森海	谷华运	邹学贤	汪　华
汪仕良	张乃峥	张习坦	张月琴	张世臣	张丽霞	张伯礼
张金哲	张学文	张学军	张承绪	张洪君	张致平	张博学
张朝武	张蕴惠	张震康	陆士新	陆道培	陈子江	陈文亮
陈世谦	陈可冀	陈立典	陈宁庆	陈尧忠	陈在嘉	陈君石
陈育德	陈治清	陈洪铎	陈家伟	陈家伦	陈寅卿	邵铭熙
范乐明	范茂槐	欧阳惠卿	罗才贵	罗成基	罗启芳	罗爱伦
罗慰慈	季成叶	金义成	金水高	金惠铭	周　俊	周仲瑛
周荣汉	赵云凤	胡永华	钟世镇	钟南山	段富津	侯云德
侯惠民	俞永新	俞梦孙	施侣元	姜世忠	姜庆五	恽榴红
姚天爵	姚新生	贺福初	秦伯益	贾继东	贾福星	顾美仪
顾觉奋	顾景范	夏惠明	徐文严	翁心植	栾文明	郭　定
郭子光	郭天文	唐由之	唐福林	涂永强	黄洁夫	黄璐琦
曹仁发	曹采方	曹谊林	龚幼龙	龚锦涵	盛志勇	康广盛

章魁华　　梁文权　　梁德荣　　彭名炜　　董　怡　　温　海　　程元荣
程书钧　　程伯基　　傅民魁　　曾长青　　曾宪英　　裘雪友　　甄永苏
褚新奇　　蔡年生　　廖万清　　樊明文　　黎介寿　　薛　森　　戴行锷
戴宝珍　　戴尅戎

《中华医学百科全书》工作委员会

主任委员　郑忠伟

副主任委员　袁　钟

编审（以姓氏笔画为序）

开赛尔	司伊康	当增扎西	吕立宁	任晓黎	邬扬清	刘玉玮
孙　海	何　维	张之生	张玉森	张立峰	陈　懿	陈永生
松布尔巴图	呼素华	周　茵	郑伯承	郝胜利	胡永洁	侯澄芝
袁　钟	郭亦超	彭南燕	傅祚华	谢　阳	解江林	

编辑（以姓氏笔画为序）

于　岚	王　波	王　莹	王　颖	王　霞	王明生	尹丽品
左　谦	刘　婷	刘岩岩	孙文欣	李元君	李亚楠	杨小杰
吴桂梅	吴翠姣	沈冰冰	宋　玥	张　安	张　玮	张浩然
陈　佩	骆彩云	聂沛沛	顾良军	高青青	郭广亮	傅保娣
戴小欢	戴申倩					

工作委员　刘小培　罗　鸿　宋晓英　姜文祥　韩　鹏　汤国星　王　玲　李志北

办公室主任　左　谦　孙文欣　吴翠姣

中医药学

总主编

王永炎　　中国中医科学院

曹洪欣　　中国中医科学院

本卷编委会

主　编

石学敏　　天津中医药大学第一附属医院

常务副主编

梁繁荣　　成都中医药大学

副主编

王　舒　　天津中医药大学第一附属医院

高树中　　山东中医药大学

赖新生　　广州中医药大学

杜元灏　　天津中医药大学第一附属医院

编　委（以姓氏笔画为序）

王　华　　湖北中医药大学

王富春　　长春中医药大学

王麟鹏　　首都医科大学附属北京中医医院

卞金玲　　天津中医药大学第一附属医院

方剑乔　　浙江中医药大学

石　现　　中国人民解放军总医院

申鹏飞　　天津中医药大学第一附属医院

田维柱　　辽宁中医药大学附属医院

刘乃刚　　中日友好医院

刘自力　　云南中医学院

孙外主　　香港中文大学

孙　华	中国医学科学院北京协和医院
孙忠人	黑龙江中医药大学
严　洁	湖南中医药大学
杨　骏	安徽中医药大学第一附属医院
吴焕淦	上海针灸经络研究所
张春红	天津中医药大学第一附属医院
张智龙	天津市中医药研究院附属医院
陈日新	江西省中医院
顾一煌	南京中医药大学
倪光夏	南京中医药大学
郭长青	北京中医药大学
唐　勇	成都中医药大学
符文彬	广东省中医院
裴　健	上海中医药大学附属龙华医院
熊　杰	武警后勤学院附属医院
冀来喜	山西中医学院

学术秘书

史慧妍	天津中医药大学第一附属医院

前　言

《中华医学百科全书》终于和读者朋友们见面了！

古往今来，凡政通人和、国泰民安之时代，国之重器皆为科技、文化领域的鸿篇巨制。唐代《艺文类聚》、宋代《太平御览》、明代《永乐大典》、清代《古今图书集成》等，无不彰显盛世之辉煌。新中国成立后，国家先后组织编纂了《中国大百科全书》第一版、第二版，成为我国科学文化事业繁荣发达的重要标志。医学的发展，从大医学、大卫生、大健康角度，集自然科学、人文社会科学和艺术之大成，是人类社会文明与进步的集中体现。随着经济社会快速发展，医药卫生领域科技日新月异，知识大幅更新。广大读者对医药卫生领域的知识文化需求日益增长，因此，编纂一部医药卫生领域的专业性百科全书，进一步规范医学基本概念，整理医学核心体系，传播精准医学知识，促进医学发展和人类健康的任务迫在眉睫。在党中央、国务院的亲切关怀以及国家各有关部门的大力支持下，《中华医学百科全书》应运而生。

作为当代中华民族"盛世修典"的重要工程之一，《中华医学百科全书》肩负着全面总结国内外医药卫生领域经典理论、先进知识，回顾展现我国卫生事业取得的辉煌成就，弘扬中华文明传统医药璀璨历史文化的使命。《中华医学百科全书》将成为我国科技文化发展水平的重要标志、医药卫生领域知识技术的最高"检阅"、服务千家万户的国家健康数据库和医药卫生各学科领域走向整合的平台。

肩此重任，《中华医学百科全书》的编纂力求做到两个符合：一是符合社会发展趋势。全面贯彻以人为本的科学发展观指导思想，通过普及医学知识，增强人民群众健康意识，提高人民群众健康水平，促进社会主义和谐社会构建；二是符合医学发展趋势。遵循先进的国际医学理念，以"战略前移、重心下移、模式转变、系统整合"的人口与健康科技发展战略为指导。同时，《中华医学百科全书》的编纂力求做到两个体现：一是体现科学思维模式的深刻变革，即学科交叉渗透/知识系统整合；二是体现继承发展与时俱进的精神，准确把握学科现有基础理论、基本知识、基本技能以及经典理论知识与科学思维精髓，深刻领悟学科当前面临的交叉渗透与整合转化，敏锐洞察学科未来的发展趋势与突破方向。

作为未来权威著作的"基准点"和"金标准"，《中华医学百科全书》编纂过程中，制定了严格的主编、编者遴选原则，聘请了一批在学界有相当威望、具有较高学术造诣和较强组织协调能力的专家教授（包括多位两院院士）担任大类主编和学科卷主编，确保全书的科学性与权威性。另外，还借鉴了已有百科全书的编写经验。鉴于《中华医学百科全书》的编纂过程本身带有科学研究性质，还聘请了若干科研院所的科研管理专家作为特约编审，站在科研管理的高度为全书的顺利编纂保驾护航。除了编者、编审队伍外，还制订了详尽的质量保证计划。编纂委员会和工作委员会秉持质量源于设计的理念，共同制订了一系列配套的质量控制规范性文件，建立了一套切实可行、行之有效、效率最优的编纂质量管理方案和各种情况下的处理原则及预案。

《中华医学百科全书》的编纂实行主编负责制，在统一思想下进行系统规划，保证良好的全程质量策划、质量控制、质量保证。在编写过程中，统筹协调学科内各编委、卷内条目以及学科间编委、卷间条目，努力做到科学布局、合理分工、层次分明、逻辑严谨、详略有方。在内容编排上，务求做到"全准精新"。形式"全"：学科"全"，册内条目"全"，全面展现学科面貌；内涵"全"：知识结构"全"，多方位进行条目阐释；联系整合"全"：多角度编制知识网。数据"准"：基于权威文献，引用准确数据，表述权威观点；把握"准"：审慎洞察知识内涵，准确把握取舍详略。内容"精"："一语天然万古新，豪华落尽见真淳。"内容丰富而精炼，文字简洁而规范；逻辑"精"："片言可以明百意，坐驰可以役万里。"严密说理，科学分析。知识"新"：以最新的知识积累体现时代气息；见解"新"：体现出学术水平，具有科学性、启发性和先进性。

《中华医学百科全书》之"中华"二字，意在中华之文明、中华之血脉、中华之视角，而不仅限于中华之地域。在文明交织的国际化浪潮下，中华医学汲取人类文明成果，正不断开拓视野，敞开胸怀，海纳百川般融入，润物无声状拓展。《中华医学百科全书》秉承了这样的胸襟怀抱，广泛吸收国内外华裔专家加入，力求以中华文明为纽带，牵系起所有华人专家的力量，展现出现今时代下中华医学文明之全貌。《中华医学百科全书》作为由中国政府主导，参与编纂学者多、分卷学科设置全、未来受益人口广的国家重点出版工程，得到了联合国教科文等组织的高度关注，对于中华医学的全球共享和人类的健康保健，都具有深远意义。

《中华医学百科全书》分基础医学、临床医学、中医药学、公共卫生学、军事与特种医学和药学六大类，共计144卷。由中国医学科学院/北京协和医学院牵头，联合军事医学科学院、中国中医科学院和中国疾病预防控制中心，带动全国知名院校、科研单位和医院，有多位院士和海内外数千位优秀专家参加。国内知名的医学和百科编审汇集中国协和医科大学出版社，并培养了一批热爱百科事业的中青年编辑。

回览编纂历程，犹然历历在目。几年来，《中华医学百科全书》编纂团队呕心沥血，孜孜矻矻。组织协调坚定有力，条目撰写字斟句酌，学术审查一丝不苟，手书长卷撼人心魂……在此，谨向全国医学各学科、各领域、各部门的专家、学者的积极参与以及国家各有关部门、医药卫生领域相关单位的大力支持致以崇高的敬意和衷心的感谢！

《中华医学百科全书》的编纂是一项泽被后世的创举，其牵涉医学科学众多学科及学科间交叉，有着一定的复杂性；需要体现在当前医学整合转型的新形式，有着相当的创新性；作为一项国家出版工程，有着毋庸置疑的严肃性。《中华医学百科全书》开创性和挑战性都非常强。由于编纂工作浩繁，难免存在差错与疏漏，敬请广大读者给予批评指正，以便在今后的编纂工作中不断改进和完善。

刘德培

凡　例

一、《中华医学百科全书》（以下简称《全书》）按基础医学类、临床医学类、中医药学类、公共卫生类、军事与特种医学类、药学类的不同学科分卷出版。一学科辑成一卷或数卷。

二、《全书》基本结构单元为条目，主要供读者查检，亦可系统阅读。条目标题有些是一个词，例如"刺法"；有些是词组，例如"皮肤针疗法"。

三、由于学科内容有交叉，会在不同卷设有少量同名条目。例如《针灸学》《中医儿科学》都设有"惊风"条目。其释文会根据不同学科的视角不同各有侧重。

四、条目标题上方加注汉语拼音，条目标题后附相应的外文。例如：

shí'èr jīngmài
十二经脉（twelve regular channels/meridians）

五、本卷条目按学科知识体系顺序排列。为便于读者了解学科概貌，卷首条目分类目录中条目标题按阶梯式排列，例如：

刺法灸法学 ……………………………………………………………………
　刺法 ……………………………………………………………………
　　针具 ……………………………………………………………………
　　针刺体位 ……………………………………………………………
　　毫针刺法 ……………………………………………………………
　　　持针法 ……………………………………………………………
　　　进针法 ……………………………………………………………
　　　　单手进针法 …………………………………………………
　　　　双手进针法 …………………………………………………
　　　　　指切进针法 ………………………………………………

六、各学科都有一篇介绍本学科的概观性条目，一般作为本学科卷的首条。介绍学科大类的概观性条目，列在本大类中基础性学科卷的学科概观性条目之前。

七、条目之中设立参见系统，体现相关条目内容的联系。一个条目的内容涉及其他条目，需要其他条目的释文作为补充的，设为"参见"。所参见的本卷条目的标题在本条目释文中出现的，用蓝色楷体字印刷；所参见的本卷条目的标题未在本条目释文中出现的，在括号内用蓝色楷体字印刷该标题，另加"见"字；参见其他卷条目的，注明参见条所属学科卷名，如"参见□□□卷"或"参见□□□卷□□□□"。

八、《全书》医学名词以全国科学技术名词审定委员会审定公布的为标准。同一概念或疾病在不同学科有不同命名的，以主科所定名词为准。字数较多，释文中拟用简称的名词，每个条目中第一次出现时使用全称，并括注简称，例如：甲型病毒性肝炎（简称甲肝）。个别众所周知的名词直接使用简称、缩写，例如：B超。药物名称参照《中华人民共和国药典》2015年版和《国家基本药物目录》2012年版。

九、《全书》量和单位的使用以国家标准GB 3100～3102—1993《量和单位》为准。援引古籍或外文时维持原有单位不变。必要时括注与法定计量单位的换算。

十、《全书》数字用法以国家标准GB/T 15835—2011《出版物上数字用法》为准。

十一、正文之后设有内容索引和条目标题索引。内容索引供读者按照汉语拼音字母顺序查检条目和条目之中隐含的知识主题。条目标题索引分为条目标题汉字笔画索引和条目外文标题索引，条目标题汉字笔画索引供读者按照汉字笔画顺序查检条目，条目外文标题索引供读者按照外文字母顺序查检条目。

十二、部分学科卷根据需要设有附录，列载本学科有关的重要文献资料。

目 录

zhēnjiǔxué

针灸学（science of acupuncture and moxibustion of traditional Chinese medicine）

以中医理论为指导，研究经络、腧穴、刺法、灸法及针灸治疗作用，探讨运用针灸防治疾病规律及作用机制的学科。是中医学的重要组成部分。

简史　针灸学从产生到成熟历经了漫长的时间，是古代医家和劳动人民长期实践的经验总结。刺法（即针法）的起源可追溯到原始社会的氏族公社时期，如古籍记载伏羲氏"尝味百草而制九针""黄帝咨访岐伯……针道生焉"等。刺法真正产生的时间大约是新石器时代，人们开始用"砭石"刺激身体的病痛部位以治疗疾病，砭石就是针具的雏形，以疼痛部位作为治疗点，即后世的"以痛为腧"。炼金术发明后，金属针具的产生推动了刺法的发展。灸法的起源可追溯到原始社会，人们在用火的过程中，逐渐认识到温热的治疗作用，通过长期实践形成了灸法。在刺法和灸法产生以后，随着实践经验的积累、古代哲学思想及其他自然科学知识的渗透，针灸学理论体系开始逐渐形成、发展和不断完善。

针灸学理论体系的萌芽时期　针灸学理论体系的建立，始于人们对"经络"的认识。古代医家在长期医疗实践中发现了经络，并通过理性思维建立了经络学说。经络是中医学认识人体的一个重要概念，这一概念的提出和完善，经历了漫长的历史过程。经络一词，最早见于战国时期成书的《黄帝内经》（以下简称《内经》，包括《素问》《灵枢经》两部分）。《灵枢经·邪气脏腑病形》载："阴之与阳也，异名同类，上下相会，经络之相贯，如环无

端。"这对经络的生理活动特点做了概括性描述。人体的经络，包括经脉和络脉，而对"脉"的认识又早于经络。1973年湖南长沙马王堆汉墓出土的帛书有《足臂十一脉灸经》《阴阳十一脉灸经》（亡佚的古医书，考古专家对其命名）两书，书中论述了人体内十一脉的循行与主病，但却没有"经络""经脉"的记载，而只有"脉"字。据有关专家考证，两书的著作年代均早于《灵枢经·经脉》。可见，脉与经络有着渊源关系，即经络概念起源于对脉的认识。无论经络或脉，可以说明这一时期之前的历史阶段，是针灸学理论体系形成之前的萌芽时期。

针灸学理论体系的建立时期　以《内经》成书为标志，从总体上论述了人体的生理病理及疾病的诊治原则和方法，为中医学奠定了理论基础。其中《灵枢经》中有大量篇幅专门论述针灸学理论和临床治疗，故又称《针经》，标志着针灸学理论体系基本形成。《黄帝八十一难经》（后世简称《难经》）以阐明《内经》为要旨，补充了《内经》中关于奇经八脉和原气论述的不足，还提出了八会穴的概念，并用五行学说对五输穴的理论和应用进行了详细的解释。《明堂孔穴针灸治要》应该是这一时期有关腧穴的专著（已佚）。东汉华佗创立了"华佗夹脊穴"。东汉张仲景创立六经辨证，在《伤寒杂病论》中主张针药并用，辨证论治。这些都丰富了针灸学的理论体系。

针灸学术的发展时期　自魏晋以来，随着中国封建社会的经济、文化的兴盛，针灸学术有了很大的发展。

魏晋时期　这一时期针灸学术发展中，最具代表性的为晋·

皇甫谧《针灸甲乙经》，是现存最早的针灸学专著。此书取材于《素问》《灵枢经》及《明堂孔穴针灸治要》三书中的针灸理论与实践经验，取其精华，删其浮辞，厘定为12卷。书中共收录349个腧穴的名称、定位和刺灸法，并对各科病症的针灸治疗进行了归纳和论述，是继《内经》之后对针灸学的又一次总结。其奠定了针灸学的理论基础，开拓了针灸学的这一专门学科，在针灸学发展史上起到了承前启后的作用。两晋和南北朝时期，出现了许多针灸专著。晋·葛洪《肘后备急方》中收载针灸医方109条，其中99条为灸方，大大推动了灸法的临床应用。

隋唐时期　唐代初期针灸已成为专门的学科，设"针师""灸师"等专业称号。甄权著有《针方》《针经钞》和《明堂人形图》（均佚）。唐贞观年间（公元627~649年）甄权等人对针灸学文献进行了整理校订。唐·孙思邈《备急千金要方》广泛收集了前代针灸医家的经验和个人体会，并绘制了"明堂三人图"，把人体正面、侧面及背面的十二经脉分别用不同的颜色标出，奇经八脉用绿色标明，这是历史上最早的彩色经络腧穴图（已佚），此时还创用了"阿是穴"和"指寸法"。王焘《外台秘要》和崔知悌《骨蒸病灸方》收录了大量的灸治经验。唐代是国家针灸教育体系形成的开端，唐太医署开设的医学教育，内设针灸专业，有"针博士一人，针助教一人，针师十人，针工二十人，针生二十人"，为针灸学的规范教育奠定了基础。

五代、辽、宋、金、元时期　此时相继建立了更为完善的针灸机构和教育体系，设立针科、

灸科，在课程上确立《素问》《灵枢经》《难经》《针灸甲乙经》为必修课。北宋王惟一对腧穴进行了重新考订，确立 354 个经穴，于公元 1026 年著《铜人腧穴针灸图经》，雕印刻碑，由政府颁布；公元 1027 年，他创立了两具铜人模型，外刻经络腧穴，内置脏腑，供针灸教学和考试运用，促进了针灸学向规范化和标准化方向发展，为针灸人才的培养开辟了新的途径。同时，由于宋代印刷术的发明，针灸专著明显增多。南宋·闻人耆年《备急灸法》1 卷，其中介绍了肠痈、溺水等 22 种急症灸治法。南宋·王执中《针灸资生经》7 卷，阐述了腧穴部位及主治，手指同身寸定位法等内容，以及论述了虚损、消渴等临床各科病证共 193 种针灸治疗的取穴法和配方。作者不囿旧说，有不少独到见解，对针灸临床发展很有指导意义。此外尚有《黄帝明堂灸经》（3 卷，原书不著撰人），《灸膏肓腧穴法》（不分卷，宋·庄绰编），《子午流注针经》（3 卷，金·何若愚著），《针经指南》（不分卷，元·窦汉卿撰），此四书一向为针灸学界所重视，最早在元至大辛亥四年（公元 1311 年）即由窦桂芳氏合梓刊行，并题名《针灸四书》。此书内容翔实，兼多创新，且理论与实践密切结合（原书已佚，1983 年人民卫生出版社以天一阁馆藏元刻活济堂残本，据《太平圣惠方》等书校补、勘误出版）。元·滑寿《十四经发挥》首次把任、督二脉和十二经脉并称为"十四经"，为后世研究经络提供了宝贵的文献资料。另外，中国的蒙古族、藏族、维吾尔族等少数民族对针灸学的发展也做出了重要贡献，如蒙古族翰林学士忽泰必烈的《金

兰循经取穴图解》（已佚），可从《十四经发挥》中窥其原貌。

明代　是针灸学发展史上较为活跃的时期，具体表现在对前代针灸文献的整理和研究，出现了许多学术流派，创立了丰富的针刺手法，对于没有归经的穴位进行归纳而形成经外奇穴。代表性的著作有陈会《神应经》、徐凤《针灸大全》、高武《针灸聚英》、杨继洲《针灸大成》、吴昆《针方六集》、汪机《针灸问对》、张介宾《类经图翼》、李时珍《奇经八脉考》等。其中，《针灸大成》是继《针灸甲乙经》后对针灸学的第三次总结，是杨继洲在家传的《卫生针灸玄机秘要》基础上，汇编历代诸家针灸学术观点、实践经验编撰而成，是学习、研究针灸的重要参考文献。

清代　此时期由于受外国入侵，以及清政府腐败势力的影响，针灸学术发展缓慢，并逐渐走向低潮。针灸学术总体创新较少，早期著作主要有吴谦的《医宗金鉴·刺灸心法要诀》、廖润鸿的《针灸集成》，后期有李学川的《针灸逢源》，强调辨证取穴，针药并用。清道光二年（1822 年），清政府以"针刺火灸，究非奉君所宜"的谬论为由，下令："太医院针灸一科，着永远停止。"从此，针灸学转向衰微。但针灸疗法仍在民间流行、广泛应用，并在治疗传染病、喉科急症、外科急症等方面有所发展。

民国时期　在西学东渐的大背景下，中西医不断地碰撞交融，中医的生存与发展遭遇挑战，并开始探讨"中医科学化"问题。此时期，描述腧穴时增加了现代解剖学内容，并已开展探寻针灸治病的机理研究。承淡安《中国针灸治疗学》、黄竹斋《针灸经穴

图考》、罗兆琚《新著中国针灸外科治疗学》、曾天治《科学针灸治疗学》、赵尔康《针灸秘笈纲要》等针灸著作有一定影响。1933 年《针灸杂志》诞生，成为当时针灸医家、针灸爱好者和部分患者沟通交流的舆论平台，收录的针灸文献在千篇以上。

针灸学术的繁荣时期　中华人民共和国成立后，全国各地先后成立中医院校、中医院，设置针灸专业和专科，建立专门研究机构，在教学、科研、医疗等方面取得了巨大的成就。针灸的临床应用范围也不断扩大。目前针灸应用于内、外、妇、儿、眼、耳鼻喉、口腔、皮肤、神经和精神等科 300 种以上的疾病，对其中约 100 种有较好或很好的疗效。20 世纪 60 年代以来，中国医学界采用针刺麻醉成功地进行了多种外科手术，引起了世界各国医者的重视。21 世纪以来，国家重点基础研究发展计划（973 计划）支持针灸研究，以循证医学原理和方法进行针灸学临床研究，以现代基础研究手段阐述针灸学理论，为高质量针灸临床研究和探究经穴效应特异性的生物学基础提供了国家层面的可靠保障。

针灸在海外的发展　针灸医学很早就传到国外，约在公元 6 世纪传入朝鲜，并以《针灸甲乙经》等书为教材。公元 562 年吴人知聪携带《明堂图》《针灸甲乙经》等书东渡日本，把针灸介绍到日本；7 世纪时日本多次派人来中国学医；公元 701 年日本在医学教育中开始设置针灸科，规定医生必修《内经》《针灸甲乙经》等书，直到今天日本还在开办有针灸专科学校。公元 16~17 世纪，针灸先后传入欧洲法、德、意、英、荷和奥地利等

国，19 世纪在欧洲广泛流传，现在已遍及世界各大洲的 100 多个国家和地区。1979 年 6 月，世界卫生组织（WHO）成员国在北京参加了中国第一届针灸学术会议。1979 年 12 月，WHO 主办的《世界卫生》杂志出版了针灸专刊，推荐 43 种疾病用针灸治疗。1996 年，WHO 在意大利米兰召开会议，将针灸治疗效果较好的病种从 43 种增加到 64 种。WHO 还公认针刺麻醉可以用于 100 多种不同类型的外科手术，其中对常见的 20~30 种手术效果比较稳定；并且大力宣传和提倡针灸疗法，向世界各国建议，批准在公共卫生保健工作中使用、推广针灸技术。

研究范畴　通过应用神经生理学、解剖学、组织化学、生物化学、免疫学、分子生物学等相关学科理论及声、光、电、磁等现代科学技术手段，对针灸学的理论、技术、应用和教学等相关问题进行深入的研究。

理论研究　经络学系列理论是在古代医家医疗实践基础上逐步形成发展的。"天人相应"整体观念是"经络理论"形成的指导思想；初步的解剖实践是经络学说形成的客观依据。经络成为多学科研究的热门领域。经历了"以痛为腧"到腧穴定位、定名、经穴、经外奇穴、阿是穴，同时重视腧穴与脏腑、经络在疾病防治中的相关性，并且在国际上规范推广，如今针灸穴位定位及名称已经国际标准化。

技术研究　主要为刺法、灸法，以操作方法、临床应用及作用原理为主要研究内容。毫针、三棱针等传统针具，电针、激光针、电磁针、水针、穴位埋线等，以及以特定部位为选穴的刺法如

耳针、头针等，不仅扩大了针灸治疗的范围，还推动了针灸医学的发展。针刺手法量学的研究为针灸疗效提供了规范性思考。在灸法研究方面，艾灸、非艾灸均在灸具改进和临床疗效评价方面有了很大发展。

应用研究　体现在针灸学理论、技术在各科综合运用的治疗经验。随着针灸机理的深入研究，针灸的治疗作用及范围逐渐清晰。针灸的治疗原则、辨证理论、针灸处方，以及特定穴的临床应用、医家的治验心得等，都为针灸疗效的提高提供了积累。随着现代科学技术的不断发展，对针灸治疗的研究也逐渐步入安全、客观、有效的轨道，大规模的临床实践研究可以从更加规范的视角拓展和深化针灸治疗的科学价值。

人才培养　当前，中国 20 余所高等中医药院校中，均开展了规范的针灸学历教育，各国家级和省级中医药研究机构也在培养针灸学的专门人才，一支针灸专业人才大军正在逐步兴起，理论、临床与科研相结合的教育理念，使针灸教育、针灸人才培养、针灸研究迈向了新的台阶。

研究目标　针灸学的现代研究任重而道远，在当前研究的基础上，尚应继续阐释针灸经典理论的现代价值，研究经络、穴位特异性及经穴与疗效的相关性，进一步规范针灸技术、针灸处方，明确针灸治疗的时效、量效关系，准确判断并评价针灸治疗各科疾病的临床疗效，深入研究并揭示针灸治疗临床各科疾病的具体效应机制，全面把握针灸治疗的作用优势，探究并揭示针灸学的深层科学内涵。使针灸疗法更加规范化、有效且广泛地应用于临床，

更好地为全世界人们的医疗保健服务。

（石学敏　张春红）

zhēnjiǔ

针灸（acupuncture and moxibustion）　用针法（即刺法）和（或）灸法治疗疾病的方法。又称针灸疗法。刺法：将针具刺入人体的一定部位，并施行一定的手法，给机体以机械性刺激的治疗方法。灸法：将施灸材料点燃以后在体表的一定部位熏烤或灼烧，给机体以温热性刺激的治疗方法。二者均是通过经络、腧穴以调节经络气血、脏腑阴阳，起到防治疾病的作用，均属于外治法，临床上常相互配合使用。

源流　刺法的起源与古人的医疗实践密切相关。据考古推算，刺法起源于距今一万至五千年的新石器时代，《山海经》载"有石如玉，可以为针"，可见砭石即为针具的雏形。灸法源于火的发现和运用，人们在用火的过程中，逐渐认识到温热的治疗作用，通过长期实践形成了灸法。《黄帝内经》较详细地论述了经络的循行和病候、腧穴、针灸方法，其中《灵枢经》所载针灸理论更为丰富系统，故又称《针经》。其所载"九针"用途广泛，可见当时针灸疗法已具一定规模。晋·皇甫谧《针灸甲乙经》确定了 349 个腧穴的定位、主治和操作，并介绍了针刺手法、宜忌、顺逆和常见病的治疗等，是现存最早的针灸学专著。晋·葛洪《肘后备急方》记载针灸医方 109 首，其中 99 首为灸方，对灸法的应用做了具体介绍。唐·孙思邈《备急千金要方》中对经外奇穴做了大量阐述，提出阿是穴的定位及"指寸法"（即手指同身寸定位法）的取穴手法，并绘制了历史上最早的彩色

经络腧穴图"明堂三人图"（已佚）。北宋·王惟一《铜人腧穴针灸图经》参订了人体354个穴位，并设计了两具铜人模型，用于当时的针灸教学及考试，有力促进了针灸标准化的发展。明·杨继洲《针灸大成》汇集历代诸家学说，广搜文献，被后世誉为针灸医学里程碑式的著作。明代出现艾卷灸法，后又发展成加进药物的雷火神针和太乙神针。清·李学川《针灸逢源》强调辨证选穴、针药并用，记载经穴361个，是对经穴较为全面的一次总结。目前针灸广泛应用于内、外、妇、儿等科300种以上的疾病，对其中约100种有较好或很好的疗效。20世纪60年代以来，中国医学界采用针刺麻醉成功完成了多种外科手术，引起了世界各国医者的重视。电针、激光针、电磁针、穴位注射、穴位埋线等结合现代技术的方法，耳针、头针等以特定部位为选穴的刺法，醒神开窍针刺法、靳三针疗法、贺氏针灸三通法等创新疗法扩大了针灸治疗病种，提高了临床疗效；灸法也在文献研究、灸具改进及临床应用方面有很大发展，推动了针灸医学的发展。

基本内容 针灸以中医理论为基础，通过针刺或灸治人体某些穴位，从而疏通经络气血、调节脏腑阴阳，达到治疗疾病的目的。针刺方法，自古以来文献记载内容丰富，包括毫针、三棱针、皮肤针、皮内针、火针、芒针、梅花针、耳针等，其中以毫针刺法在临床应用最为广泛。灸法分艾灸与非艾灸两种，艾灸主要有艾炷灸法和艾卷灸法。艾炷灸法分为直接灸和间接灸，艾卷灸法分为悬起灸和实按灸；非艾灸法包括灯火灸、天灸法等。临床中

以艾灸法最为常用。针灸有疏通经络、调和阴阳、扶正祛邪的作用，其作用的发挥与腧穴特异性、得气情况、个体差异、心理因素、针灸时效和量效等因素密切相关。正常的生理情况下，机体处于经络疏通、气血畅达、脏腑协调、阴阳平衡的状态，而在病理情况下则经络阻滞、气血不畅、脏腑失调、阴阳失衡。针灸疗法即是选择恰当的穴位和运用有效的刺激方法，激发经络的功能，泻其有余，补其不足，达到脏腑协调，阴阳平衡。

治疗原则 运用针灸治疗疾病必须遵循的基本法则，是针灸发挥治疗作用、确立治疗方法的基础。概括为治神守气、清热温寒、补虚泻实、整体观念、治病求本和三因制宜六方面。

治神守气 《素问·宝命全形论》说："凡刺之真，必先治神……经气已至，慎守勿失。"说明治神守气是针灸施治的基础和前提，在针灸治疗原则中居首要地位。

治神 神有广义和狭义之分。广义的神，指整个人体生命活动的外在表现，即对以精、气、血、津、液等物质为基础的脏腑、经络等全部功能活动表现于外的征象均属于神的范畴；狭义的神，指精神意识思维活动。治神，一是医生治己之神，如《灵枢经·终始》云："必一其神，令志在针"，即医生在针刺时要聚精会神，调整情绪，心平气和，认真细心地观察患者神色，体察针下的细微变化。二是治患者之神，如《素问·针解》云："神无营于众物者，静志观病人，无左右视也。义无邪下者，欲端以正也。必正其神者，欲瞻病人目制其神，令气易行也"，即医生要注意调整

患者的精神、情绪，观察患者机体状态，使患者精神集中，情绪稳定，肌肉放松，与医生良好配合。

守气 针灸所言之气，主要指经气，经络通过经气的运行调节全身各部的机能。针刺得气后，医者认真体察得气强弱，并施手法维持足够强度的持续针感，称为守气。当感觉针下气至，即应"密意守气"。守气主要有三种方法。①推弩守气法：左手用力按压或关闭穴位，右手握针，使针尖持续顶着有感应的部位，推弩针柄或拇指向前、向下用力，使针尖不脱离感觉，维持一定时间，多用于补法守气。②捻提守气法：用舒张进针法将针刺入，得气后放松押手，使针尖拉着有感应的部位向外或向后捻提，维持一定时间，多用于泻法守气。③搬垫守气法：针下得气后，将针柄掰向一方，使针尖朝向病所，用手指垫在针体与穴位之间，顶住有感应的部位，维持一定时间，补泻均可使用。

清热温寒 "清热"就是治疗热性病证用"清"法；"温寒"就是治疗寒性病证用"温"法，均属于正治法。《灵枢经·经脉》说："热则疾之，寒则留之。""热则疾之"即热性病证的治疗原则是浅刺疾出或点刺出血，手法宜轻而快，可以不留针或针用泻法，以清泻热毒。如风热感冒者，当取大椎、曲池、合谷、外关等穴浅刺疾出以清热解表；若伴咽喉肿痛者，可用三棱针在少商穴点刺出血以加强泻热、消肿、止痛的作用。"寒则留之"即寒性病证的治疗原则是深刺而久留针，以温经散寒。因寒性凝滞而主收引，针刺时不易得气，故应留针候气；或可加艾灸更能助阳散寒，

使阳气得复，寒邪乃散。如寒邪在表，留于经络者，艾灸法较为相宜；若寒邪在里，凝滞脏腑，则针刺应深而久留，或配合烧山火针刺手法，或加用艾灸，以温针灸最为适宜。

补虚泻实 扶助正气祛除病邪。"虚"指正气不足，"实"指邪气有余。《灵枢经·经脉》："盛则泻之，虚则补之……陷下则灸之，不盛不虚以经取之。"《灵枢经·九针十二原》："虚则实之，满则泄之，宛陈则除之，邪盛则虚之。"即是针对虚证、实证制订的补虚泻实的治疗原则。

虚则补之 指虚证采用补法治疗。针刺治疗虚证用补法主要通过穴位的选择、配伍和针刺手法的补法等实现。如气血虚弱者，常取关元、气海、命门、膏肓、足三里等偏补性能的腧穴和有关脏腑经脉的背俞穴、原穴，针灸并用，施行补法，能够振奋脏腑机能，促进气血生化，达到益气养血、强身健体的目的。"陷下则灸之"也属于虚则补之，是气虚下陷的治疗原则，以灸治为主，可较好地温补阳气、升提举陷。如久泻、久痢、遗尿等常灸百会、神阙、气海、关元等穴。对虚脱危象，更应重灸以升阳固脱、回阳救逆。

实则泻之 指实证采用泻法治疗。针刺治疗实证用泻法主要是通过穴位的选择、配伍和针刺手法的泻法等实现。如高热、中暑、昏迷等实证，取大椎、合谷、太冲、委中、人中、十宣、十二井等穴，针用泻法，或点刺出血，即能达到泻实之目的。"宛陈则除之"也属于实则泻之，指清除瘀血的刺血疗法等。如络脉瘀阻不通引起的病证，宜用三棱针点刺出血以活血化瘀。

不盛不虚以经取之 是由于病变脏腑或经脉本身受病，而未传变于其他脏腑、经脉，脏腑经络的虚实表现不甚明显，属本经自病，在针刺时多采用平补平泻的针刺手法。

整体观念 身体某一部分出现的局部病证，往往又是整体疾病的一部分，如头痛、目赤肿痛都与肝火上炎有关，口舌生疮、小便短赤均因心和小肠有火所致。只有从整体观念出发，辨经、辨证施治，才不会出现头痛医头、脚痛医脚的片面倾向。如风火牙痛，局部取颊车、下关疏调经络之气，远端取合谷、内庭清降胃肠之火。在多数情况下，需要局部与整体同时调治，既着眼于症状治疗，又注重病因治疗，才能明显提高治疗效果。

治病求本 在治疗疾病时要抓住疾病的根本原因，采取有针对性的治疗方法。

急则治标 在标病紧急的情况下，首先要治疗标病，目的在于抢救生命或缓解患者的急迫症状，为治疗本病创造有利条件。如不论任何原因引起的高热抽搐，应首先针刺大椎、水沟、合谷、太冲等穴以泻热、开窍、息风止痉，再根据疾病的发生原因从本论治。

缓则治本 在大多数情况下，治疗疾病都要坚持"治病求本"的原则，尤其是慢性病和恢复期的急性病。如脾阳虚引起的腹泻，只需取脾俞、胃俞、足三里等穴健脾益气治其本，脾阳健运则腹泻止。

标本同治 当标病与本病俱急或俱缓时，均宜标本同治。标本俱急如本虚标实的臌胀病，单纯扶正或一味祛邪都于病情不利，唯取水分、水道、阴陵泉利水消肿，三阴交、足三里、脾俞、肾俞健脾补肾，标本同治，攻补兼施；体虚感冒，如果一味解表可使机体正气更虚，而单纯扶正又可能留邪，因此，应当益气解表，益气为治本，解表为治标，宜补足三里、关元，泻合谷、风池、列缺等。

三因制宜 因时、因地、因人制宜，即根据患者所处的季节（包括时辰）、地理环境和个人的具体情况而制订适宜的治疗方法。

因时制宜 四时气候的变化对人体的生理功能和病理变化有一定的影响。如冬季人体多感受风寒，夏季多感受风热或湿热；春夏之季，阳气升发，人体气血趋向体表，病邪伤人多在浅表；秋冬之季，人体气血潜藏于内，病邪伤人多在深部。故治疗上春夏宜浅刺，秋冬宜深刺。子午流注法就是强调时间对疾病、人体的影响的针灸疗法，根据人体气血流注盛衰与一日不同时辰的相应变化规律来选穴治疗。另外，因时制宜还包括针对某些疾病的发作或加重规律而选择有效的治疗时机。如精神疾患多在春季发作，故应在春季来前进行治疗；乳腺增生患者常在经前乳房胀痛较重，治疗也应在经前一周开始。

因地制宜 由于地理环境、气候条件不同，人体的生理功能、病理特点也有所区别，治疗应有差异。如在寒冷的地区，治疗多用灸法，应用壮数较多；在温热地区，应用灸法较少。

因人制宜 根据患者性别、年龄、体质等的不同特点而制订适宜的治疗方法。由于男女在生理上不同，如妇人以血为用，在治疗妇人病时要多考虑调理冲脉（血海）、任脉等。患者个体差异更是决定针灸治疗方法的重要环节。如体质虚弱、皮肤薄嫩、对针刺较敏感者，针刺手法宜轻；体质强壮、皮肤粗厚、针感较迟钝者，针刺手法可重些。

治疗作用 针灸作用于经络、腧穴，对机体起到的良性调整作用。适用于治疗内、外、骨伤、妇、儿、五官、皮肤等各科疾病，具体治疗作用也各不相同，但都是通过疏通经络、扶正祛邪、调和阴阳而实现的。

疏通经络 经络"内属于腑脏，外络于肢节"，运行气血是其主要生理功能之一。气血是构成人体和维持人体生命活动的基本物质，人之生以气血为本，人之病无不伤及气血。经络功能正常时，气血运行通畅，脏腑器官、体表肌肤及四肢百骸得以濡养；若经络功能失常，气血运行受阻，则会影响人体正常的生理功能，出现病理变化而引发疾病。在发生疾病时，经络也成为传递病邪和反应病变的途径。针灸疏通经络、调和气血，可使瘀阻的经络通畅而发挥其正常生理功能，是针灸最基本和最直接的治疗作用。正如《灵枢经·经脉》言："经脉者，所以决死生，处百病，调虚实，不可不通。"

扶正祛邪 《素问·刺法论》说："正气存内，邪不可干。"《素问·评热病论》说："邪之所凑，其气必虚。"疾病的发生、发展及转归的过程，实质上是正邪相争的过程。正胜邪退则病缓解，正不胜邪则病情加重。因此，扶正祛邪既是疾病向良性方向转归的基本保证，又是针灸治疗疾病的作用过程。扶正就是扶助正气，增强抗病能力，正气得复又有利于抗邪。祛邪就是祛除病邪，减轻疾病症状，消除致病因素，病邪得除又减轻对正气的损伤。针

灸治病的过程就是不断发挥扶正祛邪的作用。凡邪盛正气未衰者（新病），治宜祛邪为主，邪去正自安。正虚邪不盛者（久病），治宜扶正为主，正复邪自除。若正已虚而邪未衰，单纯扶正则难免助邪，一味祛邪又更伤正气，故治宜攻补兼施。

调和阴阳 是针灸治病的最终目的。疾病的发生机理是极其复杂的，但从总体上可归纳为阴阳失调。即六淫、七情等致病因素导致人体阴阳的偏盛偏衰，失去相对平衡，使脏腑经络功能活动失常，从而引发疾病。"阴胜则阳病，阳胜则阴病"（《素问·阴阳应象大论》），针灸可调节阴阳的偏盛偏衰，使机体恢复"阴平阳秘"的状态，从而治愈疾病。

影响因素 针灸治疗作用的发挥与机体状态、针灸补泻手法、腧穴的特异性、针灸用具的选择、治疗时间等因素密切相关，是以上多种主客观因素综合作用的结果。其中，机体状态这一内在因素在针灸治疗过程中起着重要作用，机体在不同的病理状态下，针灸可以产生不同的治疗作用。机体处于虚证状态时，针灸可以起到补虚的作用；机体处于实证状态时，针灸可以起到泻实的作用。如针内关、通里穴，能使心动过速者心率减慢，心动过缓者心率加快，正常心率者则无明显变化。

指导意义 针灸的应用主要表现在疾病的临床治疗方面。根据病证性质、证候类型、患病部位、患者体质及治疗要求等具体情况辨证论治，采用不同针灸疗法、针灸处方。针灸治疗疾病是以中医理论为指导，以正确取定腧穴为针灸施术的基础，以针灸感应的获得为临床疗效的保障，

并且针刺手法的实施、手法量学的应用是提高疗效的关键。

（石学敏　张春红）

jīngluò shùxuéxué

经络腧穴学（subject of channel-acupoint） 研究经络、腧穴理论及其临床应用的学科。是针灸学的基础理论和核心内容之一。

简史 经络腧穴的起源和发展与针灸的应用密切相关。以《黄帝内经》《针灸甲乙经》《针灸大成》为代表的针灸史上三次大的总结，标志着整个针灸理论从建立逐渐走向成熟，具有里程碑的作用。

肇始时期 1973 年湖南长沙马王堆汉墓出土的帛书《足臂十一脉灸经》《阴阳十一脉灸经》是最早记载经脉的文献，反映了对经络认识的早期情况。

建立时期 《黄帝内经》的成书标志着经络腧穴学理论体系的形成，其对针灸的经络、腧穴、刺灸法、治疗均有论述，经络理论已经比较完善。如《灵枢经》的经脉、经别、经筋等篇详细记载了经脉、经别、经筋的循行及病候等内容。直至现在，这些内容仍是学习、研究整个经络系统理论的基础。《难经》在经络腧穴方面也有重大贡献，首次提出了奇经八脉的名称，并做了集中论述。如《难经·二十七难》："脉有奇经八脉者，不拘于十二经，何谓也？然，有阳维，有阴维，有阳跷，有阴跷，有冲，有督，有任，有带之脉。凡此八脉者，皆不拘于经，故曰奇经八脉也"，这些既补充了《黄帝内经》论述之不足，亦提出了八会穴的概念。

发展时期 晋·皇甫谧《针灸甲乙经》是继《黄帝内经》后对经络腧穴理论的又一次总结，为现存最早的针灸学专著。《针灸

甲乙经》集《素问》《灵枢经》及《明堂孔穴针灸治要》（佚）三书的针灸内容而成，对经络、腧穴、治疗等做了全面系统的整理。该书对针灸穴位的名称、定位、取穴方法等，逐一进行考订，同时增加了一些新的穴位，共载腧穴349个；对人体的十二经脉、奇经八脉、十五络脉及十二经别、十二经筋等也做了详细论述，主要涉及生理功能、循行路线及规律、病候等内容。北宋·王惟一《铜人腧穴针灸图经》载354穴，并设计了两具铜人模型，外刻经络腧穴，内置脏腑，促进了针灸规范化、客观化的发展。元·滑寿《十四经发挥》首次把任、督二脉和十二经脉并称为"十四经"，为后世所尊崇。明代是针灸学发展的高潮时期，其中最具代表性的著作是杨继洲《针灸大成》，此书总结了明代以前针灸发展史上的主要成就，重新考察、确定了穴位的名称和位置，附有全身图和局部图，并收集了大量的针灸歌赋，考订并记载穴位359个。清初至民国时期针灸由兴盛逐渐走向衰退。

繁荣时期　中华人民共和国成立后，政府制定了扶持中医的政策，经络腧穴学得到了前所未有的发展，对针刺麻醉、经络理论、镇痛机制、刺灸法结合现代技术进行了实验研究。

研究范畴　包括经络学和腧穴学两部分。经络学主要以经络理论的临床应用为依据，阐述人体经络的循行分布、生理功能、病理变化及其与脏腑的相互关系，是针灸学的基础，也是中医理论的核心部分。其核心内容是经络系统的组成、作用、临床应用及各经脉的循行、病候及主治，并基于此系统地理解中医学的整体观念和辨证论治体系。腧穴学主要以经络学说为指导，阐述腧穴的位置、作用规律和临床应用。其核心内容是腧穴的定位、作用、主治、规律、刺灸法等。经络腧穴学对于阐释人体的生理、病理变化，指导疾病的诊断、治疗有重要意义，能够为针灸及中医其他临床各科提供指导。

研究目标　应当继续阐明经络腧穴理论的科学内涵、经穴-脏腑相关性的研究、经络实质研究、腧穴特异性研究是经络腧穴学的重要研究目标，对于揭示针灸治疗作用及其机制、优化针灸治疗方案有重大意义。

（高树中）

jīngluò
经络（channels and collaterals）

经脉与络脉的总称，人体运行气血、联络脏腑肢节、沟通内外、贯穿上下的通路。经，指经脉，有路径的含义，为直行的主干，是经络的主体部分；络，指络脉，有网络的含义，为经脉别出侧行的分支，是经络的细小部分。经脉与络脉纵横交错，遍布全身，是人体重要的组成部分。

起源　经络是中医学认识人体的一个重要概念。人们对经络的认识与古人的医疗实践密切相关，经历了漫长的历史过程。"经络"一词最早见于战国时期成书的《黄帝内经》（后世分为《素问》《灵枢经》两书）。《灵枢经·邪气脏腑病形》："阴之与阳也，异名同类，上下相会，经络之相贯，如环无端。"这一记载对经络的功能特点做了概括性的描述，即人体阴阳之间，赖于经络的相连，贯通上下内外，没有终结。《素问·调经论》："五脏者，故得六腑与为表里，经络支节，各生虚实，其病所居，随而调之。"这一记载强调了脏腑经络辨证，即按五脏、六腑、经络之病所和虚实性质，辨证调之。《黄帝内经》对经络的认识有全面的记载，《灵枢经》中设有"经脉""经别"等专篇，详细记载了经络的走行、分支，功能特点与脏腑之间的关系及临床治疗等内容，为后世经络学说的发展奠定了坚实基础。从《黄帝内经》中对经络认识的全面记载可以看出，经络的起源最迟不晚于春秋战国时期，即公元前770~前476年。

1973年中国湖南长沙马王堆三号汉墓（墓葬于公元前168年）出土了许多珍贵罕见的帛书和竹木简，有一部分是早已亡佚的医书，其中有两种古代经脉医书，考古专家们根据内容定名为《足臂十一脉灸经》《阴阳十一脉灸经》。此两部帛书中记载了有关"脉"的内容，论述了人体内十一种脉的循行、主病及灸法，其内容、形式与现存的《灵枢经·经脉》很接近，但也有一些较大差异。其记载了十一条脉，而只是"脉"，却没有"经脉"，脉与脉之间除了个别相交叉外，没有"经脉"相互衔接联系，也没有构成各脉之间相互传递、"经脉流行不止，环周不休"（《素问·举痛论》）、"如环无端……终而复始"（《灵枢经·动输》）的循环系统概念。在脉的数量、起止循行以及功能、主病、治疗方面与《灵枢经·经脉》也有不同。可见这两部帛书的出土，足以说明在《黄帝内经》之前，人们就有了"脉"的概念，其后，在此基础上不断地实践、认识、总结和发展，慢慢形成了"经脉""经络"的概念，而两部帛书对"脉"的认识是形成"经络"的雏形。

经络系统　经脉和络脉以脏

腑为基础，分布于全身，入里出表、纵横交错形成网状，彼此相互联系、衔接，构成一个有机整体，称为经络系统（图）。经络系统包括经脉和络脉。其中，经脉的循行以上下纵行为主，深而在里，沟通内外，为经络的主体部分，包括十二经脉、奇经八脉以及附属于十二经脉的十二经别、十二经筋、十二皮部；络脉从经脉中分出侧行，浅而在表，纵横交错，遍布全身，是经络的组成部分，包括十五络脉、浮络、孙络。

经络系统的主要功能是联络脏腑、运行气血、沟通四肢百骸、抗御外邪，是人体功能的调控系统。当机体处于正虚邪实的情况下，经络又是病邪传注的途径。所以，当内脏有病，可通过经络传注于体表，在体表相应部位出现某些症状。而且，经络本身由于虚实盛衰、郁滞闭结、经气厥逆或竭绝等，也可以出现相应的证候。

临床应用 经络在临床实践中运用广泛。①用于诊断疾病：可以根据体表部位不同的色泽变化、经络循行线路的切诊等方法来判断病变的部位及性质。如临床中有些疾病可在经络循行线上出现红、肿、热、痛等一些病理现象，根据这些现象出现的部位判断疾病为何脏、何腑，病邪中经、中络等。②用于指导治疗：经络是临床运用刺法、灸法治疗疾病的理论依据，根据疾病所涉及的经脉，选用与该疾病相关的腧穴进行治疗；也可选取互为表里的经脉的腧穴进行治疗；还可根据经络之间的相互联系或选取同名经（如手太阴肺经、足太阴脾经同为太阴经），或选取相克相生的脏腑所属的经络进行治疗。临床运用准确，往往效果显著。③用于指导药物归经：在中药学中每一味药物都具有性味、归经，这个归经大多指药物功能可以通过十二经脉以及奇经八脉中的任脉、督脉，达到脏腑。药物的归经是临床辨证用药治疗疾病的理论依据之一。④用于针刺麻醉：针刺麻醉简称"针麻"，是 20 世纪 60 年代中国科学家根据人体经络的存在，开展外科手术应用针刺进行麻醉科学研究的结果。根据手术部位、手术病种等，按照循经取穴、辨证取穴和局部取穴原则进行针刺，得到麻醉的效果后，在患者清醒状态下可施行手术。针麻有使用安全、生理干扰少、术后恢复快、并发症少、术后伤口疼痛轻等优点，但也尚存在着镇痛不全、肌肉松弛不够满意等问题，近些年来临床应用较少。⑤用于各种外治法：如拔罐疗法、穴位贴敷法、按摩推拿法、砭石保健等，都是通过穴位的经络反应，达到治疗疾病、促进体内祛邪防病的目的。其他尚有医疗气功等，有些功法也是运用循经感传原理，从而具有练功强身的效果。

(高树中)

jīngluò xuéshuō

经络学说（theory of channels and collaterals） 阐述人体经络系统的循环分布、生理功能、病理变化及其与脏腑相互关系的学说。经络学说是中医学理论体系重要而独特的组成部分，是在针灸学从单纯的经验积累走向理性发展的道路上逐渐形成建立起来的，并经历了漫长的历史过程。

形成 "经络"是经络学说中最重要的概念，经络概念起源于对脉的认识。经络学说的形成，最初是从对"脉"的认识开始，而后逐渐认识到了经络，乃至形成了经络学说。1973 年，中国湖南长沙马王堆汉墓（墓葬于公元前 168 年）出土的《足臂十一脉灸经》和《阴阳十一脉灸经》两部帛书中，记载了有关"脉"的内容，论述了人体内十一种脉的循行、主病和灸法，其内容与形式与现存的《灵枢经·经脉》很接近，但也有较大差异。①帛书

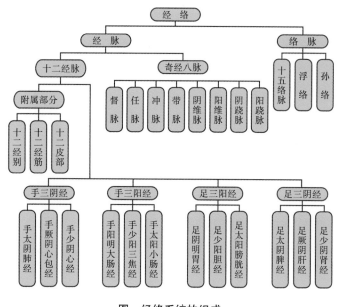

图 经络系统的组成

中共记载足臂 11 条脉，缺少"臂厥阴脉"的名称。但从内容上来看，实际上缺少的是《灵枢经·经脉》中"心手少阴之脉"的内容，而帛书中记载的"臂少阴脉"的内容则相当于《灵枢经·经脉》中"心包手厥阴之脉"的内容。②脉的排列和走向在两部帛书中的记载均不一致。《足臂十一脉灸经》是按足三阳、足三阴、臂三阳、臂二阴的顺序排列各脉，走向是由四肢末端始，经上肢或下肢而止于头部或躯干部，即向心性的方向；《阴阳十一脉灸经》则是按足三里、臂三阳、足三阴、臂二阴的顺序排列各脉，走向虽多是向心性，但是肩脉（相当于臂足泰阳脉）和大阴脉却是离心性走向，肩脉是由头部起始，经上肢外侧，止于手部，大阴脉则由少腹部起始，经下肢内侧，止于足部。③各脉只描述主干，无分支记载，也无内行线、外行线的区别，脉与脉之间均没有相互衔接的联系，因而也没有构成脉的全身循环系统。④脉与脏腑的联系很少，《足臂十一脉灸经》中只有臂泰阴脉"之（至）心"，足少阴脉"出肝"；《阴阳十一脉灸经》中只有（足）大（太）阴脉"彼（被）胃"，臂巨阴脉"入心中"，（足）少阴脉"系于肾"。⑤在治法上，只言灸法，未及刺法，也无寒热虚实的不同治则。从两部帛书的内容看，虽已涉及脉的循行、主治等基本内容，但欠缺"经"的记载，以及经脉分支、经脉间联系、经脉与脏腑关系等论述。可见，两部帛书中关于脉的内容，说明了在《黄帝内经》之前，人们就有了"脉"的概念，其后，在此基础上不断地实践、认识、总结和发展，慢慢又有了"经脉""经络"的概

念，从而逐渐形成了经络学说。两部帛书对"脉"的认识，便是形成"经络"及"经络学说"的雏形。

战国时期成书的《黄帝内经》（简称《内经》）是我国现存最早的一部中医学经典著作，后世分为《素问》和《灵枢经》两部分。《内经》总结了秦汉以前中医学的成就，全面论述了中医学、针灸学的基础理论，尤其是确立了经络的概念和经络系统的组成，阐述了经络的生理功能、病理变化及与脏腑的相互关系等。可以说，《黄帝内经》的问世，意味着中医学理论趋于成熟，标志着经络学说基本形成。①确定了经络的基本概念。《灵枢经·本藏》："经脉者，所以行血气而营阴阳，濡筋骨，利关节者也。"②确定了经络系统的基本组成。包括经脉和络脉，经脉包括十二经脉、奇经八脉，以及附属于十二经脉的十二经别、十二经筋、十二皮部；络脉包括十五络脉和浮络、孙络等。同时，对十二经脉的命名、在体表的分布规律、表里络属关系、与脏腑器官的联络、循行走向与交接规律、循环流注规律等，均进行了系统的论述。③阐述了经络的生理功能。《灵枢经·海论》："夫十二经脉者，内属于腑脏，外络于肢节。"人体的五脏六腑、四肢百骸、五官九窍、皮肉筋骨等组织器官，之所以保持相对的协调和统一，完成正常的生理活动，是依靠经络系统的联络沟通来完成的。④阐述了经络的病理变化。当经络的生理功能失调时，即会发生病理变化。经络的病理变化可以分为虚实两类，如《素问·调经论》："夫十二经脉皆生其病……经脉之病皆有虚实。"《灵枢经·经脉》较全面地

记述了十二经脉异常所出现的证候，即所谓"是动病"，较帛书记载更为全面。⑤阐述了经络与脏腑的相互关系。表现在十二经脉与十二脏腑在体内形成的表里络属关系上。每条经脉均与相应的脏或腑一一配对，阴经属脏络腑，阳经属腑络脏。《灵枢经·经脉》将十二经脉与十二脏腑的这种关系做了明确记载，如"肺手太阴之脉，起于中焦……大肠手阳明之脉……"说明手太阴之脉与肺相连，归属于肺，联络于与肺相表里的大肠，即属肺络大肠；手阳明之脉与大肠相连，归属大肠，联络于与大肠相表里的肺，即所谓属大肠络肺。其他经脉皆有如此的论述。⑥《内经》还记载了经气、卫气、营气，经脉的标本、根结、气街、四海等内容，丰富了经络学说的理论。可见，《内经》对经络已经形成了基本的理论体系，标志着经络学说基本建立。

发展 秦汉以后，古代医家在遵循《内经》理论的基础上，对经络学说不断地研究和发展，使之更加系统和完善。汉代以前成书的《黄帝八十一难经》（后世简称《难经》）在《内经》的基础上，对经络学说有了新的认识。①首次提出"奇经八脉"的概念。《难经·二十七难》："脉有奇经八脉者，不拘于十二经……有阳维，有阴维，有阳跷，有阴跷，有冲、有任、有督、有带之脉。凡此八脉者，皆不拘于经，故曰奇经八脉也。"并对奇经八脉的循行分布、生理功能、疾病特点以及与十二经脉的关系等，一一做了论述，补充了《内经》中奇经八脉理论的不足。②首创"独取寸口"之脉法。《难经·一难》："十二经皆有动脉，独取寸

口，以决五脏六腑死生吉凶之法，何谓也？然：寸口者，脉之大会，手太阴之脉动也。"将《内经》遍诊人迎、寸口、跗阳三部九候之脉法归纳为"独取寸口"，这是对经络理论的又一发展，为后世脉学的发展奠定了基础。③以气血先后释"是动病""所生病"。《灵枢经·经脉》提出十二经皆有"是动病""所生病"，《难经·二十二难》进一步阐释："经言是动者，气也；所生病者，血也。邪在气，气为是动；邪在血，血为所生病。气主呴之，血主濡之。气留而不行者，为气先病也；血壅而不濡者，为血后病也。故先为所动，后所生也。"从气先血后的角度阐发了十二经脉的发病机制。④阐述了先天之气是十二经脉生气之原。《难经·八难》："诸十二经脉者，皆系于生气之原。所谓生气之原者，谓十二经之根本也，谓肾间动气也。"可见，《难经》在经脉理论上有其独到见解，不但丰富了经络学说的内容，同时促进了经络学说的更大发展。

东汉·张仲景《伤寒论》将经络学说、脏腑理论等与临床实践相结合，首创六经辨证，并建立了较为完整的理法方药辨证施治体系。张仲景总结出伤寒热病的病变规律，将其归纳为六经病证，即太阳病、阳明病、少阳病、太阴病、少阴病、厥阴病。六经与经络关系密切，是将手足同名经合而为六经，故六经病证包括经络病证。如在三阳病中，太阳病之头项痛、腰脊痛等症，与足太阳经行于头项腰脊有关；阳明病之目痛、鼻干等症，与足阳明经起于鼻旁，络于目有关；少阳病之耳聋目赤、胸胁苦满等症，与足少阳经起于目锐眦，上抵头角，下耳后，下胸中，循胁里有关。三阴病中，太阴病的腹满痛，少阴病的咽痛、咽干，厥阴病的头项痛等均与其经脉所循行部位相关。《伤寒论》的六经辨证在《内经》六经分证的基础上发展而来，较之《灵枢经·经脉》所载的经脉病证更为完整和系统。

晋·皇甫谧《针灸甲乙经》是中国现存最早的针灸学专著，是继《内经》之后对针灸学的又一次总结。其全面、系统地论述了脏腑经络学说，发展和确定了349个腧穴的位置、主治和具体应用，同时对十二经脉、任脉、督脉的腧穴做了全面系统的归纳整理，将穴位与经脉归为一体，即经穴归经，改变了以往经、穴分离的状况，这是在经络腧穴认识上的一大进步。北宋·王惟一著《铜人腧穴针灸图经》，不但论述了经脉的循行和腧穴，并绘制了十二经穴的插图，同时颇有创造性的设计铸造了针灸铜人模型，其外标经络腧穴，内置脏腑，直观效果极佳，促进了经络腧穴理论知识的统一和普及，为针灸教学开创了新的局面。元·滑寿《十四经发挥》中，在《内经》十二经脉的基础上，增加了任脉和督脉，首次提出了"十四经"的概念，并按经脉循行，对所属经穴分别加以整理，形成了较为完整的十四经穴体系。滑氏认为有穴位的十四经脉，应是经络系统的主体，在人体中具有重要的作用。

明代是针灸学发展的高峰时期，针灸著作大量问世，其中有不少经络学专著。杨继洲的《针灸大成》在家传《卫生针灸玄机秘要》基础上编撰而成，汇集了明代以前针灸诸家学说和实践经验，是继《内经》《针灸甲乙经》之后对针灸学的又一次总结，为明代影响最大的针灸学专著，所撰的"经络迎随设为回答"等有关经络问题的专论，对经络学说的发展做出了重大贡献。中华人民共和国成立后，对经络学说的研究逐渐引起了学术界的高度重视。国家将其列入重点研究项目，投入大量研究资金，在循经感传、经络现象、经络的物质组成和结构特点、经络与人体机能调节的关系和调节过程等方面取得了大量成果。自50年代起，我国开始报道各种经络现象。70年代初至80年代中期，中国开展了大规模"经络感传现象"的科学普查工作，获得了大量的资料，肯定了经络感传现象的客观存在。这些丰富和发展了人们对经络现象的认识，进一步证明了经络学说的价值。1986年，"经络研究"被列为国家科委"七五"攻关项目，1989年，"经络的研究"被列为"全国自然科学基础和应用基础研究重大项目"。90年代，"经络的研究"课题被列为国家"攀登计划"，成为中国自然科学最有影响的研究课题之一。经络的研究从探讨经络循经感传现象的发生机理和经络循行路线的物质基础着手，应用现代科学方法和手段，深入探讨经络的物质组成和结构特点以及与人体机能调节的关系和具体调节过程。在研究方向上，中国一直遵循"肯定现象，掌握规律，提高疗效，阐明本质"16字方针，以往在前三个方面取得了显著效果，目前研究的重点落在"阐明本质"上。现代经络研究深化了人们对经络学说的认识，并促进了经络学说的发展。

基本内容 经络学说主要包括如下内容。①经络的组成：经络是人体运行气血、联络脏腑、沟通内外、贯穿上下的通路，由经脉和络脉组成。②十二经脉的名称、循行走向、交接规律、分布、表里络属、气血流注等内容。③经络的标本、根结、气街、四海理论：经络与全身各部的联系是复杂多样的，标本、根结、气街、四海这些理论是在论述经络的分布和气血运行的基础上，进一步阐述了经络腧穴上下内外的对应关系，强调了人体四肢与头身、内脏与体表的特定联系，说明了四肢下端的特定穴与头、胸、腹、背腧穴的对应关系。④经络的生理功能：联系脏腑，沟通内外；运行气血，营养全身；抗御外邪，保卫机体。⑤经络的病理变化：十二经病证是对十二经脉及其相连属脏腑在生理转变为病理所产生的各个症状体征传变和转归的综合性记述，即"是动病""所生病"。⑥经络与脏腑的关系：一是反映病候，由于经络在人体各部分布的关系，脏腑有病时便可在相应的经脉循环部位出现各种不同的症状和体征；二是传注病邪，在正虚邪盛时，经络是病邪传注的途径。经脉病可以传入脏腑，脏腑病亦可累及经脉。

临床指导意义　经络学说的建立使针灸学从单纯的经验积累走向了理性发展的道路，并贯穿于针灸临床诊断与治疗的整个过程。①指导诊断疾病：通过观察经络所反应的病候，推究疾病的原因，明确疾病的性质，判断疾病的部位。②指导疾病的治疗：经络内联脏腑，外络肢节，五脏六腑有疾，均会在相应的经络上出现反映，即辨证归经，因此临床可通过对相应的经脉和腧穴施术而达到治疗脏腑疾病的目的。③对中医其他各科的临床治疗亦有一定的指导作用，其主要表现在药物归经等方面。

（孙忠人）

jīngqì

经气（channel qi）　经络中运行之气及其功能活动。又称经络之气。输布全身，是人体生命功能的表现。经络通过经气的运行，调节全身各部的机能，运行气血，协调阴阳，从而使整个机体保持协调和阴阳动态平衡。"经气"一词首见于《素问·离合真邪论》："真气者，经气也。"经气的状态直接关系到人体功能是否正常。故针刺中，刺法、行针和补泻手法均注重经气。如"刺实者，须其虚，刺虚者，须其实，经气已至，慎实勿失"（《素问·宝命全形论》）说的是针刺中候气、得气、调气及失气均关系到经气；"其脉乱气散，逆其营卫，经气不次，因而刺之……是谓失气"（《灵枢经·终始》）说的是经气的得失直接关系到治疗效果。总之，经气反映人体的状态，针灸亦是通过调节经气达到治疗目的。

（孙忠人）

biāoběn

标本（manifestation and root cause）　十二经脉的腧穴分布部位的上下对应关系。"标""本"是十二经脉之气集中和弥散的部位。"标"原意是树梢，引申为上部，与人体头面胸背的位置相应；"本"是树根，引申为下部，与人体四肢下端相应。"标本"一词首见于《灵枢经·卫气》："然其分别阴阳，皆有标本虚实所离之处……能知六经标本者，可以无惑于天下。"十二经脉"标""本"在《灵枢经》中强调其部位，后世根据部位补充了相应腧穴（表）。

十二经脉的标本加强了人体头面、躯干与四肢末段的联系。对阐明某些疾病的病位、性质和确立治法有指导意义。如《灵枢经·卫气》："凡候此者，下虚则厥，下盛则热，上虚则眩，上盛则热痛。故实者绝而止之，虚者引而起之。"标本还对临床辨证取穴和配穴有指导意义。六阴经的标部在胸腹和背部，六阳经的标部在

表　十二经脉"标""本"位置及相应腧穴

十二经脉	标		本	
	部位	相应腧穴	部位	相应腧穴
足太阳膀胱经	两络命门（目）	睛明	跟以上5寸中	跗阳
足少阳胆经	窗笼（耳）之前	听会	窍阴之间	足窍阴
足阳明胃经	颊下，夹颃颡	人迎	厉兑	厉兑
足少阴肾经	背俞与舌下两脉	肾俞、廉泉	内踝下上3寸中	交信、复溜
足厥阴肝经	背俞	肝俞	行间上5寸	中封
足太阴脾经	背俞与舌本	脾俞、廉泉	中封前上4寸中	三阴交
手太阳小肠经	命门（目）之上1寸	攒竹	外踝之后	养老
手少阳三焦经	耳后上角下外眦	丝竹空	小指次指之间上2寸	中渚
手阳明大肠经	颜下合钳上	迎香	肘骨中上至别阳	曲池
手太阴肺经	腋内动脉	中府	寸口之中	太渊
手少阴心经	背俞	心俞	锐骨之端	神门
手厥阴心包经	腋下3寸	天池	掌后两筋之间2寸中	内关

头面部，十二经本部都在四肢末段。这是临床远道取穴、五脏病多取背俞穴、六腑病多取募穴、六阳经腑病可取下合穴和上下配穴、俞募配穴、原络配穴的理论基础。标本补充说明了经气的流注运行情况，强调经气的聚集和弥散；是五输穴的理论来源之一。

(孙忠人)

gēnjié

根结（root and knot） 经气起始与归结的部位或腧穴。首见于《灵枢经·根结》：“奇邪离经，不可胜数，不知根结，五脏六腑，折关败枢，开合而走，阴阳大失，不可复取。”清·张志聪《黄帝内经灵枢集注》：“根者，经气相合而始生；结者，经气相将而归结。”《灵枢经·根结》叙述了足六经的根结和手足三阳经的“根、溜、注、入”的部位。“根”有根本、开始之意，即指四肢末端的井穴（见五输穴）；“结”有结聚、归结之意，即指头、胸、腹部的一定部位。根结，反映的是经气的一种起始和归结间的循行和输注关系，用以说明四肢与头面、胸腹之间生理功能和穴位主治的联系。据《灵枢经·根结》记载，足三阴三阳的“根”“结”分别是：太阳根于至阴，结于命门（目）；阳明根于厉兑，结于颡大（面）；少阳根于足窍阴，结于窗笼（耳中）；太阴根于隐白，结于大仓（中脘）；少阴根于涌泉，结于廉泉（舌下）；厥阴根于大敦，结于玉英（胸）络膻中。

根结理论强调四肢末端与头身的联系，阐述了经络气血从四肢末端向头身流注的特殊状态，在认识人体气血流注特点、指导针灸治疗时上下配穴等方面具有重要意义。“根”为井穴之所在，肌肉浅薄，经气初生，针刺时宜浅刺或点刺不留针；“结”在头、胸、腹部，针刺时可依具体部位和虚实状况施针。在取穴上，可上下配合选穴，或上病下取，或下病上取，或上下同取。

(孙忠人)

qìjiē

气街（pathway of qi） 经气聚集运行的通路。首见于《灵枢经·卫气》：“请言气街：胸气有街，腹气有街，头气有街，胫气有街”，说明头、胸、腹、胫部有经气聚集运行的通路。气街横贯脏腑经络，纵向分为头气街、胸气街、腹气街、胫气街。诊断上，气街可以反映病候，且多为脏腑之疾。如常用的胸腹切诊、俞募穴压诊等诊断方法均与气街理论有关。治疗上，俞募配穴、前后配穴、近部取穴等处方配穴法，也均以气街理论为依据。

(孙忠人)

sìhǎi

四海（four seas） 人体髓海、血海、气海、水谷之海的总称。自然界的百川之流而入海，人体十二经的气血像百川归海一样汇集到一定部位，四海是人体气血精髓等汇聚之处。首见于《灵枢经·海论》：“人有髓海，有血海，有气海，有水谷之海，凡此四者，以应四海也。”四海主持全身的气血、津液，其中脑部为髓海，元神之府，是神气的本源，脏腑经络活动的主宰；胸部为气海，宗气所聚之处，贯心脉而行呼吸；胃为水谷之海，是营气、卫气的化源之地，即气血生化之源；冲脉为血海，起于胞宫，伴足少阴经上行，为十二经之根本，三焦原气之所出，是人体生命活动的原动力，又称十二经之海。四海之间相互贯通联系，其所通穴位：髓海通于百会、风府；气海通于颈部人迎；水谷之海通于气冲、足三里；血海通于大杼、上巨虚、下巨虚。从辨证上看，四海发生病变，主要分有余、不足两类。从治疗上看，四海部位功能失调，可根据具体情况，选取其气机转输部位的腧穴为主，辅以其他相关腧穴组方，施以针灸治疗。

(孙忠人)

shùxué

腧穴（acupoint） 人体脏腑经络气血输注于体表的特殊部位。“腧”与“俞”“输”义通，有转输的含义，所以腧穴是气血输注的部位，“穴”有孔隙的含义，故腧穴多分布在体表凹陷与肌肉缝隙中，它不是一个孤立的体表点，而是与体内各脏腑组织器官有密切联系，并互相输通的特殊部位。腧穴各有一定的部位和命名，根据其归属的经络而有特定的名称与部位，分为十四经穴和经外奇穴两大类。同时，尚有既无具体名称，又无特定部位，而是以压痛点或其他反应点为定取的穴位，称为阿是穴。

腧穴具有输注气血的生理作用；也是邪气所客和内在病变的反映之处，具有反映病症、协助诊断的作用；是针灸施治的刺激点，通过针灸、按摩等对腧穴的刺激，具有防治疾病的作用。其主治特点主要表现在三个方面。①近治作用：腧穴都能治疗其所在局部及邻近组织、器官的病症，如眼区及其周围的睛明、攒竹、承泣、瞳子髎等都能治疗眼病。②远治作用：除了局部及邻近病症，腧穴还能治疗本经循行所过远隔部位的脏腑、组织器官病症，有的甚至影响全身。十二经脉在四肢肘膝关节以下的腧穴，远治作用更为突出。如合谷不仅治疗拇、示二指及手腕部病症，还能治疗上肢、颈部及头面部病症，同时还能治疗外感发热。③特殊作用：某些腧穴对机体的不同状态可起到双向的良性调整作用，如腹泻时针灸天枢可以止泻，便秘时针灸天枢可以通便；对某些病症有相对的特异性治疗作用，如针灸大椎可以退热，针灸至阴可以矫正胎位不正等。

（顾一煌）

shùxué mìngmíng

腧穴命名（acupoints nomenclature） 以腧穴的定位和作用为基础，结合自然界多种事物及医学理论等，采用比拟、象形和会意等方法赋予腧穴固定的名称。首见于《素问·阴阳应象大论》："气穴所发，各有处名"，腧穴命名是古人对腧穴定位及治疗作用深刻认识的结果。唐·孙思邈《千金翼方》："凡诸孔穴，名不徒设，皆有深意。"古人对腧穴的命名，取义十分广泛，命名范围主要包括：①以天象地理命名。以自然界的日月星辰等天体名称命名，如日月、上星、璇玑、华盖、太乙、太白、天枢等；以山、陵、丘、墟、溪、谷、沟、渎等地貌命名，如承山、大陵、梁丘、商丘、丘墟、后溪、阳溪、合谷、陷谷、水沟、支沟、四渎、中渎等；以海、泽、池、泉、渠、渊等比喻腧穴的气血流注形象，如少海、小海、尺泽、曲泽、曲池、阳池、曲泉、涌泉、经渠、太渊、清冷渊等；以道、冲、处、市、廊等比喻腧穴的通路或处所，如水道、关冲、五处、风市、步廊等。②以人物事象命名。以动物名称比喻某些腧穴所处部位的形态，如鱼际、鸠尾、伏兔、鹤顶、犊鼻等；以植物名称比喻某些腧穴所处部位的形态，如攒竹、口禾髎等；以建筑物之类形容某些

腧穴所处部位的形态，如天井、玉堂、巨阙、内关、曲垣、库房、府舍、天窗、地仓、梁门、紫宫、内庭、气户等；以生活用具之类形容某些腧穴所在部位的形态，如大杼、地机、颊车、阳辅、缺盆、天鼎、悬钟等。③以功能形态命名。以人体解剖名称命名，如腕骨、完骨、大椎、曲骨、京骨、巨骨等；以内脏解剖名称命名，如心俞、肝俞、肺俞、脾俞、胃俞、肾俞、胆俞、膀胱俞、大肠俞、小肠俞等；以一般生理功能命名，如承浆、承泣、听会、劳宫、廉泉、关元等；以气血脏腑功能命名，如气海、血海、神堂、魄户、魂门、意舍、志室等；以治疗作用命名，如光明、水分、通天、迎香、交信、归来、筋缩等；以人体部位和经脉内外分阴阳来命名，如阳陵泉（外）、阴陵泉（内）等；以人体部位和经脉腹背分阴阳来命名，如阴都（腹）、阳纲（背）等；以经脉交会分阴阳来命名，如三阴交（阴经）、三阳络（阳经）等。穴位名常常可以反映腧穴的部位和功能，对指导腧穴的临床应用有重要意义。

（顾一煌）

shùxué dìngwèi fāngfǎ

腧穴定位方法（methods for locating acupoints） 确定腧穴体表位置的方法。针灸临床应用中，其治疗效果与取穴是否准确有非常密切的关系，为了定准穴位，必须掌握好定位方法。腧穴定位方法包括体表解剖标志定位法、骨度分寸定位法、手指同身寸定位法、简便定位法。四者可以结合使用，相互参照。根据体位、姿态等条件，以方便而准确取穴为原则，灵活选用。

（顾一煌）

tǐbiǎo jiěpōu biāozhì dìngwèifǎ

体表解剖标志定位法（anatomical landmark method） 以人体解剖学的各种体表标志确定腧穴位置的方法。体表解剖标志有两种。①固定标志：不受人体活动影响而固定不移的标志，即由骨节和肌肉所形成的突起或凹陷、五官轮廓、发际、指（趾）甲、乳头、脐窝等。如腓骨小头前下方凹陷处定阳陵泉，三角肌尖端部定臂臑，目内眦角稍上方定晴明，两眉之间定印堂，鼻尖定素髎，脐中定神阙，两乳头连线中点定膻中，耻骨联合上缘中点定曲骨等。②活动标志：采取一定的活动姿势才会出现的标志，即各部位的关节、肌肉、肌腱、皮肤活动时出现的空隙、凹陷、皱纹、尖端等。如极度屈肘时肘横纹外侧端凹陷取曲池，握拳掌横纹头取后溪，跷拇指时腕背横纹上拇长、短伸肌腱之间的凹陷中取阳溪，上臂外展至水平位，肩峰与肱骨粗隆之间会出现两个凹陷，前方凹陷处取肩髃，后方凹陷处取肩髎等。

（顾一煌）

gǔdù fēncùn dìngwèifǎ

骨度分寸定位法［proportional bone（skeletal）measurement method］ 以人体体表骨节为主要标志，将全身各部位的长度或宽度折量成一定的等分，以确定腧穴位置的方法。又称骨度分寸法、骨度法、折量定位法。首见于《灵枢经·骨度》："黄帝问于伯高曰：脉度言经脉之长短，何以立？伯高曰：先度其骨节之大小、广狭、长短，而脉度定矣。"此法用以量定人体各部长短、宽窄、大小，所测量的人体高度为七尺五寸，横度（两臂外展伸直，以中指端为准）也为七

尺五寸。隋·杨上善《黄帝内经太素》："今以中人为法，则大人、小人皆以为定。何者？取一合七尺五寸人身量之，合有七十五分。则七尺六寸以上大人，亦准为七十五分，七尺四寸以下乃至婴儿，亦称七十五分。以此为定分，立经脉长短，并取空穴。"骨度分寸定位法取用时，将设定的骨节两端之间的长度和宽度折量成一定的等分，每一等分为 1 寸，十等分为 1 尺，称为骨度分寸。当前临床采用的骨度分寸是以《灵枢经·骨度》规定的人体各部分寸为基础，结合历代医家创用的折量分寸而确定的，无论男女、老幼、高矮、胖瘦均可按这一标准在自身测量。常用的骨度分寸见图、表。

（顾一煌）

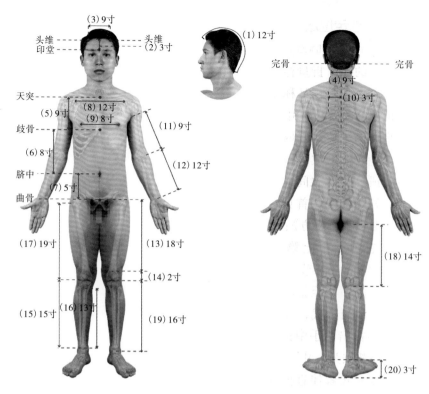

图　骨度分寸示意图

表　常用骨度分寸表

部位	起止点	折量寸	度量法	说明
头面部	（1）前发际正中至后发际正中	12	直寸	用于确定头部腧穴的纵向距离
	（2）眉间（印堂）至前发际正中	3	直寸	用于确定前或后发际及其头部腧穴的纵向距离
	（3）前额两角发际（头维）之间	9	横寸	用于确定头前部腧穴的横向距离
	（4）耳后两乳突（完骨）之间	9	横寸	用于确定头后部腧穴的横向距离
胸腹胁部	（5）胸骨上窝（天突）至剑胸结合中点（歧骨）	9	直寸	用于确定胸部任脉腧穴的纵向距离
	（6）剑胸结合中点（歧骨）至脐中	8	直寸	用于确定上腹部腧穴的纵向距离
	（7）脐中至耻骨联合上缘（曲骨）	5	直寸	用于确定下腹部腧穴的纵向距离
	（8）两肩胛骨喙突内侧缘之间	12	横寸	用于确定胸部腧穴的横向距离
	（9）两乳头之间	8	横寸	用于确定胸腹部腧穴的横向距离
背腰部	（10）肩胛骨内侧缘至后正中线	3	横寸	用于确定背腰部腧穴的横向距离
上肢部	（11）腋前、后纹头至肘横纹（平尺骨鹰嘴）	9	直寸	用于确定上臂部腧穴的纵向距离
	（12）肘横纹（平尺骨鹰嘴）至腕掌（背）侧远端横纹	12	直寸	用于确定前臂部腧穴的纵向距离
下肢部	（13）耻骨联合上缘至髌底	18	直寸	用于确定大腿部腧穴的纵向距离
	（14）髌底至髌尖	2	直寸	
	（15）髌尖（膝中）至内踝尖	15	直寸	用于确定小腿内侧部腧穴的纵向距离
	（16）胫骨内侧髁下方阴陵泉至内踝尖	13	直寸	用于确定小腿内侧部腧穴的纵向距离
	（17）股骨大转子至腘横纹（平髌尖）	19	直寸	用于确定大腿部前外侧部腧穴的纵向距离
	（18）臀沟至腘横纹	14	直寸	用于确定大腿后部腧穴的纵向距离
	（19）腘横纹（平髌尖）至外踝尖	16	直寸	用于确定小腿外侧部腧穴的纵向距离
	（20）内踝尖至足底	3	直寸	用于确定足内侧部腧穴的纵向距离

shǒuzhǐ tóng shēncùn dìngwèifǎ

手指同身寸定位法（finger-cun measurement method）

以被取穴者手指的分寸折量标准来确定腧穴位置的方法。又称手指比量法、指寸定位法。常用的有三种。①中指同身寸：以被取穴者的中指中节桡侧两端纹头（拇指、中指屈曲成环形）之间的距离作为1寸（图1）。此法首见于唐·孙思邈《备急千金要方》："取病者男左女右手中指上第一节为一寸"，即以中指末节（远端）从指骨关节间横纹至指端之间的长度为1寸。至宋代，《太平圣惠方》开始提出"手中指第二节内度两横纹相去为一寸"。②拇指同身寸：被取穴者伸直拇指，以拇指的指间关节的宽度作为1寸（图2）。此法亦首见于《备急千金要方》："中指上第一节为一寸，亦有长短不定者，即取于拇指第一节横度为一寸。"③横指同身寸：被取穴者手示指、中指、环指、小指四指并拢，以中指中节横纹为准，其四指的宽度作为3寸，四指相并，名为"一夫"，故又称一夫法（图3）。此法亦首见于《备急千金要方》："凡量一夫之法，覆手并舒四指，对度四指上中节上横过为一夫。"

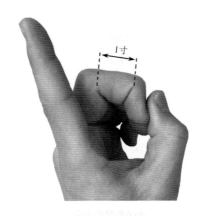

图1　中指同身寸

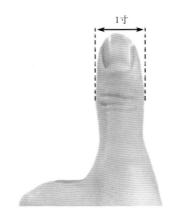

图2　拇指同身寸

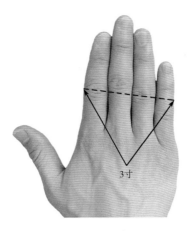

图3　横指同身寸（一夫法）

此法定位使用方便，但对儿童和身材高矮胖瘦者易有误差，必须在骨度分寸定位法的基础上应用此法，不能替代其他定位方法，以免取穴不准，影响疗效。

（顾一煌）

jiǎnbiàn dìngwèifǎ

简便定位法（simple way of locating acupoints）

根据被取穴者特定体位、姿势和取穴者的姿势，确定某些特定腧穴位置的方法。此法不依据体表解剖标志定位法、骨度分寸定位法、手指同身寸定位法定位腧穴，简便易行，故称简便定位法。简便定位的常见特定腧穴有合谷、列缺、劳宫、风市、血海、章门。常用的取穴方法为：一手拇指指骨关节横纹对准另一手的虎口边缘，拇指下压，当拇指尽端处取合谷；两虎口自然平直交叉，一手示指压在另一手腕后高骨的上方，当示指尽端处取列缺；半握拳，当中指端所指的掌心第一横纹上取劳宫；立正姿势，两手下垂，于中指尖处取风市；被取穴者屈膝，取穴者以左手掌心按于被取穴者右膝髌骨上缘，二至五指向上伸直并拢，拇指约呈45°斜置，拇指尖下取血海；垂肩曲肘合腋，于平肘尖处取章门。

（顾一煌）

shùxué fēnlèi

腧穴分类（acupoint categories）

根据治疗作用类似，经络感传路线比较一致，对腧穴加以分门别类。人们对腧穴的认识在长期的医疗实践中，逐步发现与积累，不断地发展和完善，经历了"以痛为腧"、定位命名以及分类归经等阶段。战国时期成书的《黄帝内经》以有名有位、有位无名、以痛为腧等形式载述腧穴，并对部分腧穴依据功能、部位、归经进行了初步分类，形成了腧穴分类的雏形。如以功能分类的有脏俞、腑俞、热俞、寒热俞、水俞、井穴、荥穴、输穴、经穴、合穴、络穴、原穴、本输等；以部位分类的有头面部穴、颈项部穴、胸俞、膺俞、背俞、骨空、五输穴等；以归经分类，即分属于不同经脉的腧穴，如手太阴肺经腧穴（天府、尺泽、列缺等），手阳明大肠经腧穴（商阳、二间、三间等）。晋·皇甫谧《针灸甲乙经》对腧穴采用"头身分部，四肢分经"的分类法，从腧穴主治特点入手，弥补了经脉体系分类法的不足，揭示了腧穴的近治与远治两大主治特点（见腧穴），为后世腧穴学的发展特别是腧穴归经奠定了基础。唐·孙思邈《备急千金要方·灸例》："有阿是之法，言人有病痛，即令捏其上，若里（果）当其处，不问孔穴，即得便快成（或）痛处，即云阿是，灸刺皆验，故曰阿是穴也"，为首次记载阿是穴，扩大了腧穴的应用范畴。元·滑寿《十四经发挥》对经络循行和腧穴的联系进行了详细考订，书中将任、督两脉与十二经脉相提并论，合称"十四经"，并将全身腧穴按气血流注顺序进行排列，即所谓十四经穴，十四经穴确定了人体腧穴以十四经脉为统领的分类排列形式。腧穴的分类，经历了历代医家"分部"或"分经"的方法，进行了多次整理，直至今日，腧穴的分类已基本成型，即将其分为十四经穴、经外奇穴和阿是穴三类。

（顾一煌）

shísìjīngxué

十四经穴（fourteen meridian points） 归属于十二经脉和任脉、督脉的腧穴。简称经穴。是腧穴的主要组成部分，也是针灸施术的主要部位，具有主治本经病证及其所属脏腑病证的作用。元·滑寿《十四经发挥》将十二经脉与任脉、督脉合称为"十四经"，并确定了人体腧穴以十四经脉为统领的分类排列形式，此后的针灸专著多以此来排列腧穴，归属于十四经脉上的腧穴统称为十四经穴。十四经穴的数量，古代文献多有记载。《黄帝内经》中多处提到有"三百六十五穴"之数，如《素问·气府论》："脉气所发者，凡三百六十五穴也。"《素问·气穴论》："余闻气穴三百六十五，以应一岁……凡三百六十五穴，针之所由行也……孙络三百六十五穴会，亦以应一岁……溪谷三百六十五穴会，亦应一岁。"文中的"脉气所发者"

"气穴""溪谷"等均指经穴。所谓"三百六十五穴"，多数学者认为是古人在"天人相应"思想指导下，以"比类取象"之法所得之数。《黄帝内经》认为天地是一个大宇宙，人体是一个小宇宙，人体的形态结构与天地是相应的。一年四季，三百六十五日，随着自然界的变更，人体内的经气也规律地运行于十二经脉中，而经气所发的腧穴也上应三百六十五日。《黄帝内经太素·输穴·气府》杨上善注："此言三百六十五穴者，举大数为言，过与不及，不为非也。"《黄帝内经》中实际载有160个穴左右；晋·皇甫谧《针灸甲乙经》载有双穴、单穴，合计349穴；北宋·王惟一《铜人腧穴针灸图经》载354穴；明·杨继洲《针灸大成》载359穴；清·李学川《针灸逢源》中记载，其对骨度、十二经脉、奇经八脉循行路线以及腧穴做了考证，厘定十四经穴数目为361穴。中华人民共和国成立后，广大中医药工作者对腧穴进行了大量的临床和实验研究，取得了很大成绩，1989年国家中医药管理局组织有关专家，研究制订了《经穴部位》标准及其《经穴部位文献考与解剖》，对人体十四经穴及经外奇穴的定位进行了审定，并于1990年起作为国家标准颁布实施。2006年又颁布了《腧穴名称与定位》的国家标准，将印堂由经外奇穴归至督脉，故此，经穴总数达到362个。362个经穴，有固定归经，即均分布在十四经脉循行路线上；有固定名称，即每个经穴都有对应的名称；有固定位置，即每个经穴均有相应的固定位置；有明确的主治病证，即每个经穴都有一定的主治病证范畴。经穴的定位标准为推动针灸的学术发

展，做出了重要贡献。

（顾一煌）

qíxué

奇穴（extra points） 见经外奇穴。

（顾一煌）

āshìxué

阿是穴（ashi point） 以局部疼痛或与疼痛有关的压痛（敏感）点、反应点，随痛而定，没有固定位置和具体穴位名称的腧穴。又称天应穴、不定穴。阿是穴的名称首见于唐·孙思邈《备急千金要方·灸例》："有阿是之法，言人有病痛，即令捏其上，若里（果）当其处，不问孔穴，即得便快成（或）痛处，即云阿是，灸刺皆验，故曰阿是穴也。"因其没有固定部位，元·王国瑞《扁鹊神应针灸玉龙经》称"不定穴"，明·楼英《医学纲目》称"天应穴"。其名虽异，其义皆同。溯本求源，乃始自《黄帝内经》所言之"以痛为腧"，故而得名。此类腧穴既无具体名称，也无固定部位，而是以痛处取穴，临床应用广泛，效果显现。

（顾一煌）

tèdìngxué

特定穴（specific point） 十四经穴中具有特殊治疗作用，并以特定称号概括的腧穴。根据其分布特点、含义及治疗作用分为10类：肘膝关节以下部位有五输穴、原穴、络穴、郄穴、八脉交会穴、下合穴，躯干部有背俞穴、募穴，周身皆有分布的有八会穴、交会穴。在十四经穴中，特定穴不仅在数量上占有相当的比例，而且在临床应用中也有重要作用。

（顾一煌）

wǔshūxué

五输穴（five shu-points; five transport points） 分布在肘膝关

节以下的十二经脉上，被称为井、荥、输、经、合的五类特定腧穴。简称五输。五输穴的名称首见于《灵枢经·九针十二原》："五脏五腧，五五二十五腧，六腑六腧，六六三十六腧。经脉十二，络脉十五，凡二十七气，以上下所出为井，所溜为荥，所注为腧，所行为经，所入为合，二十七气所行，皆在五腧也。"《灵枢经·本输》详载了 11 条经脉的五输穴，唯缺手少阴心经五穴。在晋·皇甫谧《针灸甲乙经》中，十二经脉的五输穴始见完备。

分布　五输穴的分布次序是根据标本、根结理论，从四肢末端向肘膝方向排列的。古代医家把经气在经脉中运行的情况，比做自然界的水流，以说明经气的出入、经过部位的深浅及其不同作用。井穴分布在手足之端，经气所出，像水的源头，称为"井"；荥穴分布于掌指或跖趾关节之前，经气所溜，像刚出的泉水微流，称为"荥"；输穴分布于掌指或跖趾关节之后，经气所注，像水流由浅入深，称为"输"；经穴位于腕踝关节以上之前臂、胫部，经气所行，像水在河中通行，称为"经"；合穴位于肘膝关节附近，经气充盈，由此深入进而汇合于脏腑，恰像百川汇合入海，称为"合"。十二经脉的五输穴详见表。

主治　"荥输治外经，合治内府"（《灵枢经·邪气脏腑病形》）是说荥穴、输穴多治疗经脉的外周病症，而合穴则多治脏腑疾病。《灵枢经·顺气一日分为四时》对五输穴的主病又另有所说："病在脏者，取之井；病变于色者，取之荥；病时间时甚者，取之输；病变于音者，取之经；经满而血者，病在胃，及以饮食不节得病者，取之于合。"《难经·六十八难》做了补充："井主心下满，荥主身热，俞主体重节痛，经主喘咳寒热，合主逆气而泄。"近代，井穴多用于各种急救，荥穴治疗热病，输穴可用于肢节酸痛及五脏病变，经穴多用于气喘咳嗽，合穴治疗脏腑疾病。

五输穴可以配属五行，《灵枢经·本输》记载，阴经的井穴属木，阳经的井穴属金。《难经·六十四难》依五行相生规律，补全了各经脉五输穴的五行属性："阴井木，阳井金；阴荥火，阳荥水；阴俞土，阳俞木；阴经金，阳经火；阴合水，阳合土。"同时按阴阳相合，刚柔相济的关系，将五输穴的五行属性与时辰的天干属性配合起来，如阴经的井穴与阳经的井穴是阴阳相济，阳经井穴为刚，阴经井穴为柔，阳经配以阳干（位于奇数的天干，即甲、丙、戊、庚、壬），阴经配以阴干（位于偶数的天干，即乙、丁、己、辛、癸），阳刚阴柔相互配合，即阴井乙木与阳井庚金相配合，余此类推，成为子午流注法按时取穴和合日互用开穴规律的理论基础。根据"虚者补其母，实者泻其子"（《难经·六十九难》）的理论，五输穴按五行属性以"生我者为母，我生者为子"的原则进行选穴，即虚证选用母穴，实证选用子穴。这就是临床上的补母泻子法（见子母补泻）。

（顾一煌）

yuánxué

原穴　［yuan (primary) points］脏腑原气经过和留止的部位。又称十二原穴。首见于《灵枢经·九针十二原》："五脏原穴"，《灵枢经·本输》："六腑原穴"。晋·皇甫谧《针灸甲乙经》始出现心经的原穴（神门）。"原"指本源，原穴与原气相关，十二经脉在四肢各有一原穴（表）。阴经的原穴为本经五输穴中的输穴，阳经的原穴则于输穴之外另有原穴。"脐下肾间动气者，人之生命也，十二经之根本也，故名曰原。三焦者，原气之别使也，主通行三气，经历于五脏六腑。原者，三焦之尊号也，故所止辄为原。五脏六腑之有病者，皆取其原也"（《难经·六十六难》），说明了原穴与脏腑原气的关系。在临床

表　十二经脉的五输穴

经脉	井穴	荥穴	输穴	经穴	合穴
手太阴肺经	少商	鱼际	太渊	经渠	尺泽
手阳明大肠经	商阳	二间	三间	阳溪	曲池
足阳明胃经	厉兑	内庭	陷谷	解溪	足三里
足太阴脾经	隐白	大都	太白	商丘	阴陵泉
手少阴心经	少冲	少府	神门	灵道	少海
手太阳小肠经	少泽	前谷	后溪	阳谷	小海
足太阳膀胱经	至阴	通谷	束骨	昆仑	委中
足少阴肾经	涌泉	然谷	太溪	复溜	阴谷
手厥阴心包经	中冲	劳宫	大陵	间使	曲泽
手少阳三焦经	关冲	液门	中渚	支沟	天井
足少阳胆经	足窍阴	侠溪	足临泣	阳辅	阳陵泉
足厥阴肝经	大敦	行间	太冲	中封	曲泉

表 十二经脉的原穴

经脉	原穴	经脉	原穴
手太阴肺经	太渊	足太阳膀胱经	京骨
手阳明大肠经	合谷	足少阴肾经	太溪
足阳明胃经	冲阳	手厥阴心包经	大陵
足太阴脾经	太白	手少阳三焦经	阳池
手少阴心经	神门	足少阳胆经	丘墟
手太阳小肠经	腕骨	足厥阴肝经	太冲

上，原穴可以治疗各自所属脏、腑病变，也可以根据原穴的反应变化推测脏腑功能的盛衰。

（顾一煌）

luòxué

络穴 ［luo（connecting）points］ 位于络脉从本经别出部位的腧穴。"络"有散落、联络之意，络脉具有联络表里二经的作用。各经脉的络穴名称首见于《灵枢经·经脉》："手太阴之别，名曰列缺……手少阴之别，名曰通里……手心主之别，名曰内关……手太阳之别，名曰支正……手阳明之别，名曰偏历……手少阳之别，名曰外关……足太阳之别，名曰飞扬……足少阳之别，名曰光明……足阳明之别，名曰丰隆……足太阴之别，名曰公孙……足少阴之别，名曰大钟……足厥阴之别，名曰蠡沟……任脉之别，名曰尾翳……督脉之别，名曰长强……脾之大络，名曰大包……凡此十五络者，实则必见，虚则必下。"其中的"别"即络。人体共有 15 个络穴，十二经脉在肘膝关节以下各有一络穴、躯干前的任脉络穴、躯干后的督脉络穴，以及躯干侧面的脾之大络，合称十五络穴（表）。《素问·平人气象论》尚载有"胃之大络"为虚里，故又有十六络穴之说。

络穴主治其络脉的病症，如手少阴心经的络脉患病，实则胸中支满，虚则不能言语，皆可取手少阴心经络穴通里治疗；络穴沟通表里两经，不仅能治本经病，也能治相表里经脉的病症，如手太阴肺经络穴列缺，既能治肺经的咳嗽、喘息，又能治相表里的大肠经的牙痛、头项疼痛等；有急性炎症时，刺络穴出血有良好治疗效果。络穴在临床应用时既可单独使用，也可与其相表里经的原穴配合使用，称为原络配穴法。

（顾一煌）

bèishùxué

背俞穴 （back-shu points；back transport points） 脏腑之气输注于背腰部的特定腧穴。首见于《灵枢经·背腧》："胸中大腧在杼骨之端，肺腧在三焦之间，心腧在五焦之间，膈腧在七焦之间，肝腧在九焦之间，脾腧在十一焦之间，肾腧在十四焦之间，皆挟脊相去三寸所"，记载了五脏背俞穴的名称和位置；《素问·气府论》中提出"五脏之俞各五，六腑之俞各六，委中以下至足小指傍各六俞"，但未列背俞穴的名称和具体位置。晋·王叔和《脉经》补充了六腑背俞穴中的大肠俞、小肠俞、胃俞、胆俞、膀胱俞五穴，晋·皇甫谧《针灸甲乙经》补充了六腑背俞穴中的三焦俞，唐·孙思邈《备急千金要方》补充了心包的背俞穴为厥阴俞。至此，背俞穴方始完备。人体的六脏（心肝脾肺肾五脏，加心包为六脏）六腑（大肠、小肠、胃、胆、膀胱、三焦）在脊椎两侧各有一个背俞穴，每侧共 12 穴（表），均分布在足太阳膀胱经第一侧线（脊柱正中旁开 1.5 寸）上，位置大体上与相应脏腑所在部位相接近，并主要依据脏腑的名称来命名。

表 脏腑背俞穴

六脏	背俞穴	六腑	背俞穴
肺	肺俞	胆	胆俞
心包	厥阴俞	胃	胃俞
心	心俞	三焦	三焦俞
肝	肝俞	大肠	大肠俞
脾	脾俞	小肠	小肠俞
肾	肾俞	膀胱	膀胱俞

背俞穴与相应脏腑位置接近，"迫脏刺背，背俞也"（《素问·长刺节论》），说明背俞穴在治疗相应脏腑病证上具有相对特异性。五脏以藏为用，藏而不泻，属阴，

表 十五络穴

经脉	络穴	经脉	络穴	经脉/络脉	络穴
手太阴肺经	列缺	手太阳小肠经	支正	足少阳胆经	光明
手阳明大肠经	偏历	足太阳膀胱经	飞扬	足厥阴肝经	蠡沟
足阳明胃经	丰隆	足少阴肾经	大钟	任脉	鸠尾
足太阴脾经	公孙	手厥阴心包经	内关	督脉	长强
手少阴心经	通里	手少阳三焦经	外关	脾之大络	大包

背俞穴位于腰背部，属阳，"阴病治阳"（《素问·阴阳应象大论》）意指背俞穴在临床上主要治疗五脏疾病。如肺俞治咳嗽、喘息、寒热，脾俞治腹胀、飧泄等。背俞穴不仅对脏腑病证有良好的治疗作用，也常用于治疗与相应脏腑有关的五体、五官疾病，如肝主筋，开窍于目，若筋挛瘛疭、目视昏糊，选肝俞、胆俞；脾主肉，开窍于口，若四肢懈惰，肌肉萎软，唇反等，选脾俞、胃俞。

（顾一煌）

mùxué

募穴（front-mu points；alarm points）　脏腑之气结聚于胸腹部的特定腧穴。又称腹募穴。首见于《素问·奇病论》："胆虚，气上溢而口为之苦，治之以胆募俞"（胆募俞为募穴之一），《素问·通评虚实论》："腹暴满，按之不下，取手太阳经络者，胃之募也。"晋·王叔和《脉经》记述了五脏（肝心脾肺肾）五腑（胃、胆、大肠、小肠、膀胱）10个脏腑募穴。晋·皇甫谧《针灸甲乙经》中载有三焦募穴，以后又有人增补了心包募穴。至此，募穴始至完善。六脏（含心包）六腑各有一募穴，共12个穴（表）。

募穴均分布在胸腹部，位置大体上与脏腑所在部位相对应，因募穴接近脏腑，故不论脏腑病生于内，抑或邪犯于外，均可在相应募穴上出现异常反应，如压痛、酸胀等，故募穴可以辅助诊断相应脏腑的病证。六腑以通为用，泻而不藏，属阳，募穴位于胸腹部，属阴，"阳病行阴，故令募在阴"（《难经·六十七难》）说明募穴在临床上多用于治疗腑病，如大肠病多取天枢、胃病多取中脘等。

表　脏腑募穴

六脏	募穴	六腑	募穴
肺	中府	胆	日月
心包	膻中	胃	中脘
心	巨阙	三焦	石门
肝	期门	大肠	天枢
脾	章门	小肠	关元
肾	京门	膀胱	中极

（顾一煌）

bāhuìxué

八会穴（eight influential points）　脏、腑、气、血、筋、脉、骨、髓的精气会聚的八个特定腧穴。首见于《难经·四十五难》："经言八会者，何也？然，腑会太仓，脏会季胁，筋会阳陵泉，髓会绝骨，血会膈俞，骨会大杼，脉会太渊，气会三焦外一筋直两乳内也。"八会穴分布于躯干和四肢部，分别是脏会章门，腑会中脘，气会膻中，血会膈俞，筋会阳陵泉，脉会太渊，骨会大杼，髓会悬钟。八会穴虽属于不同经脉，但与其所属的八种脏器组织的生理功能有密切关系，凡与此八者相关的病证，均可选用相关的八会穴治疗。如六腑之病可选中脘治疗，血证可选膈俞治疗等。"热病在内者，取其会之穴也"（《难经·四十五难》）提示八会穴还可治疗相关的热病。

（顾一煌）

xìxué

郄穴［xi（cleft）points］　经脉之气深聚之处的腧穴。郄，为空隙之处。郄穴名称首见于晋·皇甫谧《针灸甲乙经》："孔最，手太阴之郄""温溜、一名逆注，一名蛇头，手阳明郄"等。十二经脉及阴维脉、阳维脉、阴跷脉、阳跷脉各有一个郄穴，共16个，合为十六郄穴（表），大多分布在四肢肘膝关节以下。

郄穴常用于治疗本经循行部位及所属脏腑的急性病证；阴经的郄穴多治血证，如手太阴肺经郄穴孔最治咯血，足厥阴肝经郄穴中都治崩漏；阳经的郄穴多治急性疼痛，如足少阳胆经郄穴外丘治颈项痛，足阳明胃经郄穴梁丘治胃脘痛。郄穴亦有诊断作用，当某脏腑病变时，可按压郄穴进行检查。

（顾一煌）

xiàhéxué

下合穴［lower he（sea）points］　六腑之气下合于足三阳经的六个腧穴。又称六腑下合穴。是六腑之气输注出入的地方。《灵枢

表　十六郄穴

经脉	郄穴	经脉	郄穴	经脉	郄穴	经脉	郄穴
手太阴肺经	孔最	手少阴心经	阴郄	手厥阴心包经	郄门	阴维脉	筑宾
手阳明大肠经	温溜	手太阳小肠经	养老	手少阳三焦经	会宗	阳维脉	交信
足阳明胃经	梁丘	足太阳膀胱经	金门	足少阳胆经	外丘	阴跷脉	阳交
足太阴脾经	地机	足少阴肾经	水泉	足厥阴肝经	中都	阳跷脉	跗阳

经·邪气脏腑病形》："胃合入于三里，大肠合入于巨虚上廉，小肠合入于巨虚下廉，三焦合入于委阳，膀胱合入于委中央，胆合入于阳陵泉。"即分布在足阳明胃经上有胃、大肠、小肠的下合穴，为足三里、上巨虚、下巨虚；分布在足太阳膀胱经上有三焦、膀胱的下合穴，为委阳、委中；分布在足少阳胆经上有胆的下合穴，为阳陵泉。

下合穴治疗腑证疗效显著，有"荥输治外经，合治内府"之说。"治府者，治其合"（《素问·咳论》）说明下合穴是治疗六腑病证的主要穴位。如足三里治疗胃脘痛，下巨虚治疗泄泻，上巨虚治疗肠痈、痢疾，阳陵泉治疗胆痈，委阳、委中治疗三焦气化失常而引起的癃闭、遗尿等。

(顾一煌)

bāmài jiāohuìxué

八脉交会穴（eight confluent points） 与奇经八脉相通的十二经脉在四肢部的八个腧穴。又称交经八穴、流注八穴、八脉八穴。所谓"交会"，是指脉气的相通，即十二经脉在四肢部的八个穴位与奇经八脉是相通的（非直接交合）。首见于元·窦汉卿《针经指南》："交经八穴"。明代，刘纯《医经小学》和徐凤《针灸大全》始称为"八脉交会八穴"。此八个腧穴分布于四肢部腕踝关节的上下，分别是脾经的公孙通于冲脉，心包经的内关通于阴维脉，胆经的足临泣通于带脉，三焦经的外关通于阳维脉，膀胱经的申脉通于阳跷脉，小肠经的后溪通于督脉，肾经的照海通于阴跷脉，肺经的列缺通于任脉。由于奇经八脉与十二经脉的经气通过八脉交会穴相会通，所以八脉交会穴既可以治疗奇经八脉病证，也可以

治疗十二经脉病证。如督脉病变出现的腰脊强痛，可选通于督脉的后溪治疗；冲脉病变出现的胸腹气逆，可选通于冲脉的公孙治疗，公孙是足太阴脾经穴，故还可以治疗足太阴脾经病证。临床上，常用公孙配内关治疗胸腔和腹腔部位的病证，足临泣配外关治疗头面五官及关节部位的病证，后溪配申脉治疗头面五官及四肢腰背部位的病证，列缺配照海治疗腹腔和盆腔部位病证，这种把公孙和内关、后溪和申脉、足临泣和外关、列缺和照海相配治疗两脉相合部位疾病的方法，称为上下配穴法。

(顾一煌)

jiāohuìxué

交会穴（crossing points） 两条或两条以上经脉交会的腧穴。是经脉之间经气互通的处所。首见于《灵枢经·寒热病》："三结交者，阳明、太阴也，脐下三寸关元也。"明·张介宾注："关元、任脉穴，又足阳明、太阴之脉皆结于此，故为三结交也。"至晋·皇甫谧《针灸甲乙经》记载已颇为详细。之后的《外台秘要》《铜人腧穴针灸图经》《十四经发挥》《针灸聚英》《奇经八脉考》及《针灸大成》等书又陆续有所增补。交会穴分布多以头面、躯干部为主，其交会的规律是，一般阳经与阳经交会，阴经与阴经交会。交会时以交会穴所在的经脉称本经，其他交进的经脉称交会经。交会穴不仅能主治本经（脏腑）的病证，还能兼治所交经及其脏腑的病证。如三阴交是足太阴脾经穴，又与足少阴肾经和足厥阴肝经交会（出《针灸甲乙经》），故其不但能治疗脾经病证，亦能治疗肾经、肝经的病证；关元、中极是任脉的经穴，又与

足三阴经交会，既可以治疗任脉的病证，又可以治疗足三阴经的病证。

(顾一煌)

shí'èr jīngmài

十二经脉（twelve regular channels/meridians） 人体手三阴、三阳，足三阴、三阳十二条经脉的合称。又称十二经、十二正经。十二条经脉隶属于五脏六腑及心包，是经络系统的主体。1973年湖南长沙马王堆汉墓出土的帛书《足臂十一脉灸经》《阴阳十一脉灸经》最早记载了经脉的循行、主病和灸法，反映了经络学说的早期情况。《黄帝内经》确立了经络的基本概念和经络系统的基本组成，十二经脉的内容得以完备。后世医家在遵循《黄帝内经》理论的基础上，对经络系统的内容做了补充和阐发，使之更加系统和完善。

基本内容 包括名称、循行走向与交接规律、分布、表里络属、气血流注次序等。

名称 十二经脉的名称由手足、阴阳、脏腑三大部分组成。手足表示经脉在上肢或者下肢分布的不同，如手经表示经脉的外行线路分布于上肢，足经则表示经脉的外行线路分布于下肢。脏腑表示经脉的脏腑属络关系，如肺经表示该经脉属于肺脏。阴阳表示经脉的阴阳属性及阴、阳气的多少，阴经中阴气最盛的是太阴，其次是少阴，再次为厥阴；阳经中阳气最盛的是阳明，其次是太阳，再次为少阳。根据阴、阳气的多少，三阴三阳之间组成了对应的表里相合关系：即太阴-阳明，少阴-太阳，厥阴-少阳，三阴三阳的名称也广泛用于经络、经别、经筋、络脉的命名。根据此命名规律，十二经脉的名

称分别为手太阴肺经、手阳明大肠经、足阳明胃经、足太阴脾经、手少阴心经、手太阳小肠经、足太阳膀胱经、足少阴肾经、手厥阴心包经、手少阳三焦经、足少阳胆经、足厥阴肝经。

循行走向与交接规律 循行走向规律：手三阴经从胸走手，手三阳经从手走头，足三阳经从头走足，足三阴经从足走腹（胸）。即如《灵枢经·逆顺肥瘦》记载："手之三阴，从脏走手；手之三阳，从手走头。足之三阳，从头走足；足之三阴，从足走腹。"这种脉行之逆顺，即为"流注"，构成了十二经脉"周而复始，如环无端"的气血流注关系。交接规律：互为表里的阴经与阳经在四肢末端交接，如手太阴肺经在示指末端与手阳明大肠经交接；同名手足阳经在头面部交接，如手阳明大肠经在鼻旁与足阳明胃经交接；相互衔接的阴经与阴经在胸部交接，如足太阴脾经在心中与手少阴心经交接（图）。

分布 《灵枢经·海论》："十二经脉者，内属于腑脏，外络于支节。"说明十二经脉内部隶属于脏腑，外部分布于四肢、头、躯干部等。

外行部分 十二经脉"外络于支节"。在四肢部，手三阴经分布于上肢的内侧，足三阴经分布于下肢的内侧，手三阳经分布于上肢的外侧，足三阳经分布于下肢的外侧。以拇指向前、小指向后的体位描述，在内侧面，太阴在前，厥阴在中，少阴在后；在外侧面，阳明在前，少阳在中，太阳在后。在小腿的下半部及足部，足厥阴和足太阴有例外的交叉情况，在内踝上8寸以下，足厥阴行于足太阴之前，至内踝上8寸以上再交叉到足太阴之后而循行于足太阴和足少阴之间。在头和躯干部，分布较复杂，大致是阳明行于身前，少阳行于身侧，太阳行于身后，可以总结为"手三阴联系胸，足三阴联系腹及胸，手足三阳联系头"，故称"头为诸阳之会"。每条经脉的具体分布详见各经脉条。

内行部分 十二经脉"内属于腑脏"，即其内行部分与脏腑相连。脏腑中，脏为阴，腑为阳。手三阴经联系于胸部，其内连接肺、心包、心；足三阴经联系于腹部，其内连接脾、肝、肾，即所谓的"阴脉营其脏"。足三阳经内连于胃、胆、膀胱；手三阳经内连于大肠、三焦、小肠，即所谓的"阳脉营其腑"。

表里络属

十二经脉在体内与脏腑相络属，其中阴经属脏络腑主里，阳经属腑络脏主表。一脏配一腑，一阴配一阳，构成脏腑阴阳表里络属关系。十二经脉阴阳相配，与脏腑之阴阳相一致。因此，它们的关系也是根据脏与腑的阴阳搭配来分表里，如肺与大肠相表里，则手太阴肺经与手阳明大肠经相表里，手太阴肺经属肺络大肠，手阳明大肠经属大肠络肺。互为表里的经脉在生理、病理、治疗上密切联系，相互影响。

气血流注次序 十二经脉通过阴阳表里、手足同名经的连接，从手太阴肺经开始，逐经流注，到足厥阴肝经而终，再由足厥阴肝经复传于手太阴肺经，从而构成了"周而复始，如环无端"的循环流注次序：手太阴肺经→手阳明大肠经→足阳明胃经→足太阴脾经→手少阴心经→手太阳小肠经→足太阳膀胱经→足少阴肾经→手厥阴心包经→手少阳三焦经→足少阳胆经→足厥阴肝经→手太阴肺经。

临床意义 在针灸临床上，十二经脉是诊断、治疗疾病的重要依据。十二经脉的证候可分为所络属脏腑的病变、经脉所循行部位的病变和相应组织器官的病变，《灵枢经·经脉》详细记载了十二经脉的病候（即"是动病""所生病"）。依据临床表现将其归结为十二经中某一经的病变，称为辨证归经。如关于手太阴肺经，依据《灵枢经·经脉》的记载，症见"肺胀满，膨膨而喘咳，缺盆中痛，甚则交两手而瞀"或"咳，上气，喘喝，烦心，胸满，臂内前廉痛厥，掌中热。气盛有余，则肩背痛，风寒汗出中风，小便数而欠；气虚则肩背痛、寒，少气不足以息，溺色变"，归为手

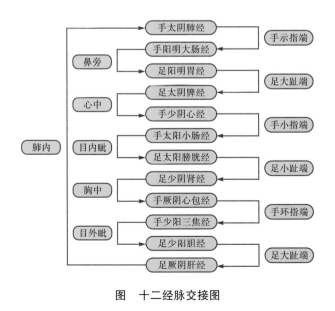

图 十二经脉交接图

太阴肺经病变。还可以根据十二经脉循行部位的色泽变化，通过按压、切诊等方法来判断是何经何脏（腑）出现病变。如临床上有些疾病可在经络循行线上出现一些病理现象，根据这些病理现象出现的部位可判断是何经病。

《黄帝内经》中以十二经水比喻十二经脉，认为十二经脉好像自然界中的水一样，可以运行气血，对人体起到滋润、濡养的作用。《灵枢经·邪客》："天有日月，人有两目……地有十二经水，人有十二经脉……"十二经脉是经络系统的主体，在运行气血、协调阴阳、防治疾病方面起着主要作用，正如《灵枢经·经别》所言："夫十二经脉者，人之所以生，病之所以成，人之所以治，病之所以起，学之所始，工之所止也。"

（高树中）

手太阴肺经

shǒutàiyīn fèijīng

手太阴肺经（lung channel/meridian of hand-taiyin, LU） 十二经脉之一，属肺，络大肠。简称肺经。出《灵枢经·经脉》。

循行 起始于中焦胃部，向下联络大肠，回来沿着胃上口，穿过膈肌，属于肺脏。从肺系即气管、喉咙部横出腋下，下循上臂内侧，行于手少阴心经、手厥阴心包经之前，下过肘中，沿前臂内侧桡骨边缘，进入寸口即桡动脉搏动处，下行至大鱼际部，出拇指桡侧端。分支：从手腕的后方分出，沿掌背侧走向示指桡侧，出其末端，接手阳明大肠经（图）。

病候 此经异常变动时表现为下列病症：肺部胀满，咳嗽气喘，锁骨上窝（缺盆）处疼痛，因喘咳过剧而双手交胸，时觉胸部烦闷，视物模糊，还可发生前臂部的气血阻逆，如厥冷、麻木、疼痛，这称为臂厥病。肺功能异常可出现咳嗽气逆，气喘声粗，心烦，胸部满闷，上臂、前臂的内侧前缘酸痛或厥冷，掌心发热。此经气盛有余可见实证，如肩背疼痛，感受风寒而自汗出，伤风，小便频数，张口嘘气；此经气虚不足可见虚证，如肩背冷痛，气短，小便颜色异常。

主治概要

主治喉、胸、肺及经脉循行部位的其他病证。手太阴肺经腧穴主治有关"肺"方面发生的病症：咳嗽，气逆，喘息气粗，心烦胸闷，上臂、前臂的内侧前缘酸痛或厥冷，或掌心发热等。

（高树中）

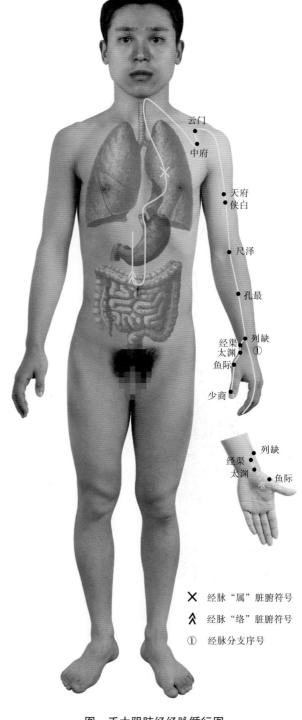

图 手太阴肺经经脉循行图

✕ 经脉"属"脏腑符号

✖ 经脉"络"脏腑符号

① 经脉分支序号

shǒutàiyīn fèijīng shùxué

手太阴肺经腧穴（acupoints of lung channel/meridian of hand-taiyin） 手太阴肺经循行路线上的穴位。这些穴位是肺脏及其所属经络气血转输出入的特殊部位，有反映病症、协助诊断和防治疾病的作用。手太阴肺经腧穴的记载首见于《黄帝内经》，共载 8 个腧穴，其中《灵枢经·本输》载少商、鱼际、太渊、经渠、尺泽、天府 6 穴；《灵枢经·经脉》载列缺 1 穴；《素问·水热穴论》载云门 1 穴。晋·皇甫谧《针灸甲乙经》在此基础上增补了孔最、侠白、中府 3 穴。

分布 手太阴肺经共 11 个腧穴，左右各一，对称分布于身体两侧，始于中府，终于少商。天府、侠白、尺泽、孔最、列缺、经渠、太渊、鱼际、少商 9 穴在上肢掌面桡侧，中府、云门 2 穴在胸前外上部（图）。

主治 手太阴肺经腧穴均能治疗喉、胸、肺及经脉循行部位的其他病证。治疗咳嗽、气喘常用中府、尺泽、孔最、列缺、经渠、太渊；治疗肘臂挛痛疾病常用尺泽、孔最；治疗咽喉肿痛常用孔最、鱼际、少商；孔最可治疗急性咯血。

（顾一煌）

zhōngfǔ

中府（LU 1） 手太阴肺经腧穴名，为肺募穴。出《针灸甲乙经》。

定位 在胸前壁的外上方，云门下 1 寸处，平第一肋间隙，距前中线 6 寸（见手太阴肺经腧穴图）。正坐或仰卧位取之。

局部解剖 皮肤→皮下组织→胸大肌→胸小肌→胸腔。浅层布有锁骨上中间神经，第一肋间神经外侧皮支，头静脉；深层布有胸肩峰动、静脉和胸内、外侧神经。

主治 ①咳嗽，气喘，胸痛，胸中烦满。②肩背痛。现代常用于治疗支气管炎、支气管哮喘、肺炎等。

操作 向外斜刺 0.5~0.8 寸，不可向内侧深刺；可灸。

（顾一煌）

yúnmén

云门（LU 2）手太阴肺经腧穴

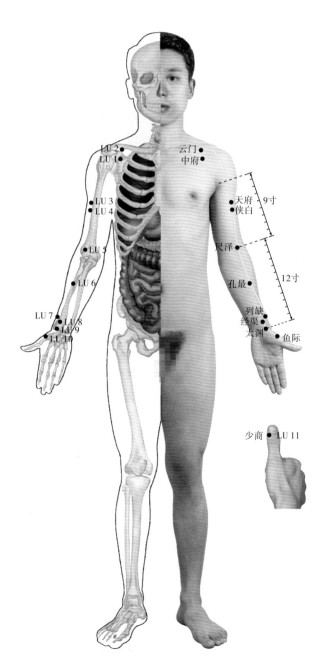

图 手太阴肺经腧穴分布图

名。出《素问·水热穴论》。

定位 在胸前壁的外上方，肩胛骨喙突上方，锁骨下窝凹陷处，距前正中线 6 寸（见手太阴肺经腧穴图）。正坐或仰卧位取之。

局部解剖 皮肤→皮下组织→三角肌→锁胸筋膜→喙锁韧带。浅层布有头静脉，锁骨上中间神经；深层布有胸肩峰动、静脉支，胸内、外侧神经的分支。

主治 ①咳嗽，气喘。②胸痛，肋间神经痛。③肩背痛。现代常用于治疗支气管炎、肺炎、肩周炎等。

操作 向外斜刺 0.5~0.8 寸，不可向内侧深刺；可灸。

（顾一煌）

tiānfǔ

天府（LU 3） 手太阴肺经腧穴名。出《灵枢经·本输》。

定位 在臂内侧面，肱二头肌桡侧缘，腋前纹头下 3 寸处（见手太阴肺经腧穴图）。正坐上臂自然下垂取之。

局部解剖 皮肤→皮下组织→肱肌。浅层布有头静脉，臂外侧皮神经；深层布有肱动、静脉的肌支，肌皮神经的分支。

主治 ①鼻衄，咳嗽，气喘。②瘿气。③上肢内侧痛。现代常用于治疗支气管炎，急、慢性鼻炎等。

操作 直刺 0.3~0.5 寸；可灸。

（顾一煌）

xiábái

侠白（LU 4） 手太阴肺经腧穴名。出《针灸甲乙经》。

定位 在臂内侧面，肱二头肌桡侧缘，腋前纹头下 4 寸，或肘横纹上 5 寸处（见手太阴肺经腧穴图）。正坐上臂自然下垂取之。

局部解剖 皮肤→皮下组织→肱肌。浅层布有头静脉，臂外侧皮神经；深层布有肱动、静脉的肌支，肌皮神经的分支。

主治 ①咳嗽，气喘。②烦满，干呕。③上肢内侧痛。现代常用于治疗正中神经痛等。

操作 直刺 0.5~0.8 寸；可灸。

（顾一煌）

chǐzé
尺泽（LU 5） 手太阴肺经腧穴名，为手太阴肺经五输穴之合穴。出《灵枢经·本输》。

定位 在肘横纹中，肱二头肌腱桡侧凹陷处（见手太阴肺经腧穴图）。仰掌，微屈肘取之。

局部解剖 皮肤→皮下组织→肱桡肌→桡神经→肱肌。浅层布有头静脉，前臂外侧皮神经；深层布有桡神经，桡侧副动、静脉前支，桡侧返动、静脉。

主治 ①咳嗽，气喘，咽喉肿痛，胸部胀满。②潮热。③惊风。④吐泻。⑤肘臂挛痛。现代常用于治疗肺结核、肺炎、支气管炎、支气管哮喘、胸膜炎、急性胃肠炎、丹毒、肘关节及周围软组织疾病等。

操作 直刺 0.5~0.8 寸，也可用三棱针点刺出血；可灸。

（顾一煌）

kǒngzuì
孔最（LU 6） 手太阴肺经腧穴名，为手太阴肺经郄穴。出《针灸甲乙经》。

定位 在前臂掌面桡侧，尺泽与太渊连线上，腕横纹上 7 寸处（见手太阴肺经腧穴图）。微屈肘，掌心相对或伸前臂仰掌取之。

局部解剖 皮肤→皮下组织→肱桡肌→桡侧腕屈肌→指浅层肌与旋前圆肌之间→拇长屈肌。浅层布有头静脉，前臂外侧皮神

经的分支；深层布有桡动、静脉，桡神经浅支。

主治 ①咳嗽，气喘，咽喉肿痛。②咯血，鼻衄。③失音。④热病无汗，头痛。⑤肘臂挛痛。现代常用于治疗支气管炎、支气管哮喘、肺结核、肺炎、扁桃体炎、肋间神经痛等。

操作 直刺 0.5~0.8 寸；可灸。

（顾一煌）

lièquē
列缺（LU 7） 手太阴肺经腧穴名，为手太阴肺经络穴，八脉交会穴之一（通于任脉）。出《灵枢经·经脉》。

定位 在前臂桡侧缘，桡骨茎突上方，腕横纹上 1.5 寸处（见手太阴肺经腧穴图）。微屈肘，侧腕掌心相对取之。

局部解剖 皮肤→皮下组织→拇长展肌腱→肱桡肌腱→旋前方肌。浅层布有头静脉，前臂外侧皮神经，桡神经浅支；深层布有桡动、静脉的分支。

主治 ①咳嗽，气喘，咽喉肿痛。②口眼㖞斜。③牙痛，偏正头痛。④手腕无力或疼痛。⑤项强。现代常用于治疗桡神经麻痹、腕关节及周围软组织疾病、感冒、神经性头痛、面神经麻痹、落枕、荨麻疹、无脉症等。

操作 向肘部斜刺 0.2~0.3 寸；可灸。

（顾一煌）

jīngqú
经渠（LU 8） 手太阴肺经腧穴名，为手太阴肺经五输穴之经穴。出《灵枢经·本输》。

定位 在前臂掌面桡侧，桡骨茎突与桡动脉之间凹陷处，腕横纹上 1 寸（见手太阴肺经腧穴图）。伸臂仰掌取之。

局部解剖 皮肤→皮下组

织→肱桡肌腱尺侧缘→旋前方肌。浅层布有前臂外侧皮神经，桡神经浅支；深层布有桡动、静脉。

主治 ①咳嗽，气喘，胸痛。②喉痹。③手腕痛。现代常用于治疗支气管炎、扁桃体炎、食管痉挛、无脉症等。

操作 直刺 0.2~0.3 寸；禁灸。

（顾一煌）

tàiyuān
太渊（LU 9） 手太阴肺经腧穴名，为手太阴肺经五输穴之输穴、原穴，八会穴之脉会。又称太泉。出《灵枢经·本输》。

定位 在掌后腕横纹桡侧端，桡动脉的桡侧凹陷处（见手太阴肺经腧穴图）。伸臂仰掌取之。

局部解剖 皮肤→皮下组织→肱桡腕屈肌腱与拇长展肌腱之间。浅层布有前臂外侧皮神经，桡神经浅支，桡动脉掌浅支；深层布有桡动、静脉。

主治 ①咳嗽，气喘，咯血。②胸痛，缺盆中痛。③腕臂痛，手腕无力。④无脉症。现代常用于治疗感冒咳嗽、支气管炎、百日咳、肺结核、心绞痛、肋间神经痛、腕关节及周围软组织疾病等。

操作 直刺 0.2~0.3 寸，避开桡动脉；可灸。

（顾一煌）

yújì
鱼际（LU 10） 手太阴肺经腧穴名，为手太阴肺经五输穴之荥穴。出《灵枢经·本输》。

定位 在手第一掌骨中点桡侧，当赤白肉际处（见手太阴肺经腧穴图）。侧腕对掌，自然半握拳取之。

局部解剖 皮肤→皮下组织→拇短展肌→拇对掌肌→拇短屈肌。浅层布有正中神经掌皮支，

桡神经浅支；深层布有正中神经肌支，尺神经肌支。

主治 ①咳嗽，咯血，咽干，咽喉肿痛。②发热，头痛。③乳痛。现代常用于治疗支气管炎、肺炎、扁桃体炎、咽炎、鼻炎、心悸、小儿单纯性消化不良等。

操作 直刺 0.5~0.8 寸；可灸。

（顾一煌）

shàoshāng

少商 （LU 11） 手太阴肺经腧穴名，为手太阴肺经五输穴之井穴。出《灵枢经·本输》。

定位 在拇指末节桡侧，距指甲角 0.1 寸处（见手太阴肺经腧穴图）。伸拇指取之。

局部解剖 皮肤→皮下组织→指甲根。布有正中神经的指掌侧固有神经之指背支，拇主要动、静脉与第一掌背动、静脉分支所形成的动、静脉网。

主治 ①咳嗽，气喘，咽喉肿痛。②鼻衄。③中暑，发热，昏迷。④癫狂。⑤指腕挛痛。现代常用于治疗肺炎、扁桃体炎、腮腺炎、感冒、神经分裂症、中风昏迷等。

操作 浅刺 0.1 寸，也可用三棱针点刺出血；可灸。

（顾一煌）

shǒuyángmíng dàchángjīng

手阳明大肠经 （large intestine channel/meridian of hand yangming, LI） 十二经脉之一，属大肠，络肺。简称大肠经。出《灵枢经·经脉》。

循行 从示指末端开始，沿示指桡侧缘，出第一、二掌骨间，进入拇长伸肌腱与拇短伸肌腱之间，沿前臂桡侧进入肘外侧，经上臂外侧前缘，上肩，出肩峰部前边，向上交会颈部，下入缺盆部（锁骨上窝），络于肺，通过横膈，属于大肠。

分支：从锁骨上窝部上行颈旁，通过面颊，入下齿，回绕至上唇，交会于水沟，左边的向右，右边的向左，止于对侧鼻旁，接足阳明胃经（图）。

病候 此经异常变动时表现为下列病症：牙齿疼痛，颈部肿胀。此经气盛有余，则经脉循行的部位发热和肿胀；此经气虚不足，则畏寒、战栗而难以恢复温暖。

主治概要 主治头面五官疾病、热病、皮肤病、肠胃病、神志病及经脉循行部位的其他病证。手阳明大肠经腧穴主治有关"津"方面发生的病症：眼睛昏黄，口干，鼻流清涕或出血，咽喉肿痛，肩前、上臂部痛，示指疼痛而不能运用。

（高树中）

shǒuyángmíng dàchángjīng shùxué

手阳明大肠经腧穴 （acupoints of large intestine channel/meridian of hand yangming） 手阳明大肠经循行路线上的穴位。这些穴位是大肠及其所属经络气血转输出入的特殊部位，有反映病症、协助诊断和防治疾病的作用。手阳明大肠经腧穴的记载首见于《黄帝内经》，共载 10 个腧穴，其中《灵枢经·本输》载商阳、二间、三间、合谷、阳溪、曲池、手五里、扶突 8 穴；《灵枢经·经脉》载偏历 1 穴；《素问·气府论》载巨骨 1 穴。晋·皇甫谧《针灸甲乙经》在此基础上增补了温溜、

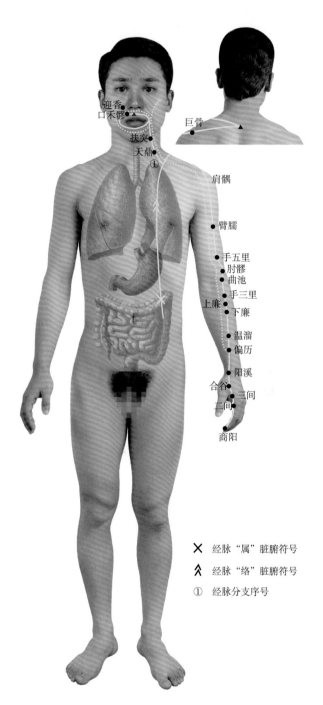

迎香　口禾髎　扶突　天鼎　①　巨骨　肩髃　臂臑　手五里　肘髎　曲池　手三里　上廉　下廉　温溜　偏历　阳溪　合谷　三间　二间　商阳

✕ 经脉"属"脏腑符号

人 经脉"络"脏腑符号

① 经脉分支序号

图 手阳明大肠经经脉循行图

下廉、上廉、肘髎、手三里、臂臑、肩髃、天鼎、口禾髎、迎香10穴。

分布 手阳明大肠经共20个腧穴，左右各一，对称分布于身体两侧，始于商阳，终于迎香。商阳、二间、三间、合谷4穴在手部，阳溪、偏历、温溜、下廉、上廉、手三里、曲池、肘髎、手五里、臂臑10穴在上肢部，肩髃、巨骨2穴在肩部，天鼎、扶突2穴在颈部，口禾髎、迎香2穴在面部（图1~2）。

主治 手阳明大肠经腧穴均能治疗头面五官疾病、热病、皮肤病、肠胃病、神志病及经脉循行部位的其他病证。治疗头面五官疾病常用合谷、口禾髎、迎香；治疗肘臂挛痛常用三间、合谷、曲池、肘髎、臂臑、手五里、肩髃；治疗瘿气、暴喑常用天鼎、扶突；治疗鼻塞、衄血常用口禾髎、迎香；治疗肠胃病常用合谷、温溜、曲池、手三里；治疗皮肤病常用合谷、曲池。

（顾一煌）

shāngyáng

商阳（LI 1） 手阳明大肠经腧穴之井穴。出《灵枢经·本输》。

定位 在示指末节桡侧，距指甲角0.1寸处（见手阳明大肠经腧穴图）。伸示指取之。

局部解剖 皮肤→皮下组织→指甲根。布有正中神经的指掌侧固有神经之指背支和示指桡侧动、静脉与第一掌背动、静脉分支所形成的动、静脉网。

主治 ①咽喉肿痛，唇颊肿痛，牙痛。②耳鸣，耳聋。③热病，昏厥。④示指麻木。现代常用于治疗腮腺炎、咽炎、急性扁桃体炎、口炎、急性胃肠炎等。

操作 浅刺0.1寸，或点刺出血；可灸。

（顾一煌）

èrjiān

二间（LI 2） 手阳明大肠经腧穴名，为手阳明大肠经五输穴之荥穴。出《灵枢经·本输》。

定位 在示指第二掌指关节桡侧远端赤白肉际处（见手阳明大肠经腧穴图）。侧腕对掌，自然半握拳取之。

局部解剖 皮肤→皮下组织→第一蚓状肌腱→示指近节指骨基底部。浅层布有桡神经的指背神经，正中神经的指掌侧固有神经，第一掌背动、静脉的分支，示指桡侧动、静脉的分支；深层布有正中神经的肌支。

主治 ①咽喉肿痛，牙痛。②口眼㖞斜。③鼻衄。④示指屈伸不利，肩痛。⑤热病。现代常用于治疗咽喉炎、扁桃体炎等。

操作 直刺0.2~0.3寸；可灸。

（顾一煌）

sānjiān

三间（LI 3） 手阳明大肠经腧穴名，为手阳明大肠经五输穴之输穴。出《灵枢经·本输》。

定位 在手第二掌指关节后桡侧凹陷处（见手阳明大肠经腧穴图）。侧腕对掌，自然半握拳取之。

局部解剖 皮肤→皮下组织→第一骨间背侧肌→第一蚓状肌与第二掌骨之间→示指的指浅、深屈肌腱与第一骨间掌侧肌之间。浅层布有桡神经的指背神经，正中神经的指掌侧固有神经，手背静脉网，第一掌背动、静脉和示指桡侧动、静脉的分支；深层布

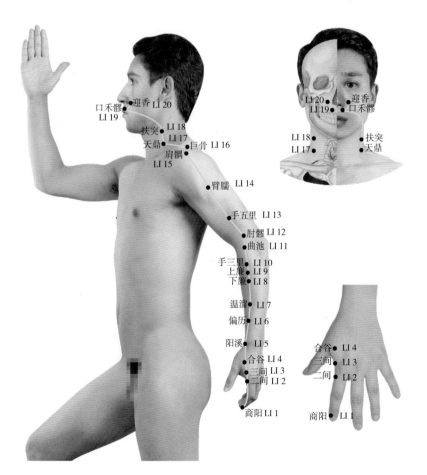

图1 手阳明大肠经腧穴分布图

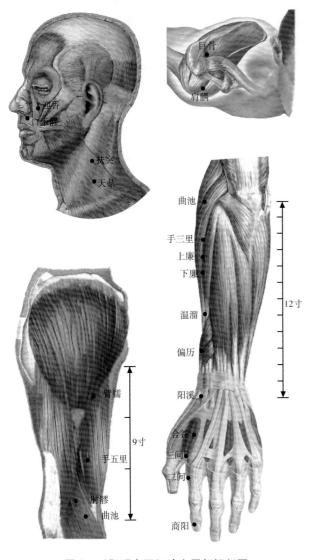

图2　手阳明大肠经腧穴局部解剖图

有尺神经深支，正中神经肌支。

主治　①目痛，牙痛，咽喉肿痛。②腹胀，腹痛，肠鸣，泄泻。③指掌关节肿痛，肩痛。现代常用于治疗面神经麻痹、扁桃体炎、痢疾、肠炎、肩关节及周围软组织疾病等。

操作　直刺 0.3～0.5 寸；可灸。

（顾一煌）

hégǔ

合谷（LI 4）　手阳明大肠经腧穴名，为手阳明大肠经原穴，四关穴之一。出《灵枢经·本输》。

定位　在手背，第一、二掌骨间，第二掌骨桡侧的中点处

（见手阳明大肠经腧穴图）。侧腕对掌，自然半握拳取之。

局部解剖　皮肤→皮下组织→第一骨间背侧肌→拇收肌。浅层布有桡神经浅支，手背静脉网的桡侧部，第一掌背动、静脉的分支或属支；深层布有尺神经深支的分支。

主治　①头痛，眩晕。②鼻衄，牙痛，面肿，目赤肿痛。③口眼㖞斜。④疟腮。⑤指臂痛，上肢不遂。⑥腹痛，便秘。⑦发热，无汗多汗。⑧瘾疹。⑨滞产，经闭。现代常用于治疗面神经麻痹、面肌痉挛、三叉神经痛、电光性眼炎、近视、腮腺炎、扁桃体炎、舌炎、牙龈炎、牙痛、流行性感冒、高血压、皮肤瘙痒、荨麻疹等。

操作　直刺 0.5～0.8 寸；可灸。

（顾一煌）

yángxī

阳溪（LI 5）　手阳明大肠经腧穴名，为手阳明大肠经五输穴之经穴。出《灵枢经·本输》。

定位　在腕背横纹桡侧，在手拇指向上翘起时，拇短伸肌腱与拇长伸肌腱之间的凹陷中（见手阳明大肠经腧穴图）。侧腕对

掌，伸前臂取之。

局部解剖　皮肤→皮下组织→拇短伸肌腱与拇长伸肌腱之间→桡侧腕长伸肌腱前方。浅层布有头静脉，桡神经浅支；深层布有桡动、静脉的分支或属支。

主治　①牙痛，目赤肿痛，咽喉肿痛，头痛。②耳鸣，耳聋。③腕痛。现代常用于治疗中风半身不遂、桡骨茎突狭窄性腱鞘炎、小儿单纯性消化不良、腕关节及周围软组织疾病等。

操作　直刺 0.3～0.5 寸；可灸。

（顾一煌）

piānlì

偏历（LI 6）　手阳明大肠经腧穴名，为手阳明大肠经络穴。出《灵枢经·经脉》。

定位　在前臂背面桡侧，阳溪与曲池连线上，腕横纹上 3 寸处（见手阳明大肠经腧穴图）。侧腕对掌，伸前臂，屈肘取之。

局部解剖　皮肤→皮下组织→拇短伸肌→桡侧腕长伸肌腱→拇长展肌腱。浅层布有头静脉的属支，前臂外侧皮神经，桡神经浅支；深层布有桡神经的骨间后神经分支。

主治　①目赤，耳聋，耳鸣，鼻衄，咽喉肿痛。②肩臂肘腕疼痛。③水肿，小便不利。现代常用于治疗扁桃体炎、痫病、前臂神经痛等。

操作　直刺或斜刺 0.3～0.5 寸；可灸。

（顾一煌）

wēnliū

温溜（LI 7）　手阳明大肠经腧穴名，为手阳明大肠经郄穴。出《针灸甲乙经》。

定位　在前臂背面桡侧，阳溪与曲池连线上，腕横纹上 5 寸处（见手阳明大肠经腧穴图）。侧

腕对掌，伸前臂，屈肘取之。

局部解剖 皮肤→皮下组织→桡侧腕长伸肌腱→桡侧腕短伸肌。浅层布有头静脉，前臂外侧皮神经，前臂后皮神经；深层布有在桡侧腕长伸肌和桡侧腕短伸肌腱之前的桡神经浅支。

主治 ①头痛，面肿，咽喉肿痛。②肠鸣，腹痛。③上肢不遂，肩臂痛。④癫狂。现代常用于治疗腮腺炎、扁桃体炎、口炎、舌炎、面神经麻痹、肠炎、痛病等。

操作 直刺 0.5 ~ 0.8 寸；可灸。

(顾一煌)

xiàlián

下廉（LI 8） 手阳明大肠经腧穴名。出《针灸甲乙经》。

定位 在前臂背面桡侧，阳溪与曲池连线上，肘横纹下 4 寸处（见手阳明大肠经腧穴图）。侧腕对掌，伸前臂，屈肘取之。

局部解剖 皮肤→皮下组织→肱桡肌→桡侧腕短伸肌→旋后肌。浅层布有前臂外侧皮神经，前臂后皮神经；深层布有桡神经深支的分支。

主治 ①头风，眩晕，目痛。②肘臂痛。③腹痛，腹胀。现代常用于治疗肩背神经痛、乳腺炎、肠炎等。

操作 直刺 0.5 ~ 0.8 寸；可灸。

(顾一煌)

shànglián

上廉（LI 9） 手阳明大肠经腧穴名。出《针灸甲乙经》。

定位 在前臂背面桡侧，阳溪与曲池连线上，肘横纹下 3 寸处（见手阳明大肠经腧穴图）。侧腕对掌，伸前臂，屈肘取之。

局部解剖 皮肤→皮下组织→桡侧腕长伸肌腱后方→桡侧腕短伸肌→旋后肌→拇长展肌。

浅层布有前臂外侧皮神经，前臂后皮神经和，浅静脉；深层布有桡神经深支穿旋后肌。

主治 ①头痛。②肩臂酸痛麻木，半身不遂。③肠鸣，腹痛，泄泻。现代常用于治疗肩臂神经痛、瘫痪、肠炎等。

操作 直刺 0.5 ~ 0.8 寸；可灸。

(顾一煌)

shǒusānlǐ

手三里（LI 10） 手阳明大肠经腧穴名。出《针灸甲乙经》。

定位 在前臂背面桡侧，阳溪与曲池连线上，肘横纹下 2 寸处（见手阳明大肠经腧穴图）。侧腕对掌，伸前臂取之。

局部解剖 皮肤→皮下组织→桡侧腕长伸肌→桡侧腕短伸肌→指伸肌的前方→旋后肌。浅层布有前臂外侧皮神经，前臂后皮神经；深层布有桡侧返动、静脉的分支或属支，桡神经深支。

主治 ①牙痛，颊肿。②手臂麻痛，肘挛不伸，上肢不遂。③腹胀，吐泻。现代常用于治疗臂神经痛、急性腰扭伤、面神经麻痹、扁桃体炎等。

操作 直刺 0.5 ~ 0.8 寸；可灸。

(顾一煌)

qūchí

曲池（LI 11） 手阳明大肠经腧穴名，为手阳明大肠经五输穴之合穴。出《灵枢经·本输》。

定位 在肘横纹外侧端，屈肘，当尺泽与肱骨外上髁连线中点（见手阳明大肠经腧穴图）。侧腕，屈肘取之。

局部解剖 皮肤→皮下组织→桡侧腕长伸肌和桡侧腕短伸肌→肱桡肌。浅层布有头静脉的属支，前臂后皮神经；深层布有桡神经，桡侧返动、静脉和桡侧

副动、静脉间的吻合支。

主治 ①热病。②咽喉肿痛，牙痛，目赤痛。③上肢不遂，手臂肿痛。④瘰疬。⑤瘾疹。⑥腹痛，吐泻，痢疾。⑦高血压。⑧癫狂。⑨月经不调。现代常用于治疗肩肘关节疼痛、流行性感冒、高血压、神经衰弱、荨麻疹、小儿麻痹后遗症、胸膜炎、甲状腺肿、扁桃体炎等。

操作 直刺 0.8 ~ 1.2 寸；可灸。

(顾一煌)

zhǒuliáo

肘髎（LI 12） 手阳明大肠经腧穴名。出《针灸甲乙经》。

定位 在肘外侧，屈肘，曲池上方 1 寸，肱骨边缘处（见手阳明大肠经腧穴图）。正坐屈肘，上臂自然下垂取之。

局部解剖 皮肤→皮下组织→肱桡肌→肱肌。浅层布有前臂后皮神经；深层布有桡侧副动、静脉的分支或属支。

主治 ①肘臂疼痛，拘挛，麻木。②嗜卧。现代常用于治疗肘关节及周围软组织疾病等。

操作 直刺 0.5 ~ 0.8 寸；可灸。

(顾一煌)

shǒuwǔlǐ

手五里（LI 13） 手阳明大肠经腧穴名。出《灵枢经·本输》。

定位 在臂外侧，曲池与肩髃连线上，曲池上 3 寸处（见手阳明大肠经腧穴图）。正坐上臂自然下垂取之。

局部解剖 皮肤→皮下组织→肱肌。浅层布有臂外侧下皮神经，前臂后皮神经；深层布有桡侧副动、静脉，桡神经。

主治 ①肘臂挛急、疼痛。②瘰疬。现代常用于治疗上肢麻木疼痛、肿胀、痿软等。

操作 直刺 0.5~0.8 寸，避开动脉；可灸。

(顾一煌)

bìnào

臂臑（LI 14） 手阳明大肠经腧穴名，为手阳明大肠经、手太阳小肠经、足太阳膀胱经、阳维脉之交会穴。出《针灸甲乙经》。

定位 在臂外侧，三角肌止点处，曲池与肩髃连线上，曲池上 7 寸（见手阳明大肠经腧穴图）。正坐上臂自然下垂取之。

局部解剖 皮肤→皮下组织→三角肌。浅层布有臂外侧上、下皮神经；深层布有肱动脉的肌支。

主治 ①肩臂疼痛，颈项拘急。②瘰疬。现代常用于治疗颈淋巴结核、肩周炎等。

操作 直刺或斜刺 0.8~1.2 寸；可灸。

(顾一煌)

jiānyú

肩髃（LI 15） 手阳明大肠经腧穴名，为手太阳小肠经、手阳明大肠经、阳跷脉之交会穴。出《针灸甲乙经》。

定位 在肩部，三角肌上部中央，肩峰和肱骨大结节之间，臂外展或向前平伸时，当肩峰前下方凹陷处（见手阳明大肠经腧穴图）。上臂外展平肩或上臂自然下垂取之。

局部解剖 皮肤→皮下组织→三角肌→三角肌下囊→冈上肌腱。浅层布有锁骨上外侧神经，臂外侧上皮神经；深层布有旋肱后动、静脉，腋神经的分支。

主治 ①肩臂疼痛，半身不遂。②瘾疹。③瘰疬，瘿气。现代常用于治疗肩周炎、上肢瘫痪、臂神经痛等。

操作 直刺或向下斜刺 0.5~1.2 寸；可灸。

(顾一煌)

jùgǔ

巨骨（LI 16） 手阳明大肠经腧穴名，为手阳明大肠经、阳跷脉之交会穴。出《素问·气府论》。

定位 在肩上部，当锁骨肩峰端与肩胛冈之间凹陷中（见手阳明大肠经腧穴图）。正坐位取之。

局部解剖 皮肤→皮下组织→肩锁韧带→冈上肌。浅层布有锁骨上外侧神经；深层布有肩胛上神经的分支，肩胛上动、静脉的分布或属支。

主治 ①肩背手臂疼痛，屈伸不利。②瘰疬，瘿气。现代常用于治疗淋巴结核、肩周炎等。

操作 直刺 0.4~0.8 寸，或向外下方斜刺 0.5~1 寸，不可深刺；可灸。

(顾一煌)

tiāndǐng

天鼎（LI 17） 手阳明大肠经腧穴名。出《针灸甲乙经》。

定位 在颈外侧部，胸锁乳突肌后缘，当结喉旁，扶突与缺盆连线中点（见手阳明大肠经腧穴图）。正坐微仰头或仰卧位取之。

局部解剖 皮肤→皮下组织→胸锁乳突肌后缘→斜角肌间隙。浅层布有颈横神经，颈外静脉，颈阔肌；深层布有颈升动、静脉分支或属支，在斜角肌间隙内有臂丛等结构。

主治 ①咽喉肿痛，暴喑。②瘿气，瘰疬。现代常用于治疗舌骨肌麻痹、吞咽困难、扁桃体炎等。

操作 直刺 0.3~0.5 寸；可灸。

(顾一煌)

fútū

扶突（LI 18） 手阳明大肠经腧穴名。出《灵枢经·本输》。

定位 在颈外侧部，结喉旁开 3 寸，当胸锁乳突肌的前、后缘之间（见手阳明大肠经腧穴图）。正坐微仰头或仰卧位取之。

局部解剖 皮肤→皮下组织→胸锁乳突肌的胸骨头与锁骨头之间→颈血管鞘的后缘。浅层布有颈横神经，颈阔肌；深层布有颈血管鞘。

主治 ①咳嗽，气喘。②咽喉肿痛，暴喑。③瘰疬，瘿气。现代常用于治疗吞咽困难、甲状腺肿、声带小结、声音嘶哑等。

操作 直刺 0.5~0.8 寸；可灸。

(顾一煌)

kǒuhéliáo

口禾髎（LI 19） 手阳明大肠经腧穴名。出《针灸甲乙经》。

定位 在上唇部，鼻孔外缘直下，与水沟相平处（见手阳明大肠经腧穴图）。正坐或仰卧位取之。

局部解剖 皮肤→皮下组织→口轮匝肌。浅层布有上颌神经的眶下神经分支；深层布有上唇动、静脉，面神经颊支。

主治 ①鼻塞，鼻衄。②口喎，口噤。现代常用于治疗鼻炎、嗅觉减退、面神经麻痹或痉挛等。

操作 直刺或斜刺 0.3~0.5 寸；禁灸。

(顾一煌)

yíngxiāng

迎香（LI 20） 手阳明大肠经腧穴名，为手阳明大肠经、足阳明胃经之交会穴。出《针灸甲乙经》。

定位 在鼻翼外缘中点旁，当鼻唇沟中（见手阳明大肠经腧穴图）。正坐或仰卧位取之。

局部解剖 皮肤→皮下组织→提上唇肌。浅层布有上颌神经的眶下神经分支；深层布有面神经颊支，面动、静脉的分支或属支。

主治 ①鼻塞，鼻衄，鼻渊。②口眼㖞斜。③面痒，面肿。④胆道蛔虫病。现代常用于治疗嗅觉减退、面神经麻痹或痉挛、胆道蛔虫病等。

操作 斜刺或平刺 0.3~0.5寸；禁灸。

（顾一煌）

zúyángmíng wèijīng

足阳明胃经（stomach channel/meridian of foot-yangming, ST）

十二经脉之一，属胃，络脾。简称胃经。出《灵枢经·经脉》。

循行 从鼻旁开始，交会鼻根中，与旁侧足太阳膀胱经交会于睛明，向下沿鼻外侧进入上齿中，回出环绕口唇会于水沟处，向下交会于颏唇沟承浆处；退回来沿下颌出面动脉部大迎处，沿下颌角上行过耳前，经颧弓上沿发际至前额。分支：从颔下缘大迎分出，下行到人迎，沿喉咙下行至大椎处，折向前行，进入锁骨上窝，深入体腔，下行通过膈肌，属胃，络脾。直行者：从锁骨上窝向下，沿乳中线下行，夹脐两旁（旁开2寸），进入气街（气冲）。分支：从胃下口幽门处分出，沿腹腔内下行至气街，与直行之脉会合，而后沿大腿前侧下行，至膝髌中，沿胫骨外侧下行足背，进入中趾内侧趾缝，出次趾外侧端。分支：从膝下3寸足三里处分出，向下进入中趾外侧趾缝，出中趾外侧端。分支：从足背部冲阳分出，进大趾趾缝，出大趾内侧端，接足太阴脾经（图）。

病候 此经异常变动时表现为下列情况：似被冷水淋洒样全身颤抖发冷，喜欢伸腰，屡屡呵欠，颜面黯黑。发病时，厌恶别人和火光，听到一切从木器发出的声音就惕惕惊慌，心跳不安，喜欢关闭门窗独自居住在屋内；严重者可登高而歌，不穿衣服乱跑；胸膈部有响声，腹部胀满。还可发生小腿部的气血阻逆，如厥冷、麻木、酸痛，这称为骭厥病。此经气盛有余时，身体前面都发热，在胃部则表现为消化强而容易饥饿，小便颜色黄；此经气虚不足时，身体前面都发冷、寒战，胃部寒冷感到胀满。

主治概要 主治胃肠病、头面五官疾病、神志病、皮肤病、热病及经脉循行部位的其他病证。足阳明胃经腧穴主治有关"血"方面发生的病症：躁狂，疟疾，温热病，汗自出，鼻流清涕或出血，口角㖞斜，口唇生疮，颈部肿，喉咙痛等。

（高树中）

zúyángmíng wèijīng shùxué

足阳明胃经腧穴（acupoints of stomach meridian/channel of foot-yangming）

足阳明胃经循行路线上的穴位。这些穴位是胃及其所属经络气血转输出入的特殊部位，有反映病症、协助诊断和防治疾病的作用。足阳明胃经腧穴的记载首见于《黄帝内经》，共载18个腧穴，其中《灵枢经·本输》载犊鼻、足三里、上巨虚、下巨虚、解溪、冲阳、陷谷、内庭、厉兑9穴；《灵枢经·经脉》载颊车、髀关、伏兔、丰隆4穴；《素问·气穴论》载大迎1穴；《灵枢经·骨度》载天枢1穴；《素问·气府论》载下关、人迎2穴；《素问·刺禁论》载缺盆1穴。晋·皇甫谧《针灸甲乙经》在此基础上增补了承泣、四白、巨髎、地仓、头维、水突、气舍、气户、库房、屋翳、膺窗、乳中、乳根、

不容、承满、梁门、关门、太乙、滑肉门、外陵、大巨、水道、归来、气冲、阴市、梁丘、条口27穴。

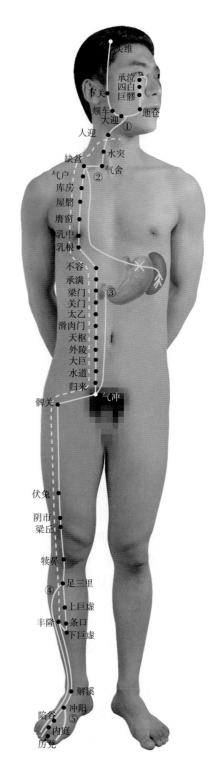

× 经脉"属"脏腑符号

人 经脉"络"脏腑符号

① 经脉分支序号

图 足阳明胃经经脉循行图

分布 足阳明胃经共45个腧穴，左右各一，对称分布于身体两侧，始于承泣，终于厉兑。承泣、四白、巨髎、地仓、大迎、颊车、下关、头维、人迎、水突、气舍、缺盆12穴在头面颈部，气户、库房、屋翳、膺窗、乳中、乳根、不容、承满、梁门、关门、太乙、滑肉门、天枢、外陵、大巨、水道、归来、气冲18穴在胸腹部，髀关、伏兔、阴市、梁丘、犊鼻、足三里、上巨虚、条口、下巨虚、丰隆、解溪、冲阳、陷谷、内庭、厉兑15穴在下肢的前外侧面和足部（图1~2）。

主治 足阳明胃经腧穴均能治疗胃肠病、头面五官疾病、神志病、皮肤病、热病及经络循行部位的其他病证。治疗胃肠病常用天枢、梁门、足三里、上巨虚、下巨虚、梁丘、内庭；治疗头面五官疾病常用地仓、颊车、四白、头维、下关、内庭、解溪；治疗神志病常用解溪、厉兑、内庭；丰隆可祛痰，水道可利水，足三里可强身保健。

（顾一煌）

chéngqì
承泣（ST 1） 足阳明胃经腧穴名，为足阳明胃经、任脉、阳跷脉之交会穴。出《针灸甲乙经》。

定位 在面部，瞳孔直下，当眼球与眶下缘之间（见足阳明胃经腧穴图）。正坐或仰靠或仰卧位取之。

局部解剖 皮肤→皮下组织→眼轮匝肌→眶脂体→下斜肌。浅层布有眶下神经的分支，面神经的颧支；深层布有动眼神经的分支，眼动、静脉的分支或属支。

主治 ①目赤肿痛，迎风流泪，眼睑瞤动。②雀目。③口眼喝斜、面肌痉挛。现代常用于治疗急、慢性结膜炎，近视，远视，

散光，青光眼，斜视，角膜炎，泪囊炎，白内障，视神经炎，视神经萎缩，视网膜色素变性，面神经麻痹，面肌痉挛等。

操作 押手固定眼球，沿眶下缘缓慢直刺0.3~0.7寸，不宜提插和大幅度捻转；禁灸。

（顾一煌）

sìbái
四白（ST 2） 足阳明胃经腧穴名。出《针灸甲乙经》。

定位 在面部，瞳孔直下，当眶下孔凹陷中（见足阳明胃经腧穴图）。正坐或仰靠或仰卧位取之。

局部解剖 皮肤→皮下组织→眼轮匝肌、提上唇肌→眶下孔或上颌骨。浅层布有眶下神经；深层布有面神经颧支，眶下神经，眶下动、静脉。

主治 ①目赤痛痒，目翳，眼睑瞤动，近视。②口眼喝

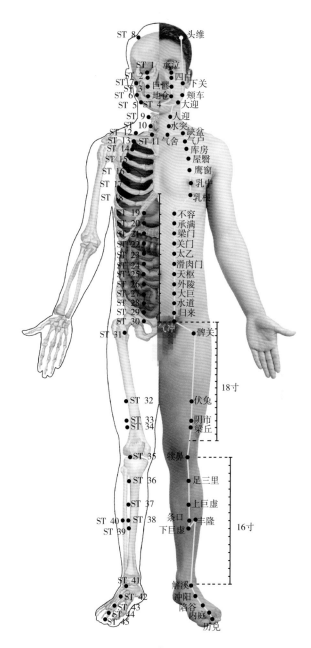

图1 足阳明胃经腧穴分布图（正面）

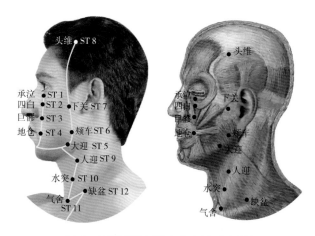

图2 足阳明胃经腧穴分布图（头侧）

斜。③眩晕，头痛。现代常用于治疗面神经麻痹、三叉神经痛、角膜炎、鼻炎、胆道蛔虫病等。

操作 直刺 0.2~0.3 寸；不宜灸。

（顾一煌）

jùliáo

巨髎（ST 3） 足阳明胃经腧穴名，为足阳明胃经、任脉、阳跷脉之交会穴。出《针灸甲乙经》。

定位 在面部，瞳孔直下，平鼻翼下缘处，当鼻唇沟外侧（见足阳明胃经腧穴图）。正坐或仰靠或仰卧位取之。

局部解剖 皮肤→皮下组织→提上唇肌→提口角肌。布有上颌神经的眶下神经，面神经颊支，面动、静脉。

主治 ①口眼㖞斜。②鼻衄，牙痛，颊肿。③眼睑瞤动，目翳。现代常用于治疗鼻炎、鼻塞、三叉神经痛、面神经麻痹等。

操作 直刺 0.3~0.6 寸；可灸。

（顾一煌）

dìcāng

地仓（ST 4） 足阳明胃经腧穴名，为手阳明大肠经、足阳明胃经、任脉、阳跷脉之交会穴。出《针灸甲乙经》。

定位 在面部，口角外侧，瞳孔直下（见足阳明胃经腧穴图）。正坐或仰靠或仰卧位取之。

局部解剖 皮肤→皮下组织→口轮匝肌→降口角肌。布有三叉神经的颊支和眶下支，面动、静脉的分支或属支。

主治 ①口角㖞斜，唇缓不收，流涎。②牙痛，颊肿。③眼睑瞤动。现代常用于治疗面神经麻痹、三叉神经痛、流涎、鹅口疮、中风后口眼㖞斜等。

操作 直刺0.2~0.3寸，或向颊车方向平刺0.5~0.7寸；可灸。

（顾一煌）

dàyíng

大迎（ST 5） 足阳明胃经腧穴名。出《素问·气穴论》。

定位 在下颌角前方，咬肌附着部的前缘，当面动脉搏动处（见足阳明胃经腧穴图）。当闭口鼓气时，下颌角前下方即出现一沟形凹陷中取穴。正坐微仰头或仰卧位取之。

局部解剖 皮肤→皮下组织→降口角肌或颈阔肌→咬肌前缘。浅层布有下颌神经的颊神经，面神经的下颌缘支；深层布有面动、静脉。

主治 ①面肿，颊肿，牙痛。②牙关紧闭，口㖞。③瘰疬。④颈痛。现代常用于治疗面神经麻痹、面肌痉挛、腮腺炎、三叉神经痛等。

操作 避开动脉，直刺0.2~0.3寸，或向地仓方向斜刺0.3~0.5寸；可灸。

（顾一煌）

jiáchē

颊车（ST 6） 足阳明胃经腧穴名。出《灵枢经·经脉》。

定位 在面颊部，下颌角前上方约一横指，当咀嚼时咬肌隆起最高处（见足阳明胃经腧穴图）。正坐或仰卧位取之。

局部解剖 皮肤→皮下组织→咬肌。布有耳大神经分支，面神经的下颌缘支的分支。

主治 ①颊肿，牙痛，牙关紧闭。②口眼㖞斜。现代常用于治疗三叉神经痛、面神经麻痹、急性腮腺炎、牙髓炎、急性牙周炎、颞下颌关节炎、咬肌痉挛等。

操作 直刺0.3~0.4寸，或向地仓方向斜刺0.5~0.7寸；可灸。

（顾一煌）

xiàguān

下关（ST 7） 足阳明胃经腧穴名，为足阳明胃经、足少阳胆经之交会穴。出《素问·气府论》。

定位 在面部耳前，当颧弓与下颌切迹所形成的凹陷中，合口有孔，张口即闭（见足阳明胃经腧穴图）。正坐或仰卧位取之。

局部解剖 皮肤→皮下组织→腮腺→咬肌与颞骨颧突之间→翼外肌。浅层布有耳颞神经的分支，面神经的颧支，面横动、静脉；深层布有上颌动、静脉，舌神经，下牙槽神经，脑膜中动脉和翼丛。

主治 ①口眼㖞斜。②面痛，牙痛。③牙关开合不利。④耳聋，耳鸣，脓耳。⑤眩晕。现代常用于治疗三叉神经痛、面神经麻痹、中耳炎、颞下颌关节炎等。

操作 直刺 0.3~0.5 寸；可灸。

（顾一煌）

tóuwéi

头维（ST 8） 足阳明胃经腧穴名，为足少阳胆经、阳维脉之交会穴。出《针灸甲乙经》。

定位 在头侧部，当额角发际直上 0.5 寸，头正中线旁 4.5 寸（见足阳明胃经腧穴图）。正坐或仰卧位取之。

局部解剖 皮肤→皮下组织→颞肌上缘的帽状腱膜→腱膜下疏松结缔组织→颅骨外膜。布有耳颞神经的分支，面神经的颞支，颞浅动、静脉的额支。

主治 ①眩晕，头痛。②目痛，迎风流泪，眼睑瞤动。现代常用于治疗血管性头痛、面神经麻痹、眼轮匝肌痉挛、精神分裂症等。

操作 向下或向后平刺0.5~0.8寸；不宜灸。

（顾一煌）

rényíng

人迎（ST 9）　足阳明胃经腧穴名，为足阳明胃经、足少阳胆经之交会穴。出《素问·气府论》。

定位　在颈部，结喉旁，当胸锁乳突肌前缘，颈总动脉搏动处（见足阳明胃经腧穴图）。仰靠或仰卧位取之。

局部解剖　皮肤→皮下组织和颈阔肌→颈深筋膜浅层及胸锁乳突肌前缘→颈深筋膜深层及肩胛舌骨肌后缘→咽缩肌。浅层布有颈横神经，面神经颈支，颈前静脉；深层布有副神经，舌下神经，甲状腺上动、静脉的分支或属支。

主治　①咽喉肿痛。②瘰疬，瘿气。③胸满喘息。④头痛，眩晕。现代常用于治疗急、慢性喉炎，扁桃体炎，高血压，低血压，甲状腺肿等。

操作　避开动脉，直刺0.2~0.4寸；禁灸。

（顾一煌）

shuǐtū

水突（ST 10）　足阳明胃经腧穴名。出《针灸甲乙经》。

定位　在颈部，胸锁乳突肌的前缘，当人迎与气舍连线的中点（见足阳明胃经腧穴图）。仰靠或仰卧位取之。

局部解剖　皮肤→皮下组织和颈阔肌→颈深筋膜浅层及胸锁乳突肌前缘→颈深筋膜深层及肩胛舌骨肌，胸骨甲状肌。浅层布有颈横神经；深层布有甲状腺。

主治　①咽喉肿痛。②咳嗽气喘。③瘿瘤，瘰疬。现代常用于治疗甲状腺肿、百日咳、膈肌痉挛、中风偏瘫等。

操作　直刺0.3~0.4寸；可灸。

（顾一煌）

qìshě

气舍（ST 11）　足阳明胃经腧穴名。出《针灸甲乙经》。

定位　在颈部，当锁骨内侧端的上缘，胸锁乳突肌的胸骨头与锁骨头之间（见足阳明胃经腧穴图）。仰靠或仰卧位取之。

局部解剖　皮肤→皮下组织和颈阔肌→胸锁乳突肌的胸骨头与锁骨头之间。浅层布有锁骨神经内侧支，颈横神经；深层布有联络两侧颈前静脉和颈前静脉弓的颈总动脉，头臂静脉。

主治　①咽喉肿痛。②瘿瘤，瘰疬。③喘息，呃逆。④颈项强痛，肩痛。现代常用于治疗支气管炎、支气管哮喘等。

操作　直刺0.3~0.4寸；可灸。

（顾一煌）

quēpén

缺盆（ST 12）　足阳明胃经腧穴名。出《素问·刺禁论》。

定位　在锁骨上窝中央，距前正中线4寸（见足阳明胃经腧穴图）。正坐或仰卧位取之。

局部解剖　皮肤→皮下组织和颈阔肌→锁骨与斜方肌之间→肩胛舌骨肌（下腹）与锁骨下肌之间→臂丛。浅层布有锁骨上中间神经；深层布有颈横动、静脉，臂丛的锁骨上部。

主治　①咳嗽，气喘。②缺盆中痛。③咽喉肿痛。④瘰疬。现代常用于治疗支气管炎、扁桃体炎等。

操作　直刺0.2~0.4寸；可灸。

（顾一煌）

qìhù

气户（ST 13）　足阳明胃经腧穴名。出《针灸甲乙经》。

定位　在胸部，当锁骨中点下缘，距前正中线4寸（见足阳明胃经腧穴图）。仰卧位取之。

局部解剖　皮肤→皮下组织→胸大肌。浅层布有锁骨上神经中间支；深层布有腋动脉及其分支，胸肩峰动脉。

主治　①咳嗽，气喘，呃逆。②胸胁胀痛。现代常用于治疗支气管炎、支气管哮喘、肋间神经痛、胸前神经痛等。

操作　直刺0.2~0.4寸；可灸。

（顾一煌）

kùfáng

库房（ST 14）　足阳明胃经腧穴名。出《针灸甲乙经》。

定位　在胸部，当第一肋间隙，距前正中线4寸（见足阳明胃经腧穴图）。仰卧位取之。

局部解剖　皮肤→皮下组织→胸大肌→胸小肌。浅层布有锁骨上神经，肋间神经的皮支；深层布有肩峰动、静脉的分支与属支，胸内外侧神经的分支。

主治　①咳嗽，气喘。②咳唾脓血。③胸胁胀痛。现代常用于治疗支气管炎、支气管哮喘、胸膜炎、肋间神经痛等。

操作　向内斜刺0.5~0.8寸；可灸。

（顾一煌）

wūyì

屋翳（ST 15）　足阳明胃经腧穴名。出《针灸甲乙经》。

定位　在胸部，当第二肋间隙，距前正中线4寸（见足阳明胃经腧穴图）。仰卧位取之。

局部解剖　皮肤→皮下组织→胸大肌→胸小肌。浅层布有第二肋间神经外侧皮支；深层布有胸肩峰动、静脉的分支与属支，胸内、外侧神经的分支。

主治　①咳嗽，气喘。②唾脓血痰。③胸胁胀满。④乳痈。现代常用于治疗支气管炎、胸膜炎、肋间神经痛、乳腺炎等。

操作　直刺0.2~0.4寸，斜

刺或平刺 0.5~0.8 寸；可灸。

（顾一煌）

yīngchuāng

膺窗（ST 16） 足阳明胃经腧穴名。出《针灸甲乙经》。

定位 在胸部，当第三肋间隙，距前正中线 4 寸（见足阳明胃经腧穴图）。仰卧位取之。

局部解剖 皮肤→浅筋膜→胸大肌→肋间肌。浅层布有肋间神经外侧皮支，胸腹壁静脉的属支；深层布有胸内、外侧神经，胸肩峰动、静脉的分支与属支，第三肋间神经，第三肋间后动、静脉。

主治 ①咳嗽，气喘。②胸胁胀满，胁痛。③乳痛。现代常用于治疗支气管炎、肋间神经痛等。

操作 直刺 0.2~0.4 寸，斜刺或平刺 0.5~0.8 寸；可灸。

（顾一煌）

rǔzhōng

乳中（ST 17） 足阳明胃经腧穴名。出《针灸甲乙经》。

定位 在胸部，当第四肋间隙，乳头中央（见足阳明胃经腧穴图）。仰卧位取之。

局部解剖 皮肤→皮下组织→胸大肌。浅层布有第四肋间神经外侧皮支；深层布有胸内、外侧神经的分支，胸外侧动、静脉的分支或属支。

操作 不针、不灸，只作为胸部取穴定位标准。

（顾一煌）

rǔgēn

乳根（ST 18） 足阳明胃经腧穴名。出《针灸甲乙经》。

定位 在胸部，当乳头直下，乳房根部，第五肋间隙，距前正中线 4 寸（见足阳明胃经腧穴图）。仰卧位取之。

局部解剖 皮肤→皮下组织→胸大肌。浅层布有第五肋间

神经外侧皮支，胸腹壁静脉的属支；深层布有胸内、外侧神经的分支，胸外侧动、静脉的分支与属支，第五肋间神经，第五肋间后动、静脉。

主治 ①咳嗽，气喘，胸闷，胸痛。②乳痛，乳汁少。现代常用于治疗乳腺炎、乳汁分泌不足、肋间神经痛、风湿性心脏病、冠心病等。

操作 斜刺或平刺 0.5~0.8 寸；可灸。

（顾一煌）

bùróng

不容（ST 19） 足阳明胃经腧穴名。出《针灸甲乙经》。

定位 在上腹部，当脐上 6 寸，距前正中线 2 寸（见足阳明胃经腧穴图）。仰卧位取之。

局部解剖 皮肤→皮下组织→腹直肌鞘前壁→腹直肌。浅层布有第六、七、八胸神经前支的外侧皮支和前皮支，腹壁浅静脉；深层布有腹壁上动、静脉的分支与属支，第六、七胸神经前支的肌支。

主治 ①胃痛，呕吐，腹胀，食欲不振。②喘咳，呕血。③心痛。现代常用于治疗胃炎、胃或十二指肠溃疡、胃下垂、胃扩张等。

操作 直刺 0.5~0.8 寸；可灸。

（顾一煌）

chéngmǎn

承满（ST 20） 足阳明胃经腧穴名。出《针灸甲乙经》。

定位 在上腹部，当脐上 5 寸，距前正中线 2 寸（见足阳明胃经腧穴图）。仰卧位取之。

局部解剖 皮肤→皮下组织→腹直肌鞘前壁→腹直肌。浅层布有第六、七、八胸神经前支的外侧皮支和前皮支，腹壁浅静

脉；深层布有腹壁上动、静脉的分支与属支，第六、七、八胸神经前支的肌支。

主治 ①胃痛，呕吐，腹胀，肠鸣，食欲不振。②吐血。③胁下胀满。现代常用于治疗胃炎、胃或十二指肠溃疡、肝炎等。

操作 直刺 0.5~0.8 寸；可灸。

（顾一煌）

liángmén

梁门（ST 21） 足阳明胃经腧穴名。出《针灸甲乙经》。

定位 在上腹部，当脐上 4 寸，距前正中线 2 寸（见足阳明胃经腧穴图）。仰卧位取之。

局部解剖 皮肤→皮下组织→腹直肌鞘前壁→腹直肌。浅层布有第六、七、八胸神经前支的外侧皮支和前皮支，腹壁浅静脉；深层布有腹壁上动、静脉的分支或属支，第七、八、九胸神经前支的肌支。

主治 ①胃痛，呕吐，食欲不振。②腹胀，便溏。现代常用于治疗胃炎、消化性溃疡、消化不良等。

操作 直刺 0.5~0.8 寸；可灸。

（顾一煌）

guānmén

关门（ST 22） 足阳明胃经腧穴名。出《针灸甲乙经》。

定位 在上腹部，当脐上 3 寸，距前正中线 2 寸（见足阳明胃经腧穴图）。仰卧位取之。

局部解剖 皮肤→皮下组织→腹直肌鞘前壁→腹直肌。浅层布有第七、八、九胸神经前支的外侧皮支和前皮支，腹壁浅静脉；深层布有腹壁上动、静脉的分支或属支，第七、八、九胸神经前支的肌支。

主治 ①腹痛，腹胀，肠鸣，

泄泻，食欲不振。②水肿。③遗尿。现代常用于治疗胃炎、肠炎等。

操作 直刺 0.8~1.2 寸；可灸。

（顾一煌）

tàiyǐ

太乙（ST 23） 足阳明胃经腧穴名。出《针灸甲乙经》。

定位 在上腹部，当脐上 2 寸，距前正中线 2 寸（见足阳明胃经腧穴图）。仰卧位取之。

局部解剖 皮肤→皮下组织→腹直肌鞘前壁→腹直肌。浅层布有第八、九、十胸神经前支的外侧皮支和前皮支，腹壁浅静脉；深层布有腹壁上动、静脉的分支或属支，第八、九、十胸神经前支的肌支。

主治 ①胃痛，腹胀。②心烦，癫狂。现代常用于治疗胃炎、肠炎等。

操作 直刺 0.8~1.2 寸；可灸。

（顾一煌）

huáròumén

滑肉门（ST 24） 足阳明胃经腧穴名。出《针灸甲乙经》。

定位 在上腹部，当脐中上 1 寸，距前正中线 2 寸（见足阳明胃经腧穴图）。仰卧位取之。

局部解剖 皮肤→皮下组织→腹直肌鞘前壁→腹直肌。浅层布有第八、九、十胸神经前支的外侧皮支和前皮支，脐周静脉网；深层布有腹壁上动、静脉的分支或属支，第八、九、十胸神经前支的肌支。

主治 ①胃痛，呕吐。②癫狂，吐舌。现代常用于治疗胃炎、肠炎等。

操作 直刺 0.8~1.2 寸；可灸。

（顾一煌）

tiānshū

天枢（ST 25） 足阳明胃经腧穴名，为大肠募穴。出《灵枢经·骨度》。

定位 在腹中部，脐旁开 2 寸（见足阳明胃经腧穴图）。仰卧位取之。

局部解剖 皮肤→皮下组织→腹直肌鞘前壁→腹直肌。浅层布有第九、十、十一胸神经前支的外侧皮支和前皮支，脐周静脉网；深层布有腹壁上、下动、静脉的吻合支，第九、十、十一胸神经前支的肌支。

主治 ①绕脐腹痛，腹胀，肠鸣，肠痈。②水肿。③痢疾，泄泻，便秘。④痛经，月经不调。现代常用于治疗胃炎、肠炎、阑尾炎、肠麻痹、细菌性痢疾、消化不良等。

操作 直刺 0.8~1.2 寸；可灸。

（顾一煌）

wàilíng

外陵（ST 26） 足阳明胃经腧穴名。出《针灸甲乙经》。

定位 在下腹部，当脐下 1 寸，距前正中线 2 寸（见足阳明胃经腧穴图）。仰卧位取之。

局部解剖 皮肤→皮下组织→腹直肌鞘前壁→腹直肌。浅层布有第十、十一、十二胸神经前支的外侧皮支和前皮支，腹壁浅静脉；深层布有腹壁下动、静脉的分支或属支，第十、十一、十二胸神经前支的肌支。

主治 ①腹痛。②痛经。③疝气。现代常用于治疗阑尾炎、输尿管结石等。

操作 直刺 0.8~1.2 寸；可灸。

（顾一煌）

dàjù

大巨（ST 27） 足阳明胃经腧穴名。出《针灸甲乙经》。

定位 在下腹部，当脐下 2 寸，距前正中线 2 寸（见足阳明胃经腧穴图）。仰卧位取之。

局部解剖 皮肤→皮下组织→腹直肌鞘前壁→腹直肌。浅层布有第十、十一、十二胸神经前支的外侧皮支和前皮支，腹壁浅动脉和浅静脉；深层布有腹壁上、下动、静脉的分支或属支，第十、十一、十二胸神经前支的肌支。

主治 ①小腹胀满。②疝气。③小便不利。④遗精，早泄。现代常用于治疗腹直肌痉挛、肠梗阻、膀胱炎、尿潴留等。

操作 直刺 0.8~1.2 寸；可灸。

（顾一煌）

shuǐdào

水道（ST 28） 足阳明胃经腧穴名。出《针灸甲乙经》。

定位 在下腹部，当脐下 3 寸，距前正中线 2 寸（见足阳明胃经腧穴图）。仰卧位取之。

局部解剖 皮肤→皮下组织→腹直肌鞘前壁外侧缘→腹直肌外侧缘。浅层布有第十一、十二胸神经前支，第一腰神经前支的外侧皮支及前皮支，腹壁浅动、静脉；深层布有第十一、十二胸神经前支的肌支。

主治 ①小腹胀满。②疝气。③痛经，不孕症。④小便不利。现代常用于治疗肾炎、膀胱炎、尿潴留、腹水、睾丸炎等。

操作 直刺 0.8~1.2 寸；可灸。

（顾一煌）

guīlái

归来（ST 29） 足阳明胃经腧穴名。出《针灸甲乙经》。

定位 在下腹部，当脐下 4 寸，距前正中线 2 寸（见足阳明胃经腧穴图）。仰卧位取之。

局部解剖 皮肤→皮下组织→腹直肌鞘前壁外侧缘→腹直肌外侧缘。浅层布有第十一、十二胸神经前支，第一腰神经前支的外侧皮支及前皮支，腹壁浅动、静脉的分支或属支；深层布有腹壁下动、静脉的分支或属支，第十一、十二胸神经前支的肌支。

主治 ①少腹疼痛。②疝气。③月经不调，经闭，带下。现代常用于治疗睾丸炎、子宫内膜炎、卵巢炎、不孕症、产后恶露不止等。

操作 直刺 0.8 ~ 1.2 寸；可灸。

(顾一煌)

qìchōng

气冲（ST 30） 足阳明胃经腧穴名。出《针灸甲乙经》。

定位 在腹股沟稍上方，当脐下 5 寸，距前正中线 2 寸（见足阳明胃经腧穴图）。仰卧位取之。

局部解剖 皮肤→皮下组织→腹外斜肌腱膜→腹内斜肌→腹横肌。浅层布有第十二胸神经前支，第一腰神经前支的外侧皮支及前皮支，腹壁浅动、静脉；深层布有腹股沟管内的精索或子宫圆韧带，髂腹股沟神经，生殖股神经生殖支。

主治 ①腹痛，肠鸣。②疝气。③阴肿，阳痿。④月经不调，不孕症。现代常用于治疗少腹疼痛、痛经、月经不调等。

操作 直刺 0.8 ~ 1.2 寸；可灸。

(顾一煌)

bìguān

髀关（ST 31） 足阳明胃经腧穴名。出《灵枢经·经脉》。

定位 在大腿前面，当髂前上棘与髌底外侧端的连线上，平臀沟处，居缝匠肌外侧凹陷处

（见足阳明胃经腧穴图）。仰卧伸下肢取之。

局部解剖 皮肤→皮下组织→阔筋膜张肌与缝匠肌之间→腹直肌→腹外侧肌。浅层布有股外侧皮神经；深层布有股神经肌支，旋股外侧动、静脉的升支。

主治 ①髀股痿痹，足麻不仁。②腹痛。③腰腿疼痛。现代常用于治疗下肢瘫痪、腹股沟淋巴结炎、股外侧皮神经炎、膝关节及周围软组织疾病等。

操作 直刺 0.6 ~ 1.2 寸；可灸。

(顾一煌)

fútù

伏兔（ST 32） 足阳明胃经腧穴名。出《灵枢经·经脉》。

定位 在大腿前面，当髂前上棘与髌底外侧端的连线上，髌底上 6 寸（见足阳明胃经腧穴图）。仰卧伸下肢或正坐屈膝取之。

局部解剖 皮肤→皮下组织→腹直肌→股中间肌。浅层布有股外侧静脉，股神经前皮支，股外侧皮神经；深层布有旋股外侧动、静脉的降支，股神经的肌支。

主治 ①腿膝寒冷、麻痹，脚气。②腰胯疼痛。③疝气。④腹胀痛。现代常用于治疗下肢瘫痪、股外侧皮神经炎、膝关节及周围软组织疾病等。

操作 直刺 0.6 ~ 1.2 寸；可灸。

(顾一煌)

yīnshì

阴市（ST 33） 足阳明胃经腧穴名。出《针灸甲乙经》。

定位 在大腿前面，当髂前上棘与髌底外侧端的连线上，髌底上 3 寸（见足阳明胃经腧穴图）。仰卧伸下肢或正坐屈膝

取之。

局部解剖 皮肤→皮下组织→股直肌腱与股外侧肌之间→股中间肌。浅层布有股神经前皮支，股外侧皮神经；深层布有股神经肌支，旋股外侧动、静脉的降支。

主治 ①腿膝痿痹，屈伸不利。②腰痛。③疝气。④腹胀，腹痛。现代常用于治疗下肢瘫痪、膝关节及周围软组织疾病等。

操作 直刺 0.5 ~ 1 寸；可灸。

(顾一煌)

liángqiū

梁丘（ST 34） 足阳明胃经腧穴名，为足阳明胃经郄穴。出《针灸甲乙经》。

定位 屈膝，在大腿前面，当髂前上棘与髌底外侧端的连线上，髌底上 2 寸（见足阳明胃经腧穴图）。仰卧伸下肢或正坐屈膝取之。

局部解剖 皮肤→皮下组织→股直肌腱与股外侧肌之间→股中间肌腱的外侧。浅层布有股神经前皮支，股外侧皮神经；深层布有旋股外侧动、静脉的降支，股神经的肌支。

主治 ①膝肿痛，下肢不遂。②急性胃痛。③乳痈。④血尿。现代常用于治疗急性胃炎、胃痉挛、乳腺炎、膝关节及周围软组织疾病等。

操作 直刺 0.5 ~ 0.8 寸；可灸。

(顾一煌)

dúbí

犊鼻（ST 35） 足阳明胃经腧穴名。出《灵枢经·本输》。

定位 在膝部，髌骨与髌韧带外侧凹陷中（见足阳明胃经腧穴图）。正坐屈膝取之。

局部解剖 皮肤→皮下组织→髌韧带与髌外侧支持带之间

→膝关节囊、翼状皱襞。浅层布有腓肠外侧皮神经，股神经前皮支，隐神经的髌下支，膝关节动、静脉网；深层布有膝关节腔。

主治 ①下肢瘫痪。②膝痛，膝关节屈伸不利。现代常用于治疗下肢瘫痪、膝关节及周围软组织疾病等。

操作 稍向髌韧带内方斜刺0.5~1.2寸；可灸。

（顾一煌）

zúsānlǐ

足三里（ST 36） 足阳明胃经腧穴名，为足阳明胃经五输穴之合穴，胃下合穴。出《灵枢经·本输》。

定位 在小腿前外侧，犊鼻下3寸，距胫骨前缘一横指（见足阳明胃经腧穴图）。仰卧伸下肢或正坐屈膝取之。

局部解剖 皮肤→皮下组织→胫骨前肌→小腿骨间膜→胫骨后肌。浅层布有腓肠外侧皮神经；深层布有胫前动、静脉的分支或属支。

主治 ①膝胫酸痛，下肢不遂。②胃痛，呕吐，腹胀，肠鸣，泄泻，便秘，痢疾。③水肿。④咳喘痰多。⑤乳痛。⑥头晕，耳鸣。⑦心悸，癫狂。⑧中风。⑨体虚羸瘦。现代常用于治疗胃炎、胃或十二指肠溃疡、胰腺炎、肝炎、消化不良、肠炎、细菌性痢疾、阑尾炎、休克、神经性头痛、高血压、痫病、神经衰弱、精神分裂症、动脉硬化、支气管哮喘、白细胞减少、坐骨神经痛、下肢瘫痪、膝关节及周围软组织疾病等。

操作 直刺0.5~1.5寸；可灸。

（顾一煌）

shàngjùxū

上巨虚（ST 37） 足阳明胃经腧穴名，为大肠下合穴。出《灵枢经·本输》。

定位 在小腿前外侧，犊鼻下6寸，距胫骨前缘一横指（见足阳明胃经腧穴图）。仰卧伸下肢或正坐屈膝取之。

局部解剖 皮肤→皮下组织→胫骨前肌→小腿骨间膜→胫骨后肌。浅层布有腓肠外侧皮神经；深层布有胫前动、静脉，腓深神经。

主治 ①中风瘫痪，下肢痿痹，脚气。②腹痛，肠鸣，痢疾，泄泻，便秘，肠痈。现代常用于治疗急性细菌性痢疾、急性肠炎、单纯性阑尾炎等。

操作 直刺0.5~1.2寸；可灸。

（顾一煌）

tiáokǒu

条口（ST 38） 足阳明胃经腧穴名。出《针灸甲乙经》。

定位 在小腿前外侧，犊鼻下8寸，距胫骨前缘一横指（见足阳明胃经腧穴图）。仰卧伸下肢或正坐屈膝取之。

局部解剖 皮肤→皮下组织→胫骨前肌→小腿骨间膜→胫骨后肌。浅层布有腓肠外侧皮神经；深层布有胫前动、静脉，腓深神经。

主治 ①下肢痿痹，小腿冷痛。②跗肿，转筋。③脘腹疼痛。④肩臂痛。现代常用于治疗膝关节炎、多发性神经炎、下肢瘫痪、肩周炎等。

操作 直刺0.5~1.2寸；可灸。

（顾一煌）

xiàjùxū

下巨虚（ST 39） 足阳明胃经腧穴名，为小肠下合穴。出《灵枢经·本输》。

定位 在小腿外前侧，犊鼻下9寸，距胫骨前缘一横指（见足阳明胃经腧穴图）。仰卧伸下肢或正坐屈膝取之。

局部解剖 皮肤→皮下组织→胫骨前肌→小腿骨间膜→胫骨后肌。浅层布有腓肠外侧皮神经；深层布有胫前动、静脉，腓深神经。

主治 ①下肢痿痹。②小腹痛，腰脊痛引睾丸。③泄泻，痢疾，大便脓血。④乳痈。现代常用于治疗细菌性痢疾、肠炎、下肢瘫痪等。

操作 直刺0.5~1.2寸；可灸。

（顾一煌）

fēnglóng

丰隆（ST 40） 足阳明胃经腧穴名，为足阳明胃经络穴。出《灵枢经·经脉》。

定位 在小腿前外侧，当外踝最高点上8寸，条口外，距胫骨前缘二横指（见足阳明胃经腧穴图）。仰卧伸下肢或正坐屈膝取之。

局部解剖 皮肤→皮下组织→趾长伸肌→拇长伸肌→小腿骨间膜→胫骨后肌。浅层布有腓肠外侧皮神经；深层布有胫前动、静脉的分支或属支，腓深神经的分支。

主治 ①下肢痿痹。②痰多咳嗽，哮喘。③呕吐，便秘。④胸痛，头痛，眩晕。⑤癫狂。现代常用于治疗神经衰弱、精神分裂症、高血压、耳眩晕、支气管炎、支气管哮喘、腓肠肌痉挛等。

操作 直刺0.5~1.2寸；可灸。

（顾一煌）

jiěxī

解溪（ST 41） 足阳明胃经腧穴名，为足阳明胃经五输穴之经穴。出《灵枢经·本输》。

定位 在足背踝关节横纹的

中央凹陷中，当拇长伸肌腱与趾长伸肌腱之间（见足阳明胃经腧穴图）。仰卧伸下肢或正坐平放足底取之。

局部解剖 皮肤→皮下组织→拇长伸肌和趾长伸肌腱之间→距骨。浅层布有足背内侧皮神经，足背皮下静脉；深层布有腓深神经，胫前动、静脉。

主治 ①头痛，眩晕。②下肢痿痹，踝部肿痛。③腹胀，便秘。④癫狂。现代常用于治疗神经性头痛、消化不良、胃炎、肠炎、痫病、面神经麻痹、足下垂、踝关节及周围软组织疾病等。

操作 直刺 0.4~0.6 寸；可灸。

（顾一煌）

chōngyáng

冲阳（ST 42） 足阳明胃经腧穴名，为足阳明胃经原穴。出《灵枢经·本输》。

定位 在足背最高处，拇长伸肌腱与趾长伸肌腱之间，当第二、三跖骨与楔状骨之间，足背动脉搏动处（见足阳明胃经腧穴图）。仰卧或正坐平放足底取之。

局部解剖 皮肤→皮下组织→拇长伸肌腱和趾长伸肌腱之间→短伸肌→中间楔骨。浅层布有足背内侧皮神经，足背静脉网；深层布有腓深神经，足背动、静脉。

主治 ①口眼㖞斜，面肿牙痛。②足痿无力，脚背红肿。③胃痛，腹胀。④癫狂。现代常用于治疗牙龈炎、痫病、脉管炎等。

操作 直刺 0.2~0.3 寸，避开动脉；可灸。

（顾一煌）

xiàngǔ

陷谷（ST 43） 足阳明胃经腧穴名，为足阳明胃经五输穴之输穴。

出《灵枢经·本输》。

定位 在足背，当第二、三跖趾关节后的凹陷处（见足阳明胃经腧穴图）。仰卧或正坐平放足底取之。

局部解剖 皮肤→皮下组织→趾长伸肌腱→趾短伸肌腱内侧第二骨间背侧肌→拇收肌斜头。浅层布有足背内侧皮神经，足背静脉网；深层布有第二跖背动、静脉。

主治 ①足背肿痛。②肠鸣腹痛。③面浮身肿。④目赤肿痛。现代常用于治疗结膜炎、胃炎、肠炎等。

操作 直刺 0.3~0.5 寸；可灸。

（顾一煌）

nèitíng

内庭（ST 44） 足阳明胃经腧穴名，为足阳明胃经五输穴之荥穴。出《灵枢经·本输》。

定位 在足背，当第二、三趾间缝纹端，趾蹼缘后方赤白肉际处（见足阳明胃经腧穴图）。仰卧或正坐平放足底取之。

局部解剖 皮肤→皮下组织→第二、三趾长、短伸肌腱间→第二、三跖骨头之间。浅层布有足背内侧皮神经的趾背神经，足背静脉网；深层布有趾背动、静脉。

主治 ①足背肿痛。②咽喉肿痛，牙痛，口㖞，鼻衄。③胃痛，腹痛，腹胀，泄泻，痢疾。④热病。现代常用于治疗胃炎、肠炎、牙龈炎、扁桃体炎、趾跖关节痛等。

操作 直刺或斜刺 0.3~0.5 寸；可灸。

（顾一煌）

lìduì

厉兑（ST 45） 足阳明胃经腧穴名，为足阳明胃经五输穴之井穴。出《灵枢经·本输》。

定位 在足第二趾末节外侧，距趾甲角 0.1 寸（见足阳明胃经腧穴图）。仰卧或正坐平放足底取之。

局部解剖 皮肤→皮下组织→甲根。布有足背内侧皮神经的趾背神经，趾背动、静脉网。

主治 ①足胫寒冷，足痛。②牙痛，鼻衄，咽喉肿痛。③腹胀。④热病。⑤多梦，癫狂。现代常用于治疗精神分裂症、神经衰弱、消化不良、鼻炎、牙龈炎、扁桃体炎等。

操作 浅刺 0.1 寸；可灸。

（顾一煌）

zútàiyīn píjīng

足太阴脾经（spleen channel/meridian of foot-taiyin, SP） 十二经脉之一，属脾，络胃。简称脾经。出《灵枢经·经脉》。

循行 从大趾末端的隐白开始，沿大趾内侧赤白肉际，上行过内踝前缘，沿小腿内侧正中线上行，至内踝尖上 8 寸处，交出足厥阴肝经之前，上行沿大腿内侧前，进入腹部，属脾，络胃。通过膈肌，沿食管旁，连舌本，散布舌下。分支：从胃部分出，上过膈肌，流注心中，接手少阴心经（图）。

病候 此经异常变动时表现为下列病症：舌根部强硬，食后即呕，胃脘疼痛，腹胀，好嗳气，排大便或排气后就会觉得轻松，全身感到沉重无力。脾大络病症，实证则浑身酸痛；虚证则全身关节松弛软弱。

主治概要 主治脾胃病、妇科病、前阴病及经脉循行部位的其他病证。足太阴脾经腧穴主治有关"脾"方面发生的病症：舌根部痛，身体懒动，吃不下，心胸烦闷，心窝下掣引作痛，腹有痞块，大便溏泄，或小便不通，

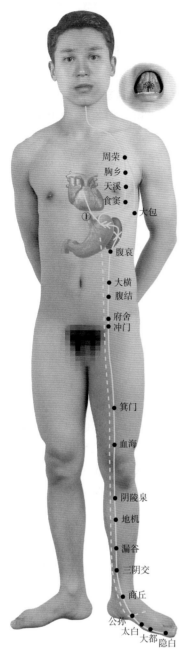

经络气血转输出入的特殊部位，有反映病症、协助诊断和防治疾病的作用。足太阴脾经腧穴的记载首见于《黄帝内经》，共载7个腧穴，其中《灵枢经·本输》载隐白、大都、太白、商丘、阴陵泉5穴；《灵枢经·经脉》载公孙、大包2穴。晋·皇甫谧《针灸甲乙经》在此基础上增补了三阴交、漏谷、地机、血海、箕门、冲门、府舍、腹结、大横、腹哀、食窦、天溪、胸乡、周荣14穴。

分布 足太阴脾经共21个腧穴，左右各一，对称分布于身体两侧，始于隐白，终于大包。隐白、大都、太白、公孙、商丘、三阴交、漏谷、地机、阴陵泉、血海、箕门11穴在下肢内侧前部及足内侧；冲门、府舍、腹结、大横、腹哀、食窦、天溪、胸乡、周荣、大包10穴在侧胸腹部（图）。

主治 足太阴脾经腧穴均能治疗脾胃病、妇科病、前阴病及经脉循行部位的其他病证。治疗脾胃病常用大都、太白、公孙、腹结、大横、腹哀；治疗妇科病、前阴病常用隐白、公孙、三阴交、地机、阴陵泉、血海。

（倪光夏）

yīnbái

隐白（SP 1） 足太阴脾经腧穴名，为足太阴脾经五输穴之井穴。出《灵枢经·本输》。

定位 在足大趾内侧，距趾甲角0.1寸处（见足太阴脾经腧穴图）。仰卧或正坐平放足底取之。

局部解剖 皮肤→皮下组织→甲跟。布有足背内侧皮神经的趾背神经，趾背动、静脉。

主治 ①月经过多，崩漏等妇科病。②便血，尿血等慢性出血证。③腹胀，呕吐，泄泻等脾胃病证。④癫狂，多梦，尸厥，惊风等。现代常用于治疗功能性子宫出血、月经过多、婴幼儿腹泻和急性鼻出血等。

操作 浅刺0.1寸，也可用三棱针点刺出血；可灸。

（倪光夏）

dàdū

大都（SP 2） 足太阴脾经腧穴名，为足太阴脾经五输穴之荥穴。出《灵枢经·本输》。

定位 在足内侧缘，第一跖趾关节前下方赤白肉际凹陷处（见足太阴脾经腧穴图）。仰卧或正坐平放足底取之。

局部解剖 皮肤→皮下组织→第一趾骨基底部。布有浅静脉网，足底内侧动、静脉的分支或属支，足底内侧神经的趾底固有神经。

主治 ①腹胀，胃痛，呕吐，泄泻，便秘等脾胃病证。②热病，心烦，无汗。现代常用于治疗胃炎、急性肠炎等。

操作 直刺0.3~0.5寸；可灸。

（倪光夏）

tàibái

太白（SP 3） 足太阴脾经腧穴名，为足太阴脾经五输穴之输穴、原穴。出《灵枢经·本输》。

定位 在足内侧缘，第一跖趾关节后下方赤白肉际凹陷处（见足太阴脾经腧穴图）。仰卧或正坐平放足底取之。

局部解剖 皮肤→皮下组织→拇短展肌→拇短屈肌。浅层布有浅静脉网，隐神经；深层布有足底内侧动、静脉的分支或属支，足底内侧神经的分支。

主治 ①腹胀，腹痛，肠鸣，泄泻，便秘，胃痛，呕吐等脾胃病证。②体重节痛。现代常用于治疗急、慢性肠炎，糖尿病，矫

周荣
胸乡
天溪
食窦
①
大包
腹哀
大横
腹结
府舍
冲门
箕门
血海
阴陵泉
地机
漏谷
三阴交
商丘
公孙
太白
大都 隐白

✕ 经脉"属"脏腑符号
⊼ 经脉"络"脏腑符号
① 经脉分支序号

图 足太阴脾经经脉循行图

黄疸，不能安睡，勉强站立时，大腿和小腿内侧肿，厥冷，足大趾运用欠灵活。

（高树中）

zútàiyīn píjīng shùxué

足太阴脾经腧穴（acupoints of spleen channel/meridian of foot-taiyin） 足太阴脾经循行路线上的穴位。这些穴位是脾脏及其所属

支，隐神经的足内侧支；深层布有足底内侧动、静脉的分支或属支，足底内侧神经的分支。

主治 ①胃痛，呕吐，肠鸣腹胀，腹痛，泄泻，痢疾，肠风下血等脾胃病证。②失眠，心烦，狂证等神志病证。③气上冲心，逆气里急等冲脉病证。现代常用于治疗肠炎、消化性溃疡、下腹部痉挛、痛经、单纯性肥胖、原发性低血压等。

操作 直刺0.6～1.2寸；可灸。

（倪光夏）

shāngqiū

商丘（SP 5）足太阴脾经腧穴名，为足太阴脾经五输穴之经穴。出《灵枢经·本输》。

定位 在足内踝前下方凹陷中，当舟骨结节与内踝尖连线的中点处（见足太阴脾经腧穴图）。仰卧或正坐平放足底取之。

局部解剖 皮肤→皮下组织→内侧（三角）韧带→胫骨内踝。浅层布有大隐静脉，隐神经；深层布有内踝前动、静脉的分支或属支。

主治 ①腹胀，肠鸣，泄泻，

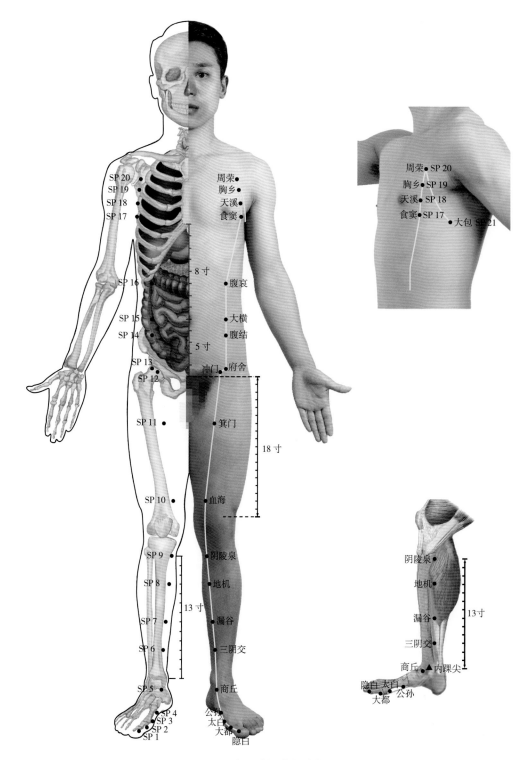

图 足太阴脾经腧穴分布图

正胎位等。

操作 直刺0.5～0.8寸；可灸。

（倪光夏）

gōngsūn

公孙（SP 4）足太阴脾经腧穴名，为足太阴脾经络穴，八脉交会穴之一（通于冲脉）。出《灵枢经·经脉》。

定位 在足内侧缘，当第一跖骨基底的前下方，赤白肉际凹陷处（见足太阴脾经腧穴图）。仰卧或正坐平放足底取之。

局部解剖 皮肤→皮下组织→拇短展肌→拇短屈肌→长屈肌腱。浅层布有足背静脉弓的属便秘等脾胃病证。②黄疸。③足踝肿痛。现代常用于治疗肠炎、消化不良、下肢水肿等。

操作 直刺 0.5 ~ 0.8 寸；可灸。

（倪光夏）

sānyīnjiāo
三阴交（SP 6） 足太阴脾经腧穴名，为足太阴脾经、足少阴肾经、足厥阴肝经之交会穴。出《针灸甲乙经》。

定位 在小腿内侧，当内踝尖上 3 寸，胫骨内侧缘后方（见足太阴脾经腧穴图）。正坐或仰卧位取之。

局部解剖 皮肤→皮下组织→趾长屈肌→胫骨后肌→长屈肌。浅层布有隐神经的小腿内侧皮支，大隐静脉的属支；深层布有胫神经，胫后动、静脉。

主治 ①肠鸣腹胀，泄泻等脾胃虚弱诸证。②月经不调，带下，经闭，痛经，阴挺，不孕滞产等妇产科病证。③遗精，阳痿，遗尿，小便不利等泌尿生殖疾病。④足踝肿痛。⑤失眠，心悸，高血压。⑥下肢痿痹。现代常用于治疗睾丸炎、肾炎、肾绞痛、子宫出血、带下、阳痿、遗精、遗尿、排尿困难、肠炎、消化不良、血栓闭塞性脉管炎、湿疹、荨麻疹、皮肤瘙痒、糖尿病、神经症、高血压、失眠等。还常用于人流术后镇痛。

操作 直刺 1 ~ 1.5 寸；可灸。孕妇禁针。

（倪光夏）

lòugǔ
漏谷（SP 7） 足太阴脾经腧穴名。出《针灸甲乙经》。

定位 在小腿内侧，内踝尖与阴陵泉的连线上，内踝尖上 6 寸（见足太阴脾经腧穴图）。正坐或仰卧位取之。

局部解剖 皮肤→皮下组织→小腿三头肌→趾长屈肌→胫骨后肌。浅层布有隐神经的小腿内侧皮支，大隐静脉；深层布有胫神经，胫后动、静脉。

主治 ①腹胀，肠鸣。②遗精，小便不利，疝气。③下肢痿痹。现代常用于治疗消化不良、尿路感染、功能性子宫出血等。

操作 直刺 1 ~ 1.5 寸；可灸。

（倪光夏）

dìjī
地机（SP 8） 足太阴脾经腧穴名，为足太阴脾经郄穴。出《针灸甲乙经》。

定位 在小腿内侧，内踝尖与阴陵泉的连线上，阴陵泉下 3 寸（见足太阴脾经腧穴图）。正坐或仰卧位取之。

局部解剖 皮肤→皮下组织→腓肠肌→比目鱼肌。浅层布有隐神经的小腿内侧皮支，大隐静脉；深层布有胫神经，胫后动、静脉。

主治 ①月经不调，痛经等妇科病。②腹胀，腹痛，泄泻等脾胃病证。③水肿，小便不利。④腿膝麻木、疼痛。现代常用于治疗阴部疼痛、痛经、功能性子宫出血等。

操作 直刺 1 ~ 1.5 寸；可灸。

（倪光夏）

yīnlíngquán
阴陵泉（SP 9） 足太阴脾经腧穴名，为足太阴脾经五输穴之合穴。出《灵枢经·本输》。

定位 在小腿内侧，当胫骨内侧髁后下方凹陷处（见足太阴脾经腧穴图）。正坐或仰卧位取之。

局部解剖 皮肤→皮下组织→半腱肌腱→腓肠肌内侧头。浅层布有隐神经的小腿内侧皮支，大隐静脉，膝降动脉分支；深层布有膝下内侧动、静脉。

主治 ①腹胀，泄泻，黄疸，水肿，小便不利等脾不运化水湿病证。②膝痛。现代常用于治疗肾炎、尿潴留、腹水、肠炎、黄疸、膝关节痛等。

操作 直刺 1 ~ 2 寸；可灸。

（倪光夏）

xuèhǎi
血海（SP 10） 足太阴脾经腧穴名。出《针灸甲乙经》。

定位 在大腿内侧，髌底内侧端上 2 寸（见足太阴脾经腧穴图）。仰卧或正坐屈膝取之。

局部解剖 皮肤→皮下组织→股内侧肌。浅层布有股神经前皮支，大隐静脉的属支；深层布有股动、静脉的肌支，股神经的肌支。

主治 ①月经不调，经闭，崩漏，痛经等妇科病。②湿疹，瘾疹，丹毒等血热性皮肤病。③膝痛，股内侧痛。现代常用于治疗子宫出血、荨麻疹、皮肤瘙痒、湿疹、贫血等。

操作 直刺 1 ~ 1.5 寸；可灸。

（倪光夏）

jīmén
箕门（SP 11） 足太阴脾经腧穴名。出《针灸甲乙经》。

定位 在大腿内侧，血海与冲门连线上，血海上 6 寸（见足太阴脾经腧穴图）。正坐或仰卧位取之。

局部解剖 皮肤→皮下组织→股内侧肌。浅层布有股神经前皮支，大隐静脉的属支；深层布有股动、静脉，隐神经和股神经肌支。

主治 ①小便不通，遗尿等泌尿系病证。②腹股沟肿痛。现常用于治疗尿潴留、遗尿、脊髓灰质炎后遗症等。

操作 直刺 0.5~1 寸，避开动脉；可灸。

（倪光夏）

chōngmén

冲门（SP 12） 足太阴脾经腧穴名，为足太阴脾经、足厥阴肝经之交会穴。出《针灸甲乙经》。

定位 在腹股沟外侧，距耻骨联合上缘中点 3.5 寸，当髂外动脉搏动处的外侧（见足太阴脾经腧穴图）。仰卧位取之。

局部解剖 皮肤→皮下组织→腹外斜肌腱膜→腹内斜肌→腹横肌→髂腰肌。浅层布有旋髂浅动、静脉的分支或属支，第十一、十二胸神经前支，第一腰神经前支的外侧皮支；深层布有股神经，第十一、十二胸神经前支，第一腰神经前支的肌支，旋髂深动、静脉。

主治 ①腹痛，疝气，小便不利。②崩漏，带下，胎气上冲等妇产科病证。现代常用于治疗睾丸炎、腹股沟淋巴结炎、性功能减退、下肢深静脉血栓等。

操作 直刺 0.5~1 寸；可灸。

（倪光夏）

fǔshě

府舍（SP 13） 足太阴脾经腧穴名，为足太阴脾经、足厥阴肝经、阴维脉之交会穴。出《针灸甲乙经》。

定位 在下腹部，冲门外上方 0.7 寸，距前正中线 4 寸（见足太阴脾经腧穴图）。仰卧位取之。

局部解剖 皮肤→皮下组织→腹外斜肌腱膜→腹内斜肌→腹横肌。浅层布有旋髂浅动、静脉的分支或属支，第十一、十二胸神经前支，第一腰神经前支的外侧皮支；深层布有第十一、十二胸神经前支，第一腰神经前支的肌支及伴行的动、静脉。

主治 ①腹痛，腹满积聚。②疝气。现代常用于治疗子宫附件炎、腹股沟淋巴结炎、腹股沟疝、脾大、便秘等。

操作 直刺 1~1.5 寸；可灸。

（倪光夏）

fùjié

腹结（SP 14） 足太阴脾经腧穴名。出《针灸甲乙经》。

定位 在下腹部，大横下 1.3 寸，距前正中线 4 寸（见足太阴脾经腧穴图）。仰卧位取之。

局部解剖 皮肤→皮下组织→腹外斜肌→腹内斜肌→腹横肌。浅层布有第十、十一、十二胸神经前支的外侧皮支，胸腹壁静脉的属支；深层布有第十、十一、十二胸神经前支的肌支及伴行的动、静脉。

主治 ①腹痛，泄泻，便秘，痢疾等脾胃病证。②疝气。现代常用于治疗急性单纯性阑尾炎等。

操作 直刺 1~1.5 寸；可灸。

（倪光夏）

dàhéng

大横（SP 15） 足太阴脾经腧穴名，为足太阴脾经、阴维脉之交会穴。出《针灸甲乙经》。

定位 在腹中部，脐中旁开 4 寸（见足太阴脾经腧穴图）。仰卧位取之。

局部解剖 皮肤→皮下组织→腹外斜肌→腹内斜肌→腹横肌。浅层布有第九、十、十一胸神经前支的外侧皮支，胸腹壁静脉属支；深层布有第九、十、十一胸神经前支的肌支及伴行的动、静脉。

主治 腹痛，腹胀，泄泻，便秘等脾胃病证。现代常用于治疗肠炎、便秘、胃下垂、尿失禁、尿潴留等。

操作 直刺 1~1.5 寸；可灸。

（倪光夏）

fù'āi

腹哀（SP 16） 足太阴脾经腧穴名，为足太阴脾经、阴维脉之交会穴。出《针灸甲乙经》。

定位 在上腹部，脐中上 3 寸，距前正中线 4 寸（见足太阴脾经腧穴图）。仰卧位取之。

局部解剖 皮肤→皮下组织→腹外斜肌→腹内斜肌→腹横肌。浅层布有第七、八、九胸神经前支的外侧皮支，胸腹壁静脉的属支；深层布有第七、八、九胸神经前支的肌支及伴行的动、静脉。

主治 腹痛，肠鸣，便秘，痢疾，消化不良等脾胃病证。现代常用于治疗胃痉挛、胃及十二指肠溃疡、肠炎、胃酸过多或减少、细菌性痢疾等。

操作 直刺 1~1.5 寸；可灸。

（倪光夏）

shídòu

食窦（SP 17） 足太阴脾经腧穴名。出《针灸甲乙经》。

定位 在胸外侧，当第五肋间隙，距前正中线 6 寸（见足太阴脾经腧穴图）。仰卧位取之。

局部解剖 皮肤→皮下组织→前锯肌→肋间外肌。浅层布有第五肋间神经外侧皮支，胸腹壁静脉；深层布有胸长神经的分支，第五肋间神经，第五肋间后动、静脉。

主治 ①胸胁胀痛。②腹胀、肠鸣、反胃、嗳气等胃失和降病证。③水肿。现代常用于治疗胃炎、腹水、肝炎、肋间神经痛等。

操作 斜刺或向外平刺 0.5~0.8 寸；可灸。

（倪光夏）

tiānxī

天溪（SP 18） 足太阴脾经腧穴

名。出《针灸甲乙经》。

定位 在胸外侧，当第四肋间隙，距前正中线6寸（见足太阴脾经腧穴图）。仰卧位取之。

局部解剖 皮肤→皮下组织→胸大肌→胸小肌。浅层布有第四肋间神经外侧皮支，胸腹壁静脉的属支；深层布有胸内、外侧神经的分支，胸肩峰动、静脉的胸肌支，胸外侧动、静脉的分支或属支。

主治 ①咳嗽，胸胁疼痛。②乳痈，乳汁少。现代常用于治疗支气管炎、肺炎、胸膜炎、肋间神经痛、乳汁减少、乳腺炎等。

操作 斜刺或向外平刺0.5~0.8寸；可灸。

（倪光夏）

xiōngxiāng

胸乡（SP 19） 足太阴脾经腧穴名。出《针灸甲乙经》。

定位 在胸外侧，当第三肋间隙，距前正中线6寸（见足太阴脾经腧穴图）。仰卧位取之。

局部解剖 皮肤→皮下组织→胸大肌→胸小肌。浅层布有第三肋间神经外侧皮支，胸腹壁静脉的属支；深层布有胸内、外侧神经的分支，胸肩峰动、静脉的胸肌支，胸外侧动、静脉的分支或属支。

主治 胸胁胀痛。现代常用于治疗支气管炎、肺炎、胸膜炎、肋间神经痛、乳腺炎等。

操作 斜刺或向外平刺0.5~0.8寸；可灸。

（倪光夏）

zhōuróng

周荣（SP 20） 足太阴脾经腧穴名。出《针灸甲乙经》。

定位 在胸外侧部，当第二肋间隙，距前正中线6寸（见足太阴脾经腧穴图）。仰卧位取之。

局部解剖 皮肤→皮下组

织→胸大肌→胸小肌。浅层布有第二肋间神经的外侧皮支，浅静脉；深层布有胸内、外侧神经，胸肩峰动、静脉的胸肌支。

主治 ①咳嗽，气喘。②胸胁胀痛。现代常用于治疗哮喘、胸膜炎、肋间神经痛、高血压等。

操作 斜刺或向外平刺0.5 ~ 0.8寸；可灸。

（倪光夏）

dàbāo

大包（SP 21） 足太阴脾经腧穴名，为脾之大络的络穴。出《灵枢经·经脉》。

定位 在侧胸部腋中线上，当第六肋间隙处（见足太阴脾经腧穴图）。侧卧举臂取之。

局部解剖 皮肤→皮下组织→前锯肌。浅层布有第六肋间神经外侧皮支，胸腹壁静脉的属支；深层布有胸长神经的分支，胸背动、静脉的分支或属支。

主治 ①气喘。②胸胁痛，全身疼痛。③四肢无力。现代常用于治疗哮喘、胸膜炎、肋间神经痛等。

操作 斜刺或向后平刺0.5~0.8寸；可灸。

（倪光夏）

shǒushàoyīn xīnjīng

手少阴心经（heart channel/meridian of hand-shaoyin, HT） 十二经脉之一，属心，络小肠。简称

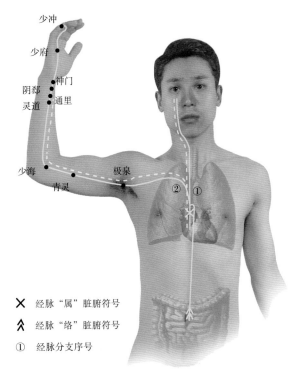

× 经脉"属"脏腑符号

⊼ 经脉"络"脏腑符号

① 经脉分支序号

图 手少阴心经经脉循行图

心经。出《灵枢经·经脉》。

循行 从心中开始，出属于心系（心脏与他脏相连的系带），下过膈肌，络小肠。分支：从心系分出，夹食管上行，与眼球内连于脑的系带相联系。直行者：从心系上行至肺，向下出于腋下，沿上臂内侧后缘，走手太阴肺经、手厥阴心包经之后，下向肘内，沿前臂内侧后缘到掌后豌豆骨部，进入掌中，沿小指桡侧并出其端，接手太阳小肠经（图）。

病候 此经异常变动时表现为下列病症：咽喉干燥，心痛，口渴欲喝水，还可发生前臂部的气血阻逆，如厥冷、麻木、疼痛等症，这称为臂厥病。

主治概要 主治心、胸、神志病及经脉循行部位的其他病证。手少阴心经腧穴主治有关"心"方面发生的病症：眼睛发黄，胸胁疼痛，上臂、前臂内侧后缘痛或厥冷，手掌心发热而痛等。

（高树中）

shǒushàoyīn xīnjīng shùxué

手少阴心经腧穴（acupoints of heart channel/meridian of hand-shaoyin） 手少阴心经循行路线上的穴位。这些穴位是心脏及其所属经络气血转输出入的特殊部位，有反映病症、协助诊断和防治疾病的作用。手少阴心经腧穴的记载首见于《黄帝内经》，共载1个腧穴，即《灵枢经·经脉》记载的通里。晋·皇甫谧《针灸甲乙经》在此基础上增补了极泉、少海、灵道、阴郄、神门、少府、少冲7穴。宋·王怀隐《太平圣惠方》又增补了青灵1穴。

分布 手少阴心经共9个腧穴，左右各一，对称分布于身体两侧，始于极泉，终于少冲。极泉1穴在侧胸上部；青灵、少海、灵道、通里、阴郄、神门、少冲、少府8穴在上肢掌侧面尺侧（图1~2）。

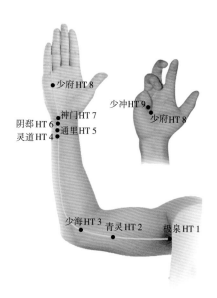

图1 手少阴心经腧穴分布图

主治 手少阴心经腧穴均能治疗心、胸、神志病及经脉循行部位的其他病证。治疗心胸疾病常用少海、灵道、通里、阴郄、神门；治疗神志方面的病症常用

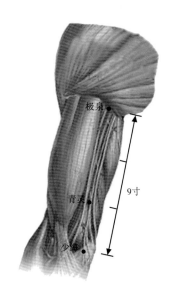

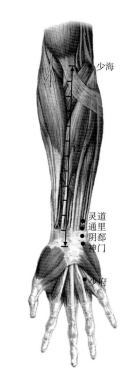

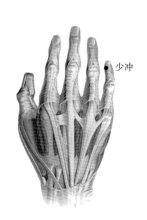

图2 手少阴心经腧穴局部解剖图

神门等。

（倪光夏）

jíquán

极泉（HT 1） 手少阴心经腧穴名。出《针灸甲乙经》。

定位 在腋窝正中，腋动脉搏动处（见手少阴心经腧穴图）。正坐或仰卧位，上臂外展取之。

局部解剖 皮肤→皮下组织→臂丛、腋动脉、腋静脉→背阔肌腱→大圆肌。浅层布有肋间臂神经；深层布有桡神经，尺神经，正中神经，前臂内侧皮神经，臂内侧皮神经，腋动、静脉。

主治 ①心痛，心悸等心脏疾病。②肩臂疼痛，胁肋疼痛，上肢不遂。③瘰疬。④腋臭。现代常用于治疗臂丛神经损伤、腋臭、中风后上肢瘫痪等。还用于上肢手术针刺麻醉。

操作 直刺0.3~0.5寸，避开动脉；可灸。

（倪光夏）

qīnglíng

青灵（HT 2） 手少阴心经腧穴名。出《太平圣惠方》。

定位 在臂内侧，极泉与少海的连线上，肘横纹上3寸，肱二头肌的尺侧缘（见手少阴心经腧穴图）。正坐或仰卧位取之。

局部解剖 皮肤→皮下组织→臂内侧肌间隔与肱肌。浅层布有臂内侧皮神经，前臂内侧皮神经，贵要静脉；深层布有肱动、静脉，正中神经，尺神经，尺侧上副动、静脉，肱三头肌。

主治 ①胁痛，肩臂痛。②目黄，头痛。现代常用于治疗尺神经麻痹等。

操作 直刺0.5~1寸；可灸。

（倪光夏）

shàohǎi

少海（HT 3） 手少阴心经腧穴名，为手少阴心经五输穴之合穴。

出《针灸甲乙经》。

定位 在肘横纹内侧端与肱骨内上髁连线的中点处（见手少阴心经腧穴图）。正坐屈肘取之。

局部解剖 皮肤→皮下组织→旋前圆肌→肱肌。浅层布有前臂内侧皮神经，贵要静脉；深层布有正中神经，尺侧返动、静脉和尺侧下副动、静脉的吻合支。

主治 ①心痛，癫狂，痫病等心与神志病证。②臂麻手颤，肘臂挛痛。③头痛，腋胁痛。现代常用于治疗冠心病、精神分裂症、肋间神经痛、尺神经痛等。

操作 直刺 0.5～1 寸；可灸。

（倪光夏）

língdào

灵道（HT 4） 手少阴心经腧穴名，为手少阴心经五输穴之经穴。出《针灸甲乙经》。

定位 在前臂掌侧，腕横纹上 1.5 寸，当尺侧腕屈肌腱的桡侧缘（见手少阴心经腧穴图）。仰掌取之。

局部解剖 皮肤→皮下组织→尺侧腕屈肌腱与指浅屈肌腱之间→指深屈肌→旋前方肌。浅层布有前臂内侧皮神经，贵要静脉属支；深层有尺动、静脉，尺神经。

主治 ①心痛，心悸，怔忡，悲恐善笑等心脏疾病，神志病。②暴喑。③腕臂挛急，手麻不仁。现代常用于治疗癔症、房颤、心悸等。

操作 直刺 0.3～0.5 寸；可灸。

（倪光夏）

tōnglǐ

通里（HT 5） 手少阴心经腧穴名，为手少阴心经络穴。出《灵枢经·经脉》。

定位 在前臂掌侧，腕横纹上 1 寸，当尺侧腕屈肌腱的桡侧缘（见手少阴心经腧穴图）。仰掌取之。

局部解剖 皮肤→皮下组织→尺侧腕屈肌腱与指浅屈肌腱之间→指深屈肌→旋前方肌。浅层布有前臂内侧皮神经，贵要静脉属支；深层布有尺动、静脉，尺神经。

主治 ①心悸，怔忡等心脏疾病。②暴喑，舌强不语。③腕臂痛。现代常用于治疗心律失常、房颤、下颌关节炎、急性舌骨肌麻痹、神经衰弱、癔症等。

操作 直刺 0.3～0.5 寸；可灸。

（倪光夏）

yīnxì

阴郄（HT 6） 手少阴心经腧穴名，为手少阴心经郄穴。出《针灸甲乙经》。

定位 在前臂掌侧，腕横纹上 0.5 寸，当尺侧腕屈肌腱的桡侧缘（见手少阴心经腧穴图）。仰掌取之。

局部解剖 皮肤→皮下组织→尺侧腕屈肌腱桡侧缘→尺神经。浅层布有前臂内侧皮神经、贵要静脉属支；深层布有尺动、静脉，尺神经。

主治 ①心痛，心悸，惊恐等心脏疾病。②骨蒸盗汗。③吐血，衄血。④腕痛。现代常用于治疗神经衰弱、肺结核、盗汗等。

操作 直刺 0.3～0.5 寸；可灸。

（倪光夏）

shénmén

神门（HT 7） 手少阴心经腧穴名，为手少阴心经五输穴之输穴、原穴。出《针灸甲乙经》。

定位 在腕掌侧横纹尺侧端，尺侧腕屈肌腱的桡侧凹陷处（见手少阴心经腧穴图）。仰掌取之。

局部解剖 皮肤→皮下组织→尺侧腕屈肌腱桡侧缘。浅层有前臂内侧皮神经，贵要静脉属支，尺神经掌支；深层有尺动、静脉，尺神经。

主治 ①心痛，心烦，心悸，怔忡，健忘，失眠，痴呆，癫狂，痫病等心与神志病证。②胸胁痛。③腕痛。现代常用于治疗冠心病、失眠、神经衰弱、癔症、舌肌麻痹等。

操作 直刺 0.3～0.5 寸；可灸。

（倪光夏）

shàofǔ

少府（HT 8） 手少阴心经腧穴名，为手少阴心经五输穴之荥穴。出《针灸甲乙经》。

定位 在手掌面，第四、五掌骨之间，握拳时当小指尖处（见手少阴心经腧穴图）。正坐或仰卧位取之。

局部解剖 皮肤→皮下组织→掌腱膜→环指的浅、深屈肌腱与小指的浅、深屈肌腱之间→第四蚓状肌→第四骨间背侧肌。浅层布有尺神经掌支；深层布有指掌侧总动、静脉，指掌侧固有神经（尺神经分支）。

主治 ①心悸，胸痛等心胸疾病。②阴痒，阴痛。③掌中热，手小指挛痛。现代常用于治疗心律失常、中风后手指挛急等。

操作 直刺 0.3～0.5 寸；可灸。

（倪光夏）

shàochōng

少冲（HT 9） 手少阴心经腧穴名，为手少阴心经五输穴之井穴。出《针灸甲乙经》。

定位 在手小指末节桡侧，距指甲角旁 0.1 寸（见手少阴心经腧穴图）。正坐或仰卧位取之。

局部解剖 皮肤→皮下组织→指甲根。布有尺神经的指掌侧固有神经指背支和指掌侧固有动、静脉指背支形成的动、静脉网。

主治 ①心痛，心悸，癫狂，昏迷等心脏疾病，神志病。②胸胁痛。③热病。现代常用于治疗心肌炎、喉炎、休克等。

操作 浅刺 0.1 寸，也可用三棱针点刺出血；可灸。

（倪光夏）

shǒutàiyáng xiǎochángjīng

手太阳小肠经（small intestine channel/meridian of hand-taiyang，SI） 十二经脉之一，属小肠，络心。简称小肠经。出《灵枢经·经脉》。

循行 从手小指外侧末端开始，沿手背尺侧上腕部，直上沿着前臂外侧后缘，经尺骨鹰嘴与肱骨内上髁之间，向上沿上臂外后侧，出肩关节部，绕行肩胛部，交会肩上，后入大椎，再前行进入缺盆，络于心，沿食管下行，通过膈肌，到达胃部，下行，属于小肠。分支：从缺盆出来，沿颈部上行到面颊，到外眼角，退行进入耳中。分支：从面颊部分出，向上行于目眶下，至目内角，接足太阳膀胱经（图）。

病候 此经异常变动时表现为下列病症：喉咙痛，颌下肿，颈项难以转侧，不能回顾，肩部痛得像牵引，上臂痛得似折断一样。

主治概要 主治头、项、耳、目、咽喉病，热病，神志病及经脉循行部位的其他病证。手太阳小肠经腧穴主治有关"液"方面发生的病症：耳聋，眼睛发黄，面颊肿，沿颈部、颔下、肩胛、上臂、肘、前臂的外侧后缘疼痛。

（高树中）

shǒutàiyáng xiǎochángjīng shùxué

手太阳小肠经腧穴（acupoints of small intestine channel/meridian of hand-taiyang） 手太阳小肠经循行路线上的穴位。这些穴位是小肠及其所属经络气血转输出入的特殊部位，有反映病症、协助诊断和防治疾病的作用。手太阳小肠经腧穴的记载首见于《黄帝内经》，共载 11 个腧穴，其中《灵枢经·本输》载少泽、前谷、后溪、腕骨、阳谷、小海、天窗、天容 8 穴；《灵枢经·经脉》载支正 1 穴；《素问·气穴论》载肩贞 1 穴；《灵枢经·刺节真邪》载听宫 1 穴。晋·皇甫谧《针灸甲乙经》在此基础上增补了养老、臑俞、天宗、秉风、曲垣、肩外俞、肩中俞、颧髎 8 穴。

分布 手太阳小肠经共 19 个腧穴，左右各一，对称分布于身体两侧，始于少泽，终于听宫。少泽、前谷、后溪、腕骨、阳谷、养老、支正、小海 8 穴在上肢背面尺侧；肩贞、臑俞、天宗、秉风、曲垣、肩外俞、肩中俞、天窗、天容、颧髎、听宫 11 穴在肩、颈、面部（图 1~2）。

主治 手太阳小肠经腧穴均能治疗头、项、耳、目、咽喉病，热病，神志病及经脉循行部位的其他病证。治疗头项强痛常用后溪、腕骨、阳谷、支正；治疗耳疾常用听宫、后溪、腕骨、天窗、天容；治疗目疾常用养老、颧髎；治疗咽喉病常用少泽、前谷；治疗热病常用少泽、前谷、腕骨、阳谷；治疗神志病常用前谷、后

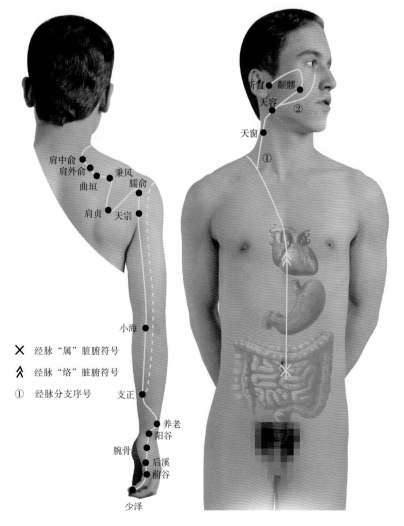

肩中俞
肩外俞
曲垣
秉风
臑俞
肩贞
天宗

听宫 颧髎
天容
②
天窗
①

小海

✕ 经脉"属"脏腑符号
✿ 经脉"络"脏腑符号
① 经脉分支序号

支正

养老
阳谷
腕骨
后溪
前谷

少泽

图 手太阳小肠经经脉循行图

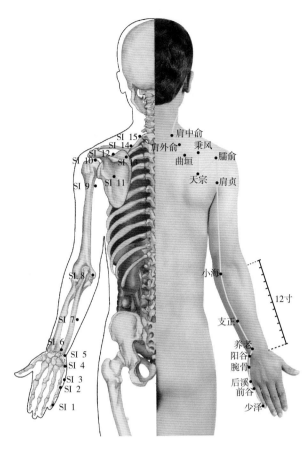

图 1　手太阳小肠经腧穴分布图（背面）

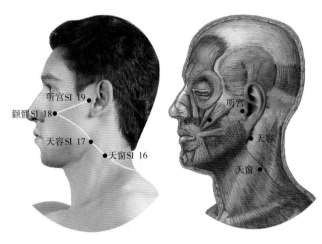

图 2　手太阳小肠经腧穴分布图（头侧）

溪、支正、小海；治疗肩部疾病常用肩贞、臑俞、天宗、秉风、曲垣、肩外俞、肩中俞。

（倪光夏）

shàozé

少泽（SI 1）　手太阳小肠经腧穴名，为手太阳小肠经五输穴之井

穴。出《灵枢经·本输》。

定位　在手小指末节尺侧，距指甲根角 0.1 寸（见手太阳小肠经腧穴图）。俯掌取之。

局部解剖　皮肤→皮下组织→指甲根。布有尺神经指掌侧固有神经的指背支，小指尺掌侧动、静脉指背支形成的动、静脉网。

主　治　①乳痈，乳汁少等乳疾。②热病，昏迷等热证，急证。③头痛，目翳，项强，咽喉肿痛等头面五官病。④肩臂外后侧疼痛，手小指麻木。现代常用于治疗乳腺炎、产后乳汁分泌不足、精神分裂症、昏迷等。

操作　浅刺 0.1 寸，也可用三棱针点刺出血；可灸。孕妇慎用。

（倪光夏）

qiángǔ

前谷（SI 2）　手太阳小肠经腧穴名，为手太阳小肠经五输穴之荥穴。出《灵枢经·本输》。

定位　在手尺侧，微握拳，当第五掌指关节前的掌指横纹头赤白肉际处（见手太阳小肠经腧穴图）。自然微握拳取之。

局部解剖　皮肤→皮下组织→小指近节指骨基底部。布有尺神经的指背神经，尺神经的指掌侧固有神经，小指尺掌侧动、静脉。

主治　①热病。②乳痈，乳汁少等乳疾。③头痛，目痛，目翳，耳鸣，咽喉肿痛等头面五官病。④手指麻木。现代常用于治疗突发性耳聋、耳鸣、发热等。

操作　直刺 0.2～0.3 寸；可灸。

（倪光夏）

hòuxī

后溪（SI 3）　手太阳小肠经腧穴名，为手太阳小肠经五输穴之输穴，八脉交会穴之一（通于督脉）。出《灵枢经·本输》。

定位　在手掌尺侧，微握拳，当第五掌指关节后的远侧掌横纹头赤白肉际处（见手太阳小肠经腧穴图）。自然微握拳取之。

局部解剖　皮肤→皮下组织→小指展肌→小指短屈肌。浅层布有尺神经手背支，尺神经掌支，皮下浅静脉；深层布有小指尺掌侧固有动、静脉，指掌侧固有神经。

主治　①头项强痛，腰背痛，手指及肘臂挛急等痛证。②耳聋，目赤目翳，咽喉肿痛等五官病。③癫狂，痫病。④疟疾。现代常用于治疗落枕、急性腰扭伤、神经衰弱、精神分裂症、面肌痉挛等。

操作　直刺 0.5～1 寸；可灸。

（倪光夏）

wàngǔ

腕骨（SI 4）　手太阳小肠经腧穴名，为手太阳小肠经原穴。出

《灵枢经·本输》。

定位 在手掌尺侧，当第五掌骨基底与钩骨之间的凹陷处赤白肉际（见手太阳小肠经腧穴图）。俯掌取之。

局部解剖 皮肤→皮下组织→小指展肌→豆掌韧带。浅层布有前臂内侧皮神经，尺神经掌支，尺神经手背支，浅静脉；深层布有尺动、静脉的分支或属支。

主治 ①指挛腕痛，头痛，项强。②耳鸣，目翳。③热病，疟疾。④黄疸。现代常用于治疗肝炎、胆囊炎、胆道感染、腕关节损伤、糖尿病等。

操作 直刺 0.3 ~ 0.5 寸；可灸。

（倪光夏）

yánggǔ

阳谷（SI 5） 手太阳小肠经腧穴名，为手太阳小肠经五输穴之经穴。出《灵枢经·本输》。

定位 在手腕背横纹尺侧端，当尺骨茎突与三角骨之间的凹陷处（见手太阳小肠经腧穴图）。俯掌取之。

局部解剖 皮肤→皮下组织→尺侧腕伸肌腱的前方。浅层布有尺神经手背支，贵要静脉；深层布有尺动脉的腕背支。

主治 ①颈颔肿，臂外侧痛，腕痛等痛证。②头痛，目眩，牙痛，耳鸣，耳聋等头面五官病。③热病。④癫狂，痫病。现代常用于治疗腕三角软骨盘损伤、尺神经痛、痫病等。

操作 直刺0.3~0.5寸；可灸。

（倪光夏）

yǎnglǎo

养老（SI 6） 手太阳小肠经腧穴名，为手太阳小肠经郄穴。出《针灸甲乙经》。

定位 在前臂背面，以手掌面向胸，当尺骨茎突桡侧骨缝凹陷中（见手太阳小肠经腧穴图）。侧腕对掌取之。

局部解剖 皮肤→皮下组织→尺侧腕伸肌腱。浅层布有前臂内侧皮神经，前臂后皮神经，尺神经手背支，贵要静脉属支；深层布有腕背动、静脉网。

主治 ①目视不明。②肩背肘臂痛，急性腰痛。现代常用于治疗急性腰扭伤、肩周炎、落枕等。

操作 直刺或斜刺 0.5 ~ 0.8 寸；可灸。

（倪光夏）

zhīzhèng

支正（SI 7） 手太阳小肠经腧穴名，为手太阳小肠经络穴。出《灵枢经·经脉》。

定位 在前臂背面尺侧，阳谷与小海的连线上，腕背横纹上5寸（见手太阳小肠经腧穴图）。掌心向胸取之。

局部解剖 皮肤→皮下组织→尺侧腕屈肌→指深屈肌→前臂骨间膜。浅层布有前臂内侧皮神经，贵要静脉属支；深层布有尺动、静脉，尺神经。

主治 ①头痛，项强，肘臂手指挛痛。②目眩。③癫狂。④疣症。现代常用于治疗神经衰弱、前臂瘫痪。

操作 直刺或斜刺 0.5 ~ 0.8 寸；可灸。

（倪光夏）

xiǎohǎi

小海（SI 8） 手太阳小肠经腧穴名，为手太阳小肠经五输穴之合穴。出《灵枢经·本输》。

定位 在肘外侧，当尺骨鹰嘴与肱骨内上髁之间凹陷处（见手太阳小肠经腧穴图）。微屈肘取之。

局部解剖 皮肤→皮下组织→尺神经沟内。浅层布有前臂内侧皮神经尺侧支，臂内侧皮神经、贵要静脉属支；深层布有尺神经，尺侧上副动、静脉与尺侧返动、静脉后支吻合成的动、静脉网。

主治 ①肘臂疼痛，麻木。②痫病。③头痛。现代常用于治疗尺神经痛、精神分裂症、舞蹈病等。

操作 直刺 0.3 ~ 0.5 寸；可灸。

（倪光夏）

jiānzhēn

肩贞（SI 9） 手太阳小肠经腧穴名。出《素问·气穴论》。

定位 在肩关节后下方，臂内收时，腋后纹头上 1 寸（见手太阳小肠经腧穴图）。正坐上臂自然下垂取之。

局部解剖 皮肤→皮下组织→三角肌后分→肱三头肌长头→大圆肌→背阔肌腱。浅层布有第二肋间神经的外侧皮支，臂外侧上皮神经；深层布有桡神经。

主治 ①肩臂麻痛，上肢不遂。②瘰疬。现代常用于治疗急性乳腺炎、上肢瘫痪、腋汗、肩周炎等。

操作 直刺0.5~1寸；可灸。

（倪光夏）

nàoshù

臑俞（SI 10） 手太阳小肠经腧穴名，为手太阳小肠经、足太阳膀胱经、阳维脉、阳跷脉之交会穴。出《针灸甲乙经》。

定位 在肩部，臂内收，当腋后纹头直上，肩胛冈下缘凹陷中（见手太阳小肠经腧穴图）。正坐上臂自然下垂取之。

局部解剖 皮肤→皮下组织→三角肌→冈下肌。浅层布有锁骨上外侧神经；深层布有肩胛上动、静脉的分支或属支，旋肱后动、静脉的分支或属支。

主治 ①肩臂疼痛，肩肿，

上肢不遂。②瘰疬。现代常用于治疗肩周炎、上肢瘫痪等。

操作 直刺 0.5 ~ 1.5 寸；可灸。

（倪光夏）

tiānzōng

天宗（SI 11） 手太阳小肠经腧穴名。出《针灸甲乙经》。

定位 在肩胛部，当冈下窝中央凹陷处，约当肩胛冈下缘与肩胛下角之间的上 1/3 折点处（见手太阳小肠经腧穴图）。正坐上臂自然下垂取之。

局部解剖 皮肤→皮下组织→斜方肌→冈下肌。浅层布有第四胸神经后支的皮支和伴行的动、静脉；深层布有肩胛上神经的分支，旋肩胛动、静脉的分支或属支。

主治 ①肩胛疼痛，肘臂外后侧痛。②气喘。③乳痈。现代常用于治疗乳腺炎、乳腺增生、产后乳少、肩周炎、落枕等。

操作 直刺或斜刺 0.5 ~ 1 寸；可灸。

（倪光夏）

bǐngfēng

秉风（SI 12） 手太阳小肠经腧穴名，为手三阳经、足少阳胆经之交会穴。出《针灸甲乙经》。

定位 在肩胛部，冈上窝中央，天宗直上，举臂有凹陷处（见手太阳小肠经腧穴图）。正坐上臂自然下垂取之。

局部解剖 皮肤→皮下组织→斜方肌→冈上肌。浅层布有第二胸神经后支的皮支和伴行的动、静脉；深层布有肩胛上神经的分支，肩胛上动、静脉的分支或属支。

主治 肩胛疼痛，上肢酸麻。现代常用于治疗颈椎病、肩周炎等。

操作 直刺 0.5~1寸；可灸。

（倪光夏）

qūyuán

曲垣（SI 13） 手太阳小肠经腧穴名。出《针灸甲乙经》。

定位 在肩胛部，冈上窝内侧端，臑俞与第二胸椎棘突连线的中点处（见手太阳小肠经腧穴图）。正坐上臂自然下垂取之。

局部解剖 皮肤→皮下组织→斜方肌→冈上肌。浅层布有第二、三胸神经后支的皮支和伴行的动、静脉；深层布有肩胛上神经的肌支，肩胛上动、静脉，肩胛背动、静脉的分支或属支。

主治 肩胛拘挛疼痛，肩背痛。现代常用于治疗肩周炎、冈上肌腱炎、肩胛下神经痛、颈椎病等。

操作 直刺或斜刺 0.5 ~ 1 寸，不可深刺；可灸。

（倪光夏）

jiānwàishù

肩外俞（SI 14） 手太阳小肠经腧穴名。出《针灸甲乙经》。

定位 在背部，当第一胸椎棘突下旁开 3 寸（见手太阳小肠经腧穴图）。正坐或俯伏位取之。

局部解剖 皮肤→皮下组织→斜方肌→菱形肌。浅层布有第一、二胸神经后支的皮支和伴行的动、静脉；深层布有颈横动、静脉的分支或属支，肩胛背神经的肌支，副神经。

主治 肩背疼痛，颈项强直。现代常用于治疗落枕、颈椎病、咳嗽、哮喘等。

操作 斜刺 0.3 ~ 0.6 寸；可灸。

（倪光夏）

jiānzhōngshù

肩中俞（SI 15） 手太阳小肠经腧穴名。出《针灸甲乙经》。

定位 在背部，当第七颈椎棘突下旁开 2 寸（见手太阳小肠经腧穴图）。正坐或俯伏或俯卧位取之。

局部解剖 皮肤→皮下组织→斜方肌→菱形肌。浅层布有第八颈神经后支，第一胸神经后支的皮支；深层布有副神经，肩胛背神经的分支，颈横动、静脉。

主治 ①咳嗽，气喘。②肩背疼痛，落枕。现代常用于治疗支气管炎、支气管扩张、落枕、颈椎病等。

操作 斜刺0.3~0.6寸；可灸。

（倪光夏）

tiānchuāng

天窗（SI 16） 手太阳小肠经腧穴名。出《灵枢经·本输》。

定位 在颈外侧部，胸锁乳突肌的后缘，扶突后，与喉结平（见手太阳小肠经腧穴图）。正坐位取之。

局部解剖 皮肤→皮下组织→胸锁乳突肌后缘→肩胛提肌→头、颈夹肌。浅层布有耳大神经，枕小神经，颈外静脉；深层布有颈升动、静脉的分支或属支。

主治 ①耳鸣，耳聋，咽喉肿痛，暴喑等五官病。②颈项强直，颈瘿。现代常用于治疗甲状腺肿等。

操作 直刺0.5~1寸；可灸。

（倪光夏）

tiānróng

天容（SI 17） 手太阳小肠经腧穴名。出《灵枢经·本输》。

定位 在颈外侧部，当下颌角的后方，胸锁乳突肌的前缘凹陷中（见手太阳小肠经腧穴图）。正坐位取之。

局部解剖 皮肤→皮下组织→面动脉后方→二腹肌腱及茎突舌骨肌。浅层布有耳大神经，颈外静脉；深层布有面动、静脉，颈内静脉，副神经，迷走神经，舌下神经，颈上神经节。

主治 ①耳鸣，耳聋，咽喉肿痛，颊肿等五官病。②头痛，颈项肿痛。现代常用于治疗急性扁桃体炎、咽喉炎、中心性血管痉挛性视网膜病变、卒中等。

操作 直刺0.5~1寸，避开血管；可灸。

(倪光夏)

quánliáo

颧髎（SI 18） 手太阳小肠经腧穴名，为手太阳小肠经、手少阳三焦经之交会穴。出《针灸甲乙经》。

定位 在面部，当目外眦直下，颧骨下缘凹陷处（见手太阳小肠经腧穴图）。正坐或仰卧位取之。

局部解剖 皮肤→皮下组织→颧肌→咬肌→颞肌。浅层布有眶下神经，面神经的颧支、颊支，面横动、静脉的分支或属支；深层布有下颌神经。

主治 口眼㖞斜，眼睑瞤动，牙痛，颊肿，三叉神经痛等面部五官病。现代常用于治疗三叉神经痛、面神经麻痹、面肌痉挛等。还可用于颅脑手术、拔上颌牙时针刺麻醉。

操作 直刺0.3~0.5寸，斜刺或平刺0.5~1寸；可灸，慎用。

(倪光夏)

tīnggōng

听宫（SI 19） 手太阳小肠经腧穴名，为手太阳小肠经、手少阳三焦经、足少阳胆经之交会穴。出《灵枢经·刺节真邪》。

定位 在面部，耳屏前，下颌骨髁状突的后方，张口时呈凹陷处（见手太阳小肠经腧穴图）。正坐或仰卧或侧卧位取之。

局部解剖 皮肤→皮下组织→外耳道软骨。布有耳颞神经，颞浅动、静脉耳前支的分支或属支。

主治 ①耳鸣，耳聋，脓耳等耳疾。②牙痛。③痫病。现代常用于治疗颞颌关节炎、眩晕、耳鸣、耳聋、中耳炎、外耳道炎、面神经麻痹、下颌关节炎等。

操作 嘱患者微张口，直刺0.5~1.5寸；可灸。

(倪光夏)

zútàiyáng pángguāngjīng

足太阳膀胱经（bladder channel/meridian of foot-taiyang, BL） 十二经脉之一，属膀胱，络肾。简称膀胱经。出《灵枢经·经脉》。

循行 从内眼角睛明开始，上行额部，左右交会于头顶百会。分支：从头顶部分出，到耳上角的头侧部。直行者：从头顶部分出，向后行至枕骨处，进入颅腔，内络于脑，复出项部下行交大椎，再分左右沿肩胛内侧、脊柱两侧（脊柱正中旁开1.5寸）下行，到达腰部，进入脊柱两旁的肌肉，深入体腔，络肾，属膀胱。分支：从腰部分出，沿脊柱两旁下行，通过臀部，从大腿后侧外缘下行至腘窝中。分支：从项部分出下行，通过肩胛内侧、脊柱两侧（脊柱正中旁开3寸）下行，经过髋关节部，沿大腿外侧后边下行至腘窝中，与前一支脉会合，向下穿过腓肠肌，出外踝后，沿第五跖骨粗隆，到小趾的外侧，下接足少阴肾经（图）。

病候 此经异常时表现为下列病症：头重痛，眼球像要脱出，后项似被牵引，脊背痛，腰痛得好像折断一样，大腿不能屈伸，腘窝好像凝结，小腿后腓肠肌痛得像要裂开，还可发生外踝部的气血阻逆，如厥冷、麻木、酸痛，这称为踝厥病。

主治概要 主治头、项、目、背、腰、下肢部病证及神志病。

背部第一侧线（脊柱正中旁开1.5寸）的背俞穴及第二侧线（脊柱正中旁开3寸）相平的腧穴，主治与其相关的脏腑及组织器官病症。足太阳膀胱经腧穴主治有关"筋"方面发生的病症：痔疮、疟疾、躁狂、头囟、后项痛，眼睛发黄，鼻流清涕或鼻出血，后项、背腰部、骶尾部、腘窝、腓肠肌、脚疼痛，足小趾运用欠灵活。

(王华)

zútàiyáng pángguāngjīng shùxué

足太阳膀胱经腧穴（acupoints of urinary bladder channel/meridian of foot-taiyang） 足太阳膀胱经循行路线上的穴位。这些穴位是膀胱及其所属经络气血转输出入的特殊部位，有反映病症、协助诊断和防治疾病的作用。足太阳膀胱经腧穴的记载首见于《黄帝内经》，共载18个腧穴，其中《素问·骨空论》载譩譆1穴；《灵枢经·卫气》载承山1穴；《灵枢经·本输》载委中、昆仑、京骨、天柱、委阳、束骨、足通谷、至阴8穴；《灵枢经·经脉》载飞扬1穴；《灵枢经·背腧》载肺俞、心俞、膈俞、肝俞、脾俞、肾俞6穴；《灵枢经·刺节真邪》载大杼1穴。晋·皇甫谧《针灸甲乙经》在此基础上增补了38穴：睛明、攒竹、曲差、五处、承光、通天、络却、玉枕、风门、三焦俞、中膂俞、白环俞、上髎、次髎、中髎、下髎、会阳、承扶、殷门、浮郄、附分、魄户、神堂、膈关、魂门、阳纲、意舍、胃仓、肓门、志室、胞肓、秩边、合阳、承筋、跗阳、仆参、申脉、金门。晋·王叔和《脉经》又增补了胆俞、胃俞、大肠俞、小肠俞、膀胱俞、眉冲6穴。唐·孙思邈《备急千金要方》增补了厥阴俞、

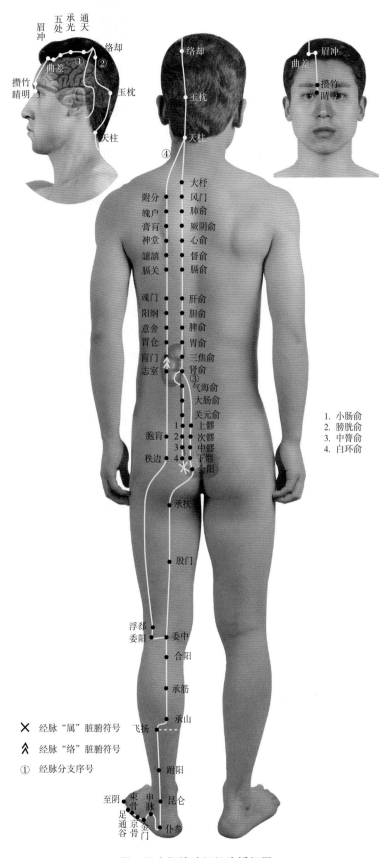

图 足太阳膀胱经经脉循行图

图例：

✕ 经脉"属"脏腑符号

⚡ 经脉"络"脏腑符号

① 经脉分支序号

1. 小肠俞
2. 膀胱俞
3. 中膂俞
4. 白环俞

睛明、攒竹、眉冲、曲差、五处、承光、通天、络却、玉枕、天柱10穴在头项部；大杼、风门、肺俞、厥阴俞、心俞、督俞、膈俞、肝俞、胆俞、脾俞、胃俞、三焦俞、肾俞、气海俞、大肠俞、关元俞、小肠俞、膀胱俞、中膂俞、白环俞、上髎、次髎、中髎、下髎、会阳、附分、魄户、膏肓、神堂、譩譆、膈关、魂门、阳纲、意舍、胃仓、肓门、志室、胞肓、秩边39穴在背腰部；承扶、殷门、浮郄、委阳、委中、合阳、承筋、承山、飞扬、跗阳、昆仑、仆参、申脉、金门、京骨、束骨、足通谷、至阴18穴在下肢后外侧及足外侧（图1~2）。

主治 足太阳膀胱经腧穴均能治疗头、目、项、背、腰、下肢部病证及神志病，背部第一侧线（脊柱正中旁开1.5寸）的背俞穴及第二侧线（脊柱正中旁开3寸）相平的腧穴主治与其相关的脏腑及组织器官病症。治疗头痛常用眉冲、曲差、五处、承光、通天、天柱；治疗目疾常用睛明、攒竹；治疗项背疼痛常用大杼、风门；治疗腰部疾病常用肾俞、气海俞、大肠俞、关元俞、委中、委阳、飞扬；治疗下肢疾病常用承扶、委中、委阳、承山、昆仑；治疗神志病常用心俞、申脉、金门；第一至六胸椎之间两侧的腧穴治疗心、肺疾病；第七至十二胸椎之间两侧的腧穴治疗肝、胆、脾疾病；第一腰椎到第五骶椎之间两侧的腧穴治疗肾、膀胱、大小肠、子宫疾病。

（倪光夏）

jīngmíng

睛明（BL 1） 足太阳膀胱经腧穴名，为足阳明胃经、手太阳小肠经、足太阳膀胱经、阳跷脉、阴跷脉之交会穴。出《针灸甲

膏肓2穴。宋·王怀隐《太平圣惠方》增补了督俞、气海俞、关元俞3穴。

分布 足太阳膀胱经共67个腧穴，左右各一，对称分布于身体两侧，始于睛明，终于至阴。

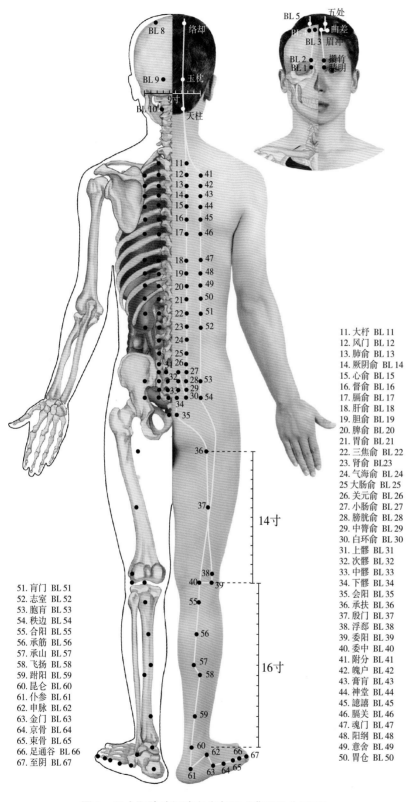

图 1 足太阳膀胱经腧穴分布图（背面及头正面）

11. 大杼 BL 11
12. 风门 BL 12
13. 肺俞 BL 13
14. 厥阴俞 BL 14
15. 心俞 BL 15
16. 督俞 BL 16
17. 膈俞 BL 17
18. 肝俞 BL 18
19. 胆俞 BL 19
20. 脾俞 BL 20
21. 胃俞 BL 21
22. 三焦俞 BL 22
23. 肾俞 BL23
24. 气海俞 BL 24
25. 大肠俞 BL 25
26. 关元俞 BL 26
27. 小肠俞 BL 27
28. 膀胱俞 BL 28
29. 中膂俞 BL 29
30. 白环俞 BL 30
31. 上髎 BL 31
32. 次髎 BL 32
33. 中髎 BL 33
34. 下髎 BL 34
35. 会阳 BL 35
36. 承扶 BL 36
37. 殷门 BL 37
38. 浮郄 BL 38
39. 委阳 BL 39
40. 委中 BL 40
41. 附分 BL 41
42. 魄户 BL 42
43. 膏肓 BL 43
44. 神堂 BL 44
45. 譩譆 BL 45
46. 膈关 BL 46
47. 魂门 BL 47
48. 阳纲 BL 48
49. 意舍 BL 49
50. 胃仓 BL 50

51. 肓门 BL 51
52. 志室 BL 52
53. 胞肓 BL 53
54. 秩边 BL 54
55. 合阳 BL 55
56. 承筋 BL 56
57. 承山 BL 57
58. 飞扬 BL 58
59. 跗阳 BL 59
60. 昆仑 BL 60
61. 仆参 BL 61
62. 申脉 BL 62
63. 金门 BL 63
64. 京骨 BL 64
65. 束骨 BL 65
66. 足通谷 BL 66
67. 至阴 BL 67

乙经》。

定位 在人体面部，目内眦角稍上方凹陷处（见足太阳膀胱经腧穴图）。正坐或仰卧位取之。

局部解剖 皮肤→皮下组织→眼轮匝肌→上泪小管上方→内直肌与筛骨眶板之间。浅层布有滑车上神经，内眦动脉分支；

深层布有面神经颞支，动眼神经，并有滑车上、下神经和动脉经过。

主治 ①目视不明，近视，夜盲，色盲，目翳，目赤肿痛，迎风流泪等目疾。②急性腰痛。现代常用于治疗角膜炎、结膜炎、泪腺炎、泪囊炎、电光性眼炎、视神经炎、视神经萎缩、视网膜炎、视网膜色素变性、视网膜动脉阻塞、夜盲、近视、青光眼、早期轻度白内障、角膜白斑、癔症性弱视、面神经麻痹等。

操作 嘱患者闭目，医者押手轻推眼球向外侧固定，刺手持针于眶缘和眼球之间缓慢进针，直刺0.5～1寸，不宜提插或大幅度捻转，出针后按压针孔片刻，以防出血；禁灸。

（倪光夏）

cuánzhú

攒竹（BL 2） 足太阳膀胱经腧穴名。出《针灸甲乙经》。

定位 在面部，当眉头陷中，眶上切迹处（见足太阳膀胱经腧穴图）。正坐或仰卧位取之。

局部解剖 皮肤→皮下组织→眼轮匝肌。浅层布有滑车上神经和动脉的分支；深层布有面神经颞支，额动脉分支。

主治 ①眉棱骨痛，目视不明，目赤肿痛。②呃逆。③面瘫，面痛。现代常用于治疗前额痛、结膜炎、角膜炎、视神经炎、视神经萎缩、泪囊炎、玻璃体混浊、近视、面神经麻痹、鼻塞、腰扭伤、呃逆等。

操作 向眉中或眼眶内缘平刺或斜刺0.5～0.8寸；禁灸。

（倪光夏）

méichōng

眉冲（BL 3） 足太阳膀胱经腧穴名。出《脉经》。

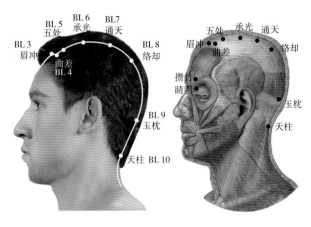

图2　足太阳膀胱经腧穴分布图（头侧）

定位　在头部，攒竹直上入发际0.5寸，神庭与曲差连线之间（见足太阳膀胱经腧穴图）。正坐或仰卧位取之。

局部解剖　皮肤→皮下组织→枕额肌额腹。浅层布有滑车上神经和动脉的分支；深层布有面神经颞支，额动脉分支。

主治　①头痛，眩晕。②鼻塞，鼻衄。③痫病。现代常用于治疗头痛、痫病、鼻炎、鼻窦炎等。

操作　平刺0.3~0.5寸；可灸。

（倪光夏）

qūchā

曲差（BL 4）　足太阳膀胱经腧穴名。出《针灸甲乙经》。

定位　在头部，前发际正中直上0.5寸，旁开1.5寸，即神庭与头维连线的内1/3与中1/3交点上（见足太阳膀胱经腧穴图）。正坐或仰卧位取之。

局部解剖　皮肤→皮下组织→枕额肌额腹。浅层布有眶上神经和动脉的分支；深层布有面神经颞支，眶上动脉分支。

主治　①头痛，目眩，目视不明。②鼻塞，鼽衄。现代常用于治疗鼻炎、头痛等。

操作　平刺0.5~0.8寸；

可灸。

（倪光夏）

wǔchù

五处（BL 5）　足太阳膀胱经腧穴名。出《针灸甲乙经》。

定位　头部，前发际正中直上1寸，旁开1.5寸（见足太阳膀胱经腧穴图）。正坐或仰卧位取之。

局部解剖　皮肤→皮下组织→枕额肌额腹。浅层布有眶上神经和动脉分支；深层布有面神经颞支，眶上动脉分支。

主治　①头痛，头晕。②痫病。现代常用于治疗头痛、脑血管疾病、青光眼、痫病等。

操作　平刺0.5~0.8寸；可灸。

（倪光夏）

chéngguāng

承光（BL 6）　足太阳膀胱经腧穴名。出《针灸甲乙经》。

定位　在头部，前发际正中直上2.5寸，旁开1.5寸（见足太阳膀胱经腧穴图）。正坐或仰卧位取之。

局部解剖　皮肤→皮下组织→帽状腱膜。浅层布有颞浅动脉，耳颞神经的分支。

主治　①头痛，头晕，目眩，目视不明。②痫病。③鼻塞。现代常用于治疗感冒、鼻炎、脑血管疾病等。

操作　平刺0.3~0.5寸；可灸。

（倪光夏）

tōngtiān

通天（BL 7）　足太阳膀胱经腧穴名。出《针灸甲乙经》。

定位　在头部，前发际正中直上4寸，旁开1.5寸（见足太阳膀胱经腧穴图）。正坐或仰卧位取之。

局部解剖　皮肤→皮下组织→帽状腱膜。浅层布有眶上神经，眶上动、静脉，枕大神经，枕动、静脉，耳颞神经，颞浅动、静脉的神经间吻合和血管间的吻合网；深层布有腱膜下疏松组织，颅骨外膜。

主治　①头痛，眩晕。②鼻塞，鼻衄，鼻渊等鼻部疾病。现代常用于治疗头痛、眩晕、鼻窦炎、鼻出血、嗅觉障碍、高血压、遗尿、脑血管疾病等。

操作　平刺0.3~0.5寸；可灸。

（倪光夏）

luòquè

络却（BL 8）　足太阳膀胱经腧穴名。出《针灸甲乙经》。

定位　在头部，前发际正中直上5.5寸，旁开1.5寸（见足太阳膀胱经腧穴图）。正坐或仰卧位取之。

局部解剖　皮肤→皮下组织→帽状腱膜。浅层布有枕大神经，枕动、静脉；深层布有腱膜下疏松组织，颅骨外膜。

主治　①头晕，癫狂，痫病。②目视不明，耳鸣，鼻塞。现代常用于治疗头痛、眩晕、脑血管疾病、鼻塞、耳鸣、近视、青光眼、癫狂等。

操作　平刺0.3~0.5寸；可灸。

（倪光夏）

yùzhěn

玉枕（BL 9）　足太阳膀胱经腧穴名。出《针灸甲乙经》。

定位　在后头部，后发际正中直上2.5寸，旁开1.3寸，平枕外隆凸上缘的凹陷处（见足太阳膀胱经腧穴图）。正坐或俯卧位取之。

局部解剖　皮肤→皮下组织→枕额肌枕腹。浅层布有枕大神经，枕动、静脉；深层布有腱膜下疏松组织，颅骨外膜。

主治　①头项痛。②目痛，目视不明，鼻塞等五官病。现代常用于治疗后头痛、鼻塞、近视、脑血管疾病、小脑萎缩等。

操作　平刺 0.3 ~ 0.5 寸；可灸。

（倪光夏）

tiānzhù

天柱（BL 10）　足太阳膀胱经腧穴名。出《灵枢经·本输》。

定位　在项部，斜方肌外缘之后发际凹陷中，约当后发际正中旁开 1.3 寸（见足太阳膀胱经腧穴图）。正坐或俯卧位取之。

局部解剖　皮肤→皮下组织→斜方肌→头夹肌的内侧头→半棘肌。浅层布有第三颈神经后支，枕动脉的分支；深层布有枕大神经，枕动脉本干。

主治　①头痛，项强，肩背痛。②眩晕，癫狂，痫病。③目赤肿痛，目视不明，鼻塞。现代常用于治疗后头痛、眩晕、鼻塞、痫病、卒中、食管痉挛等。

操作　直刺或斜刺 0.5 ~ 0.8寸，不可向内上方深刺；可灸。

（倪光夏）

dàzhù

大杼（BL 11）　足太阳膀胱经腧穴名，为八会穴之骨会，手太阳小肠经、足太阳膀胱经之交会穴。出《灵枢经·刺节真邪》。

定位　在背部，当第一胸椎棘突下，旁开 1.5 寸（见足太阳膀胱经腧穴图）。正坐或俯卧位取之。

局部解剖　皮肤→皮下组织→斜方肌→菱形肌→上后锯肌→颈夹肌→竖脊肌。浅层布有第一、二胸神经后支的皮支及伴行的肋间后动、静脉背侧支的内侧皮支；深层布有第一、二胸神经后支的肌支及相应的肋间后动、静脉背侧支的分支。

主治　①肩背痛，颈项强急。②咳嗽。现代常用于治疗支气管炎、感冒、发热、肺炎、胸膜炎、痫病、背肌风湿痛、颈椎病等。

操作　斜刺 0.5 ~ 0.8 寸；可灸。

（倪光夏）

fēngmén

风门（BL 12）　足太阳膀胱经腧穴名，为足太阳膀胱经、督脉之交会穴。出《针灸甲乙经》。

定位　在背部，当第二胸椎棘突下，旁开 1.5 寸（见足太阳膀胱经腧穴图）。正坐或俯卧位取之。

局部解剖　皮肤→皮下组织→斜方肌→菱形肌→上后锯肌→颈夹肌→竖脊肌。浅层布有第二、三胸神经后支的内侧皮支及伴行的肋间后动、静脉背侧支的内侧皮支；深层布有第二、三胸神经后支的肌支及相应的肋间后动、静脉背侧支的分支。

主治　①头痛，发热，咳嗽等外感病证。②项强，胸背痛。现代常用于治疗支气管炎、支气管哮喘、流行性感冒、肺炎、胸膜炎、百日咳、荨麻疹等。

操作　斜刺 0.5 ~ 0.8 寸；可灸。

（倪光夏）

fèishù

肺俞（BL 13）　足太阳膀胱经腧穴名，为肺背俞穴。出《灵枢经·背腧》。

定位　在背部，当第三胸椎棘突下，旁开 1.5 寸（见足太阳膀胱经腧穴图）。正坐或俯卧位取之。

局部解剖　皮肤→皮下组织→斜方肌→菱形肌→上后锯肌→竖脊肌。浅层布有第三、四胸神经后支的皮支及伴行的动、静脉；深层布有第三、四胸神经后支的肌支，肩胛背动、静脉分支。

主治　①胸满，咳嗽，气喘，咯血，鼻塞等肺系病证。②骨蒸潮热，盗汗等阴虚病证。③皮肤瘙痒，瘾疹等皮肤病证。现代常用于治疗慢性支气管炎、肺炎、胸膜炎、肺结核、百日咳、肺脓肿、肋间神经痛、皮肤瘙痒、银屑病等。

操作　斜刺 0.5 ~ 0.8 寸；可灸。

（倪光夏）

juéyīnshù

厥阴俞（BL 14）　足太阳膀胱经腧穴名，为心包背俞穴。出《备急千金要方》。

定位　在背部，当第四胸椎棘突下，旁开 1.5 寸（见足太阳膀胱经腧穴图）。正坐或俯卧位取之。

局部解剖　皮肤→皮下组织→斜方肌→菱形肌→竖脊肌。浅层布有第四、五胸神经后支的皮支及伴行的动、静脉；深层布有第四、五胸神经后支的肌支及相应的肋间后动、静脉背侧支的分支或属支。

主治　①心痛，心悸等心系病证。②胸满，咳嗽。③呕吐。现代常用于治疗心律失常、冠心病、风湿性心脏病、咳嗽、神经衰弱、肋间神经痛等。

操作　斜刺 0.5 ~ 0.8 寸；可灸。

（倪光夏）

xīnshù

心俞（BL 15）　足太阳膀胱经腧穴名，为心背俞穴。出《灵枢经·背腧》。

定位 在背部,当第五胸椎棘突下,旁开1.5寸(见足太阳膀胱经腧穴图)。正坐或俯卧位取之。

局部解剖 皮肤→皮下组织→斜方肌→菱形肌下缘→竖脊肌。浅层布有第五、六胸神经后支的皮支及伴行的动、静脉;深层布有第五、六胸神经后支的肌支及相应的肋间后动、静脉侧支的分支或属支。

主治 ①心痛,心悸,失眠,健忘,痫病等心与神志病证。②胸闷,气短,咳嗽,吐血,盗汗。③梦遗。现代常用于治疗心律失常、冠心病、风湿性心脏病、上消化道出血、神经衰弱、痫病、精神分裂症、肋间神经痛等。

操作 斜刺0.5~0.8寸;可灸。

(倪光夏)

dūshù

督俞(BL 16) 足太阳膀胱经腧穴名。出《太平圣惠方》。

定位 在背部,当第六胸椎棘突下,旁开1.5寸(见足太阳膀胱经腧穴图)。正坐或俯卧位取之。

局部解剖 皮肤→皮下组织→斜方肌→背阔肌→竖脊肌。浅层布有第六、七胸神经后支的皮支及伴行的动、静脉;深层布有第六、七胸神经后支的肌支及相应的肋间后动、静脉背侧支的分支或属支。

主治 ①胸闷,心痛。②咳嗽,气喘。③胃痛,呃逆,腹痛,腹胀,肠鸣等胃肠病证。现代常用于治疗膈肌痉挛、乳腺炎、皮肤瘙痒、脱发、银屑病等。

操作 斜刺0.5~0.8寸;可灸。

(倪光夏)

géshù

膈俞(BL 17) 足太阳膀胱经腧穴名,为八会穴之血会。出《灵枢经·背腧》。

定位 在背部,当第七胸椎棘突下,旁开1.5寸(见足太阳膀胱经腧穴图)。正坐或俯卧位取之。

局部解剖 皮肤→皮下组织→斜方肌→背阔肌→竖脊肌。浅层布有第七、八胸神经后支的皮支及伴行的动、静脉;深层布有第七、八胸神经后支的肌支及相应的肋间后动、静脉背侧支的分支或属支。

主治 ①胃脘痛,呕吐,呃逆,噎膈,便血。②咳嗽,气喘,吐血,潮热,盗汗。③背痛,脊强。④贫血。⑤瘾疹,皮肤瘙痒。现代常用于治疗膈肌痉挛、慢性气管炎、风湿性关节炎、荨麻疹、贫血等。

操作 斜刺0.5~0.8寸;可灸。

(倪光夏)

gānshù

肝俞(BL 18) 足太阳膀胱经腧穴名,为肝背俞穴。出《灵枢经·背腧》。

定位 在背部,当第九胸椎棘突下,旁开1.5寸(见足太阳膀胱经腧穴图)。正坐或俯卧位取之。

局部解剖 皮肤→皮下组织→斜方肌→背阔肌→下后锯肌→竖脊肌。浅层布有第九、十神经后支的皮支及伴行的动、静脉;深层布有第九、十胸神经后支的肌支及相应的肋间后动脉的分支或属支。

主治 ①胁痛,黄疸等肝胆病证。②目赤,目视不明,夜盲,迎风流泪等目疾。③癫狂,痫病。④脊背痛。⑤吐血,衄血。现代

常用于治疗肝炎、肝硬化、胆囊炎、胆石症、眼睑下垂、睑腺炎、肋间神经痛、神经衰弱、月经不调等。

操作 斜刺0.5~0.8寸;可灸。

(倪光夏)

dǎnshù

胆俞(BL 19) 足太阳膀胱经腧穴名,为胆背俞穴。出《脉经》。

定位 在背部,当第十胸椎棘突下,旁开1.5寸(见足太阳膀胱经腧穴图)。正坐或俯卧位取之。

局部解剖 皮肤→皮下组织→斜方肌→背阔肌→后下锯肌→竖脊肌。浅层布有第十、十一胸神经后支的皮支及伴行的动、静脉;深层布有第十、十一胸神经后支的肌支及相应的肋间后动脉的分支或属支。

主治 ①胁痛,黄疸,口苦,呕吐,饮食不下等肝胆病证。②肺痨,潮热。现代常用于治疗肝炎、胆囊炎、急性腹痛(包括胆绞痛)、胃炎等。

操作 斜刺0.5~0.8寸;可灸。

(倪光夏)

píshù

脾俞(BL 20) 足太阳膀胱经腧穴名,为脾背俞穴。出《灵枢经·背腧》。

定位 在背部,当第十一胸椎棘突下,旁开1.5寸(见足太阳膀胱经腧穴图)。俯卧位取之。

局部解剖 皮肤→皮下组织→背阔肌→下后锯肌→竖脊肌。浅层布有第十一、十二胸神经后支的皮支及伴行的动、静脉;深层布有第十一、十二胸神经后支的肌支及相应的肋间、肋下动、静脉的分支或属支。

主治 ①腹胀,纳呆,呕吐,

泄泻，便血，水肿等脾胃肠腑病证。②背痛。现代常用于治疗消化不良、胃炎、胃溃疡、胃下垂、肝炎、肠炎、神经性呕吐、水肿、贫血、肝脾大、慢性出血性疾病、子宫脱垂、荨麻疹、糖尿病、紫癜等。

操作 斜刺 0.5～0.8 寸；可灸。

(倪光夏)

wèishū

胃俞（BL 21） 足太阳膀胱经腧穴名，为胃背俞穴。出《脉经》。

定位 在背部，当第十二胸椎棘突下，旁开 1.5 寸（见足太阳膀胱经腧穴图）。俯卧位取之。

局部解剖 皮肤→皮下组织→胸腰筋膜浅层和背阔肌腱膜→竖脊肌。浅层布有第十二胸神经、第一腰神经后支的皮支及伴行的动、静脉；深层布有第十二胸神经、第一腰神经后支的肌支及相应的动、静脉的分支或属支。

主治 ①胃脘痛，呕吐，腹胀，肠鸣等胃肠病证。②胸胁痛。现代常用于治疗胃炎、胃痛、胃下垂、消化性溃疡、肝炎、肠炎等。

操作 斜刺 0.5～0.8 寸；可灸。

(倪光夏)

sānjiāoshù

三焦俞（BL 22） 足太阳膀胱经腧穴名，为三焦背俞穴。出《针灸甲乙经》。

定位 在人体的腰部，当第一腰椎棘突下，旁开 1.5 寸（见足太阳膀胱经腧穴图）。俯卧位取之。

局部解剖 皮肤→皮下组织→背阔肌筋膜和胸腰筋膜浅层→竖脊肌。浅层布有第一、二腰神经后支的皮支及伴行的动、

静脉；深层布有第一、二腰神经后支的肌支及相应的腰动、静脉背侧支的分支或属支。

主治 ①水肿，小便不利等三焦气化不利病证。②肠鸣，腹胀，呕吐，泄泻，痢疾等脾胃肠腑病证。③腰背强痛。现代常用于治疗肠炎、胃炎、肾炎、遗尿、尿潴留等。

操作 直刺 0.5～1 寸；可灸。

(倪光夏)

shènshù

肾俞（BL 23） 足太阳膀胱经腧穴名，为肾背俞穴。出《灵枢经·背腧》。

定位 在腰部，当第二腰椎棘突下，旁开 1.5 寸（见足太阳膀胱经腧穴图）。俯卧位取之。

局部解剖 皮肤→皮下组织→背阔肌腱膜和胸腰筋膜浅层→竖脊肌。浅层布有第二、三腰神经后支的内侧皮支及伴行的动、静脉；深层布有第二、三腰神经后支的肌支及相应的腰动、静脉背侧支的分支或属支。

主治 ①头晕，耳鸣，耳聋，腰部酸痛，水肿，咳喘少气等肾虚病证。②遗精，阳痿，早泄，遗尿，小便不利，不育等泌尿生殖系统疾病。③月经不调，带下，不孕症等妇科病证。现代常用于治疗腰扭伤、腰椎间盘突出症、肾炎、尿路感染、肾绞痛、肾下垂、尿毒症、慢性腹泻、贫血、高血压、糖尿病等。

操作 直刺 0.5～1 寸；可灸。

(倪光夏)

qìhǎishù

气海俞（BL 24） 足太阳膀胱经腧穴名。出《太平圣惠方》。

定位 在第三腰椎棘突下，旁开 1.5 寸（见足太阳膀胱经腧

穴图）。俯卧位取之。

局部解剖 皮肤→皮下组织→背阔肌腱膜和胸腰筋膜浅层→竖脊肌。浅层布有第三、四腰神经后支的内侧皮支及伴行的动、静脉；深层布有第三、四腰神经后支的肌支及相应的腰动、静脉的分支或属支。

主治 ①月经不调，痛经。②腰痛，腹胀，肠鸣，痔疮。现代常用于治疗功能性子宫出血、月经不调、下肢瘫痪等。

操作 直刺 0.5～1.2 寸；可灸。

(倪光夏)

dàchángshù

大肠俞（BL 25） 足太阳膀胱经腧穴名，为大肠背俞穴。出《脉经》。

定位 在腰部，当第四腰椎棘突下，旁开 1.5 寸（见足太阳膀胱经腧穴图）。俯卧位取之。

局部解剖 皮肤→皮下组织→背阔肌腱膜和胸腰筋膜浅层→竖脊肌。浅层布有第四、五腰神经后支的内侧皮支及伴行的动、静脉；深层布有第四、五腰神经后支的肌支及相应的腰动、静脉的分支及属支。

主治 ①腰腿痛。②腹痛，腹胀，泄泻，便秘，痢疾等肠道病证。现代常用于治疗肠炎、细菌性痢疾、痛经、遗尿、骶髂关节炎、腰椎间盘突出症等。

操作 直刺 0.8～1.2 寸；可灸。

(倪光夏)

guānyuánshù

关元俞（BL 26） 足太阳膀胱经腧穴名。出《太平圣惠方》。

定位 在腰部，当第五腰椎棘突下，旁开 1.5 寸（见足太阳膀胱经腧穴图）。俯卧位取之。

局部解剖 皮肤→皮下组

织→胸腰筋膜浅层→竖脊肌。浅层布有第五腰神经、第一骶神经后支的内侧皮支及伴的行动、静脉；深层布有第五腰神经后支的肌支。

主治 ①腹胀，泄泻，痢疾。②小便不利，遗尿，消渴。③腰骶痛。现代常用于治疗慢性肠炎、慢性盆腔炎、糖尿病等。

操作 直刺 0.8 ~ 1.2 寸；可灸。

xiǎochángshù

小肠俞（BL 27） 足太阳膀胱经腧穴名，为小肠背俞穴。出《脉经》。

定位 在骶部，当骶正中嵴旁开 1.5 寸，平第一骶后孔（见足太阳膀胱经腧穴图）。俯卧位取之。

局部解剖 皮肤→皮下组织→臀大肌内侧缘→竖脊肌腱。浅层布有臀中皮神经；深层布有臀上动脉分支，臀下神经分支，第一骶神经后支肌支。

主治 ①遗精，遗尿，尿血，带下等泌尿生殖系统疾病。②小腹胀痛，泄泻，痢疾。③腰骶痛。现代常用于治疗骶髂关节炎、肠炎、慢性盆腔炎等。

操作 直刺 0.8 ~ 1.2 寸；可灸。

pángguāngshù

膀胱俞（BL 28） 足太阳膀胱经腧穴名，为膀胱背俞穴。出《脉经》。

定位 在骶部，当骶正中嵴旁开 1.5 寸，平第二骶后孔（见足太阳膀胱经腧穴图）。俯卧位取之。

局部解剖 皮肤→皮下组织→臀大肌→竖脊肌腱。浅层布有臀中皮神经；深层布有臀下神

经属支，相应脊神经后支的肌支。

主治 ①小便不利，遗尿等膀胱气化功能失调病证。②腰脊强痛。③泄泻，便秘。现代常用于治疗腰椎间盘突出症、坐骨神经痛、尿路感染、前列腺炎、盆腔炎、糖尿病等。

操作 直刺 0.8 ~ 1.2 寸；可灸。

zhōnglǚshù

中膂俞（BL 29） 足太阳膀胱经腧穴名。出《针灸甲乙经》。

定位 在骶部，当骶正中嵴旁开 1.5 寸，平第三骶后孔（见足太阳膀胱经腧穴图）。俯卧位取之。

局部解剖 皮肤→皮下组织→臀大肌→骶结节韧带。浅层布有臀中皮神经；深层布有臀上、臀下动、静脉的分支或属支，臀下神经属支。

主治 ①腰脊强痛。②泄泻。③疝气。现代常用于治疗腰椎间盘突出症、坐骨神经痛、下肢瘫痪等。

操作 直刺 1 ~ 1.5 寸；可灸。

báihuánshù

白环俞（BL 30） 足太阳膀胱经腧穴名。出《针灸甲乙经》。

定位 在骶部，当骶正中嵴旁开 1.5 寸，平第四骶后孔（见足太阳膀胱经腧穴图）。俯卧位取之。

局部解剖 皮肤→皮下组织→臀大肌→骶结节韧带→梨状肌。浅层布有臀中、臀下皮神经；深层布有臀上、臀下动、静脉的分支或属支，骶神经丛，骶静脉丛。

主治 ①腰骶痛。②遗精，遗尿。③月经不调，带下。④疝

气。现代常用于治疗腰椎间盘突出症、坐骨神经痛、下肢瘫痪、子宫内膜炎、脱肛、盆腔炎等。

操作 直刺 1 ~ 1.5 寸；可灸。

shàngliáo

上髎（BL 31） 足太阳膀胱经腧穴名。出《针灸甲乙经》。

定位 在骶部，当髂后上棘与后正中线之间，适对第一骶后孔处（见足太阳膀胱经腧穴图）。俯卧位取之。

局部解剖 皮肤→皮下组织→胸腰筋膜浅层→竖脊肌→第一骶后孔处。浅层布有臀中皮神经；深层布有骶外侧动、静脉分支，第一骶神经后支的肌支。

主治 ①腰骶痛。②大小便不利，遗精，阳痿。③月经不调，带下，阴挺等妇科病证。现代常用于治疗腰椎间盘突出症、坐骨神经痛、睾丸炎、盆腔炎等，并常用于催产、引产。

操作 直刺 1 ~ 1.5 寸；可灸。

cìliáo

次髎（BL 32） 足太阳膀胱经腧穴名。出《针灸甲乙经》。

定位 在骶部，当髂后上棘下与后正中线之间，适对第二骶后孔处（见足太阳膀胱经腧穴图）。俯卧位取之。

局部解剖 皮肤→皮下组织→竖脊肌→第二骶后孔处。浅层布有臀中皮神经；深层布有骶外侧动、静脉分支，第二骶神经后支的肌支。

主治 ①腰骶痛。②大小便不利，遗尿，遗精，阳痿。③月经不调，痛经，带下等妇科病证。现代常用于治疗腰椎间盘突出症、坐骨神经痛、遗尿、痛经、闭经、阴道炎、尿路感染、尿潴留、尿失禁、下肢瘫痪等。

操作　直刺 1~1.5 寸；可灸。

（倪光夏）

zhōngliáo

中髎（BL 33）足太阳膀胱经腧穴名。出《针灸甲乙经》。

定位　在骶部，次髎下内方，适对第三骶后孔处（见足太阳膀胱经腧穴图）。俯卧位取之。

局部解剖　皮肤→皮下组织→臀大肌→竖脊肌。浅层布有臀中皮神经；深层布有骶外侧动、静脉分支，第三骶神经后支的肌支。

主治　①腰骶痛。②便秘，泄泻。③小便不利。④月经不调，带下。现代常用于治疗月经不调、便秘、腰骶痛、尿潴留、尿失禁等。

操作　直刺 1~1.5 寸；可灸。

（倪光夏）

xiàliáo

下髎（BL 34）足太阳膀胱经腧穴名。出《针灸甲乙经》。

定位　在骶部，中髎下内方，适对第四骶后孔处（见足太阳膀胱经腧穴图）。俯卧位取之。

局部解剖　皮肤→皮下组织→臀大肌→竖脊肌。浅层布有臀中皮神经；深层布有骶外侧动、静脉分支，第四骶神经后支的肌支。

主治　①腰骶痛。②腹痛，便秘，小便不利。③带下。现代常用于治疗痛经、盆腔炎、腰骶痛、尿潴留、尿失禁等。

操作　直刺 1~1.5 寸；可灸。

（倪光夏）

huìyáng

会阳（BL 35）足太阳膀胱经腧穴名。出《针灸甲乙经》。

定位　在骶部，尾骨端旁开

0.5 寸（见足太阳膀胱经腧穴图）。俯卧或跪伏位取之。

局部解剖　皮肤→皮下组织→臀大肌→浅层提肛肌腱。浅层布有臀中皮神经；深层布有臀下神经，臀下动、静脉的分支。

主治　①痔疮，便血，痢疾，泄泻。②带下。③阳痿。现代常用于治疗便秘、尿失禁、尿潴留、阳痿等。

操作　直刺 1~1.5 寸；可灸。

（倪光夏）

chéngfú

承扶（BL 36）足太阳膀胱经腧穴名。出《针灸甲乙经》。

定位　在大腿后面，臀下横纹的中点（见足太阳膀胱经腧穴图）。俯卧位取之。

局部解剖　皮肤→皮下组织→臀大肌→半腱肌与股二头肌长头之间。浅层布有股后皮神经分支，臀下皮神经分支；深层布有股后皮神经本干，坐骨神经及并行的动、静脉。

主治　①腰、骶、臀、股部疼痛，下肢痿痹。②痔疮。现代常用于治疗腰椎间盘突出症、坐骨神经痛、下肢瘫痪等。

操作　直刺 1.5~2.5 寸；可灸。

（倪光夏）

yīnmén

殷门（BL 37）足太阳膀胱经腧穴名。出《针灸甲乙经》。

定位　在大腿后面，当承扶与委中的连线上，承扶下 6 寸（见足太阳膀胱经腧穴图）。俯卧位取之。

局部解剖　皮肤→皮下组织→股二头肌长头和半腱肌。浅层布有股后皮神经；深层布有坐骨神经及并行的动、静脉，股深动脉的深穿支。

主治　腰腿痛，下肢痿痹。

现代常用于治疗腰椎间盘突出症、坐骨神经痛、下肢瘫痪、急性腰扭伤等。

操作　直刺 1.5~2.5 寸；可灸。

（倪光夏）

fúxì

浮郄（BL 38）足太阳膀胱经腧穴名。出《针灸甲乙经》。

定位　在腘横纹外侧端，委阳上 1 寸，股二头肌腱的内侧（见足太阳膀胱经腧穴图）。俯卧位取之。

局部解剖　皮肤→皮下组织→股二头肌腱。浅层布有股后皮神经；深层布有坐骨神经和膝上外动脉分支。在腘窝上角处，坐骨神经分成腓总神经和胫神经，此处有腓总神经本干经过。

主治　①腘筋挛急，臀股麻木。②便秘。现代常用于治疗膝关节痛、腓肠肌痉挛等。

操作　直刺 1~1.5 寸；可灸。

（倪光夏）

wěiyáng

委阳（BL 39）足太阳膀胱经腧穴名，为三焦下合穴。出《灵枢经·本输》。

定位　在腘横纹外侧端，当股二头肌腱的内侧（见足太阳膀胱经腧穴图）。俯卧位取之。

局部解剖　皮肤→皮下组织→股二头肌→腓肠肌外侧头→腘肌起始腱和腘肌。浅层布有股后皮神经；深层布有腓总神经，腓肠外侧皮神经。

主治　①腹满，小便不利。②腰脊强痛，腿足挛痛。现代常用于治疗腓肠肌痉挛、乳糜尿等。

操作　直刺 1~1.5 寸；可灸。

（倪光夏）

wěizhōng

委中（BL 40）足太阳膀胱经腧穴名，为足太阳膀胱经五输穴之合穴，膀胱下合穴。出《灵枢经·本输》。

定位 在腘横纹中点，当股二头肌腱与半腱肌肌腱的中间（见足太阳膀胱经腧穴图）。俯卧位取之。

局部解剖 皮肤→皮下组织→腓肠肌内、外侧头。浅层布有股后皮神经，小隐静脉；深层布有胫神经，腘动、静脉，腓肠动脉。

主治 ①腰背痛，下肢痿痹。②腹痛，急性吐泻。③小便不利，遗尿。④丹毒，疔疮，瘾疹，皮肤瘙痒。现代常用于治疗急性腰扭伤、坐骨神经痛、下肢瘫痪、腓肠肌痉挛、膝关节痛、急性胃肠炎、荨麻疹、湿疹、丹毒、毛囊炎等。

操作 直刺1~1.5寸，也可用三棱针点刺腘静脉出血；可灸。

（倪光夏）

fùfēn
附分（BL 41） 足太阳膀胱经腧穴名，为手太阳小肠经、足太阳膀胱经之交会穴。出《针灸甲乙经》。

定位 在背部，当第二胸椎棘突下，旁开3寸（见足太阳膀胱经腧穴图）。俯卧位取之。

局部解剖 皮肤→皮下组织→斜方肌→菱形肌→上后锯肌→竖脊肌。浅层布有第二、三胸神经后支的皮支及伴行的动、静脉；深层布有肩胛背动、静脉，肩胛背神经，第二、三胸神经后支的肌支及相应的肋间后动、静脉背侧支的分支或属支。

主治 肩背拘急，颈项强痛，肘臂麻木。现代常用于治疗背肌劳损、风湿痛等。

操作 斜刺0.5~0.8寸；可灸。

（倪光夏）

pòhù
魄户（BL 42） 足太阳膀胱经腧穴名。出《针灸甲乙经》。

定位 在背部，当第三胸椎棘突下，旁开3寸（见足太阳膀胱经腧穴图）。俯卧位取之。

局部解剖 皮肤→皮下组织→斜方肌→菱形肌→上后锯肌→竖脊肌。浅层布有第三、四胸神经后支的皮支及伴行的动、静脉；深层布有肩胛背动、静脉，肩胛背神经，第三、四胸神经后支的肌支及相应的肋间后动、静脉背侧支的分支或属支。

主治 ①咳嗽、气喘、盗汗、肺痨等胸肺病证。②项强，肩背痛。现代常用于治疗背肌劳损、风湿痛等。

操作 斜刺0.5~0.8寸；可灸。

（倪光夏）

gāohuāng
膏肓（BL 43） 足太阳膀胱经腧穴名。出《备急千金要方》。

定位 背部，当第四胸椎棘突下，旁开3寸（见足太阳膀胱经腧穴图）。俯卧位取之。

局部解剖 皮肤→皮下组织→斜方肌→菱形肌→竖脊肌。浅层布有第四、五胸神经后支的皮支及伴行的动、静脉；深层布有肩胛背动、静脉，肩胛背神经，第四、五胸神经后支的肌支及相应的肋间后动、静脉背侧支的分支或属支。

主治 ①肺痨，咳嗽，气喘，咯血等肺虚损证。②肩胛背痛。③盗汗，健忘，遗精等虚劳诸疾。现代常用于治疗背肌劳损、风湿痛、支气管炎、哮喘、胸膜炎、肺结核、消化不良、神经衰弱、久病体弱等。

操作 斜刺0.5~0.8寸；可灸。

（倪光夏）

shéntáng
神堂（BL 44） 足太阳膀胱经腧穴名。出《针灸甲乙经》。

定位 在背部，当第五胸椎棘突下，旁开3寸（见足太阳膀胱经腧穴图）。俯卧位取之。

局部解剖 皮肤→皮下组织→斜方肌→菱形肌→竖脊肌。浅层布有第五、六胸神经后支的皮支及伴行的动、静脉；深层布有肩胛背动、静脉，肩胛背神经，第五、六胸神经后支的肌支及相应的肋间后动、静脉背侧支的分支或属支。

主治 ①咳嗽、气喘、胸闷等胸肺病症。②脊背强痛。现代常用于治疗冠心病、神经衰弱、背肌劳损等。

操作 斜刺0.5~0.8寸；可灸。

（倪光夏）

yìxǐ
譩譆（BL 45） 足太阳膀胱经腧穴名。出《素问·骨空论》。

定位 在背部，当第六胸椎棘突下，旁开3寸（见足太阳膀胱经腧穴图）。俯卧位取之。

局部解剖 皮肤→皮下组织→斜方肌→菱形肌→竖脊肌。浅层布有第六、七胸神经后支的皮支及伴行的动、静脉；深层布有肩胛背动、静脉，肩胛背神经，第六胸神经后支的肌支及相应的肋间后动、静脉背侧支的分支和属支。

主治 ①咳嗽，气喘。②肩背痛。③热病，疟疾。现代常用于治疗背肌劳损、肋间神经痛等。

操作 斜刺0.5~0.8寸；可灸。

（倪光夏）

géguān
膈关（BL 46） 足太阳膀胱经腧穴名。出《针灸甲乙经》。

定位 在背部，当第七胸椎棘突下，旁开3寸（见足太阳膀胱经腧穴图）。俯卧位取之。

局部解剖 皮肤→皮下组织→斜方肌→菱形肌→竖脊肌。浅层布有第七、八胸神经后支的皮支及伴行的动、静脉；深层布有肩胛背动、静脉，肩胛背神经，第七、八胸神经后支的肌支及相应的肋间后动、静脉背侧支的分支和属支。

主治 ①胸闷，嗳气，呕吐，呃逆，食不下。②肩背痛。现代常用于治疗膈肌痉挛、贲门弛缓、食管癌梗阻、肋间神经痛、背肌劳损等。

操作 斜刺0.5~0.8寸；可灸。

（倪光夏）

húnmén

魂门（BL 47） 足太阳膀胱经腧穴名。出《针灸甲乙经》。

定位 在背部，当第九胸椎棘突下，旁开3寸（见足太阳膀胱经腧穴图）。俯卧位取之。

局部解剖 皮肤→皮下组织→背阔肌→下后锯肌→竖脊肌。浅层布有第九、十胸神经后支的外侧皮支及伴行的动、静脉；深层布有第九、十胸神经后支的肌支及相应的肋间后动、静脉背侧支的分支或属支。

主治 ①胸胁痛，背痛。②呕吐，泄泻。现代常用于治疗背肌劳损、肋间神经痛、夜盲等。

操作 斜刺0.5~0.8寸；可灸。

（倪光夏）

yánggāng

阳纲（BL 48） 足太阳膀胱经腧穴名。出《针灸甲乙经》。

定位 在背部，当第十胸椎棘突下，旁开3寸（见足太阳膀胱经腧穴图）。俯卧位取之。

局部解剖 皮肤→皮下组织→背阔肌→下后锯肌→竖脊肌。浅层布有第十、十一胸神经后支的外侧皮支及伴行的动、静脉；深层布有第十、十一胸神经后支的肌支及相应的肋间后动、静脉背侧支的分支或属支。

主治 ①黄疸，消渴。②肠鸣，腹痛，泄泻。现代常用于治疗肝炎、黄疸等。

操作 斜刺0.5~0.8寸；可灸。

（倪光夏）

yìshè

意舍（BL 49） 足太阳膀胱经腧穴名。出《针灸甲乙经》。

定位 在背部，当第十一胸椎棘突下，旁开3寸（见足太阳膀胱经腧穴图）。俯卧位取之。

局部解剖 皮肤→皮下组织→背阔肌→下后锯肌→竖脊肌。浅层布有第十一、十二胸神经后支的外侧皮支及伴行的动、静脉；深层布有第十一、十二胸神经后支的肌支及相应的肋间后动、静脉背侧支的分支或属支。

主治 ①腹胀、肠鸣、呕吐、泄泻等胃肠病证。②背痛。现代常用于治疗胃肠炎、腹直肌痉挛、肋间神经痛、进行性营养不良等。

操作 斜刺0.5~0.8寸；可灸。

（倪光夏）

wèicāng

胃仓（BL 50） 足太阳膀胱经腧穴名。出《针灸甲乙经》。

定位 在背部，当第十二胸椎棘突下，旁开3寸（见足太阳膀胱经腧穴图）。俯卧位取之。

局部解剖 皮肤→皮下组织→背阔肌→下后锯肌→竖脊肌→腰方肌。浅层布有第十二胸神经、第一腰神经后支的外侧皮支及伴行的动、静脉；深层布有第十二胸神经、第一腰神经后支的肌支及相应的动、静脉背侧支的分支或属支。

主治 ①胃脘痛，腹胀，小儿食积等脾胃病证。②水肿。③脊背痛。现代常用于治疗胃痛、小儿消化不良等。

操作 斜刺0.5~0.8寸；可灸。

（倪光夏）

huāngmén

肓门（BL 51） 足太阳膀胱经腧穴名。出《针灸甲乙经》。

定位 在腰部，当第一腰椎棘突下，旁开3寸（见足太阳膀胱经腧穴图）。俯卧位取之。

局部解剖 皮肤→皮下组织→背阔肌腱膜→竖脊肌→腰方肌。浅层布有第一、二腰神经后支的外侧皮支及伴行的动、静脉；深层布有第一、二腰神经后支的肌支，第一腰动、静脉背侧支的分支或属支。

主治 ①腹痛，便秘，痞块等腹部疾病。②乳疾。现代常用于治疗胃溃疡、胃痉挛、便秘、尿道结石疼痛、肾炎、遗精、咳嗽、肺结核、乳腺炎、脾大等。

操作 斜刺0.5~0.8寸；可灸。

（倪光夏）

zhìshì

志室（BL 52） 足太阳膀胱经腧穴名。出《针灸甲乙经》。

定位 在腰部，当第二腰椎棘突下，旁开3寸（见足太阳膀胱经腧穴图）。俯卧位取之。

局部解剖 皮肤→皮下组织→背阔肌腱膜→竖脊肌→腰方肌。浅层布有第一、二腰神经后支的外侧皮支及伴行的动、静脉；深层布有第一、二腰神经后支的肌支及相应的腰动、静脉背侧支的分支或属支。

主治 ①遗精、阳痿、早泄等肾虚病证。②小便不利，水肿。③腰脊强痛。现代常用于治疗肾炎、肾下垂、肾绞痛、前列腺炎、性功能减退、下肢瘫痪、腰部软组织损伤等。

操作 直刺 0.5 ~ 1 寸；可灸。

（倪光夏）

bāohuāng

胞肓（BL 53） 足太阳膀胱经腧穴名。出《针灸甲乙经》。

定位 在臀部，平第二骶后孔，骶正中嵴旁开 3 寸（见足太阳膀胱经腧穴图）。俯卧位取之。

局部解剖 皮肤→皮下组织→臀大肌→臀中肌。浅层布有臀上皮神经，臀中皮神经；深层布有臀上动、静脉，臀上神经。

主治 ①肠鸣，腹胀，大小便不利。②腰脊强痛。现代常用于治疗下肢痹痛、臀上皮神经痛、小便不利等。

操作 直刺 1 ~ 1.5 寸；可灸。

（倪光夏）

zhìbiān

秩边（BL 54） 足太阳膀胱经腧穴名。出《针灸甲乙经》。

定位 在臀部，平第四骶后孔，骶正中嵴旁开 3 寸（见足太阳膀胱经腧穴图）。俯卧位取之。

局部解剖 皮肤→皮下组织→臀大肌→臀中肌→臀小肌。浅层布有臀中皮神经，臀下皮神经；深层布有臀上、臀下动、静脉，臀上、臀下神经，外侧为坐骨神经。

主治 ①腰腿痛，下肢痿痹。②小便不利，便秘，痔疮。③外阴痛。现代常用于治疗腰椎间盘突出症、坐骨神经痛、脑血管疾病后遗症、前列腺炎、盆腔炎、膀胱炎、尿道炎等。

操作 直刺 1.5 ~ 3 寸；可灸。

（倪光夏）

héyáng

合阳（BL 55） 足太阳膀胱经腧穴名。出《针灸甲乙经》。

定位 小腿后面，委中与承山的连线上，委中下 2 寸（见足太阳膀胱经腧穴图）。俯卧位取之。

局部解剖 皮肤→皮下组织→腓肠肌→腘肌。浅层布有小隐静脉，股后皮神经，腓肠内侧皮神经；深层布有腘动、静脉，胫神经。

主治 ①腰脊强痛，下肢痿痹。②崩漏，疝痛。现代常用于治疗功能性子宫出血、腓肠肌痉挛、下肢运动及感觉障碍、疝气等。

操作 直刺 1~2 寸；可灸。

（倪光夏）

chéngjīn

承筋（BL 56） 足太阳膀胱经腧穴名。出《针灸甲乙经》。

定位 在小腿后面，合阳与承山的连线上，腓肠肌肌腹中央（见足太阳膀胱经腧穴图）。俯卧位取之。

局部解剖 皮肤→皮下组织→腓肠肌→比目鱼肌。浅层布有小隐静脉，腓肠内侧皮神经；深层布有胫后动、静脉，腓动、静脉，胫神经。

主治 ①腰腿拘急、疼痛。②痔疮。现代常用于治疗腓肠肌痉挛、坐骨神经痛、痔疮等。

操作 直刺 1 ~ 1.5 寸；可灸。

（倪光夏）

chéngshān

承山（BL 57） 足太阳膀胱经腧穴名。出《灵枢经·卫气》。

定位 在小腿后面正中，委中与昆仑之间，当伸直小腿或足跟上提时腓肠肌两肌腹之间凹陷的顶端处（见足太阳膀胱经腧穴图）。俯卧或侧卧位取之。

局部解剖 皮肤→皮下组织→腓肠肌→比目鱼肌。浅层布有小隐静脉，腓肠内侧皮神经；深层布有胫后动、静脉，胫神经。

主治 ①腰腿拘急、疼痛。②痔疮，脱肛，便秘。现代常用于治疗腓肠肌痉挛、习惯性便秘、胃痉挛、腰椎间盘突出症、坐骨神经痛等。

操作 直刺 1~2 寸，不宜做过强的刺激；可灸。

（倪光夏）

fēiyáng

飞扬（BL 58） 足太阳膀胱经腧穴名，为足太阳膀胱经络穴。出《灵枢经·经脉》。

定位 在小腿后面，昆仑直上 7 寸，承山外下方 1 寸处（见足太阳膀胱经腧穴图）。俯卧或侧卧位取之。

局部解剖 皮肤→皮下组织→小腿三头肌→拇长屈肌。浅层布有腓肠外侧皮神经；深层布有胫后动、静脉，胫神经。

主治 ①头痛，眩晕，鼻塞，鼻衄。②腰腿疼痛。③痔疮。现代常用于治疗腰椎间盘突出症、坐骨神经痛、下肢瘫痪、高血压等。

操作 直刺 1~1.5 寸；可灸。

（倪光夏）

fūyáng

跗阳（BL 59） 足太阳膀胱经腧穴名，为阳跷脉郄穴。出《针灸甲乙经》。

定位 在小腿后面，昆仑直上 3 寸（见足太阳膀胱经腧穴图）。俯卧或侧卧位取之。

局部解剖 皮肤→皮下组织→腓骨短肌→拇长屈肌。浅层布有小隐静脉，腓肠神经；深层布有胫后动、静脉的肌支，胫神经分支。

主治 ①头痛。②腰腿痛，下肢痿痹，外踝肿痛。现代常用于治疗坐骨神经痛、急性腰扭伤等。

操作 直刺 0.8 ~ 1.2 寸；可灸。

（倪光夏）

kūnlún

昆仑（BL 60） 足太阳膀胱经腧穴名，为足太阳膀胱经五输穴之经穴。出《灵枢经·本输》。

定位 在足外踝后方，当外踝尖与跟腱之间的凹陷处（见足太阳膀胱经腧穴图）。俯卧或侧卧位取之。

局部解剖 皮肤→皮下组织→跟腱前方的疏松结缔组织中。浅层布有小隐静脉，腓肠神经；深层布有腓动、静脉的分支或属支。

主治 ①后头痛，项强，腰骶疼痛，足踝肿痛。②癫病。③滞产。现代常用于治疗落枕、急性腰扭伤、腰椎间盘突出症、坐骨神经痛、下肢瘫痪、踝关节痛、甲状腺肿、难产、胎盘滞留等。

操作 直刺 0.5 ~ 0.8 寸；可灸。孕妇禁用，经期慎用。

（倪光夏）

púcān

仆参（BL 61） 足太阳膀胱经腧穴名。出《针灸甲乙经》。

定位 在足部外踝后下方，昆仑直下，跟骨外侧，赤白肉际处（见足太阳膀胱经腧穴图）。俯卧或侧卧位取之。

局部解剖 皮肤→皮下组织→跟骨。布有小隐静脉的属支，腓动、静脉跟支，腓肠神经跟骨外侧支。

主治 ①下肢痿痹，足跟痛。②癫病。现代常用于治疗踝扭伤、足跟痛、头痛、失眠、眩晕、癫病等。

操作 直刺 0.3 ~ 0.5 寸；可灸。

（倪光夏）

shēnmài

申脉（BL 62） 足太阳膀胱经腧穴名，为八脉交会穴之一（通于阳跷脉）。出《针灸甲乙经》。

定位 在足外侧部，外踝直下方凹陷中（见足太阳膀胱经腧穴图）。仰卧或侧卧位取之。

局部解剖 皮肤→皮下组织→腓骨长肌腱→腓骨短肌腱→距跟外侧韧带。布有小隐静脉，外踝前动、静脉，腓肠神经的分支。

主治 ①头痛，眩晕。②失眠、癫狂、痫病等神志病证。③目赤痛，眼睑下垂。④项强，腰腿痛。现代常用于治疗头痛、眩晕、失眠、眶下神经痛、精神分裂症、踝关节痛等。

操作 直刺 0.3 ~ 0.5 寸；可灸。

（倪光夏）

jīnmén

金门（BL 63） 足太阳膀胱经腧穴名，为足太阳膀胱经郄穴。出《针灸甲乙经》。

定位 在足外侧，当外踝前缘直下，骰骨下缘凹陷处（见足太阳膀胱经腧穴图）。仰卧或侧卧位取之。

局部解剖 皮肤→皮下组织→腓骨长肌腱及小趾展肌。布有足外侧缘静脉（小隐静脉），足背外侧皮神经。

主治 ①头痛，腰痛，下肢痿痹，外踝痛。②癫病，惊风。现代常用于治疗癫病、惊风、头痛、眩晕、腰痛、下肢瘫痪、外踝扭伤等。

操作 直刺 0.3 ~ 0.5 寸；可灸。

（倪光夏）

jīnggǔ

京骨（BL 64） 足太阳膀胱经腧穴名，为足太阳膀胱经原穴。出《灵枢经·本输》。

定位 在足外侧，第五跖骨粗隆下方，赤白肉际处（见足太阳膀胱经腧穴图）。仰卧或侧卧位取之。

局部解剖 皮肤→皮下组织→小趾展肌。布有足外侧缘静脉，足背外侧皮神经。

主治 ①头痛，项强，目翳。②腰腿痛。③痫病。现代常用于治疗急性腰扭伤、落枕等。

操作 直刺 0.3 ~ 0.5 寸；可灸。

（倪光夏）

shùgǔ

束骨（BL 65） 足太阳膀胱经腧穴名，为足太阳膀胱经五输穴之输穴。出《灵枢经·本输》。

定位 在足外侧，第五跖趾关节的后方，赤白肉际处（见足太阳膀胱经腧穴图）。仰卧或侧卧位取之。

局部解剖 皮肤→皮下组织→小趾展肌→小趾对跖肌腱→小趾短屈肌。浅层布有足背静脉弓的属支，足背外侧皮神经；深层布有趾底固有动、静脉，趾足底固有神经。

主治 ①头痛，项强，目眩。②癫狂。③腰腿痛。现代常用于治疗头痛、眩晕、高血压、痫病、精神病、落枕、腰椎间盘突出症、坐骨神经痛、腓肠肌痉挛等。

操作 直刺 0.3 ~ 0.5 寸；可灸。

（倪光夏）

zútōnggǔ

足通谷（BL 66） 足太阳膀胱经

腧穴名，为足太阳膀胱经五输穴之荥穴。出《灵枢经·本输》。

定位 在足外侧，第五跖趾关节的前方，赤白肉际处（见足太阳膀胱经腧穴图）。仰卧或侧卧位取之。

局部解剖 皮肤→皮下组织→小趾近节趾骨底的跖侧面。布有足背静脉弓的属支，趾足底固有动、静脉，足背外侧皮神经。

主治 ①头痛，项强，目眩。②鼻衄。③癫狂。现代常用于治疗头痛、痫病、精神病、颈椎病、鼻出血等。

操作 直刺 0.2～0.3 寸；可灸。

（倪光夏）

zhìyīn

至阴（BL 67） 足太阳膀胱经腧穴名，为足太阳膀胱经五输穴之井穴。出《灵枢经·本输》。

定位 在足小趾末节外侧，距趾甲角 0.1 寸处（见足太阳膀胱经腧穴图）。仰卧或侧卧位取之。

局部解剖 皮肤→皮下组织→甲根。局部布有趾背动、静脉网，足背外侧皮神经的趾背神经。

主治 ①胎位不正，滞产。②头痛，目痛，鼻塞，鼻衄。现代常用于治疗胎位不正。

操作 浅刺 0.1 寸，也可用三棱针点刺出血；可灸。

（倪光夏）

zúshàoyīn shènjīng

足少阴肾经（kidney channel/meridian of foot-shaoyin, KI） 十二经脉之一，属肾，络膀胱。简称肾经。出《灵枢经·经脉》。

循行 从脚小趾下边开始，斜向脚底心（涌泉），出于舟骨粗隆下，沿内踝后，分支进入足跟部；向上沿小腿内后缘，至腘窝内侧，沿大腿内侧后缘入脊内，穿过脊柱至腰部，属肾，络膀胱。直行者：从肾向上，通过肝、膈肌，进入肺，沿喉咙，到舌根两旁。分支：从肺中分出，络心，注入胸中，接手厥阴心包经（图）。

病候 此经异常变动时表现为下列病症：饥饿却没有食欲，面色黧黑像漆柴，咳唾时带血，喘息有声，不能平卧，刚刚坐下就想起来，两目视物模糊不清，心中动荡不安，并有似饥非饥嘈杂的症状，气虚时会有恐惧的感觉，心中怦怦跳动，好像有人要捕捉一样。还可发生"骨"方面的气血阻逆，表现为厥冷、麻木、酸痛等症，这称为骨厥病。

主治概要 主治妇科、前阴病，肾、肺、咽喉病及经脉循行部位的其他病证。足少阴肾经腧穴主治有关"肾"方面发生的病症：口热、舌干燥，咽部肿，气上逆，喉咙干燥而痛，心内烦扰，心痛，黄疸，腹泻，经脉所过处的脊柱、大腿内侧后缘疼痛，足痿软而厥冷，喜欢躺着，足心发热而痛。

（王 华）

zúshàoyīn shènjīng shùxué

足少阴肾经腧穴（acupoints of kidney channel/meridian of foot-shaoyin） 足少阴肾经循行路线上的穴位。这些穴位是肾脏及其所属经络气血转输出入的特殊部位，有反映病症、协助诊断和防治疾病的作用。足少阴肾经腧穴的记载首见于《黄帝内经》，共载 6 个腧穴，其中《灵枢经·本输》

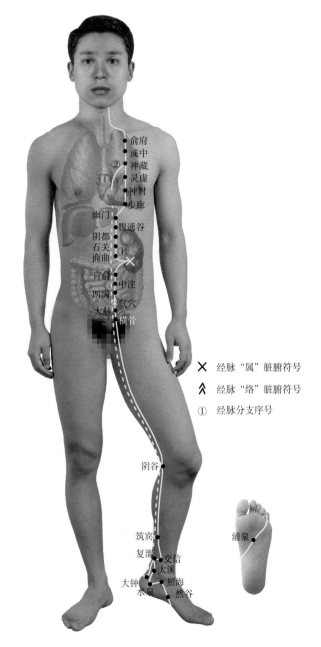

俞府
彧中
② 神藏
灵墟
神封
步廊

幽门
阴都
石关 腹通谷
商曲 ①
肓俞
中注
四满 气穴
大赫 横骨

✕ 经脉"属"脏腑符号
᚜ 经脉"络"脏腑符号
① 经脉分支序号

阴谷

筑宾
复溜 交信
太溪
大钟 照海
水泉 然谷

涌泉

图 足少阴肾经经脉循行图

载涌泉、然谷、太溪、复溜、阴谷5穴；《灵枢经·经脉》载大钟1穴。晋·皇甫谧《针灸甲乙经》在此基础上增补了21穴：水泉、照海、交信、筑宾、横骨、大赫、气穴、四满、中注、肓俞、商曲、石关、阴都、腹通谷、幽门、步廊、神封、灵墟、神藏、或中、俞府。

分布　足少阴肾经共27个腧穴，左右各一，对称分布于身体两侧，始于涌泉，终于俞府。涌泉1穴在足底，然谷、太溪、大钟、水泉、照海、复溜、交信、筑宾、阴谷9穴在下肢内侧面及足内侧；横骨、大赫、气穴、四满、中注、肓俞、商曲、石关、阴都、腹通谷、幽门、步廊、神封、灵墟、神藏、或中、俞府17穴在胸腹（图1~2）。

主治　足少阴肾经腧穴均能治疗妇科、前阴病，肾、肺、咽喉病及经脉循行部位的其他病证。治疗妇科、前阴病常用然谷、太溪、照海、阴谷、横骨、大赫、气穴、肓俞；治疗肾病常用太溪、大钟、复溜；治疗肺病常用太溪、照海、神封；治疗咽喉病常用涌泉、太溪。

（倪光夏）

yǒngquán

涌泉（KI 1）　足少阴肾经腧穴名，为足少阴肾经五输穴之井穴。出《灵枢经·本输》。

定位　在足底部，卷足时足前部凹陷处，约当足底第二、三趾趾缝纹头端与足跟连线的前1/3与后2/3交点处（见足少阴肾经腧穴图）。仰卧或正坐跷足取之。

局部解剖　皮肤→皮下组织→跖腱膜→趾短屈肌腱→第二蚓状肌。浅层布有足底内侧神经的分支；深层布有第二趾足底总神经，第二趾足底总动、静脉。

主治　①昏厥，中暑，癫狂，癔症，惊风等急症及神志病证。②头痛，头晕，目眩，失眠。③咽喉痛，失音等肺系病证。④下肢瘫痪，足心热。⑤大便难，小便不利。现代常用于治疗癔症性昏厥和抽搐、痫病、精神分裂症、休克、高血压、失眠、小儿流涎等。可预防感冒。

操作　直刺0.5~0.8寸；常用灸法或药物贴敷。

（倪光夏）

rángǔ

然谷（KI 2）　足少阴肾经腧穴名，为足少阴肾经五输穴之荥穴。出《灵枢经·本输》。

定位　在足内侧缘，足舟骨粗隆下方赤白肉际处（见足少阴肾经腧穴图）。正坐或仰卧位取之。

局部解剖　皮肤→皮下组织→拇展肌→趾长屈肌

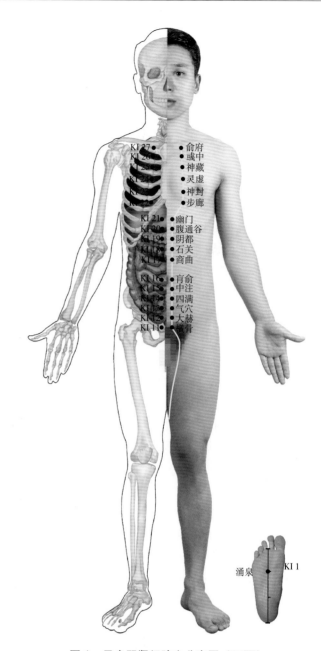

图1　足少阴肾经腧穴分布图（正面）

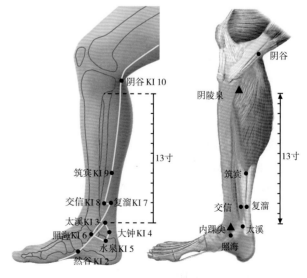

图2　足少阴肾经腧穴分布图（下肢内侧）

腱。浅层布有隐神经的小腿内侧皮支；深层布有足底内侧神经，足底内侧动、静脉。

主治　①月经不调，阴痒，阴挺，带下等妇科病证。②遗精，阳痿，小便不利等泌尿生殖系统疾病。③咳血，咽喉肿痛。④消渴。⑤泄泻。⑥小儿脐风，口噤。⑦下肢痿痹，足跗痛。现代常用于治疗高血压、扁桃体炎、咽喉炎、膀胱炎、糖尿病、破伤风等。

操作　直刺 0.5~0.8 寸；可灸。

（倪光夏）

tàixī

太溪（KI 3）　足少阴肾经腧穴名，为足少阴肾经五输穴之输穴、原穴。出《灵枢经·本输》。

定位　在足内侧，当内踝尖与跟腱之间的凹陷处（见足少阴肾经腧穴图）。仰卧或正坐平放足底取之。

局部解剖　皮肤→皮下组织→胫骨后肌腱、趾长屈肌腱与跟腱、趾肌腱之间→拇长屈肌。浅层布有大隐静脉的属支，隐神经的小腿内侧皮支；深层布有胫后动、静脉，胫神经。

主治　①头痛，眩晕，失眠，健忘，腰膝酸软，遗精，阳痿等肾虚病证。②咽喉肿痛，牙痛，耳鸣，耳聋等阴虚性五官病证。③咳嗽，气喘，咯血等肺系病证。④小便频数，消渴。⑤月经不调。⑥内踝肿痛，足跟痛，下肢厥冷。现代常用于治疗肾炎、尿路感染、尿道结石、慢性咽喉炎、吞咽困难、眩晕、失眠、神经衰弱、牙痛等。

操作　直刺 0.5~1 寸；可灸。

（倪光夏）

dàzhōng

大钟（KI 4）　足少阴肾经腧穴名，为足少阴肾经络穴。出《灵枢经·经脉》。

定位　在足内侧，太溪下 0.5 寸稍后，当跟腱内缘处（见足少阴肾经腧穴图）。仰卧或正坐平放足底取之。

局部解剖　皮肤→皮下组织→趾肌腱和跟腱的前方→跟骨。浅层布有小腿内侧皮神经；深层布有胫后动脉的内踝支和跟支构成的动脉网，胫神经的跟骨内侧神经。

主治　①癃闭，遗尿，便秘。②痴呆。③咳血，气喘。④腰痛，足跟痛。现代常用于治疗尿潴留、遗尿、痴呆、足跟痛等。

操作　直刺 0.3~0.5 寸；可灸。

（倪光夏）

shuǐquán

水泉（KI 5）　足少阴肾经腧穴名，为足少阴肾经郄穴。出《针灸甲乙经》。

定位　在足内侧，太溪直下 1 寸，跟骨结节的内侧凹陷处（见足少阴肾经腧穴图）。仰卧或正坐平放足底取之。

局部解剖　皮肤→皮下组织→跟骨内侧面。浅层布有隐神经分支，大隐静脉属支；深层布有胫神经干，胫后动脉干。

主治　①月经不调，痛经，经闭，阴挺等妇科病证。②小便不利。③足跟痛。现代常用于治疗痛经、经闭、子宫脱垂、膀胱炎、前列腺炎、肾结石等。

操作　直刺 0.3~0.5 寸；可灸。

（倪光夏）

zhàohǎi

照海（KI 6）　足少阴肾经腧穴名，为八脉交会穴之一（通于阴跷脉）。出《针灸甲乙经》。

定位　在足内侧，内踝尖高点正下方凹陷处（见足少阴肾经腧穴图）。正坐平放足底取之。

局部解剖　皮肤→皮下组织→胫骨后肌腱。浅层布有隐神经分支，大隐静脉属支；深层布有足底内侧神经的肌支，胫后动脉的跟内侧支。

主治　①咽喉干痛，目赤肿痛等五官热性病证。②失眠，痫病。③月经不调，痛经，带下，阴挺等妇科病证。④小便频数，癃闭，便秘。现代常用于治疗肾炎、慢性咽炎、梅核气、中风失语、失眠、嗜睡、高血压等。

操作　直刺 0.5~0.8 寸；可灸。

（倪光夏）

fùliū

复溜（KI 7）　足少阴肾经腧穴名，为足少阴肾经五输穴之经穴。出《灵枢经·本输》。

定位　在小腿内侧，太溪直上 2 寸，当跟腱的前缘（见足少阴肾经腧穴图）。正坐或仰卧位取之。

局部解剖　皮肤→皮下组织→趾肌腱和跟腱前方→拇长屈肌。浅层布有隐神经分支，小腿内侧皮神经，大隐静脉属支；深层布有胫神经肌支，胫后动脉分支。

主治　①水肿，盗汗，身热无汗等津液输布失调病证。②腹胀，肠鸣，泄泻等胃肠病证。③下肢痿痹，腰脊强痛。现代常用于治疗尿路感染、肾炎、功能性子宫出血、急性腰扭伤、下肢瘫痪等。还可用于治疗无器质性病变的中老年妇女下肢水肿。

操作　一般直刺 0.5~1 寸；可灸。

（倪光夏）

jiāoxìn

交信（KI 8）　足少阴肾经腧穴名，为阴跷脉郄穴。出《针灸甲乙经》。

定位 在小腿内侧，太溪直上2寸，复溜前0.5寸，胫骨内侧面的后缘（见足少阴肾经腧穴图）。正坐或仰卧位取之。

局部解剖 皮肤→皮下组织→趾长屈肌→胫骨后肌后方→拇长屈肌。浅层布有隐神经，大隐静脉属支；深层布有胫后动脉分支。

主治 ①月经不调，崩漏，阴挺，阴痒等妇科病证。②疝气。③泄泻，便秘。④股膝胫内侧痛。现代常用于治疗功能性子宫出血、子宫脱垂、腹股沟疝、肠炎等。

操作 直刺1~1.5寸；可灸。

（倪光夏）

zhùbīn

筑宾（KI 9） 足少阴肾经腧穴名，为阴维脉郄穴。出《针灸甲乙经》。

定位 在小腿内侧，太溪与阴谷的连线上，太溪上5寸，约当腓肠肌肌腹下缘处（见足少阴肾经腧穴图）。正坐或仰卧位取之。

局部解剖 皮肤→皮下组织→小腿三头肌。浅层布有隐神经，大隐静脉属支；深层布有胫神经肌支，胫后动脉分支。

主治 ①癫狂，痫病。②疝气。③呕吐。④小腿内侧痛。现代常用于治疗精神分裂症、腓肠肌痉挛、肾炎、膀胱炎、尿路感染、盆腔炎等。

操作 直刺1~1.5寸；可灸。

（倪光夏）

yīngǔ

阴谷（KI 10） 足少阴肾经腧穴名，为足少阴肾经五输穴之合穴。出《灵枢经·本输》。

定位 在腘窝内侧，屈膝时，当半腱肌与半膜肌之间（见足少阴肾经腧穴图）。正坐微屈膝取之。

局部解剖 皮肤→皮下组织→半腱肌腱与半膜肌腱之间→腓肠肌内侧头。浅层布有隐神经分支，大隐静脉；深层布有胫神经肌支，腘动脉的膝上内侧动脉分支。

主治 ①阳痿，疝痛，小便难，阴部痛痒等泌尿生殖系疾病。②月经不调，崩漏等妇科病证。③膝股内侧痛。现代常用于治疗尿路感染、性功能减退、阴道炎等。

操作 直刺0.5~1.2寸；可灸。

（倪光夏）

hénggǔ

横骨（KI 11） 足少阴肾经腧穴名。出《针灸甲乙经》。

定位 在下腹部，脐下5寸，耻骨联合上际，前正中线旁开0.5寸（见足少阴肾经腧穴图）。仰卧位取之。

局部解剖 皮肤→皮下组织→腹直肌鞘前壁→锥状肌→腹直肌。浅层布有髂腹下神经皮支，腹壁浅动脉分支；深层布有肋下神经肌支，腹壁下动脉分支。

主治 ①少腹胀痛，阴部痛。②遗精，阳痿，遗尿，小便不通，疝气等泌尿生殖系统疾病。现代常用于治疗阴道炎、盆腔炎、附件炎、尿道炎、遗精、阳痿等。

操作 直刺1~1.5寸；可灸。

（倪光夏）

dàhè

大赫（KI 12） 足少阴肾经腧穴名。出《针灸甲乙经》。

定位 在下腹部，脐下4寸，前正中线旁开0.5寸（见足少阴肾经腧穴图）。仰卧位取之。

局部解剖 皮肤→皮下组织→腹直肌鞘前壁→腹直肌。浅层布有髂腹下神经皮支，腹壁浅动脉分支；深层布有肋下神经肌支，腹壁下动脉分支。

主治 ①遗精，阳痿等男科病证。②月经不调，带下，痛经，阴挺等妇科病证。③泄泻，痢疾。现代常用于治疗遗精、阳痿、功能性子宫出血、不孕症，可促排卵。

操作 直刺1~1.5寸；可灸。

（倪光夏）

qìxué

气穴（KI 13） 足少阴肾经腧穴名，为足少阴肾经、冲脉之交会穴。出《针灸甲乙经》。

定位 在下腹部，脐下3寸，前正中线旁开0.5寸（见足少阴肾经腧穴图）。仰卧位取之。

局部解剖 皮肤→皮下组织→腹直肌鞘前壁→腹直肌。浅层布有肋下神经前皮支，腹壁浅动脉分支；深层有肋下神经肌支，腹壁下动脉分支。

主治 ①月经不调，带下等妇科病证。②小便不利。③泄泻，痢疾。现代常用于治疗肠炎、尿路感染、月经不调、不孕症等。

操作 直刺或斜刺1~1.5寸；可灸。

（倪光夏）

sìmǎn

四满（KI 14） 足少阴肾经腧穴名，为足少阴肾经、冲脉之交会穴。出《针灸甲乙经》。

定位 下腹部，脐下2寸，前正中线旁开0.5寸（见足少阴肾经腧穴图）。仰卧位取之。

局部解剖 皮肤→皮下组织→腹直肌鞘前壁→腹直肌。浅层布有第十一肋间神经前皮支，腹壁浅动脉分支；深层布有第十一肋间神经肌支，腹壁下动脉分支。

主治 ①月经不调，崩漏，带下，产后恶露不止等妇产科病证。②遗精，遗尿，不孕症，疝气。③腹痛，腹胀，便秘。④水肿。现代常用于治疗月经不调、功能性子宫出血、附件炎、遗精、阳痿、不孕症、肠炎、肾炎等。

操作 直刺 1 ~ 1.5 寸；可灸。

（倪光夏）

zhōngzhù

中注（KI 15） 足少阴肾经腧穴名，为足少阴肾经、冲脉之交会穴。出《针灸甲乙经》。

定位 在中腹部，脐下1寸，前正中线旁开 0.5 寸（见足少阴肾经腧穴图）。仰卧位取之。

局部解剖 皮肤→皮下组织→腹直肌鞘前壁→腹直肌。浅层布有第十一肋间神经前皮支，腹壁浅动脉分支；深层布有第十一肋间神经肌支，腹壁上、下动脉分支。

主治 ①月经不调。②腹痛，便秘，泄泻，痢疾等胃肠病证。现代常用于治疗月经不调、肠炎、细菌性痢疾等。

操作 直刺 1 ~ 1.5 寸；可灸。

（倪光夏）

huāngshù

肓俞（KI 16） 足少阴肾经腧穴名，为足少阴肾经、冲脉之交会穴。出《针灸甲乙经》。

定位 在中腹部，脐旁开 0.5 寸（见足少阴肾经腧穴图）。仰卧位取之。

局部解剖 皮肤→皮下组织→腹直肌鞘前壁→腹直肌。浅层布有第十肋间神经前皮支，脐周静脉网；深层布有第十肋间神经肌支，腹壁上、下动脉分支。

主治 ①腹痛，腹胀，呕吐，

泄泻，痢疾，便秘等胃肠病证。②月经不调。③疝气。现代常用于治疗胃痉挛、肠炎、便秘、肠麻痹等。

操作 直刺 1 ~ 1.5 寸；可灸。

（倪光夏）

shāngqū

商曲（KI 17） 足少阴肾经腧穴名，为足少阴肾经、冲脉之交会穴。出《针灸甲乙经》。

定位 在上腹部，脐上2寸，前正中线旁开 0.5 寸（见足少阴肾经腧穴图）。仰卧位取之。

局部解剖 皮肤→皮下组织→腹直肌鞘前壁→腹直肌。浅层布有第九肋间神经前皮支，脐周静脉网；深层布有第九肋间神经肌支，腹壁上、下动脉分支。

主治 胃痛，腹痛，腹胀，泄泻，便秘等胃肠病证。现代常用于治疗胃痉挛、肠炎、腹膜炎等。

操作 直刺 1 ~ 1.5 寸；可灸。

（倪光夏）

shíguān

石关（KI 18） 足少阴肾经腧穴名，为足少阴肾经、冲脉之交会穴。出《针灸甲乙经》。

定位 在上腹部，脐上3寸，前正中线旁开 0.5 寸（见足少阴肾经腧穴图）。仰卧位取之。

局部解剖 皮肤→皮下组织→腹直肌鞘前壁→腹直肌。浅层布有第八肋间神经前皮支，胸腹壁静脉属支；深层布有第八肋间神经肌支，腹壁上动脉分支。

主治 ①胃痛，呕吐，腹胀，腹痛，泄泻，便秘等胃肠病证。②不孕症。现代常用于治疗食管痉挛、膈肌痉挛、胃痉挛、肠炎、便秘、不孕症等。

操作 直刺 1 ~ 1.5 寸；

可灸。

（倪光夏）

yīndū

阴都（KI 19） 足少阴肾经腧穴名，为足少阴肾经、冲脉之交会穴。出《针灸甲乙经》。

定位 在上腹部，脐上4寸，前正中线旁开 0.5 寸（见足少阴肾经腧穴图）。仰卧位取之。

局部解剖 皮肤→皮下组织→腹直肌鞘前壁→腹直肌。浅层布有第八肋间神经前皮支；深层布有第八肋间神经肌支，腹壁上动脉分支。

主治 胃痛，腹胀，腹痛，肠鸣，便秘等胃肠病证。现代常用于治疗胃炎、肠炎、肠功能紊乱、便秘等。

操作 直刺1~1.5寸；可灸。

（倪光夏）

fùtōnggǔ

腹通谷（KI 20） 足少阴肾经腧穴名，为足少阴肾经、冲脉之交会穴。出《针灸甲乙经》。

定位 在上腹部，脐上5寸，前正中线旁开 0.5 寸（见足少阴肾经腧穴图）。仰卧位取之。

局部解剖 皮肤→皮下组织→腹直肌鞘前壁→腹直肌。浅层布有第七肋间神经前皮支；深层布有第七肋间神经肌支，腹壁上动脉分支。

主治 ①腹痛，腹胀，胃痛，呕吐等胃肠病证。②心痛，心悸，胸痛等心胸疾病。现代常用于治疗胃炎、肠炎、胃肠功能紊乱、便秘、冠心病等。

操作 直刺0.5~1寸；可灸。

（倪光夏）

yōumén

幽门（KI 21） 足少阴肾经腧穴名，为足少阴肾经、冲脉之交会穴。出《针灸甲乙经》。

定位 在上腹部，脐上6寸，

前正中线旁开 0.5 寸（见足少阴肾经腧穴图）。仰卧位取之。

局部解剖　皮肤→皮下组织→腹直肌鞘前壁→腹直肌。浅层布有第七肋间神经前皮支；深层布有第七肋间神经肌支，腹壁上动脉分支。

主治　胃痛，呕吐，腹痛，腹胀，泄泻等胃肠病证。现代常用于治疗胃痉挛、慢性胃炎、胃溃疡、胃神经症等。

操作　直刺 0.5～1 寸；可灸。

（倪光夏）

bùláng
步廊（KI 22）　足少阴肾经腧穴名。出《针灸甲乙经》。

定位　在胸部，当第五肋间隙，前正中线旁开 2 寸（见足少阴肾经腧穴图）。仰卧位取之。

局部解剖　皮肤→皮下组织→胸大肌。浅层布有第五肋间神经前皮支；深层布有胸前神经分支，胸廓内动脉穿支。

主治　①胸痛，胸胁胀满，咳嗽，气喘等胸肺疾病。②乳痛。现代常用于治疗气管炎、支气管炎、哮喘、胸膜炎、肋间神经痛、乳腺炎等。

操作　斜刺或平刺 0.5～0.8 寸，不可深刺；可灸。

（倪光夏）

shénfēng
神封（KI 23）　足少阴肾经腧穴名。出《针灸甲乙经》。

定位　在胸部，当第四肋间隙，前正中线旁开 2 寸（见足少阴肾经腧穴图）。仰卧位取之。

局部解剖　皮肤→皮下组织→胸大肌。浅层布有第四肋间神经前皮支；深层布有胸前神经分支，胸廓内动脉穿支，胸肩峰动脉胸肌支。

主治　①胸胁支满，咳嗽，气喘等胸肺疾病。②乳痛。③呕吐。现代常用于治疗气管炎、支气管炎，哮喘、胸膜炎、肋间神经痛、乳腺炎等。

操作　斜刺或平刺 0.5～0.8 寸，不可深刺；可灸。

（倪光夏）

língxū
灵墟（KI 24）　足少阴肾经腧穴名。出《针灸甲乙经》。

定位　在胸部，当第三肋间隙，前正中线旁开 2 寸（见足少阴肾经腧穴图）。仰卧位取之。

局部解剖　皮肤→皮下组织→胸大肌。浅层布有第三肋间神经前皮支；深层布有胸前神经分支，胸廓内动脉穿支，胸肩峰动脉胸肌支。

主治　①胸胁支满，咳嗽，气喘等胸肺疾病。②乳痛。③呕吐。现代常用于治疗气管炎、支气管炎、哮喘、胸膜炎、乳腺炎等。

操作　斜刺或平刺 0.5～0.8 寸，不可深刺；可灸。

（倪光夏）

shéncáng
神藏（KI 25）　足少阴肾经腧穴名。出《针灸甲乙经》。

定位　在胸部，当第二肋间隙，前正中线旁开 2 寸（见足少阴肾经腧穴图）。仰卧位取之。

局部解剖　皮肤→皮下组织→胸大肌。浅层布有第二肋间神经前皮支；深层布有胸前神经分支，胸廓内动脉穿支，胸肩峰动脉胸肌支。

主治　①胸胁支满，咳嗽，气喘等胸肺疾病。②呕吐。现代常用于治疗气管炎、支气管炎、哮喘、胸膜炎、肋间神经痛、乳腺炎等。

操作　斜刺或平刺 0.5～0.8 寸，不可深刺；可灸。

（倪光夏）

yùzhōng
彧中（KI 26）　足少阴肾经腧穴名。出《针灸甲乙经》。

定位　在胸部，当第一肋间隙，前正中线旁开 2 寸（见足少阴肾经腧穴图）。仰卧位取之。

局部解剖　皮肤→皮下组织→胸大肌。浅层布有锁骨上神经内侧支；深层布有胸前神经内侧支，胸廓内动脉穿支，胸肩峰动脉锁骨支。

主治　胸胁支满，咳嗽，气喘等胸肺疾病。现代常用于治疗气管炎、支气管炎、胸膜炎、肋间神经痛等。

操作　斜刺或平刺 0.5～0.8 寸，不可深刺；可灸。

（倪光夏）

shùfǔ
俞府（KI 27）　足少阴肾经腧穴名。出《针灸甲乙经》。

定位　在胸部，当锁骨下缘，前正中线旁开 2 寸（见足少阴肾经腧穴图）。仰卧位取之。

局部解剖　皮肤→皮下组织→胸大肌。浅层布有锁骨上神经内侧支；深层布有胸前神经分支，胸肩峰动脉锁骨支。

主治　胸痛，咳嗽，气喘等胸肺疾病。现代常用于治疗气管炎、支气管炎、哮喘、胸膜炎、肋间神经痛等。

操作　斜刺或平刺 0.5～0.8 寸，不可深刺；可灸。

（倪光夏）

shǒujuéyīn xīnbāojīng
手厥阴心包经（pericardium channel/meridian of hand-juey-in，PC）　十二经脉之一，属心包，络三焦。简称心包经。出《灵枢经·经脉》。

循行　从胸中开始，浅出属心包，通过膈肌，经历胸部、上腹和下腹，络三焦。分支：沿胸内出胁部，当腋下3寸处（天池）向上到腋窝下，沿上肢内侧中线入肘，过腕部，入掌中（劳宫），沿中指出其末端（中冲）。分支：从掌中分出，沿环指出尺侧端，接手少阳三焦经（图）。

病候　此经异常变动时表现为下列病症：手掌心发热，前臂和肘关节拘挛，腋窝部肿胀，甚至胸胁有满闷之感，心动不宁，面色赤，眼睛发黄，嬉笑不止。

主治概要　主治心、胸、胃、神志病及经脉循行部位的其他病证。手厥阴心包经腧穴主治有关"脉"方面发生的病症：心胸烦

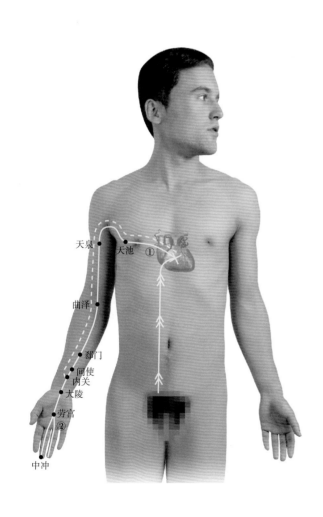

✕　经脉"属"脏腑符号

人　经脉"络"脏腑符号

①　经脉分支序号

图　手厥阴心包经经脉循行图

闷，心痛，掌心发热。

（王　华）

shǒujuéyīn xīnbāojīng shùxué

手厥阴心包经腧穴 （acupoints of pericardium channel/meridian of hand-jueyin）

手厥阴心包经循行路线上的穴位。这些穴位是心包及其所属经络气血转输出入的特殊部位，有反映病症、协助诊断和防治疾病的作用。手厥阴心包经腧穴的记载首见于《黄帝内经》，共载7个腧穴，其中《灵枢经·本输》载天池、曲泽、间使、大陵、劳宫、中冲6穴；《灵枢经·经脉》载内关1穴。晋·皇甫谧《针灸甲乙经》在此基础上增补了郄门、天泉2穴，并对部分腧穴的定位进行了补充说明，对腧穴的特性和主治特点也进行了适当补充。

分布　手厥阴心包经共9个腧穴，左右各一，对称分布于身体两侧，始于天池，终于中冲。天池1穴在胸部，天泉、曲泽、郄门、间使、内关、大陵6穴在上肢内侧面中间，劳宫、中冲2穴在手部（图1~2）。

主治　手厥阴心包经腧穴均能治疗心、胸、胃、神志

病及经络循行部位的其他病证。治疗心悸、心痛常用内关、郄门、间使；和胃降逆常用曲泽、郄门、间使、内关、大陵；宽胸理气常用天池、天泉；治疗神志病常用劳宫、中冲。

（梁繁荣）

tiānchí

天池 （PC 1）

手厥阴心包经腧穴名，为手厥阴心包经、足少阳胆经交会穴。出《灵枢经·本输》。

定位　在胸部，第四肋间隙，前正中线旁开5寸（见手厥阴心包经腧穴图）。正坐或仰卧位取之。

局部解剖　皮肤→皮下组织→胸大肌→胸小肌。浅层布有第四肋间神经外侧皮支，胸腹壁静脉的属支；深层布有胸内、外侧神经，胸外侧动、静脉的分支或属支。

主治　①咳嗽，痰多，胸闷，气喘，心痛。②乳痈。③瘰疬，腋下肿痛。④胁肋疼痛。现代常用于治疗乳腺炎、心绞痛、肋间神经痛等。

操作　斜刺或平刺0.5~0.8寸，不可深刺；可灸。

（梁繁荣）

tiānquán

天泉 （PC 2）

手厥阴心包经腧穴名。出《针灸甲乙经》。

定位　在臂前区，腋前纹头下2寸，肱二头肌的长、短头之间（见手厥阴心包经腧穴图）。正坐或仰卧位取之。

局部解剖　皮肤→皮下组织→肱二头肌→肱肌→喙肱肌腱。浅层布有臂内侧皮神经的分支；深层布有肌皮神经，肱动、静脉的肌支。

主治　①心悸，胸闷，心痛。②胸胁胀满，胸痛。③上臂内侧

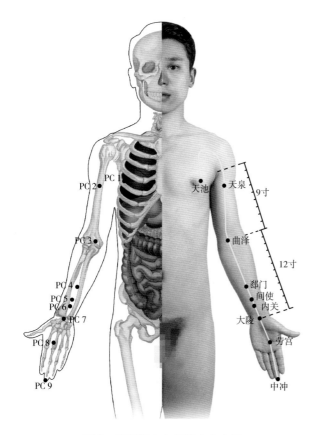

图 1 手厥阴心包经腧穴分布图

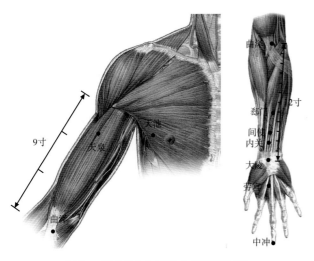

图 2 手厥阴心包经腧穴局部解剖图

穴名，为手厥阴心包经五输穴之合穴。出《灵枢经·本输》。

定位 在肘前区，肘横纹上，肱二头肌腱的尺侧缘凹陷中（见手厥阴心包经腧穴图）。正坐或仰卧位取之。

局部解剖 皮肤→皮下组织→正中神经→肱肌。浅层布有肘正中静脉，前臂内侧皮神经；深层布有肱动、静脉，尺侧返动、静脉的掌侧支与尺侧下副动、静脉前支构成的动、静脉网，正中神经本干。

主治 ①心悸，善惊。②身热，烦心，口干。③咳喘，胸胁胀满，呕吐气逆。④肘臂疼痛不能伸。现代常用于治疗心血管疾病、胃痛、呕吐、泄泻、支气管炎、肘臂疼痛、上肢痉挛、中暑等。

操作 直刺 1～1.5 寸，也可用三棱针点刺出血；可灸。

（梁繁荣）

xìmén

郄门（PC 4） 手厥阴心包经腧

穴名，为手厥阴心包经郄穴。出《针灸甲乙经》。

定位 在前臂前区，腕掌侧远端横纹上 5 寸，掌长肌腱与桡侧腕屈肌腱之间（见手厥阴心包经腧穴图）。正坐或仰卧仰掌取之。

局部解剖 皮肤→皮下组织→桡侧腕屈肌腱与掌长肌腱之间→指浅屈肌→指深屈肌→前臂骨间膜。浅层布有前臂外侧皮神经，前臂内侧皮神经分支，前臂正中静脉；深层布有正中神经及伴行的动、静脉，骨间前动脉、神经。

主治 ①心悸，心胸痛。②咯血，呕吐。③肘臂痛，腋肿。现代常用于治疗心肌炎、风湿性心脏病、心绞痛、膈肌痉挛、胸膜炎等。

操作 直刺 0.5～1 寸；可灸。

（梁繁荣）

jiānshǐ

间使（PC 5） 手厥阴心包经腧穴名，为手厥阴心包经五输穴之经穴。出《灵枢经·本输》。

定位 在前臂前区，腕掌侧远端横纹上 3 寸，掌长肌腱与桡侧腕屈肌腱之间（见手厥阴心包经腧穴图）。正坐或仰卧仰掌取之。

局部解剖 皮肤→皮下组织→桡侧腕屈肌腱与掌长肌腱之间→指浅屈肌→指深屈肌→旋前方肌→前臂骨间膜。浅层布有前臂内、外侧皮神经分支，前臂正中神经；深层布有正中神经及伴行的动、静脉，骨间前动脉、神经。

主治 ①心悸，心胸痛，善惊。②胃痛，呕吐。③热病，烦心，疟疾。④肘臂痛，掌中热。现代常用于治疗心律失常、风湿性心脏病、胃病、抑郁症、脑血管疾病后遗症、肘臂疼痛等。

痛，肘中挛急。现代常用于治疗心内膜炎、肋间神经痛、咳嗽、呃逆、乳腺炎、上肢内侧痛等。

操作 直刺 0.5～0.8 寸；可灸。

（梁繁荣）

qūzé

曲泽（PC 3） 手厥阴心包经腧

操作　直刺 0.5 ~ 1 寸；可灸。

（梁繁荣）

nèiguān

内关（PC 6）　手厥阴心包经腧穴名，为手厥阴心包经络穴，八脉交会穴之一（通于阴维脉）。出《灵枢经·经脉》。

定位　在前臂前区，腕掌侧远端横纹上 2 寸，掌长肌腱与桡侧腕屈肌腱之间（见手厥阴心包经腧穴图）。正坐或仰卧仰掌取之。

局部解剖　皮肤→皮下组织→桡侧腕屈肌腱与掌长肌腱之间→指浅屈肌→指深屈肌→旋前方肌。浅层布有前臂内侧皮神经，前臂外侧皮神经的分支，前臂正中静脉；深层布有正中神经伴行动、静脉，骨间前动、静脉，骨间前神经。

主治　①心悸，心痛。②恶心，呕吐，呃逆。③失眠，头痛，癫狂。④上肢麻痹，肘臂挛痛，手指麻木。现代常用于治疗心律失常、心绞痛、心动过速或过缓、风湿性心脏病、急性胃肠炎、胃脘疼痛、膈肌痉挛、放化疗后恶心呕吐、急性胆道疾病、失眠、血管性头痛等。为针刺麻醉、镇痛的常用穴位。

操作　直刺 0.5 ~ 1 寸；可灸。

（梁繁荣）

dàlíng

大陵（PC 7）　手厥阴心包经腧穴名，为手厥阴心包经五输穴之输穴、原穴。出《灵枢经·本输》。

定位　在腕前区，腕掌侧远端横纹中，掌长肌腱与桡侧腕屈肌腱之间（见手厥阴心包经腧穴图）。正坐或仰卧仰掌取之。

局部解剖　皮肤→皮下组

织→掌长肌腱与桡侧腕屈肌腱之间→拇长屈肌腱与指浅屈肌腱→指深屈肌腱之间→桡腕关节前方。浅层布有前臂内、外侧皮神经，正中神经掌支，腕掌侧静脉网；深层布有正中神经。

主治　①心悸，胸闷，烦心。②失眠，多梦，癫狂，痫症。③手心热，肘臂挛痛，腕下垂。④呕吐，胃痛。⑤胸胁痛，喉痹。现代常用于治疗心律失常、心动过速、胃炎、中风后情感障碍、失眠、神经衰弱、精神分裂症、腕关节及周围软组织疾病等。

操作　直刺 0.3 ~ 0.5 寸；可灸。

（梁繁荣）

láogōng

劳宫（PC 8）　手厥阴心包经腧穴名，为手厥阴心包经五输穴之荥穴。出《灵枢经·本输》。

定位　在掌区，横平第三掌指关节近端，第二、三掌骨之间偏于第三掌骨（见手厥阴心包经腧穴图）。正坐或仰卧仰掌取之。

局部解剖　皮肤→皮下组织→掌腱膜→分别在桡侧两根指浅、深屈肌腱之间→第二蚓状肌桡侧→第一骨间掌侧肌和第二骨间背侧肌。浅层布有正中神经的掌支，手掌侧静脉网；深层布有指掌侧总动脉，指掌侧固有神经。

主治　①心悸，心痛。②中风昏迷，癫狂，痫病。③口疮，口臭。④手指麻木，掌热汗出。现代常用于急救，治疗中暑昏迷、心绞痛、精神分裂症、惊风、泻热等。

操作　直刺 0.3 ~ 0.5 寸；可灸。

（梁繁荣）

zhōngchōng

中冲（PC 9）　手厥阴心包经腧穴名，为手厥阴心包经五输穴之

井穴。出《灵枢经·本输》。

定位　在手指，中指末端最高点（见手厥阴心包经腧穴图）。仰掌取之。

局部解剖　皮肤→皮下组织。布有指掌侧固有神经末梢，指掌侧动、静脉的动、静脉网；皮下组织内富含纤维束，纤维束外连皮肤，内连远节指骨骨膜。

主治　①中风昏迷，热病。②舌强肿痛。③掌中热。现代常用于急救，治疗中暑昏迷、惊风、睑腺炎、心绞痛等。

操作　浅刺 0.1 寸，也可用三棱针点刺出血；可灸。

（梁繁荣）

shǒushàoyáng sānjiāojīng

手少阳三焦经（sanjiao channel/meridian of hand-shaoyang, TE）　十二经脉之一，属三焦，络心包。简称三焦经。出《灵枢经·经脉》。

循行　起于环指末端（关冲），向上行沿环指尺侧至手腕背面，沿前臂外侧尺骨、桡骨之间过肘尖，沿上臂外侧向上通过肩部，交出足少阳胆经的后面进入锁骨上窝，布于膻中，散络心包，过膈肌，依次属上、中、下三焦。分支：从膻中分出，上行出锁骨上窝，至肩部，左右交会于大椎，分开上行到项部，沿耳后，直上出耳上方，然后屈曲向下经面颊部至目眶下。分支：从耳后进入耳中，出走耳前，经过上关前，在面颊部与前一支相交，至外眼角（瞳子髎），接足少阳胆经（图）。

病候　此经异常变动时表现为下列病症：耳聋，耳鸣，咽喉肿痛或闭塞不通。

主治概要　主治侧头、耳、目、咽喉、胸胁病，热病及经脉循行部位的其他病证。手少阳三

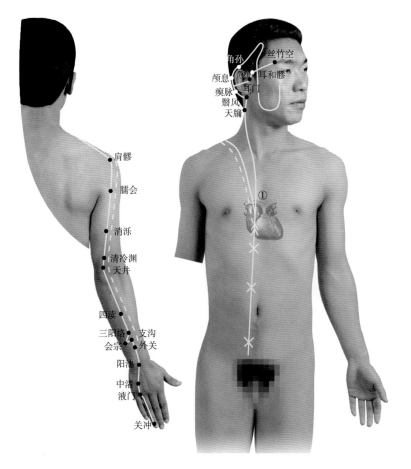

× 经脉"属"脏腑符号　　＾ 经脉"络"脏腑符号　　① 经脉分支序号

图　手少阳三焦经经脉循行图

焦经腧穴主治有关"气"方面发生的病症：自汗出，眼外角疼痛，面颊肿，耳后、肩部、上臂、肘窝、前臂外侧病痛，环指运用欠灵活。

（王　华）

shǒushàoyáng sānjiāojīng shùxué

手少阳三焦经腧穴（acupoints of sanjiao channel/meridian of hand-shaoyang）　手少阳三焦经循行路线上的穴位。这些穴位是三焦及其所属经络气血转输出入的特殊部位，有反映病症、协助诊断和防治疾病的作用。手少阳三焦经腧穴的记载首见于《黄帝内经》，共载9个腧穴，其中《灵枢经·本输》载关冲、液门、中渚、阳池、支沟、天井、天髎7

穴；《灵枢经·经脉》载外关1穴；《灵枢经·寒热病》载角孙1穴。晋·皇甫谧《针灸甲乙经》在此基础上增补了会宗、三阳络、四渎、清冷渊、消泺、臑会、肩髎、天髎、翳风、瘈脉、颅息、耳门、耳和髎、丝竹空14穴。

分布　手少阳三焦经共23个腧穴，左右各一，对称分布于身体两侧，始于关冲，终于丝竹空。关冲、液门、中渚、阳池、外关、支沟、会宗、三阳络、四渎、天井、清冷渊、消泺、臑会13穴在上肢外侧面，肩髎、天髎2穴在肩部，天髎、翳风2穴在颈部，瘈脉、颅息、角孙、耳门、耳和髎、丝竹空6穴在头面部（图1~2）。

主治　手少阳三焦经腧穴均能治疗侧头、耳、目、咽喉、胸胁病，热病及经脉循行部位的其他病证。治疗偏头痛常用丝竹空、角孙、外关、天井；治疗耳疾常用耳门、翳风、中渚、外关、液门；治疗目疾常用丝竹空、液门、关冲；治疗咽喉病常用关冲、液门、阳池；治疗热病常用关冲、中渚、外关、支沟；治疗便秘常用支沟；治疗消渴常用中渚、阳池。

（梁繁荣）

guānchōng

关冲（TE 1）　手少阳三焦经腧穴名，为手少阳三焦经五输穴之井穴。出《灵枢经·本输》。

定位　在手指，环指末节尺侧，指甲根角侧上方0.1寸（见手少阳三焦经腧穴图）。俯掌取之。

局部解剖　皮肤→皮下组织→指甲根。布有尺神经指掌侧固有神经的指背支的分支，指掌侧固有动、静脉指背支的动、静脉网。

主治　①寒热头痛，热痛汗不出等外感病证。②头眩，目赤，耳聋，耳鸣，喉痹，舌强等头面五官病证。③昏厥，中暑。现代常用于治疗结膜炎、角膜白斑、耳鸣、腮腺炎、带状疱疹、脑血管疾病、泄泻等。为急救穴之一。

操作　浅刺0.1寸，也可用三棱针点刺出血；可灸。

（梁繁荣）

yèmén

液门（TE 2）　手少阳三焦经腧穴名，为手少阳三焦经五输穴之荥穴。出《灵枢经·本输》。

定位　在手背，环指、小指间，指蹼缘上方赤白肉际凹陷中（见手少阳三焦经腧穴图）。微握拳，掌心向下取之。

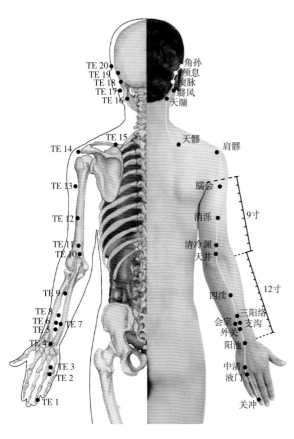

图 1 手少阳三焦经腧穴分布图（背面）

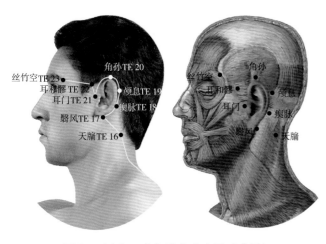

图 2 手少阳三焦经腧穴分布图（头侧）

局部解剖 皮肤→皮下组织→在环指与小指近节指骨基底部之间→第四骨间背侧肌和第四蚓状肌。浅层布有尺神经的指背神经，手背静脉网；深层布有指背动、静脉。

主治 ①寒热头痛，热痛汗不出等外感病证。②目赤泪出，

耳聋，耳鸣，喉痹，牙痛，口干等头面五官病证。③手背红肿，腕臂无力，前臂疼痛等肢体病证。④疟疾等。现代常用于治疗急性上呼吸道感染、高热、头痛、牙痛、落枕、颈椎病、肩周炎等。

操作 直刺0.3~0.5寸；可灸。

（梁繁荣）

zhōngzhǔ

中渚（TE 3） 手少阳三焦经腧穴名，为手少阳三焦经五输穴之输穴。出《灵枢经·本输》。

定位 在手背，第四、五掌骨间，第四掌指关节近端凹陷中（见手少阳三焦经腧穴图）。俯掌取之。

局部解剖 皮肤→皮下组织→第四骨间肌背侧肌。浅层布有尺神经的指背神经，手背静脉网的尺侧部；深层布有第四掌背动脉。

主治 ①头痛，目赤，耳聋，耳鸣，喉痹等头面五官病证。②手指不能屈伸，肘臂酸痛等肢体病证。③消渴，热病，疟疾。

现代常用于治疗偏头痛、眩晕、神经性耳聋、眶上神经痛、肋间神经痛、膈肌痉挛、肘腕关节炎、肩背部筋膜炎等。

操作 直刺0.3~0.5寸；可灸。

（梁繁荣）

yángchí

阳池（TE 4） 手少阳三焦经腧穴名，为手少阳三焦经原穴。出《灵枢经·本输》。

定位 在腕后区，腕背侧远端横纹上，指伸肌腱的尺侧缘凹陷中（见手少阳三焦经腧穴图）。俯掌取之。

局部解剖 皮肤→皮下组织→腕背侧韧带→指伸肌腱（桡侧）与小指伸肌腱→桡腕关节。浅层布有尺神经手背支，腕背静脉网，前臂后皮神经的末支；深层布有尺动脉腕背支的分支。

主治 ①目赤肿痛，耳聋，喉痹等头面五官病证。②指痛，手颤，腕痛无力，肩臂痛不能举等肢体病证。③消渴，热病，疟疾，蛇咬伤。现代常用于治疗手腕部损伤、肩周炎、落枕、风湿病、糖尿病等。

操作 直刺0.3~0.5寸；可灸。

（梁繁荣）

wàiguān

外关（TE 5） 手少阳三焦经腧穴名，为手少阳三焦经络穴，八脉交会穴之一（通于阳维脉）。出《灵枢经·经脉》。

定位 在前臂后区，腕背侧远端横纹上2寸，尺骨与桡骨间隙中点（见手少阳三焦经腧穴图）。伸臂俯掌取之。

局部解剖 皮肤→皮下组织→腕背侧韧带→指伸肌腱（桡侧）与小指伸肌腱→桡腕关节。浅层布有前臂后皮神经，头静脉

和贵要静脉的属支；深层布有骨间后动、静脉，骨间后神经。

主治 ①热病，咳嗽，疟腮，感冒等外感病证。②头痛，耳聋，耳鸣，目赤肿痛，鼻衄，颊痛，牙痛等头面五官病证。③腹痛，便秘，肠痈，霍乱等消化系统病证。④上肢痿痹，胁肋痛，颈肩不适。⑤瘰疬。现代常用于治疗感冒、头痛、面瘫、神经性耳鸣、颞颌关节功能紊乱、牙痛、高血压、脑血管疾病后遗症、神经根型颈椎病、肩周炎、落枕、膈肌痉挛、失眠、急性腰扭伤、踝关节扭伤等。

操作 直刺 0.5 ~ 1 寸；可灸。

（梁繁荣）

zhīgōu

支沟（TE 6） 手少阳三焦经腧穴名，为手少阳三焦经五输穴之经穴。出《灵枢经·本输》。

定位 在前臂后区，腕背侧远端横纹上 3 寸，尺骨与桡骨间隙中点（见手少阳三焦经腧穴图）。伸臂俯掌取之。

局部解剖 皮肤→皮下组织→小指伸肌→拇长伸肌→前臂骨间膜。浅层布有前臂后皮神经，头静脉和贵要静脉的属支；深层布有骨间后动、静脉，骨间后神经。

主治 ①耳聋，耳鸣，面赤，目赤肿痛，暴喑，口噤等头面五官病证。②咳嗽，逆气，心痛，胁肋痛等心胸病证。③产后血晕，产后乳汁分泌不足，经闭等妇科病证。④便秘，呕吐，泄泻等消化系统病证。⑤肩臂酸痛不举，上肢麻痹瘫痪等肢体病证。现代常用于治疗肋间神经痛、习惯性便秘、心绞痛、心肌炎、胸膜炎、肺炎、带状疱疹、急性腰扭伤等。

操作 直刺 0.5 ~ 1 寸；可灸。

huìzōng

会宗（TE 7） 手少阳三焦经腧穴名，为手少阳三焦经郄穴。出《针灸甲乙经》。

定位 在前臂后区，腕背侧远端横纹上 3 寸，尺骨的桡侧缘（见手少阳三焦经腧穴图）。伸臂俯掌取之。

局部解剖 皮肤→皮下组织→尺侧腕伸肌→示指伸肌→前臂骨间膜。浅层布有贵要静脉的属支，前臂后皮神经；深层布有前臂骨间后动、静脉的分支或属支，前臂骨间后神经的分支。

主治 ①耳鸣，耳聋等耳部病证。②上肢痹痛，无力酸软，麻木不仁等肢体病证。③气短，喘满，胁痛等肺系病证。④痫病，精神失常。现代常用于治疗神经性耳鸣、脑血管疾病后遗症、颈椎病、痫病等。

操作 直刺 0.5 ~ 1 寸；可灸。

（梁繁荣）

sānyángluò

三阳络（TE 8） 手少阳三焦经腧穴名。出《针灸甲乙经》。

定位 在前臂后区，腕背侧远端横纹上 4 寸，尺骨与桡骨间隙中点（见手少阳三焦经腧穴图）。伸臂俯掌取之。

局部解剖 皮肤→皮下组织→指伸肌→拇长展肌→拇短伸肌→前臂骨间膜。浅层布有头静脉和贵要静脉的属支，前臂后皮神经；深层布有前臂骨间后动、静脉的分支或属支，前臂骨间后神经的分支。

主治 ①暴聋，暴喑，牙痛等五官病证。②上肢臂痛，挫闪腰痛。现代常用于治疗脑血管疾

病后遗症、聋哑、急性腰扭伤等。

操作 直刺 0.5~1 寸；可灸。

（梁繁荣）

sìdú

四渎（TE 9） 手少阳三焦经腧穴名。出《针灸甲乙经》。

定位 在前臂后区，肘尖下 5 寸，尺骨与桡骨间隙中点（见手少阳三焦经腧穴图）。半屈肘俯掌取之。

局部解剖 皮肤→皮下组织→小指伸肌与尺侧腕伸肌、拇长展肌和拇长伸肌。浅层布有头静脉和贵要静脉的属支，前臂后皮神经；深层布有骨间后动、静脉，骨间后神经。

主治 ①头痛，耳聋，暴喑，牙痛，喉痹等头面五官病证。②上肢臂痛。现代常用于治疗偏头痛、咽喉痛、上肢瘫痪等。

操作 直刺 0.5~1 寸；可灸。

（梁繁荣）

tiānjǐng

天井（TE 10） 手少阳三焦经腧穴名，为手少阳三焦经五输穴之合穴。出《灵枢经·本输》。

定位 在肘后区，肘尖上 1 寸凹陷中（见手少阳三焦经腧穴图）。屈肘取之。

局部解剖 皮肤→皮下组织→肱三头肌。浅层布有臂后皮神经；深层布有肘关节动、静脉网，桡神经肌支。

主治 ①头痛，耳聋，目赤肿痛，颊肿，喉痹等头面五官病证。②咳嗽上气，心痛，胸胁痛等心胸病证。③颈肩臂痛。④瘰疬，痫病。现代常用于治疗偏头痛、睑腺炎、扁桃体炎、支气管炎、颈淋巴结核、脑血管疾病后遗症、落枕、肩周炎、抑郁症、精神分裂症等。

操作 直刺 0.5~1 寸；可灸。

（梁繁荣）

qīnglěngyuān

清冷渊（TE 11）　手少阳三焦经腧穴名。出《针灸甲乙经》。

定位　在臂后区，肘尖与肩峰角连线上，肘尖上 2 寸（见手少阳三焦经腧穴图）。屈肘取之。

局部解剖　皮肤→皮下组织→肱三头肌。浅层布有臂后皮神经；深层布有中副动、静脉，桡神经肌支。

主治　①头痛，目黄。②肩臂痛，项强。现代常用于治疗头痛、落枕、上肢麻痹瘫痪等。

操作　直刺 0.5 ~ 1 寸；可灸。

（梁繁荣）

xiāoluò

消泺（TE 12）　手少阳三焦经腧穴名。出《针灸甲乙经》。

定位　在臂后区，肘尖与肩峰角连线上，肘尖上 5 寸（见手少阳三焦经腧穴图）。正坐垂肩，前臂旋前取之。

局部解剖　皮肤→皮下组织→肱三头肌。浅层布有臂后皮神经；深层布有中副动、静脉，桡神经肌支。

主治　①头痛，目眩，牙痛。②肩臂痛，项强。现代常用于治疗头痛、落枕、上肢麻痹瘫痪等。

操作　直刺 1 ~ 1.5 寸；可灸。

（梁繁荣）

nàohuì

臑会（TE 13）　手少阳三焦经腧穴名。出《针灸甲乙经》。

定位　在臂后区，肩峰角下 3 寸，三角肌的后下缘（见手少阳三焦经腧穴图）。正坐垂肩，前臂旋前取之。

局部解剖　皮肤→皮下组织→肱三头肌长头及外侧头、桡神经、肱三头肌内侧头。浅层布有臂后皮神经；深层布有肱深动、

静脉，桡神经。

主治　①上肢痿痹。②瘿气，瘰疬。现代常用于治疗脑血管疾病后遗症、颈淋巴结核等。

操作　直刺 1 ~ 1.5 寸；可灸。

（梁繁荣）

jiānliáo

肩髎（TE 14）　手少阳三焦经腧穴名。出《针灸甲乙经》。

定位　在三角肌区，肩峰角与肱骨大结节两骨间凹陷中（见手少阳三焦经腧穴图）。上臂外展取之。

局部解剖　皮肤→皮下组织→三头肌→小圆肌→大圆肌→背阔肌腱。浅层布有锁骨上外侧神经；深层布有旋肱后动、静脉，腋神经。

主治　①肩臂挛痛不遂，肩重不能举。②瘿气，瘰疬。现代常用于治疗肩周炎、脑血管疾病后遗症、荨麻疹、颈淋巴结核等。

操作　直刺 1 ~ 1.5 寸，或向下斜刺 2 ~ 3 寸；可灸。

（梁繁荣）

tiānliáo

天髎（TE 15）　手少阳三焦经腧穴名，为手少阳三焦经、足少阳胆经、阳维脉之交会穴。出《针灸甲乙经》。

定位　在肩胛部，肩胛骨上角骨际凹陷中（见手少阳三焦经腧穴图）。正坐或俯卧位取之。

局部解剖　皮肤→皮下组织→斜方肌、冈上肌。浅层布有锁骨上神经，第一胸神经后支外侧皮支；深层布有肩胛背动、静脉的分支或属支，肩胛上动、静脉的分支和属支，肩胛上神经。

主治　①肩臂痛，颈项强痛，缺盆中痛。②胸中烦满，发热恶寒。现代常用于治疗颈椎病、落枕、冈上肌腱炎等。

操作　直刺 0.5 ~ 0.8 寸，不可深刺；可灸。

（梁繁荣）

tiānyǒu

天牖（TE 16）　手少阳三焦经腧穴名。出《灵枢经·本输》。

定位　在颈部，横平下颌角，胸锁乳突肌的后缘凹陷中（见手少阳三焦经腧穴图）。正坐或俯卧位取之。

局部解剖　皮肤→皮下组织→头颈夹肌，头颈半棘肌，在胸锁乳突肌与斜方肌之间。浅层布有颈外静脉属支，耳大神经，枕小神经；深层布有枕动、静脉的分支或属支，颈深动、静脉升支。

主治　①头痛，头晕，目痛，耳聋，耳鸣，鼻衄，喉痹，面肿等头面五官病证。②项强，瘰疬。现代常用于治疗脑血管疾病、颈椎病、视神经炎、失眠等。

操作　直刺 0.5 ~ 1 寸；可灸。

（梁繁荣）

yìfēng

翳风（TE 17）　手少阳三焦经腧穴名，为手少阳三焦经、足少阳胆经之交会穴。出《针灸甲乙经》。

定位　在颈部，耳垂后方，乳突下端前方凹陷中（见手少阳三焦经腧穴图）。正坐或俯卧或侧伏位取之。

局部解剖　皮肤→皮下组织→腮腺。浅层布有颈外静脉的属支，耳大神经；深层布有耳后动脉，面神经。

主治　①耳聋，耳鸣，脓耳，口眼㖞斜，牙关紧闭，牙痛，颊肿等头面五官病证。②呃逆。③瘰疬。现代常用于治疗面神经麻痹、面肌痉挛、突发性耳聋、中耳炎、聋哑、腮腺炎、下颌关节炎、偏头痛、牙痛、膈肌痉挛、

假性延髓性麻痹等。

操作 直刺 0.8~1.2 寸，或向内前下方斜刺 1.5~2 寸，不宜深刺；可灸。

（梁繁荣）

chìmài

瘛脉（TE 18） 手少阳三焦经腧穴名。出《针灸甲乙经》。

定位 在头部，乳突中央，角孙与翳风沿耳轮弧形连线的上 2/3 与下 1/3 的交点处（见手少阳三焦经腧穴图）。正坐或俯卧或侧伏位取之。

局部解剖 皮肤→皮下组织→耳后肌。布有耳后动、静脉，耳大神经，面神经耳后支。

主治 ①头痛，耳聋，耳鸣。②惊风，瘛疭。现代常用于治疗偏头痛、神经性耳鸣、中耳炎、视网膜出血、失眠等。

操作 平刺 0.3~0.5 寸，也可用三棱针点刺出血；可灸。

（梁繁荣）

lúxī

颅息（TE 19） 手少阳三焦经腧穴名。出《针灸甲乙经》。

定位 在头部，角孙与翳风沿耳轮弧形连线的上 1/3 与下 2/3 的交点处（见手少阳三焦经腧穴图）。正坐或俯卧或侧伏位取之。

局部解剖 皮肤→皮下组织→耳后肌。布有耳后动、静脉的耳支，耳大神经，枕小神经，面神经耳后支。

主治 ①头痛，耳聋，耳鸣。②惊风，瘛疭。现代常用于治疗偏头痛、神经性耳鸣、中耳炎、梅尼埃病、视网膜出血、失眠等。

操作 平刺 0.3~0.5 寸；可灸。

（梁繁荣）

jiǎosūn

角孙（TE 20） 手少阳三焦经腧穴名，为手阳明大肠经、手太阳小肠经、手少阳三焦经、足少阳胆经之交会穴。出《灵枢经·寒热病》。

定位 在头部，耳尖正对发际处（见手少阳三焦经腧穴图）。正坐或侧伏，折耳郭向前取之。

局部解剖 皮肤→皮下组织→耳上肌、颞筋膜浅层及颞肌。布有颞浅动、静脉耳前支，耳颞神经的分支。

主治 ①目翳，牙痛，唇燥，痄腮。②头痛，项强。现代常用于治疗流行性腮腺炎、偏头痛、脑血管疾病等。

操作 平刺 0.3~0.5 寸；可灸。

（梁繁荣）

ěrmén

耳门（TE 21） 手少阳三焦经腧穴名。出《针灸甲乙经》。

定位 在耳区，耳屏上切迹与下颌骨髁突之间的凹陷中（见手少阳三焦经腧穴图）。正坐或侧伏，微张口取之。

局部解剖 皮肤→皮下组织→腮腺。布有颞浅动、静脉耳前支，耳颞神经，面神经颞支。

主治 ①耳鸣，耳聋，脓耳等耳部病证。②牙痛，颊肿。现代常用于治疗中耳炎、神经性耳鸣、梅尼埃病、聋哑等。

操作 直刺 0.5~1 寸，或向对侧眼球方向斜刺 0.5~1 寸，或向内前下方斜刺 1.5~2 寸；可灸。

（梁繁荣）

ěrhéliáo

耳和髎（TE 22） 手少阳三焦经腧穴名，为手太阳小肠经、手少阳三焦经、足少阳胆经之交会穴。出《针灸甲乙经》。

定位 在头部，鬓发后缘，耳郭根的前方，颞浅动脉的后缘（见手少阳三焦经腧穴图）。正坐或侧伏位取之。

局部解剖 皮肤→皮下组织→耳前肌→颞筋膜浅层及颞肌。浅层布有颞浅动、静脉的分支或属支，耳颞神经，面神经颞支；深层布有颞深前、后神经。

主治 头痛，耳鸣，牙关紧闭，口眼㖞斜，流涕，颊肿等头面五官病证。现代常用于治疗中耳炎、神经性耳鸣、梅尼埃病、面神经麻痹、面肌痉挛、颞颌关节功能紊乱等。

操作 斜刺或平刺 0.3~0.5 寸，避开动脉；可灸。

（梁繁荣）

sīzhúkōng

丝竹空（TE 23） 手少阳三焦经腧穴名。出《针灸甲乙经》。

定位 在面部，眉梢凹陷中（见手少阳三焦经腧穴图）。正坐或侧伏位取之。

局部解剖 皮肤→皮下组织→眼轮匝肌。布有颞浅动、静脉的额支，眶上神经，颧面神经，面神经颞支和颧支。

主治 ①目赤肿痛，目翳，眼睑瞤动等眼疾。②头痛，头晕，癫狂痫。现代常用于治疗血管性头痛、眼睑下垂、眼肌痉挛、结膜炎、干眼症、面神经麻痹等。

操作 平刺 0.5~1 寸，也可用三棱针点刺出血；禁灸。

（梁繁荣）

zúshàoyáng dǎnjīng

足少阳胆经（gallbladder channel/meridian of foot-shaoyang, GB） 十二经脉之一，属胆，络肝。简称胆经。出《灵枢经·经脉》。

循行 从外眼角开始（瞳子髎），上行至额角，下耳后折至风池，沿颈旁下行至肩上，左右交会于大椎，分开前行进入锁骨上窝。分支：从耳后进入耳中，出走耳前，过听宫至外眼角后。分支：从外眼角分出，下行至大迎，会合手少阳三焦经分布于面颊部的支脉至目眶下，下行经下颌角至颈部，与前脉会合于锁骨上窝。由此下行进入胸中，通过膈肌，络肝，属胆，沿胁里，出于气街，绕毛际，横向进入髋关节部。直行者：从锁骨上窝下行至腋下，沿胸侧，过季胁，向下至髋关节部与前脉会合。由此向下，沿大腿、膝关节外侧、腓骨前缘下行，直至腓骨下端，浅出外踝之前，沿足背进入第四趾外侧端。分支：从足背分出，进入大趾趾缝间，沿第一、二跖骨间，出趾端，折回通过爪甲，出于趾背毫毛部，接足厥阴肝经（图）。

病候 此经异常变动时表现为下列病症：口中有苦味，时常叹息，胸胁痛不能转侧，病甚则面部似蒙着灰尘一样，全身肌肤没有光泽，小腿外侧热，还可发生足少阳部分的气血阻逆，如厥冷、麻木、酸痛等症，这称为阳厥病。

主治概要 主治侧头、目、耳、咽喉、肝胆病，神志病，热病及经脉循行部位的其他病证。足少阳胆经腧穴主治有关"骨"方面发生的病症：头痛，颔痛，眼外角痛，锁骨上窝中肿痛，腋下肿，瘰疬，自汗出，战栗发冷，疟疾，经脉所过处的胸部、胁肋、大腿及膝部外侧以至小腿腓骨下段、外踝的前面以及各骨节皆痛，足无名趾运用欠灵活。

（王华）

zúshàoyáng dǎnjīng shùxué

足少阳胆经腧穴（acupoints of gallbladder channel/meridian of foot-shaoyang）足少阳胆经循行路线上的穴位。这些穴位是胆及其所属经络气血转输出入的特殊部位，有反映病症、协助诊断和防治疾病的作用。足少阳胆经腧

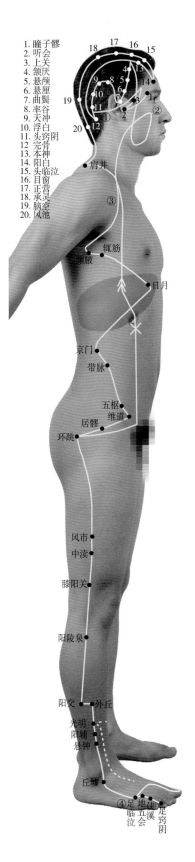

1. 瞳子髎
2. 听会
3. 上关
4. 颔厌
5. 悬颅
6. 悬厘
7. 曲鬓
8. 率谷
9. 天冲
10. 浮白
11. 头窍阴
12. 完骨
13. 本神
14. 阳白
15. 头临泣
16. 目窗
17. 正营
18. 承灵
19. 脑空
20. 风池

肩井
渊腋
辄筋
日月
京门
带脉
五枢
维道
居髎
环跳
风市
中渎
膝阳关
阳陵泉
阳交 外丘
光明
阳辅
悬钟
丘墟
足临泣 地五会 侠溪 足窍阴

✕ 经脉"属"脏腑符号

⋏ 经脉"络"脏腑符号

① 经脉分支序号

图 足少阳胆经经脉循行图

穴的记载首见于《黄帝内经》，共载14个腧穴，其中《灵枢经·本输》载上关、阳辅、丘墟、足临泣、侠溪、足窍阴6穴；《灵枢经·经脉》载渊腋、光明2穴；《灵枢经·邪气脏腑病形》载阳陵泉1穴；《灵枢经·寒热病》载悬颅1穴；《灵枢经·热病》载风池1穴；《灵枢经·癫狂》载带脉1穴；《素问·气穴论》载浮白、完骨2穴。晋·皇甫谧《针灸甲乙经》在此基础上增补了瞳子髎、听会、颔厌、悬厘、曲鬓、率谷、天冲、头窍阴、本神、阳白、头临泣、目窗、正营、承灵、脑空、肩井、辄筋、五枢、维道、居髎、环跳、中渎、阳交、膝阳关、外丘、悬钟、地五会27穴。晋·王叔和《脉经》又增补了日月、京门2穴，晋·葛洪《肘后备急方》将风市厘定为足少阳胆经腧穴。

分布 足少阳胆经共44个腧穴，左右各一，对称分布于身体两侧，始于瞳子髎，终于足窍阴。足窍阴、地五会、侠溪、足临泣、丘墟、悬钟、阳辅、光明、外丘、阳交、阳陵泉、膝阳关、中渎、风市、环跳15穴在下肢外侧；居髎、维道、五枢、带脉、京门、日月、辄筋、渊腋8穴在髋、侧腹胸部；肩井、风池、脑空、承灵、正营、目窗、头临泣、阳白、本神、完骨、头窍阴、浮白、天冲、率谷、曲鬓、悬厘、悬颅、颔厌、上关、听会、瞳子髎21穴在头面、项、肩部（图）。

主治 足少阳胆经腧穴均能治疗侧头、目、耳、咽喉、肝胆病，神志病，热病及经脉循行部位的其他病证。治疗偏头痛常用曲鬓、悬颅、悬厘、风池、头临泣、足临泣；治疗耳疾常用上关、听会、丘墟；治疗目疾常用瞳子髎、阳白、光明；治疗侧胸胁肋

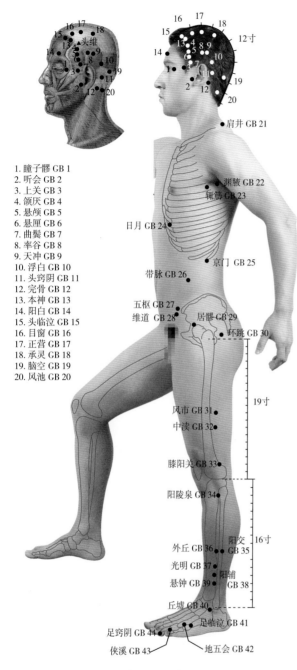

1. 瞳子髎 GB 1
2. 听会 GB 2
3. 上关 GB 3
4. 颔厌 GB 4
5. 悬颅 GB 5
6. 悬厘 GB 6
7. 曲鬓 GB 7
8. 率谷 GB 8
9. 天冲 GB 9
10. 浮白 GB 10
11. 头窍阴 GB 11
12. 完骨 GB 12
13. 本神 GB 13
14. 阳白 GB 14
15. 头临泣 GB 15
16. 目窗 GB 16
17. 正营 GB 17
18. 承灵 GB 18
19. 脑空 GB 19
20. 风池 GB 20

肩井 GB 21
渊腋 GB 22
辄筋 GB 23
日月 GB 24
京门 GB 25
带脉 GB 26
五枢 GB 27
维道 GB 28
居髎 GB 29
环跳 GB 30
风市 GB 31
中渎 GB 32
膝阳关 GB 33
阳陵泉 GB 34
外丘 GB 36
阳交 GB 35
光明 GB 37
阳辅 GB 38
悬钟 GB 39
丘墟 GB 40
足临泣 GB 41
足窍阴 GB 44
侠溪 GB 43
地五会 GB 42

12寸
19寸
16寸

图　足少阳胆经腧穴分布图

不适常用日月、外丘、阳陵泉、丘墟。

（梁繁荣）

tóngzǐliáo

瞳子髎（GB 1）　足少阳胆经腧穴名，为手太阳小肠经、手少阳三焦经、足少阳胆经之交会穴。出《针灸甲乙经》。

定位　在面部，目外眦外侧0.5寸凹陷中（见足少阳胆经腧穴图）。正坐或仰卧位取之。

局部解剖　皮肤→皮下组织→眼轮匝肌→颞筋膜→颞肌。浅层布有颧神经的颧面支和颧颞支；深层布有颞深前、后神经，颞深前、后动脉。

主治　目赤肿痛，目翳，青盲，头痛，面痛，口眼㖞斜等外感风热证和肝火炽盛证。现代常用于治疗视网膜出血、睑缘炎、屈光不正、白内障、青光眼、夜盲症、视神经萎缩、偏头痛、三叉神经痛、面神经麻痹等。

操作　向后斜刺0.3~0.5寸，也可用三棱针点刺出血；可灸。

（梁繁荣）

tīnghuì

听会（GB 2）　足少阳胆经腧穴名。出《针灸甲乙经》。

定位　在面部，耳屏间切迹与下颌骨髁突的凹陷处（见足少阳胆经腧穴图）。正坐或仰卧位取之。

局部解剖　皮肤→皮下组织→腮腺囊→腮腺。浅层布有耳颞神经，耳大神经；深层布有颞浅动、静脉，面神经丛。

主治　耳鸣，耳聋，头痛，面痛，口眼㖞斜等外感风热证和肝火炽盛证。现代常用于治疗突发性耳聋、中耳炎、颞关节功能紊乱、腮腺炎、牙痛、咀嚼肌痉挛、面神经麻痹、脑血管疾病后遗症等。

操作　微张口，直刺0.5~0.8寸；可灸。

（梁繁荣）

shàngguān

上关（GB 3）　足少阳胆经腧穴名，为足阳明胃经、手少阳三焦经、足少阳胆经之交会穴。出《灵枢经·本输》。

定位　在耳前，颧弓的上缘凹陷处（见足少阳胆经腧穴图）。正坐或仰卧位取之。

局部解剖　皮肤→皮下组织→颞浅筋膜→颞深筋膜→颞筋膜下疏松结缔组织→颞肌。浅层布有耳颞神经，面神经颞支，颞浅动、静脉；深层布有颞深前、后神经的分支。

主治　①头痛，耳鸣，耳聋，口眼㖞斜，面痛，牙痛等外感风热证和肝火炽盛证。②癫狂，痫病等肝阳上亢证。现代常用于治疗耳鸣、耳聋、中耳炎、牙痛、下颌关节炎、颞颌关节功能紊乱、面神经麻痹、面肌痉挛、偏头痛、眩晕等。

操作　直刺0.5~0.8寸；可灸。

（梁繁荣）

hànyàn

颔厌（GB 4）　足少阳胆经腧穴名，为足阳明胃经、手少阳三焦经、足少阳胆经之交会穴。出《针灸甲乙经》。

定位　在头部，头维与曲鬓的弧形连线（弧形与鬓发弧度相应）的上1/4与下3/4交点处

（见足少阳胆经腧穴图）。正坐或仰卧位取之。

局部解剖 皮肤→皮下组织→耳上肌→颞筋膜→颞肌。浅层布有耳颞神经，颞浅动、静脉顶支。深层布有颞深前、后神经的分支。

主治 ①头痛，眩晕，目外眦痛，牙痛，耳鸣等外感风热证和肝火炽盛证。②惊风等肝风内动证。现代常用于治疗偏头痛、三叉神经痛、眩晕、痫病、面神经麻痹、耳鸣、结膜炎、牙痛等。

操作 直刺 0.3 ~ 0.4 寸；可灸。

（梁繁荣）

xuánlú

悬颅（GB 5） 足少阳胆经腧穴名。出《灵枢经·寒热病》。

定位 在头部，头维与曲鬓的弧形连线（弧形与鬓发弧度相应）的中点处（见足少阳胆经腧穴图）。正坐或仰卧位取之。

局部解剖 皮肤→皮下组织→耳上肌→颞筋膜→颞肌。浅层布有耳颞神经，颞浅动、静脉顶支；深层布有颞深前、后神经。

主治 头痛，面肿，目外眦痛，牙痛等少阳风热证。现代用于治疗偏头痛、三叉神经痛、神经衰弱、牙痛、鼻炎、结膜炎、角膜炎等。

操作 直刺 0.5 ~ 0.8 寸；可灸。

（梁繁荣）

xuánlí

悬厘（GB 6） 足少阳胆经腧穴名，为足阳明胃经、手少阳三焦经、足少阳胆经之交会穴。出《针灸甲乙经》。

定位 在头部，头维与曲鬓的弧形连线（弧形与鬓发弧度相应）的上 3/4 与下 1/4 交点处（见足少阳胆经腧穴图）。正坐

或仰卧位取之。

局部解剖 皮肤→皮下组织→耳上肌→颞筋膜→颞肌。浅层布有耳颞神经，颞浅动、静脉顶支；深层布有颞深前、后神经。

主治 头痛，面肿，目外眦痛，耳鸣，上牙痛等少阳风热证。现代常用于治疗神经衰弱、偏头痛、三叉神经痛、耳鸣、结膜炎、鼻炎、牙痛等。

操作 直刺 0.5 ~ 0.8 寸；可灸。

（梁繁荣）

qūbìn

曲鬓（GB 7） 足少阳胆经腧穴名，为足太阳膀胱经、足少阳胆经之交会穴。出《针灸甲乙经》。

定位 在头部，耳前鬓角发际后缘的垂线与耳尖水平线交点处（见足少阳胆经腧穴图）。正坐或仰卧位取之。

局部解剖 皮肤→皮下组织→耳上肌→颞筋膜→颞肌。浅层布有耳颞神经，颞浅动、静脉顶支；深层布有颞深前、后神经。

主治 头痛，颔颊肿，牙关紧闭，呕吐，牙痛，目赤肿痛，项强不得顾等少阳风热证。现代常用于治疗三叉神经痛、偏头痛、面神经麻痹、颞肌痉挛、牙痛、视网膜出血等。

操作 直刺 0.5 ~ 0.8 寸；可灸。

（梁繁荣）

shuàigǔ

率谷（GB 8） 足少阳胆经腧穴名，为足太阳膀胱经、足少阳胆经之交会穴。出《针灸甲乙经》。

定位 在头部，当耳尖直上入发际 1.5 寸（见足少阳胆经腧穴图）。正坐或仰卧位取之。

局部解剖 皮肤→皮下组织→耳上肌→颞筋膜→颞肌。布有颞动、静脉顶支，耳颞神经。

主治 偏正头痛，耳鸣，耳聋，眩晕，惊风等少阳经风痰阻络证。现代常用于治疗偏头痛、三叉神经痛、面神经麻痹、眩晕、胃炎、急惊风等。

操作 平刺 0.5 ~ 1 寸；可灸。

（梁繁荣）

tiānchōng

天冲（GB 9） 足少阳胆经腧穴名，为足太阳膀胱经、足少阳胆经之交会穴。出《针灸甲乙经》。

定位 在头部，耳根后缘直上入发际 2 寸（见足少阳胆经腧穴图）。正坐位取之。

局部解剖 皮肤→皮下组织→耳上肌→颞筋膜→颞肌。布有耳神经、枕大神经、枕小神经会合支，耳后动、静脉，颞浅动、静脉顶支。

主治 头痛，牙龈肿痛，痫病，惊悸，瘿气。现代常用于治疗头痛、牙龈炎、耳鸣、耳聋、痫病等。

操作 直刺 0.5 ~ 1 寸；可灸。

（梁繁荣）

fúbái

浮白（GB 10） 足少阳胆经腧穴名，为足太阳膀胱经、足少阳胆经之交会穴。出《素问·气穴论》。

定位 在头部，耳后乳突的后上方，天冲与完骨的弧形连线（弧形与耳郭弧度相应）的中 1/3 与上 1/3 交点处（见足少阳胆经腧穴图）。正坐位取之。

局部解剖 皮肤→皮下组织→帽状腱膜。布有枕大神经、枕小神经会合支，耳后动、静脉。

主治 头痛，颈项强痛，耳鸣，耳聋，牙痛，瘰疬，瘿气，臂痛不举，足痿不行等少阳经病证。现代常用于治疗头痛、牙痛、耳鸣、耳聋、中风后遗症等。

操作 平刺 0.5 ~ 0.8 寸；

可灸。

（梁繁荣）

tóuqiàoyīn

头窍阴（GB 11） 足少阳胆经腧穴名，为足太阳膀胱经、足少阳胆经之交会穴。出《针灸甲乙经》。

定位 在头部，耳后乳突后上方，天冲与完骨的弧形连线（弧形与耳郭弧度相应）中 1/3 与下 1/3 交点处（见足少阳胆经腧穴图）。正坐位取之。

局部解剖 皮肤→皮下组织→帽状腱膜。布有枕小神经，耳后动、静脉。

主治 头痛，眩晕，颈项强痛，胸胁痛，口苦，耳鸣，耳聋，耳痛等。现代常用于治疗头痛、三叉神经痛、神经性耳鸣、耳聋、甲状腺肿、脑血管疾病等。

操作 平刺 0.5～0.8 寸；可灸。

（梁繁荣）

wángǔ

完骨（GB 12） 足少阳胆经腧穴名，为足太阳膀胱经、足少阳胆经之交会穴。出《素问·气穴论》。

定位 在头部，耳后乳突的后下方凹陷处（见足少阳胆经腧穴图）。正坐位取之。

局部解剖 皮肤→皮下组织→胸锁乳突肌→头夹肌→头最长肌。浅层布有枕小神经，耳后动、静脉；深层布有颈深动、静脉。

主治 头痛，颈项强痛，喉痹，口眼㖞斜。现代常用于治疗头痛、失眠、痫病、面神经麻痹、失语、腮腺炎、牙龈炎、中耳炎、扁桃体炎、口唇肌肉萎缩、牙痛等。

操作 斜刺 0.5～0.8 寸；可灸。

（梁繁荣）

běnshén

本神（GB 13） 足少阳胆经腧穴名，为足少阳胆经、足太阳膀胱经、阳维脉之交会穴。出《针灸甲乙经》。

定位 在头部，前发际上 0.5 寸，头正中线旁开 3 寸（见足少阳胆经腧穴图）。正坐位取之。

局部解剖 皮肤→皮下组织→枕额肌额腹。布有颞浅动、静脉，眶上动、静脉，眶上神经。

主治 头痛，目眩，痫病，惊风，颈项强痛，胸胁痛，半身不遂。现代常用于治疗神经性头痛、眩晕、痫病、胸胁痛、脑卒中、中风后遗症等。

操作 平刺 0.5～0.8 寸；可灸。

（梁繁荣）

yángbái

阳白（GB 14） 足少阳胆经腧穴名，为足少阳胆经、足太阳膀胱经、阳维脉之交会穴。出《针灸甲乙经》。

定位 在前额部，眉上 1 寸，瞳孔直上（见足少阳胆经腧穴图）。正坐位取之。

局部解剖 皮肤→皮下组织→枕额肌额腹。浅层布有额动、静脉外侧支；深层布有额神经外侧支。

主治 头痛，眩晕，目痛，视物模糊，眼睑下垂，面瘫。现代常用于治疗眼科疾病、面神经麻痹、面肌痉挛、眶上神经痛等。

操作 斜刺 0.5～0.8 寸。

（梁繁荣）

tóulínqì

头临泣（GB 15） 足少阳胆经腧穴名，为足少阳胆经、足太阳膀胱经、阳维脉之交会穴。出《针灸甲乙经》。

定位 在头部，前发际上 0.5 寸，瞳孔直上（见足少阳胆经腧

穴图）。正坐位取之。

局部解剖 皮肤→皮下组织→帽状腱膜→腱膜下疏松结缔组织。布有额动、静脉，额神经内、外支会合支。

主治 ①头痛，眩晕，目赤肿痛，目翳，鼻塞，鼻渊，耳聋。②惊风，热病。现代常用于治疗头痛、急惊风、结膜炎、急性脑血管疾病等。

操作 平刺 0.5～0.8 寸；可灸。

（梁繁荣）

mùchuāng

目窗（GB 16） 足少阳胆经腧穴名，为足少阳胆经、阳维脉之交会穴。出《针灸甲乙经》。

定位 在头部，前发际上 1.5 寸，瞳孔直上（见足少阳胆经腧穴图）。正坐位取之。

局部解剖 皮肤→皮下组织→帽状腱膜→腱膜下疏松结缔组织。布有颞浅动、静脉额支，额神经内、外侧支会合支。

主治 ①目赤肿痛，青盲，流泪。②头痛，眩晕，惊风。现代常用于治疗神经性头痛、眩晕、结膜炎、视力减退、牙痛、感冒等。

操作 平刺 0.5～0.8 寸；可灸。

（梁繁荣）

zhèngyíng

正营（GB 17） 足少阳胆经腧穴名，为足少阳胆经、阳维脉之交会穴。出《针灸甲乙经》。

定位 在头部，当前发际上 2.5 寸，瞳孔直上（见足少阳胆经腧穴图）。正坐位取之。

局部解剖 皮肤→皮下组织→帽状腱膜→腱膜下结缔组织。布有颞浅动、静脉顶支和枕动、静脉吻合网，额神经和枕大神经的会合支。

主治 ①头痛，眩晕，项强。

②牙关不利，牙痛。现代常用于治疗头痛、牙痛、视神经萎缩、三叉神经痛等。

操作 平刺 0.5～0.8 寸；可灸。

（梁繁荣）

chénglíng

承灵（GB 18） 足少阳胆经腧穴名，为足少阳胆经、阳维脉之交会穴。出《针灸甲乙经》。

定位 在头部，前发际上 4 寸，瞳孔直上（见足少阳胆经腧穴图）。正坐位取之。

局部解剖 皮肤→皮下组织→帽状腱膜→腱膜下疏松结缔组织。布有枕动、静脉分支，枕大神经。

主治 头晕，眩晕，目痛，鼻渊，鼻衄，鼻塞，多涕。现代常用于治疗感冒、鼻炎、鼻出血等。

操作 平刺 0.5～0.8 寸；可灸。

（梁繁荣）

nǎokōng

脑空（GB 19） 足少阳胆经腧穴名，为足少阳胆经、阳维脉之交会穴。出《针灸甲乙经》。

定位 在头部，横平枕外隆凸的上缘，风池直上（见足少阳胆经腧穴图）。正坐位取之。

局部解剖 皮肤→皮下组织→枕额肌枕腹。布有枕动、静脉分支，枕大神经。

主治 ①头痛，眩晕，项强。②痫病，惊悸。现代常用于治疗感冒、头痛、鼻炎等。

操作 平刺 0.5～0.8 寸；可灸。

（梁繁荣）

fēngchí

风池（GB 20） 足少阳胆经腧穴名，为足少阳胆经、阳维脉之交会穴。出《灵枢经·热病》。

定位 在颈后区，枕骨之下，胸锁乳突肌上端与斜方肌上端之间的凹陷处（见足少阳胆经腧穴图）。正坐位取之。

局部解剖 皮肤→皮下组织→斜方肌和胸锁乳突肌之间→头夹肌→头半棘肌→头后大直肌与头上斜肌之间。浅层布有枕动、静脉分支，枕小神经；深层布有头夹肌。

主治 ①感冒，热病，头痛，眩晕，颈项强痛，中风等风邪袭表证。②惊悸，痫病等肝风内动证。③疟疾。现代常用于治疗卒中、高血压、视网膜出血、视神经萎缩、鼻炎、耳聋、耳鸣、甲状腺肿、吞咽困难、痫病、失眠、落枕、肩周炎、中风后遗症、感冒等。

操作 针尖微下，向鼻尖方向斜刺 0.5～0.8 寸，或平刺透风府；可灸。

（梁繁荣）

jiānjǐng

肩井（GB 21） 足少阳胆经腧穴名，为足少阳胆经、阳维脉之交会穴。出《针灸甲乙经》。

定位 在肩上，第七颈椎棘突与肩峰最外侧端连线的中点（见足少阳胆经腧穴图）。正坐位取之。

局部解剖 皮肤→皮下组织→斜方肌→肩胛提肌。浅层布有锁骨上神经，颈浅动、静脉；深层布有颈横动、静脉，肩胛背神经。

主治 ①肩背痹痛，手臂不举，颈项强痛等少阳经病证。②乳痈，乳汁少，难产，胞衣不下等妇产科病证。现代常用于治疗高血压、神经衰弱、乳腺炎、功能性子宫出血、颈项肌痉挛、肩背痛、中风后遗症、小儿麻痹后遗症等。

操作 直刺 0.5～0.8 寸，不可深刺、捣刺；可灸。孕妇禁用。

（梁繁荣）

yuānyè

渊腋（GB 22） 足少阳胆经腧穴名。出《灵枢经·经脉》。

定位 在胸外侧区，第四肋间隙中，在腋中线上（见足少阳胆经腧穴图）。正坐位取之。

局部解剖 皮肤→皮下组织→前锯肌→肋间外肌。浅层布有第三、四、五肋间神经外侧皮支，胸长神经，胸外侧动、静脉；深层布有第四肋间动、静脉，第四肋间神经。

主治 胸满，胁痛，腋下肿，臂痛不举。现代常用于治疗胸肌痉挛、肋间神经痛、胸膜炎、肩臂痛等。

操作 斜刺 0.5～0.8 寸；可灸。

（梁繁荣）

zhéjīn

辄筋（GB 23） 足少阳胆经腧穴名。出《针灸甲乙经》。

定位 在胸外侧区，第四肋间隙中，腋中线前 1 寸（见足少阳胆经腧穴图）。正坐位取之。

局部解剖 皮肤→皮下组织→前锯肌→肋间外肌。浅层布有第三、四、五肋间神经外侧皮支，胸长神经，胸外侧动、静脉；深层布有第四肋间动、静脉，第四肋间神经。

主治 胸胁痛，喘息，呕吐，吞酸，腋肿，肩臂痛。现代常用于治疗胸膜炎、支气管哮喘、肋间神经痛、神经衰弱、四肢痉挛抽搐等。

操作 斜刺 0.5～0.8 寸；可灸。

（梁繁荣）

rìyuè

日月（GB 24） 足少阳胆经腧穴名，为胆募穴，足太阴脾经、足少阳胆经之交会穴。出《脉经》。

定位 在胸部，第七肋间隙中，前正中线旁开 4 寸（见足少阳胆经腧穴图）。正坐位取之。

局部解剖 皮肤→皮下组织→腹外斜肌→肋间外肌。浅层布有第六、七、八肋间神经外侧皮支，胸长神经，胸外侧动、静脉；深层布有第七肋间动、静脉，第七肋间神经。

主治 胁肋疼痛，胀满，呕吐，吞酸，呃逆，黄疸等胆胃病证。现代常用于治疗黄疸、膈肌痉挛、胃及十二指肠溃疡、肝炎、胆囊炎、肋间神经痛等。

操作 斜刺 0.5～0.8 寸；可灸。

（梁繁荣）

jīngmén

京门（GB 25） 足少阳胆经腧穴名，为肾募穴，足太阴脾经、足少阳胆经之交会穴。出《脉经》。

定位 在上腹部，第十二肋骨游离端的下方（见足少阳胆经腧穴图）。正坐位取之。

局部解剖 皮肤→皮下组织→腹外斜肌→腹内斜肌→腹横肌。浅层布有第十一、十二胸神经前支的外侧皮支及伴行的动、静脉；深层布有第十一、十二胸神经前支的肌支及相应的肋间、肋下动、静脉。

主治 ①肠鸣，泄泻，腹胀等肾阳虚证。②小便不利，水肿等肾虚水泛证。现代常用于治疗肾炎、疝痛、肋间神经痛、腰背肌劳损、肠炎等。

操作 斜刺 0.5～0.8 寸；可灸。

（梁繁荣）

dàimài

带脉（GB 26） 足少阳胆经腧穴名，为足少阳胆经、带脉之交会穴。出《灵枢经·癫狂》。

定位 在侧腹部，第十二肋骨游离端下方垂线与脐水平线的交点上（见足少阳胆经腧穴图）。正坐位取之。

局部解剖 皮肤→皮下组织→腹外斜肌→腹内斜肌→腹横肌。浅层布有第九、十、十一胸神经前支的外侧皮支及伴行的动、静脉；深层布有第九、十、十一胸神经前支的肌支及相应的动、静脉。

主治 ①月经不调，赤白带下，阴挺，经闭，疝气，小腹痛等湿热下注的经带病证。②腰胁痛。现代常用于治疗功能性子宫出血、闭经、子宫内膜炎、附件炎、子宫脱垂、阴道炎、膀胱炎、睾丸炎、腰痛、下肢无力等。

操作 直刺0.8～1寸；可灸。

（梁繁荣）

wǔshū

五枢（GB 27） 足少阳胆经腧穴名，为足少阳胆经、带脉之交会穴。出《针灸甲乙经》。

定位 在下腹部，横平脐下3寸处，髂前上棘内侧（见足少阳胆经腧穴图）。正坐位取之。

局部解剖 皮肤→皮下组织→腹外斜肌→腹内斜肌→腹横肌。浅层布有第十一、十二胸神经前支和第一腰神经前支的外侧皮支及伴行的动、静脉；深层布有旋髂深动、静脉，第十一、十二胸神经，第一腰神经前支的肌支及相应的动、静脉。

主治 ①阴挺，赤白带下，月经不调，疝气，少腹痛等湿热下注的经带病证。②便秘，腰痛。现代常用于治疗子宫内膜炎、阴道炎、疝痛、睾丸炎、习惯性便秘等。

操作 直刺 0.8～1.5 寸；可灸。

（梁繁荣）

wéidào

维道（GB 28） 足少阳胆经腧穴名，为足少阳胆经、带脉之交会穴。出《针灸甲乙经》。

定位 在下腹部，髂前上棘的前下 0.5 寸（见足少阳胆经腧穴图）。正坐位取之。

局部解剖 皮肤→皮下组织→腹外斜肌→腹内斜肌→腹横肌→髂腰肌。浅层布有旋髂浅动、静脉，第十一、十二胸神经前支和第一腰神经前支的外侧皮支及伴行的动、静脉；深层布有旋髂深动、静脉，股外侧皮神经，第十一、十二胸神经前支的肌支及相应的动、静脉。

主治 ①阴挺，带下，月经不调等湿热下注的经带病证。②便秘，肠痛，疝气。现代常用于治疗子宫内膜炎、肾炎、附件炎、子宫脱垂、习惯性便秘等。

操作 向前下方斜刺 1～1.5 寸；可灸。

（梁繁荣）

jūliáo

居髎（GB 29） 足少阳胆经腧穴名，为足少阳胆经、阳跷脉之交会穴。出《针灸甲乙经》。

定位 在臀区，髂前上棘与股骨大转子最凸点连线的中点处（见足少阳胆经腧穴图）。正坐位取之。

局部解剖 皮肤→皮下组织→阔筋膜→臀中肌→臀小肌。浅层布有臀上皮神经，髂腹下神经外侧皮支；深层布有臀上动、静脉的分支或属支，臀上神经。

主治 ①腰腿痹痛，下肢痿痹。②疝气。现代常用于治疗阑尾炎、肾炎、月经不调、子宫内膜炎、髋关节及周围软组织疾病等。

操作 直刺或斜刺1～1.5寸；

可灸。

（梁繁荣）

huántiào

环跳（GB 30） 足少阳胆经腧穴名，为足少阳胆经、足太阳膀胱经之交会穴。出《针灸甲乙经》。

定位 在股外侧部，侧卧屈股，当股骨大转子最凸点与骶管裂孔连线的外 1/3 与中 1/3 交点处（见足少阳胆经腧穴图）。侧卧屈髋屈膝取之。

局部解剖 皮肤→皮下组织→臀大肌→坐骨神经→股方肌。浅层布有臀上皮神经；深层布有坐骨神经，臀下神经，股后皮神经，臀下动、静脉。

主治 半身不遂，下肢痿痹，腰腿痛等偏身疾病。现代常用于治疗坐骨神经痛、下肢麻痹、脑血管疾病后遗症、腰腿痛、髋关节及周围软组织疾病、感冒、风疹、湿疹等。

操作 直刺 2~2.5 寸；可灸。

（梁繁荣）

fēngshì

风市（GB 31） 足少阳胆经腧穴名。出《肘后备急方》。

定位 在股部，直立垂手，掌心贴于大腿时，中指尖所指凹陷处，髂胫束后缘（见足少阳胆经腧穴图）。直立或坐位取之。

局部解剖 皮肤→皮下组织→髂胫束→股外侧肌→股中间肌。浅层布有股外侧皮神经；深层布有旋股外侧动脉降支的肌支，股神经的肌支。

主治 ①下肢痿痹。②遍身瘙痒，脚气等风邪导致的病症。现代常用于治疗下肢瘫痪、腰腿痛、膝关节炎、坐骨神经痛、股外侧皮神经炎、小儿麻痹后遗症、荨麻疹等。

操作 直刺 1~2 寸；可灸。

（梁繁荣）

zhōngdú

中渎（GB 32） 足少阳胆经腧穴名。出《针灸甲乙经》。

定位 在股部，腘横纹上 7 寸，髂胫束后缘（见足少阳胆经腧穴图）。直立或坐位取之。

局部解剖 皮肤→皮下组织→髂胫束→股外侧肌→股中间肌。浅层布有股外侧皮神经；深层布有旋股外侧动、静脉降支的肌支，股神经的肌支。

主治 ①下肢痿痹，半身不遂。②脚气等风邪导致的病症。现代常用于治疗下肢麻痹、坐骨神经痛、膝关节炎、腓肠肌痉挛等。

操作 直刺 1~1.5 寸；可灸。

（梁繁荣）

xīyángguān

膝阳关（GB 33） 足少阳胆经腧穴名。出《针灸甲乙经》。

定位 在膝部，股骨外上髁后上缘，股二头肌腱与髂胫束间凹陷处（见足少阳胆经腧穴图）。直立或坐位取之。

局部解剖 皮肤→皮下组织→髂胫束后缘→腓肠肌外侧头前方。浅层布有股外侧皮神经；深层布有膝上外侧动、静脉。

主治 膝膑肿痛，腘筋挛急，小腿麻木等少阳病证。现代常用于治疗膝关节炎、下肢瘫痪、膝关节及周围软组织疾病、股外侧皮神经麻痹、坐骨神经痛等。

操作 直刺 0.8~1 寸；可灸。

（梁繁荣）

yánglíngquán

阳陵泉（GB 34） 足少阳胆经腧穴名，为足少阳胆经五输穴之合穴，八会穴之筋会。出《灵枢经·邪气脏腑病形》。

定位 在小腿外侧，腓骨小头前下方凹陷处（见足少阳胆经腧穴图）。直立或坐位取之。

局部解剖 皮肤→皮下组织→腓骨长肌→趾长伸肌。浅层布有腓肠外侧皮神经；深层布有胫前返动、静脉，膝下外侧动、静脉的分支或属支，腓总神经分支。

主治 ①膝股痛，下肢痿痹等经筋关节病变。②黄疸、口苦、呕吐，胁肋疼痛等胆病。现代常用于治疗膝关节及周围软组织疾病、下肢瘫痪、踝扭伤、肩周炎、落枕、腰扭伤、臀部肌内注射后疼痛、胆石症、习惯性便秘、高血压、肋间神经痛等。

操作 直刺或斜向下刺 1~1.5 寸；可灸。

（梁繁荣）

yángjiāo

阳交（GB 35） 足少阳胆经腧穴名，为阳维脉郄穴。出《针灸甲乙经》。

定位 在小腿外侧，外踝尖上 7 寸，腓骨后缘（见足少阳胆经腧穴图）。直立或坐位取之。

局部解剖 皮肤→皮下组织→小腿三头肌→腓骨长肌→后肌间隔→腓肠屈肌。浅层布有腓肠外侧皮神经；深层布有腓动、静脉，胫后动、静脉，胫神经。

主治 ①胸胁胀满疼痛，肋间神经痛，下肢痿痹，膝股痛。②癫狂，瘛疭等。现代常用于治疗腓浅神经疼痛或麻痹、坐骨神经痛、痫病、精神病等。

操作 直刺 1~1.5 寸；可灸。

（梁繁荣）

wàiqiū

外丘（GB 36） 足少阳胆经腧穴名，为足少阳胆经郄穴。出《针灸甲乙经》。

定位 在小腿外侧，外踝尖上 7 寸，腓骨前缘，平阳交（见足少阳胆经腧穴图）。直立或坐位取之。

局部解剖 皮肤→皮下组织→腓骨长、短肌→前肌间隔→趾长伸肌→踇长伸肌。浅层布有腓肠外侧皮神经；深层布有腓浅神经，腓深神经，胫前动、静脉。

主治 ①胸胁胀满疼痛，颈项强痛，下肢痿痹等。②癫狂，狂犬伤毒不出。现代常用于治疗腓神经痛、下肢麻痹、踝关节及周围软组织疾病等。

操作 直刺 1～1.5 寸；可灸。

（梁繁荣）

guāngmíng

光明（GB 37） 足少阳胆经腧穴名，为足少阳胆经络穴。出《灵枢经·经脉》。

定位 在小腿外侧，外踝尖上5寸，腓骨前缘（见足少阳胆经腧穴图）。直立或坐位取之。

局部解剖 皮肤→皮下组织→腓骨短肌→前肌间隔→趾长伸肌→踇长伸肌→小腿骨间膜→胫骨后肌。浅层布有腓浅神经，腓肠外侧皮神经；深层布有腓深神经，胫前动、静脉。

主治 ①目痛，夜盲，目视不明等目疾。②下肢痿痹等局部病症。③乳房胀痛，乳汁少等乳疾。现代常用于治疗屈光不正、夜盲、视神经萎缩、偏头痛、膝关节炎、腰扭伤等。

操作 直刺 1～1.5 寸；可灸。

（梁繁荣）

yángfǔ

阳辅（GB 38） 足少阳胆经腧穴名，为足少阳胆经五输穴之经穴。出《灵枢经·本输》。

定位 在小腿外侧，外踝尖上4寸，腓骨前缘（见足少阳胆经腧穴图）。直立或坐位取之。

局部解剖 皮肤→皮下组织→趾长伸肌→踇长伸肌→小腿

骨间膜→胫骨后肌。浅层布有腓浅神经，腓肠外侧皮神经；深层布有腓动、静脉。

主治 偏正头痛，目外眦痛，缺盆中痛，腋下痛，瘰疬，胸胁、下肢外侧痛，疟疾，半身不遂等肝胆湿热证。现代常用于治疗半身不遂、下肢麻痹、膝关节炎、偏头痛、坐骨神经痛等。

操作 直刺 1～1.5 寸；可灸。

（梁繁荣）

xuánzhōng

悬钟（GB 39） 足少阳胆经腧穴名，为八会穴之髓会。出《针灸甲乙经》。

定位 在小腿外侧，外踝尖上3寸，腓骨前缘（见足少阳胆经腧穴图）。直立或坐位取之。

局部解剖 皮肤→皮下组织→趾长伸肌→小腿骨间膜。皮肤→皮下组织→趾长伸肌→小腿骨间膜。浅层布有腓肠外侧皮神经；深层布有腓深神经的分支。

主治 ①中风，瘰疬，腋下肿。②颈项强痛，胸胁满痛，咽喉肿痛，下肢痿痹。现代常用于治疗中风后遗症、下肢痿痹、踝关节及周围软组织疾病、脊髓炎、腰扭伤、落枕、头痛、鼻炎等。

操作 直刺 0.5～0.8 寸；可灸。

（梁繁荣）

qiūxū

丘墟（GB 40） 足少阳胆经腧穴名，为足少阳胆经原穴。出《灵枢经·本输》。

定位 在踝部，外踝的前下方，趾长伸肌腱的外侧凹陷处（见足少阳胆经腧穴图）。直立或坐位取之。

局部解剖 皮肤→皮下组织→趾短伸肌→距跟外侧韧带→跗骨窦。布有足背浅静脉，足背

外侧皮神经，足背中间皮神经，外踝前动、静脉。

主治 ①颈项痛，腋下肿，胸胁胀痛，下肢痿痹，外踝肿痛，疝气等痛证。②疟疾。现代常用于治疗踝关节及周围软组织疾病、腓肠肌痉挛、坐骨神经痛、肋间神经痛、胆囊炎、胆绞痛、腋下淋巴结炎等。

操作 直刺 0.5～0.8 寸；可灸。

（梁繁荣）

zúlínqì

足临泣（GB 41） 足少阳胆经腧穴名，为足少阳胆经五输穴之输穴，八脉交会穴之一（通于带脉）。出《灵枢经·本输》。

定位 在足背，第四、五跖骨底结合部的前方，小趾伸肌腱的外侧凹陷处（见足少阳胆经腧穴图）。直立或坐位取之。

局部解剖 皮肤→皮下组织→第四骨间背侧肌和第三骨间足底肌（第四与第五跖骨之间）。布有足背静脉网，足背中间皮神经，第四跖背动、静脉，足底外侧神经的分支。

主治 ①目赤肿痛，目眩，目涩等目疾。②乳痛，乳房胀痛等乳疾。③月经不调，阴挺，带下等经带病证。现代常用于治疗头痛、月经不调、胎位不正、乳腺炎、退乳、中风瘫痪、急性腰扭伤等。

操作 直刺 0.5～0.8 寸；可灸。

（梁繁荣）

dìwǔhuì

地五会（GB 42） 足少阳胆经腧穴名。出《针灸甲乙经》。

定位 在足背，第四、五跖骨间，第四跖趾关节近端凹陷中（见足少阳胆经腧穴图）。直立或坐位取之。

局部解剖　皮肤→皮下组织→趾长伸肌腱→趾短伸肌腱外侧→第四骨间背侧肌→第三骨间足底肌。浅层布有足背中间皮神经，足背静脉网，跖背动、静脉；深层布有趾足底总神经，趾底总动、静脉。

主治　①乳痈，乳房胀痛等乳疾。②耳鸣，耳聋。③头痛，胁肋胀痛，足跗肿痛等。现代常用于治疗结膜炎、乳腺炎、腰肌劳损、足扭伤、肺结核等。

操作　直刺或斜刺 0.5~0.8 寸；可灸。

（梁繁荣）

侠溪（GB 43）　足少阳胆经腧穴名，为足少阳胆经五输穴之荥穴。出《灵枢经·本输》。

定位　在足背，第四、五趾间，趾蹼缘后方赤白肉际处（见足少阳胆经腧穴图）。直立或坐位取之。

局部解剖　皮肤→皮下组织→第四趾的趾长、短伸肌腱与第五趾的趾长、短伸肌腱之间→第四与第五趾的近节趾骨底之间。布有趾背神经，趾背动、静脉。

主治　①头痛，眩晕，耳鸣，耳聋等头面五官病证。②目赤肿痛，喉痹，足跗肿痛等。现代常用于治疗下肢麻痹、坐骨神经痛、肋间神经痛、偏头痛、中风、高血压、乳腺炎等。

操作　直刺或斜刺 0.3~0.5 寸；可灸。

（梁繁荣）

zúqiàoyīn

足窍阴（GB 44）　足少阳胆经腧穴名，为足少阳胆经五输穴之井穴。出《灵枢经·本输》。

定位　在足趾，第四趾末节外侧，距趾甲根角侧后方 0.1 寸（见足少阳胆经腧穴图）。直立

或坐位取之。

局部解剖　皮肤→皮下组织→甲根。布有趾背侧动、静脉和趾跖动脉形成的动脉网，趾背侧神经。

主治　①目赤肿痛，咽喉肿痛，头痛，失眠，多梦等胆经实热证和胆经湿热证。②胸胁胀痛，足跗肿痛。现代常用于治疗神经性头痛、神经衰弱、肋间神经痛、高血压、脑血管疾病后遗症、结膜炎、胸膜炎等。

操作　直刺 0.1~0.2 寸；可灸。

（梁繁荣）

zújuéyīn gānjīng

足厥阴肝经（liver channel/meridian of foot-jueyin，LR）　十二经脉之一，属肝，络胆。简称肝经。出《灵枢经·经脉》。

循行　从足大趾背毫毛部大敦开始，向上沿着足背至内踝上行小腿内侧，在距内踝 8 寸处交出足太阴脾经后，上行过膝内侧，沿着大腿内侧进入阴毛中，环绕阴部，至小腹，夹胃两旁，属肝，络胆，向上通过膈肌，分布胁肋部，沿气管之后，向上进入鼻咽部，上行连接目系，上行出于额部，与督脉交会于头顶部。分支：从目系下行颊里，环行唇内。分支：从肝分出，通过膈肌，向上注于肺，接手太阴肺经（图）。

病候　此经异常变动时表现为下列病症：腰痛得不能前俯后仰，男性可出现小肠疝气，女性可出现小腹部肿胀，严重者自觉咽喉发干，面部像有灰尘，神色晦黯。

主治概要　主治肝胆病、妇科病、前阴病及经脉循行部位的其他病证。足厥阴肝经腧穴主治有关"肝"方面发生的病症：胸部满闷，呕吐气逆，大便溏泄，

狐疝，遗尿或小便不通。

（王 华）

zújuéyīn gānjīng shùxué

足厥阴肝经腧穴（acupoints of liver channel/meridian of foot-jueyin）　足厥阴肝经循行路线上的穴位。这些穴位是肝脏及其所属经络气血转输出入的特殊部位，有反映病症、协助诊断和防治疾病的作用。足厥阴肝经腧穴的记载首见于《黄帝内经》，共载 7 个腧穴，其中《灵枢经·本输》载

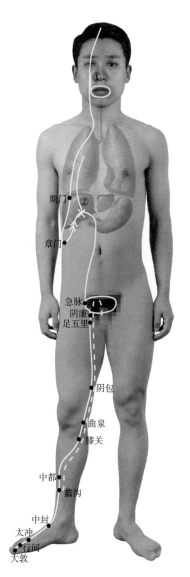

⊠　经脉"属"脏腑符号

⊼　经脉"络"脏腑符号

①　经脉分支序号

图　足厥阴肝经经脉循行图

大敦、行间、太冲、中封、曲泉5穴；《灵枢经·经脉》载蠡沟1穴；《素问·气府论》载急脉1穴。东汉·张仲景《伤寒论》在此基础上增补了期门1穴；晋·王叔和《脉经》增补了章门1穴；晋·皇甫谧《针灸甲乙经》增补了中都、膝关、阴包、足五里、阴廉5穴。

分布 足厥阴肝经共14个腧穴，左右各一，对称分布于身体两侧，始于大敦，终于期门。大敦、行间、太冲、中封、蠡沟、中都、膝关、曲泉、阴包、足五里、阴廉、急脉12穴在下肢内侧，章门、期门2穴在侧腹、胸部（图1~2）。

主治 足厥阴肝经腧穴主要治疗肝胆病、妇科病、前阴病及经脉循行部位的其他病证。治疗郁证常用太冲、期门；治疗小便不利常用中封、曲泉、足五里；治疗月经不调常用大敦、行间、蠡沟、中都；治疗股内侧痛常用膝关、曲泉、足五里。

（梁繁荣）

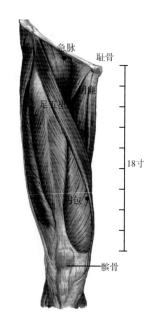

dàdūn

大敦 (LR 1)

足厥阴肝经腧穴名，为足厥阴肝经五输穴之井穴。出《灵枢经·本输》。

定位 在足趾，大趾末节外侧，趾甲根角侧后方0.1寸（见足厥阴肝经腧穴图）。正坐伸足或仰卧位取之。

局部解剖 皮肤→皮下组织→甲根。布有腓深神经的背外侧神经，趾背动、静脉。

主治 ①疝气。②经闭，崩漏，阴挺，遗尿，小便不利。③癫病。现代常用于治疗功能性子宫出血等。

操作 浅刺0.1~0.2寸，

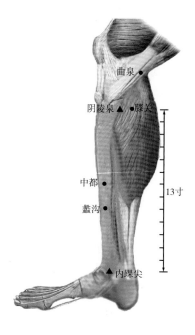

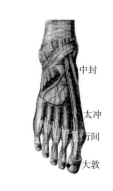

图2 足厥阴肝经腧穴局部解剖图（下肢）

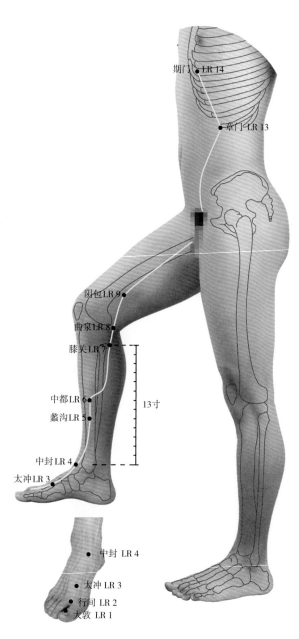

图1 足厥阴肝经腧穴分布图

也可用三棱针点刺出血；可灸。

（梁繁荣）

xíngjiān

行间 （LR 2） 足厥阴肝经腧穴名，为足厥阴肝经五输穴之荥穴。出《灵枢经·本输》。

定位 在足背，第一、二趾间，趾蹼缘后方赤白肉际处（见足厥阴肝经腧穴图）。正坐或仰卧位取之。

局部解剖 皮肤→皮下组织→拇趾近节趾骨基底部与第二跖骨头之间。布有腓深神经的趾背神经，趾背动、静脉。

主治 ①中风，痫病，头痛，目眩，目赤肿痛，青盲，口㖞等肝经病证。②月经不调，痛经，崩漏，带下等妇科病证。③遗尿，癃闭。④梅核气，胸胁胀痛，疝气。现代常用于治疗高血压、肋间神经痛、带状疱疹后遗神经痛、青光眼、前列腺炎、功能性子宫出血等。

操作 直刺 0.5 ~ 0.8 寸；可灸。

（梁繁荣）

tàichōng

太冲 （LR 3） 足厥阴肝经腧穴名，为足厥阴肝经五输穴之输穴、原穴，四关穴之一。出《灵枢经·本输》。

定位 在足背，第一、二跖骨间，跖骨底结合部前方凹陷中，或触及动脉搏动（见足厥阴肝经腧穴图）。正坐或仰卧位取之。

局部解剖 皮肤→皮下组织→拇长伸肌腱与趾长伸肌腱之间→拇短伸肌腱的外侧→第一骨间背侧肌。浅层布有足背静脉网，足背内侧皮神经；深层布有腓深神经，第一趾背动、静脉。

主治 ①中风，癫狂痫，惊风，头痛，眩晕，耳鸣，目赤肿痛，口㖞，咽痛等肝经病证。

②月经不调，痛经，经闭，崩漏，带下等妇科病证。③胁痛，腹胀，呕逆，黄疸等肝胃病证。④癃闭，遗尿。⑤下肢痿痹，足跗肿痛。现代常用于治疗脑血管疾病、高血压、青光眼、肝炎、胆囊炎、神经衰弱、肋间神经痛、下肢瘫痪等。

操作 直刺 0.5 ~ 0.8 寸；可灸。孕妇不宜针刺。

（梁繁荣）

zhōngfēng

中封 （LR 4） 足厥阴肝经腧穴名，为足厥阴肝经五输穴之经穴。出《灵枢经·本输》。

定位 在踝区，内踝前，胫骨前肌肌腱的内侧缘凹陷中（见足厥阴肝经腧穴图）。正坐或仰卧位取之。

局部解剖 皮肤→皮下组织→胫骨前肌腱内侧→距骨和胫骨内踝之间。布有足背内侧皮神经的分支，内踝前动脉，足背浅静脉。

主治 ①遗精，疝气，阴茎痛。②小便不利或失禁，癃闭。③胸腹胀满，腰足冷痛，踝关节扭伤，内踝肿痛等痛证。现代常用于治疗肝炎、肾炎、盆腔炎、睾丸炎、尿路感染等。

操作 直刺 0.5~0.8 寸；可灸。

（梁繁荣）

lígōu

蠡沟 （LR 5） 足厥阴肝经腧穴名，为足厥阴肝经络穴。出《灵枢经·经脉》。

定位 在小腿内侧，足内踝尖上 5 寸，胫骨内侧面的中央（见足厥阴肝经腧穴图）。正坐或仰卧位取之。

局部解剖 皮肤→皮下组织→胫骨骨面。浅层布有隐神经的小腿内侧皮支，大隐静脉。

主治 ①疝气，睾丸肿痛，

月经不调，赤白带下，阴挺，阴痒。②小便不利，遗尿。③足胫疼痛。现代常用于泌尿生殖系统疾病、颈椎病等。

操作 平刺 0.5~0.8 寸，或沿胫骨后缘向上斜刺 1~1.5 寸；可灸。

（梁繁荣）

zhōngdū

中都 （LR 6） 足厥阴肝经腧穴名，为足厥阴肝经郄穴。出《针灸甲乙经》。

定位 在小腿内侧，内踝尖上 7 寸，胫骨内侧面的中央（见足厥阴肝经腧穴图）。正坐或仰卧位取之。

局部解剖 皮肤→皮下组织→胫骨骨面。布有隐神经的小腿内侧皮支，大隐静脉。

主治 ①崩漏，月经过多，产后恶露不止，疝气，痛经，带下。②腹胀，腹痛，泄泻，便秘。③膝腿痛，下肢麻痹。现代常用于治疗急性肝炎、功能性子宫出血、膝关节炎等。

操作 平刺 0.5 ~ 0.8 寸；可灸。

（梁繁荣）

xīguān

膝关 （LR 7） 足厥阴肝经腧穴名。出《针灸甲乙经》。

定位 在膝部，胫骨内侧髁的下方，阴陵泉后 1 寸（见足厥阴肝经腧穴图）。屈膝取之。

局部解剖 皮肤→皮下组织→腓肠肌。浅层布有隐神经的小腿内侧皮支，大隐静脉的属支；深层布有腘动、静脉，胫神经。

主治 膝髌肿痛，下肢痿痹。现代常用于膝关节炎、髌骨软化症、髌上滑囊炎等。

操作 直刺 1~1.5 寸；可灸。

（梁繁荣）

qūquán

曲泉 (LR 8) 足厥阴肝经腧穴名，为足厥阴肝经五输穴之合穴。出《灵枢经·本输》。

定位 在膝部，腘横纹内侧端，半腱肌肌腱内缘凹陷中（见足厥阴肝经腧穴图）。仰卧或正坐屈膝取之。

局部解剖 皮肤→皮下组织→缝匠肌后缘→股薄肌腱后缘→半膜肌腱→腓肠肌内侧头。浅层布有隐神经，大隐静脉；深层布有膝上内侧动、静脉的分支或属支。

主治 ①月经不调，痛经，白带，阴挺，阴痒，产后腹痛，遗精，阳痿，疝气。②小便不利，癃闭。③头痛，目眩，癫狂，目痛。④黄疸，泄泻，痢疾，腹胀，纳差。⑤膝髌肿痛，下肢痿痹。现代多用于治疗膝关节及周围软组织疾病等。

操作 直刺0.8~1寸；可灸。

（梁繁荣）

yīnbāo

阴包 (LR 9) 足厥阴肝经腧穴名。出《针灸甲乙经》。

定位 在股前区，髌底上4寸，股薄肌与缝匠肌之间（见足厥阴肝经腧穴图）。仰卧或正坐屈膝取之。

局部解剖 皮肤→皮下组织→缝匠肌与股薄肌之间→大收肌。浅层布有闭孔神经的皮支，大隐静脉的属支；深层布有股神经的肌支，隐神经，股动、静脉。

主治 月经不调，遗尿，小便不利，腰骶痛引小腹。现代常用于治疗月经不调、腰腿痛、腹股沟淋巴结炎等。

操作 直刺1~2寸；可灸。

（梁繁荣）

zúwǔlǐ

足五里 (LR 10) 足厥阴肝经腧

穴名。出《针灸甲乙经》。

定位 在股前区，气冲直下3寸，动脉搏动处（见足厥阴肝经腧穴图）。仰卧位取之。

局部解剖 皮肤→皮下组织→长收肌→短收肌→大收肌。浅层布有股神经的前皮支，大隐静脉；深层布有闭孔神经的前支和后支，股深动、静脉的肌支，旋股内侧动、静脉的肌支。

主治 ①睾丸肿痛，阴囊湿疹，阴挺，少腹胀痛，小便不通，遗尿。②瘰疬，倦怠嗜卧。现代常用于治疗尿潴留、性功能障碍等。

操作 直刺1~1.5寸；可灸。

（梁繁荣）

yīnlián

阴廉 (LR 11) 足厥阴肝经腧穴名。出《针灸甲乙经》。

定位 在股前区，气冲直下2寸（见足厥阴肝经腧穴图）。仰卧位取之。

局部解剖 皮肤→皮下组织→长收肌→短收肌→小收肌。浅层布有股神经前皮支，大隐静脉，腹股沟浅淋巴结；深层布有闭孔神经的前、后支，旋股内侧动、静脉的肌支。

主治 月经不调，赤白带下，阴部瘙痒，疝气，少腹痛，股内侧痛，下肢挛急。现代常用于治疗妇科病等。

操作 直刺1~2寸；可灸。

（梁繁荣）

jímài

急脉 (LR 12) 足厥阴肝经腧穴名。出《素问·气府论》。

定位 在腹股沟区，横平耻骨联合上缘，前正中线旁开2.5寸（见足厥阴肝经腧穴图）。仰卧位取之。

局部解剖 皮肤→皮下组

织→耻骨肌→闭孔外肌。浅层布有股神经前皮支，大隐静脉，腹股沟浅淋巴结；深层布有阴部外动、静脉，旋股内侧动、静脉的分支或属支，闭孔神经前支。

主治 疝气，阴挺，少腹痛，股内侧痛。现代常用于治疗肠痉挛、睾丸炎、尿道炎等。

操作 直刺0.5~0.8寸，避开股静脉；可灸。

（梁繁荣）

zhāngmén

章门 (LR 13) 足厥阴肝经腧穴名，为脾募穴，八会穴之脏会，足厥阴肝经、足少阳胆经之交会穴。出《脉经》。

定位 在侧腹部，第十一肋游离端的下际（见足厥阴肝经腧穴图）。仰卧或侧卧位取之。

局部解剖 皮肤→皮下组织→腹外斜肌→腹内斜肌→腹横肌。浅层布有第十、十一胸神经前支的外侧皮支，胸腹壁浅静脉的属支；深层布有第十、十一胸神经，肋间后动、静脉的分支或属支。

主治 腹痛，腹胀，肠鸣，泄泻，呕吐，胸胁痛，黄疸，痞块，小儿疳积，神疲肢倦，腰脊痛。现代常用于治疗胃炎、肠易激综合征、溃疡性结肠炎、糖尿病周围神经病变等。

操作 斜刺0.5~0.8寸，不可深刺；可灸。

（梁繁荣）

qīmén

期门 (LR 14) 足厥阴肝经腧穴名，为肝募穴，足厥阴肝经、足太阳膀胱经、阴维脉之交会穴。出《伤寒论》。

定位 在胸部，第六肋间隙，前正中线旁开4寸（见足厥阴肝经腧穴图）。仰卧位取之。

局部解剖 皮肤→皮下组

织→胸大肌下缘→腹外斜肌→肋间外肌→肋间内肌。浅层布有第六肋间神经的外侧皮支，胸腹壁静脉的属支；深层布有第六肋间神经，第六肋间后动、静脉的分支或属支。

主治 ①呕吐，吞酸，呃逆，腹胀，泄泻，饥不欲食。②胸胁胀满，咳喘，奔豚，胸痹。③疟疾，伤寒热入血室。现代常用于治疗慢性胆囊炎、胆绞痛、肋间神经痛、功能性消化不良等。

操作 斜刺或沿肋间方向平刺0.5~0.8寸；可灸。

（梁繁荣）

shíwǔ luòmài

十五络脉 （fifteen collaterals）

经脉分出行于体表的支脉为络脉；十二经脉和任脉、督脉各别出一支络脉，加上脾之大络，合而为十五络脉。简称十五络，又称十五别络。首见于《灵枢经·经脉》："经脉十二者，伏行分肉之间，深而不见；其常见者，足太阴过于外踝之上，无所隐故也。诸脉之浮而常见者，皆络脉也。""凡此十五络者，实则必见，虚则必下，视之不见，求之上下。"《难经·二十六难》："经有十二，络有十五，余三络者，是何等络也？然，有阳络，有阴络，有脾之大络。"十五络脉分别以其分出处的腧穴（即络穴）为名，即手太阴肺经的络脉名列缺（见手太阴络脉），手阳明大肠经的络脉名偏历（见手阳明络脉），足阳明胃经的络脉名丰隆（见足阳明络脉），足太阴脾经的络脉名公孙（见足太阴络脉），手少阴心经的络脉名通里（见手少阴络脉），手太阳小肠经的络脉名支正（见手太阳络脉），足太阳膀胱经的络脉名飞扬（见足太阳络脉），足少阴肾经的络脉名大钟（见足少阴络脉），手厥阴心包经的络脉名内关（见手厥阴络脉），手少阳三焦经的络脉名外关（见手少阳络脉），足少阳胆经的络脉名光明（见足少阳络脉），足厥阴肝经的络脉名蠡沟（见足厥阴络脉），任脉的络脉名鸠尾（见任脉络脉），督脉的络脉名长强（见督脉络脉），脾之大络名大包。

循行与分布 十二经脉的络脉从本经四肢肘膝关节以下的络穴分出后，均走向与其相表里的经脉，即阴经的络脉走向与它相表里的阳经，阳经的络脉走向与它相表里的阴经。躯干部三络（任脉络脉、督脉络脉、脾之大络）则分别分布于身前、身后和身侧，即任脉络脉从其络穴鸠尾分出后，散布于腹部；督脉络脉从其络穴长强分出后，散布于头部，左右别走足太阳经；脾之大络从其络穴大包分出后，散布于胸胁。

络脉按形状、大小、深浅的不同有不同的名称。十五络脉较大，其分出的细小分支称为孙络，浮行于浅表部位的络脉称为浮络，出现瘀血现象的络脉称为血络，这些细小的络脉遍布全身。十五络脉是主要的络脉，对其他细小的络脉起主导作用，全身的浮络、孙络皆归属于十五络脉，将气血运送到人体各个部位，既网络周身、联系内外前后左右，又滋润荣养全身组织。络脉和经别（即十二经别）都是经脉的分支，均有加强表里两经的作用，其不同之处在于：经别主内，无所属穴位，也无所主病症；络脉主外，分出处各有一穴位，并有所主病症。

作用 十五络脉加强了十二经脉中互为表里的两经的联系，沟通了两经的经气，补充了十二经脉循行的不足。十五络脉作为络脉系统的主干，统属全身络脉，使十二经脉气血逐渐扩展，充分发挥营卫气血津液对周身的渗灌、濡养作用。在临床实践中，由于一络联双经，故有"一络治两脉"的说法。络穴又常和原穴、合穴等相配进行针刺治疗。另外，针灸中的皮肤针（包括梅花针、七星针）不仅作用于皮部，同时也作用于络脉；拔罐、刮痧、刺络出血等疗法同样也作用于络脉。

（孙忠人）

shǒutàiyīn luòmài

手太阴络脉 （collateral of hand-taiyin）

十五络脉之一，手太阴肺经的别行络脉，以肺经络穴列缺为名。出《灵枢经·经脉》。

循行 从列缺穴（腕横纹上1.5寸）处由手太阴肺经分出，一支与手太阴肺经相并而行，直走入手掌中，散入于手大鱼际的边缘部（鱼际穴）；另一支由列缺穴处走向手阳明大肠经。

病候 此络脉病候分为虚实两证：实证为手掌和手腕部灼热；虚证为呵欠、气短、小便不禁或次数增多等。

主治概要 主治手太阴肺经、手阳明大肠经此表里两经及络脉循行部位出现的病症。

（孙忠人）

shǒuyángmíng luòmài

手阳明络脉 （collateral of hand-yangming）

十五络脉之一，手阳明大肠经的别行络脉，以大肠经络穴偏历为名。出《灵枢经·经脉》。

循行 从偏历穴（腕横纹上3寸）处由手阳明大肠经分出，一支走向手太阴肺经；另一支沿上肢行于手阳明大肠经浅层，上行至肩髃穴处，然后上行至面部颊侧屈曲处（即下颌角部），遍布于下齿中；在下颌角部再分出一支入于耳中会合聚集于耳的宗脉。

病候　此络脉病候分为虚实两证：实证为龋齿、耳聋；虚证为牙齿寒凉、胸膈气塞不畅等。

主治概要　主治手阳明大肠经、手太阴肺经此表里两经及络脉循行部位出现的病症。

（孙忠人）

zúyángmíng luòmài

足阳明络脉（collateral of foot-yangming）　十五络脉之一，足阳明胃经的别行络脉，以胃经络穴丰隆为名。出《灵枢经·经脉》。

循行　从丰隆穴（踝关节上8寸）处由足阳明胃经分出，一支走向足太阴脾经；另一支沿胫骨外缘上行于足阳明胃经浅层，直达头项部，会合诸经络之气，向下络于喉部。

病候　此络脉病候分为气逆及虚实证：气逆，指此络脉之气上逆则喉痹、暴喑（即喉部气塞不通之症，常突然音哑）；实证为狂证和癫证；虚证为足胫屈伸不得，胫部肌肉枯萎。

主治概要　主治足阳明胃经、足太阴脾经此表里两经及络脉循行部位出现的病症。

（孙忠人）

zútàiyīn luòmài

足太阴络脉（collateral of hand-taiyin）　十五络脉之一，足太阴脾经的别行络脉，以脾经络穴公孙为名。出《灵枢经·经脉》。

循行　从公孙穴（第一跖骨基底的前下方，赤白肉际凹陷处）处由足太阴脾经分出，一支走向足阳明胃经；另一支则沿足太阴脾经浅层上行直络于肠胃。

病候　此络脉病候分为气逆及虚实证：气逆，即厥气上逆时则病发霍乱；实证为肠中切切而痛；虚证为腹部鼓胀。

主治概要　主治足太阴脾经、足阳明胃经此表里两经及络脉循行部位出现的病症。

（孙忠人）

shǒushàoyīn luòmài

手少阴络脉（collateral of hand-shaoyin）　十五络脉之一，手少阴心经的别行络脉，以心经络穴通里为名。出《灵枢经·经脉》。

循行　从通里穴（腕横纹上1寸）处由手少阴心经分出，一支走向手太阳小肠经；另一支向上与手少阴心经并行于浅层，沿经脉而进入心中，联系舌根部，又联属于眼睛的根部。

病候　此络脉病候分为虚实两证：实证为胸胁及膈上撑胀不舒；虚证为不能言语。

主治概要　主治手少阴心经、手太阳小肠经此表里两经及络脉循行部位出现的病症。

（孙忠人）

shǒutàiyáng luòmài

手太阳络脉（collateral of hand-taiyang）　十五络脉之一，手太阳小肠经的别行络脉，以小肠经络穴支正为名。出《灵枢经·经脉》。

循行　从支正穴（腕横纹上5寸）处由手太阳小肠经分出，一支向内注入于手少阴心经；另一支沿手太阳小肠经浅层上行至肘关节部，再上行络于肩髃穴处。

病候　此络脉病候分为虚实两证：实证为肘关节弛缓而不得屈伸，肘关节痿废；虚证为皮肤生赘疣。

主治概要　主治手太阳小肠经、手少阴心经此表里两经及络脉循行部位出现的病症。

（孙忠人）

zútàiyáng luòmài

足太阳络脉（collateral of foot-taiyang）　十五络脉之一，足太阳膀胱经的别行络脉，以膀胱经络穴飞扬为名。出《灵枢经·经脉》。

循行　从飞扬穴（踝关节上7寸）处由足太阳膀胱经分出，走向足少阴肾经。

病候　此络脉病候分为虚实两证：实证为鼻塞流涕，头背疼痛；虚证为鼻流清涕，鼻出血。

主治概要　主治足太阳膀胱经、足少阴肾经此表里两经及络脉循行部位出现的病症。

（孙忠人）

zúshàoyīn luòmài

足少阴络脉（collateral of foot-shaoyin）　十五络脉之一，足少阴肾经的别行络脉，以肾经络穴大钟为名。出《灵枢经·经脉》。

循行　从大钟穴（踝关节下0.5寸）处由足少阴肾经分出，一支在踝关节后面绕过足跟后走向足太阳膀胱经；另一支与足少阴肾经并行于浅层，上行走于心包之下，向外则贯穿腰脊部。

病候　此络脉病候分为气逆及虚实证：气逆为心烦胸闷不舒；实证为小便不通或淋漓不尽；虚证为腰痛。

主治概要　主治足少阴肾经、足太阳膀胱经此表里两经及络脉循行部位出现的病症。

（孙忠人）

shǒujuéyīn luòmài

手厥阴络脉（collateral of hand-jueyin）　十五络脉之一，手厥阴心包经的别行络脉，以心包经络穴内关为名。出《灵枢经·经脉》。

循行　从内关穴（掌侧腕横纹上2寸）处由手厥阴心包经分出，沿着手厥阴心包经浅层上行，联系心包络。

病候　此络脉病候分为虚实两证：实证为心痛；虚证为头项

强直。

主治概要 主治手厥阴心包经、手少阳三焦经此表里两经及络脉循行部位出现的病症。

（孙忠人）

shǒushàoyáng luòmài

手少阳络脉（collateral of hand-shaoyang） 十五络脉之一，手少阳三焦经的别行络脉，以三焦经络穴外关为名。出《灵枢经·经脉》。

循行 从外关穴（背侧腕横纹上 2 寸）处由手少阳三焦经分出，向上绕过前臂外侧上行，注入于胸中会合手厥阴心包经至心包络。

病候 此络脉病候分为虚实两证：实证为肘关节部痉挛；虚证为肘关节不能屈。

主治概要 主治手少阳三焦经、手厥阴心包经此表里两经及络脉循行部位出现的病症。

（孙忠人）

zúshàoyáng luòmài

足少阳络脉（collateral of foot-shaoyang） 十五络脉之一，足少阳胆经的别行络脉，以胆经络穴光明为名。出《灵枢经·经脉》。

循行 从光明穴（外踝尖上 5 寸）处由足少阳胆经分出，走向足厥阴肝经，向下络于足背部。

病候 此络脉病候分为虚实两证：实证为厥冷；虚证为痿躄，即筋肉萎缩或萎软无力，坐而不能站起。

主治概要 主治足少阳胆经、足厥阴肝经此表里两经及络脉循行部位出现的病症。

（孙忠人）

zújuéyīn luòmài

足厥阴络脉（collateral of foot-jueyin） 十五络脉之一，足厥阴肝经的别行络脉，以肝经络穴蠡沟为名。出《灵枢经·经脉》。

循行 从蠡沟穴（内踝尖上 5 寸）处由足厥阴肝经分出，一支走向足少阳胆经；另一支沿着足厥阴肝经浅层经过胫骨内侧上行至睾丸处，结聚于阴茎。

病候 此络脉病候分为气逆及虚实证：气逆为睾丸肿大，猝然发生疝气；实证为阴器挺长不收；虚证为阴囊突然瘙痒。

主治概要 主治足厥阴肝经、足少阳胆经此表里两经及络脉循行部位出现的病症。

（孙忠人）

rènmài luòmài

任脉络脉（collateral of ren conception channel） 十五络脉之一，任脉的别行络脉，以任脉络穴鸠尾为名。又称尾翳。出《灵枢经·经脉》。

循行 从鸠尾穴（在上腹部，胸剑结合部下 1 寸，前正中线上）处由任脉分出，下行散络于腹部。

病候 此络脉病候分为虚实两证：实证为腹壁皮肤疼痛；虚证为腹壁皮肤瘙痒。

主治概要 主治任脉及络脉循行部位出现的病症。

（孙忠人）

dūmài luòmài

督脉络脉（collateral of du governor channel） 十五络脉之一，督脉的别行络脉，以督脉络穴长强为名。出《灵枢经·经脉》。

循行 从长强穴（尾骨端与肛门连线的中点）处由督脉分出，在脊柱两旁肌肉边上上行，直达项部，散络于头上；在肩胛部左右有分支走向足太阳膀胱经，穿入脊柱两旁肌肉之内。

病候 此络脉病候分为虚实两证：实证为脊柱强直；虚证为头部沉重。

主治概要 主治督脉及络脉循行部位出现的病症。

（孙忠人）

pí zhī dàluò

脾之大络（major collateral of spleen） 十五络脉之一，以其络穴大包为名。出《灵枢经·经脉》。此脉较大，总统阴阳诸络，无所不包，故名大包。其与足太阴络脉公孙不同，公孙之络者，止并经而行，散气血于本经（足太阴脾经）之部分；而大包之络，为胃行其津液，灌溉五脏六腑，以络于周身。

循行 从大包穴（侧胸部腋中线上，当第六肋间隙处）处由足太阴脾经分出后，散布于胁肋及胸侧。

病候 此络脉病候分为虚实两证：实证为全身疼痛；虚证为各关节弛缓。

主治概要 主治此络脉循行部位出现的病症。

（孙忠人）

shí'èr jīngbié

十二经别（twelve divergent channels/meridians） 从十二经脉另行分出，深入体腔，浅出头面，以加强表里相合关系的支脉。简称经别，又称别行之正经。十二经别是十二经脉的分支，与十二经脉具有同样重要的作用。《灵枢经·经别》记载了十二经别循行及离、入、出、合的部位，篇中称十二经脉的经别为此经脉之"正"。清·张志聪《黄帝内经灵枢集注》："所谓别者，言十二经脉之外而有别经……正者，谓经脉之外别有正经，非支络也。"说明经别与络脉不同，虽是正经的别出支脉，但它的作用相当于别行的正经。

分布 ①十二经别有"离、入、出、合"的分布特点：即从四肢肘膝附近的正经别出，称"离"；经过躯干深入体腔与相关脏腑联系，称"入"；再浅出于体表上行头项部，称"出"；在头项部，阳经经别合于本经的经脉，阴经经别合于相表里的阳经经脉，称"合"。手足三阴三阳经别按阴阳表里关系组成六对，故有"六合"之称。②十二经别多上行于头面：六阳经经别（手、足三阳经经别）除手太阳经别外均上行至头；手三阴经经别从腋部进入体腔后，经过喉咙上头；足三阴经经别别入足三阳经后亦上至头部。③十二经别循行中，阳经经别进入体腔后，除经过本腑外，还散落相表里的脏；阴经经别多与相表里的阳经经别相并行或会合，并经过相关的本脏。④十二经别在体内循行中多与心联系。

作用　十二经别有离、入、出、合于人体表里之间的特点，不仅加强了十二经脉的内外联系，更加强了经脉所属络的脏腑在体腔深部的联系，补充了十二经脉在体内外循行的不足，突出了心和头面部在经络联系中的重要地位。因经别循行于十二经脉所不到之处，使联系更加周密和广泛，故扩大了经穴的主治范围。

（孙忠人）

shǒutàiyīn jīngbié

手太阴经别（divergent channel/meridian of hand-taiyin）　十二经别之一，手太阴肺经别行之正经。《灵枢经·经别》："手太阴之正，别入渊腋少阴之前，入走肺，散之太阳（明·张景岳考证为"散之大肠"，这里从之），上出缺盆，循喉咙，复合阳明。"此经别从手太阴肺经分出，进入腋下，行于手少阴经别之前，进入胸腔，走向肺脏，向下散到大肠，向上浅出于缺盆（锁骨上窝），沿着喉咙，再与手阳明大肠经相合。

（孙忠人）

shǒuyángmíng jīngbié

手阳明经别（divergent channel/meridian of hand-yangming）　十二经别之一，手阳明大肠经别行之正经。《灵枢经·经别》："手阳明之正，从手循膺乳，别于肩髃，入柱骨下，走大肠，属于肺，上循喉咙，出缺盆，合于阳明也。"此经别从手阳明大肠经的手部分出，沿腕、肘等至侧胸乳部之间，另一支从肩髃部分出，进入项后柱骨之下（即第七颈椎），再前行进入体腔，下行到达大肠，上属于肺，再向上沿着喉咙，浅出于缺盆（锁骨上窝），与手阳明大肠经相合。

（孙忠人）

zúyángmíng jīngbié

足阳明经别（divergent channel/meridian of foot-yangming）　十二经别之一，足阳明胃经别行之正经。《灵枢经·经别》："足阳明之正，上至髀，入于腹里，属胃，散之脾，上通于心，上循咽出于口，上頞䪼，还系目系，合于阳明也。"此经别从足阳明胃经分出，经大腿前面进入腹腔里，属于胃，散布到脾，上通于心，再向上沿喉咽部出于口腔，上行到达鼻根和眼眶下部，还绕目系，复与足阳明胃经相合。

（孙忠人）

zútàiyīn jīngbié

足太阴经别（divergent channel/meridian of foot-taiyin）　十二经别之一，足太阴脾经别行之正经。《灵枢经·经别》："足太阴之正，上至髀，合于阳明，与别俱行，上结于咽，贯舌中。"此经别从足太阴脾经分出后，到达大腿前面，合于足阳明胃经，与足阳明经向上并行，向上结于咽部，贯通到舌中。

（孙忠人）

shǒushàoyīn jīngbié

手少阴经别（divergent channel/meridian of hand-shaoyin）　十二经别之一，手少阴心经别行之正经。《灵枢经·经别》："手少阴之正，别入于渊腋两筋之间，属于心，上走喉咙，出于面，合目内眦。"此经别从手少阴心经分出，进入腋下渊腋处两筋之间，归属于心脏，向上走到喉咙，浅出面部，在内眼角与手太阳小肠经相合。

（孙忠人）

shǒutàiyáng jīngbié

手太阳经别（divergent channel/meridian of hand-taiyang）　十二经别之一，手太阳小肠经别行之正经。《灵枢经·经别》："手太阳之正，指地，别于肩解，入腋走心，系小肠也。"此经别从肩关节部的手太阳小肠经分出，别行向下行入腋窝，走向心脏，连系小肠。

（孙忠人）

zútàiyáng jīngbié

足太阳经别（divergent channel/meridian of foot-taiyang）　十二经别之一，足太阳膀胱经别行之正经。《灵枢经·经别》："足太阳之正，别入于腘中，其一道下尻五寸，别入于肛，属于膀胱，散之肾，循膂当心入散；直者，从膂上出于项，复属于太阳。"此经别从足太阳膀胱经的腘窝部分出，一支走向骶骨下5寸处别行入于肛门，向内连属膀胱，散行于肾脏，并沿着脊柱两侧上行至心脏的部位入内而分散；另直行的一支，沿脊柱两旁继续上行，浅出于项部，复与足太阳膀胱经相合。

（孙忠人）

zúshàoyīn jīngbié

足少阴经别（divergent channel/meridian of foot-shaoyin）　十二经

别之一，足少阴肾经别行之正经。《灵枢经·经别》："足少阴之正，至腘中，别走太阳而合，上至肾，当十四颗（椎），出属带脉；直者，系舌本，复出于项，合于太阳。"此经别从足少阴肾经的腘窝中分出后，一支与足太阳膀胱经相汇合并行，上行至肾脏，在第二腰椎处出属于带脉（奇经八脉）；另直行一支，上行系于舌根，然后出于颈项部，复与足太阳膀胱经相合。

（孙忠人）

shǒujuéyīn jīngbié

手厥阴经别（divergent channel/meridian of hand-jueyin） 十二经别之一，手厥阴心包经别行之正经。《灵枢经·经别》："手心主之正，别下渊腋三寸，入胸中，别属三焦，出循喉咙，出耳后，合少阳完骨之下。"此经别从手厥阴心包经分出，在渊腋下3寸处进入胸腔内，分别连属上、中、下三焦，上行循喉咙，出于耳后方，在完骨下与手少阳三焦经相合。

（孙忠人）

shǒushàoyáng jīngbié

手少阳经别（divergent channel/meridian of hand-shaoyang） 十二经别之一，手少阳三焦经别行之正经。《灵枢经·经别》："手少阳之正，指天，别于巅，入缺盆，下走三焦，散于胸中也。"此经别在头部从手少阳三焦经分出，别走头的巅顶，然后下行进入缺盆（锁骨上窝），经过上、中、下三焦，最后散布于胸中。

（孙忠人）

zúshàoyáng jīngbié

足少阳经别（divergent channel/meridian of foot-shaoyang） 十二经别之一，足少阳胆经别行之正经。《灵枢经·经别》："足少阳之正，绕髀入毛际，合于厥阴；

别者，入季胁之间，循胸里属胆，散之上肝贯心，以上挟咽，出颐颔中，散于面，系目系，合少阳于外眦也。"此经别从足少阳胆经分出，绕过大腿前侧进入阴毛中，与足厥阴肝经相合；其分支别行者，入于季胁（胸胁）之间，沿着胸腔内，连属于胆，散布到肝，向上通过心脏，夹于咽喉，浅出于下颌中间，散布在面部，联系于目系，在外眼角处与足少阳胆经汇合。

（孙忠人）

zújuéyīn jīngbié

足厥阴经别（divergent channel/meridian of foot-jueyin） 十二经别之一，足厥阴肝经别行之正经。《灵枢经·经别》："足厥阴之正，别跗上，上至毛际，合于少阳，与别俱行。"此经别在足背上从足厥阴肝经分出，向上到达外阴部，与足少阳经别相合后并行。

（孙忠人）

shí'èr jīngjīn

十二经筋（twelve channel/meridian sinews；sinew channels/meridians） 十二经脉之气结聚散络于筋肉骨节的体系，是经络系统在人体体表的连属部分。简称经筋。十二经筋隶属于十二经脉，并由其所附属的经脉而得名；由于其分布部位及病候特点均在"筋肉"方面，故称"经筋"。出《灵枢经·经筋》

分布 十二经筋的循行分布均起始于四肢末端，行于体表，不入内脏，呈向心分布，结聚于关节、骨骼部，走向躯干头面，有刚筋、柔筋之分。①刚筋，又称阳筋，分布于项背和四肢外侧，以手足阳经经筋为主。手三阳经筋起于手指，循臑外上行结于角（头）；足三阳经筋起于足趾，循股外上行结于顺（面）。

②柔筋，又称阴筋，分布于胸腹和四肢内侧，以手足阴经经筋为主。手三阴经筋起于手指，循臑内上行结于贲（胸）；足三阴经筋起于足趾，循股内上行结于阴器（腹）。

作用 经筋具有约束骨骼、屈伸关节、维持人体正常运动功能的作用。《灵枢经·经脉》："筋为刚"，《素问·痿论》："宗筋，主束骨而利机关也"。经筋的病候主要表现为肌肉的不正常抽动，如肌肉的拘急、抽搐、强直、弛缓、瘫痪不用等。临床常见的软组织劳损、肌肉风湿痛及运动神经疾病所引起的肌肉痉挛或瘫痪等，都属于经筋病范畴。经筋还联系耳、眼及胸膈部有关器官，因而可发生耳痛耳鸣、视物不良以及喘息、胃病等内脏证候。经脉病候治疗多循经取穴，而经筋病候的治疗主要"以痛为腧"，即在患部或压痛处取穴。因经筋受经脉气血濡养调节，故除局部取穴外，还应按经络循行远道取穴。

（孙忠人）

shǒutàiyīn jīngjīn

手太阴经筋（sinew channel/meridian of hand-taiyin） 十二经筋之一，手太阴肺经之气结聚散络于筋肉骨节，是手太阴肺经在体表的连属部分。出《灵枢经·经筋》。

循行 此经筋起于手拇指端，沿拇指向上行，结于鱼际之后，在寸口桡动脉搏动处外侧走行，沿前臂上行，结于肘关节中，向上经过上臂内侧，进入腋下。从锁骨上窝中（缺盆）出行于体表，结于肩髃前方，再向上结于缺盆，自腋下行的从下方结于胸里，分散通过膈部，与手厥阴经筋在膈下会合，到达胁肋部。

病候　此经筋发病，循行经过部位可出现支撑不适、拘紧掣痛，重者发为息贲、胁肋拘急、上逆吐血。

（孙忠人）

shǒuyángmíng jīngjīn

手阳明经筋（sinew channel/meridian of hand-yangming）　十二经筋之一，手阳明大肠经之气结聚散络于筋肉骨节，是手阳明大肠经在体表的连属部分。出《灵枢经·经筋》。

循行　此经筋起于示指桡侧末端，结于腕背，向上沿前臂上行，结于肘关节外侧，向上经上臂，结于肩髃；其分支绕过肩胛部，在脊柱两旁走行，上面颊，结于鼻旁；直行的分支从肩髃部上颈，出手太阳经筋的前方，上左侧额角，络头部，下向右侧下额部。

病候　此经筋发病，循行经过部位可出现疼痛、抽筋，肩不能上抬，颈不能向两侧顾视。

（孙忠人）

zúyángmíng jīngjīn

足阳明经筋（sinew channel/meridian of foot-yangming）　十二经筋之一，足阳明胃经之气结聚散络于筋肉骨节，是足阳明胃经在体表的连属部分。出《灵枢经·经筋》。

循行　此经筋起于足部第二、三、四趾，结于足背；斜行向外上方，到达腓骨，上结于膝外侧，直上结于髀枢（股骨大转子部），向上沿胁肋，连属脊椎；直行的分支上沿胫骨，结于膝部，由此发出的分支结于腓骨部，并与足少阳经筋相合；直行者从伏兔部（股四头肌）向上，结于股骨前，聚集于阴部（生殖器），向上分布于腹部，聚集于缺盆（锁骨上窝），再向上至颈部，夹口旁，会合于鼻旁颧部，下边结于鼻，上边与足太阳经筋相合。足太阳经筋是上眼睑的纲维，足阳明经筋是下眼睑的纲维。另有一分支从面颊分出，结于耳前。

病候　此经筋发病，可出现足中趾和胫部抽筋、足背拘急、伏兔部抽筋、大腿前部肿、阴囊肿大、腹部筋拘急，牵引缺盆和面颊部突然发生口角㖞斜，有寒邪则掣引眼睑不能闭合；有热邪则筋松弛眼睑不能睁开。颊筋有寒，就牵引颊部，使口张不能合；颊筋有热，使筋肉松弛收缩无力，出现口角㖞斜。

（孙忠人）

zútàiyīn jīngjīn

足太阴经筋（sinew channel/meridian of foot-taiyin）　十二经筋之一，足太阴脾经之气结聚散络于筋肉骨节，是足太阴脾经在体表的连属部分。出《灵枢经·经筋》。

循行　此经筋起于足大趾内侧端，向上行结于内踝；直行一支，络于膝内辅骨（胫骨内踝部），向上沿大腿内侧，结于股骨前，聚集于阴器（生殖器），向上经下腹，结于脐，沿腹内，结于肋骨，散布于胸中；其在里者附着于脊椎。

病候　此经筋发病，可见足大趾及内踝痛、抽筋，膝内侧胫骨痛，股内侧牵引髀部痛，阴器部扭转疼痛，并向上引脐及两胁作痛，牵引胸胁和脊内疼痛。

（孙忠人）

shǒushàoyīn jīngjīn

手少阴经筋（sinew channel/meridian of hand-shaoyin）　十二经筋之一，手少阴心经之气结聚散络于筋肉骨节，是手少阴心经在体表的连属部分。出《灵枢经·经筋》。

循行　此经筋起于手小指内侧，结于掌后锐骨（豌豆骨），向上结于肘关节内侧，再向上进入腋内，与手太阴经筋相交，伏行于乳内，结于胸中，沿膈向下，连于脐部。

病候　此经筋发病，可见胸内拘急，心下有积块，称为伏梁；因此经筋为肘部屈伸的纲维，循行经过部位可发生抽筋、疼痛等病症。

（孙忠人）

shǒutàiyáng jīngjīn

手太阳经筋（sinew channel/meridian of hand-taiyang）　十二经筋之一，手太阳小肠经之气结聚散络于筋肉骨节，是手太阳小肠经在体表的连属部分。出《灵枢经·经筋》。

循行　此经筋起于手小指上边，结于腕背，向上沿前臂内侧缘，结于肘内锐骨（肱骨内上髁）的后面，进入并结于腋下；其分支向后走腋窝后侧缘，向上绕肩胛部，沿颈旁出走足太阳经筋的前方，结于耳后乳突完骨处；其支者，进入耳中；直者，行出耳上，向下结于下颌，上行的连属眼外角。

病候　此经筋发病，可见手小指及肱骨内上髁后缘疼痛，沿臂的内侧，上至腋下，及腋下后侧等处均发生疼痛，绕肩胛牵引颈部疼痛，并引得耳中鸣响且痛，疼痛牵引下颌，眼睛闭合许久才能看清事物。颈筋拘急，可发生鼠瘘、颈肿等病症。

（孙忠人）

zútàiyáng jīngjīn

足太阳经筋（sinew channel/meridian of foot-taiyang）　十二经筋之一，足太阳膀胱经之气结聚散络于筋肉骨节，是足太阳膀胱经在体表的连属部分。出《灵枢经·经脉》。

循行 此经筋起于足小趾，向上结于外踝，一支斜上结于膝部，另一支在下，沿外踝结于足跟，向上沿跟腱结于腘部；其分支从外踝上行，结于小腿肚外侧（腨外），向上与腘部的一支相并行，上行结于臀部，再向上夹脊柱两旁，到达项部；在项部分出一支入结于舌根；直行的一支，结于枕骨，上行至头顶，由头的前方，下行颜面，结聚于鼻部；分支形成"目上纲"（即上眼睑），向下结于颧骨部；在背部也分出一支，从腋窝外侧缘，上行结于肩髃部；一支进入腋下，向上出缺盆部，上方结于耳后乳突处（完骨）；另一分支从缺盆处（锁骨上窝）分出，斜上结于鼻旁。

病候 此经筋发病，可见足小趾及足跟部疼痛，腘窝部挛急，脊柱反张，项筋发紧，肩不能举，腋部支撑不适，缺盆部辗转疼痛，不能左右活动等病症。

（孙忠人）

zúshàoyīn jīngjīn

足少阴经筋（sinew channel/meridian of foot-shaoyin） 十二经筋之一，足少阴肾经之气结聚散络于筋肉骨节，是足少阴肾经在体表的连属部分。出《灵枢经·经筋》。

循行 此经筋起于足小趾的下边，入足心部，同足太阴经筋斜走至内踝下方，结于足跟，与足太阳经筋相合，向上结于胫骨内踝下，同足太阴经筋相并上行，沿大腿内侧，结于阴部（生殖器），向后沿脊柱，夹膂（脊柱两旁的肌肉），向上至项，结于枕骨，与足太阳经筋汇合。

病候 此经筋发病，可见足下转筋，经筋循行经过部位都感

觉到疼痛和抽筋，以痫病、抽搐、痉病为主，若是背筋有病，其身就不能前俯；若是腹筋有病，其身就不能后仰，所以背部苦于拘急，腰部反折而不能俯；腹部苦于拘急，身体不能仰伸。

（孙忠人）

shǒujuéyīn jīngjīn

手厥阴经筋（sinew channel/meridian of hand-jueyin） 十二经筋之一，手厥阴心包经之气结聚散络于筋肉骨节，是手厥阴心包经在体表的连属部分。出《灵枢经·经筋》。

循行 此经筋起于手中指，与手太阴经筋并行，向上结于肘内侧，经上臂内侧，结聚于腋下，向下散布于胁肋部的前后；其分支进入腋内后，散布于胸中，结于膈。

病候 此经筋发病，在循行、聚集的部位可出现支撑不适、抽筋、胸痛或发为息贲（古病名，见咳喘、肺壅、少气等症状）。

（孙忠人）

shǒushàoyáng jīngjīn

手少阳经筋（sinew channel/meridian of hand-shaoyang） 十二经筋之一，手少阳三焦经之气结聚散络于筋肉骨节，是手少阳三焦经在体表的连属部分。出《灵枢经·经筋》。

循行 此经筋起于环指末端，结于腕背，向上沿前臂结于肘部，绕行上臂外侧缘，上肩，走向颈部，合于手太阳经筋；其分支当下颌角处进入，联系舌根；另一支从曲牙（下颌关节）处上行，沿耳前，连属眼外角，上达颞前部，结于额角。

病候 此经筋发病，循行经过的部位可出现疼痛、抽筋，舌卷等。

（孙忠人）

zúshàoyáng jīngjīn

足少阳经筋（sinew channel/meridian of foot-shaoyang） 十二经筋之一，足少阳胆经之气结聚散络于筋肉骨节，是足少阳胆经在体表的连属部分。出《灵枢经·经筋》。

循行 此经筋起于足第四趾，向上结于外踝，上沿胫外侧缘，结于膝外侧；其分支自腓骨部别行，上走大腿外侧，前边结于伏兔部（股四头肌），后边结于骶部；直行的一支上至胁下，经季胁，上走腋前缘，系于胸侧和乳部，结于缺盆。直行者，复从腋部通过缺盆，行于足太阳经筋的前方，沿耳后，上额角，交叉于头顶，下行至颔部，上结于鼻旁；其分支结于目外眦，形成"外维"（即维系目外眦之筋）。

病候 此经筋发病，可见足第四趾抽筋，并牵引膝外侧转筋，膝关节不能随意屈伸，腘窝部的经筋拘急，前面牵引到髀部，后面牵引到尻部，向上牵引胁下空软处和软肋部疼痛，再向上牵引缺盆部、胸旁乳部、颈部等处，所有联结的筋都感到拘急。如果从左侧向右侧维络的筋拘急时，则右眼不能张开。因此筋上过右额角与跷脉并行，阴、阳跷脉在此相互交叉，左右之筋也是相互交叉的，左侧的维络右侧，所以左侧的额角筋伤，右脚就不能动，这种现象叫做维筋相交。

（孙忠人）

zújuéyīn jīngjīn

足厥阴经筋（sinew channel/meridian of foot-jueyin） 十二经筋之一，足厥阴肝经之气结聚散络于筋肉骨节，是足厥阴肝经在体表的连属部分。出《灵枢经·经筋》。

循行 此经筋起于足大趾上

边，向上结于内踝之前，沿胫骨内侧，向上结于胫骨内踝之下，向上沿大腿内侧，结于阴器（生殖器），在此处联络各经筋。

病候　此经筋发病，可见足大趾牵引内踝前疼痛、胫骨疼痛、大腿内侧疼痛并且抽筋、阴器不能运用。若房劳过度，耗伤阴精则阳痿不举，伤于寒则阴器缩入，伤于热则阴器挺长不用。

（孙忠人）

shí'èr píbù

十二皮部（twelve cutaneous regions; twelve dermal parts）　十二经脉及其络脉所属的皮肤区域，是十二经脉功能反映在体表的部位。简称皮部，又称六经皮部。首见于《素问·皮部论》："欲知皮部，以经脉为纪者，诸经皆然……凡十二经络脉者，皮之部也。"

分布　十二皮部的分区，与十二经脉在体表循行的部位是一致的。只是十二经脉呈线状循行于人体比较深层的部位，而十二皮部则是以十二经脉循行线为中心，以"面状"分布循行在人体的皮肤上。十二皮部虽然也按手足三阴三阳来划分，但不同于十二经脉、十二经别、十二经筋按手足三阴三阳来命名，而是根据上下同法、手足同名的原则，将手足三阴三阳十二经之皮部合而为"六经"，即手足同名经相合，则称"六经皮部"。六经皮部各有专名，其名称对于说明六经辨证的机制有重要意义。

太阳皮部　名"关枢"。分布在人体额中、头项中部、背部、腿后部，上肢外侧，是人体面积最大的皮部。太阳之为病属表证，病位在表。症见恶寒发热，头项强痛，脉浮。

阳明皮部　名"害蜚"。分布在人体正面，肢体外侧。阳明多气多血，气血旺盛，为五脏六腑之海。胃肠隶属阳明，胃主受纳腐熟水谷，大肠主传导糟粕。阳明之为病多为实证、热证。症见身大热，汗大出，口大渴，脉洪大；日晡潮热，手足汗出，腹部胀满疼痛，大便秘结，或热结旁流，舌苔厚黄干燥，脉沉迟有力或滑数。

少阳皮部　名"枢持"。分布在手足少阳经脉体表，布于胁肋，外邻太阳，内接阳明，介于太阳与阳明之间，司职升降和运转。少阳之为病属半表半里。症见口苦咽干，目眩，头侧痛，寒热往来，胸胁苦满，心烦喜呕，食欲不佳等。胁下硬满、骨节弛缓等症有可能也是少阳病变。

太阴皮部　名"关蛰"。分布于人体两胁和上下肢内侧，在肺、脾经循行的体表。太阴是三阴之"关"，亦为病邪出入之门户，寒邪直中，太阴先伤；病从口入，直侵太阴。太阴之为病属里虚寒证。症见腹满而吐，食不下，自利益甚，时腹自痛。

少阴皮部　名"枢儒"。分布在上、下肢内侧心、肾及任脉循行体表。手少阴心属火，足少阴肾属水，一藏神明，一藏精，内寄元阳元阴。少阴之为病属里虚证。症见心烦不得卧，口燥咽干，舌红少苔，脉细数。

厥阴皮部　名"害肩"。分布于人体上下肢内侧及乳下、腹股沟、阴器处，在心包、肝经循行的体表。厥阴之为病为寒热错杂证，多为上热下寒。症见消渴，气上撞心，心中疼热，饥而不欲食，或下利。

功能　十二皮部是皮-络-经-腑-脏各层次的最外部位，又与经络气血相通，是机体的卫外屏障，起着保卫机体、抗御外邪和反映病症、协助诊断的作用。当机体卫外功能失常时，病邪可通过皮部深入络脉、经脉以至脏腑。《素问·皮部论》："邪客于皮则腠理开，开则邪入客于络脉，络脉满则注入经脉，经脉满则入合于脏腑也。"反之，当机体内脏有病时，亦可通过经脉、络脉而反映于皮部，根据皮部的病理反应而推断脏腑病证，因此通过外部的诊察和施治可推断和治疗内部疾病。临床常用的皮肤针（七星针、梅花针）、皮内针、穴位贴药等治疗措施均是通过皮部与经脉、络脉乃至脏腑气血的沟通和内在联系而发挥作用的。此外，皮部尚有分泌汗液、调节人体温度以适应四时气候变化的作用。

（孙忠人）

qíjīng bāmài

奇经八脉（eight extraordinary channels/meridians）　经络系统中正经（十二经脉）之外的任脉、督脉、冲脉、带脉、阴维脉、阳维脉、阴跷脉、阳跷脉八条经脉。简称奇经。所谓奇经，即相对十二正经而言。奇经八脉与十二经脉不同，既不直接隶属于脏腑，又无表里配合关系，而是纵横交错地循行于十二经脉之间，除任、督二脉外，均无自己所属的经穴，奇经八脉之间也没有气血的循环流注，除带脉外，其他七条经脉均由下向上而行，因有别于十二经脉，故称"奇经"；亦有"别道奇行"之说。奇经八脉的内容最早散见于《黄帝内经》的有关章节中，但系统详细的记载则出自《难经·二十七难》："奇经八脉者，有阳维，有阴维，有阳跷，有阴跷，有冲，有督，有任，有带之脉。凡此八者，皆不拘于经，故云奇经八脉也。"同时对奇经八

脉的循行、病候等进行了较为详细的阐述。晋·皇甫谧《针灸甲乙经》中记载了奇经八脉的相关穴位，明·李时珍在总结前人经验的基础上，撰有《奇经八脉考》一书，对临床应用有重要的指导意义。

分布与作用特点 任脉、督脉、冲脉皆起于胞中，同出于会阴，而分别循行于人体的前后正中线和腹部两侧，故有"一源三歧"之说。任脉行于身前正中线，上抵颔部，与十二经的手足三阴经交会，对全身阴经的脉气有总揽、妊养的作用，故称"阴脉之海"；督脉行于脊背正中，上至头面，与十二经的手足三阳经交会，对全身阳经的脉气有调节和主导的作用，故称"阳脉之海"；任脉、督脉均有本脉所属之经穴，与十二正经合称为"十四经"。冲脉主干行于腹旁，与足少阴肾经相并，夹脐而上至口唇，与任、督相通，可涵蓄调节十二经脉气血，故称"十二经之海"，又称"血海"。带脉横行于腰部，环绕一周，有如束带而故名，其约束联系了纵行躯干部的诸经。阳维脉、阴维脉均起于下肢，行至躯干头部；阳维脉起于足跗外侧的金门穴，向上出外踝，循下肢外侧上行，至头顶后与督脉汇合；阴维脉起于小腿内侧的筑宾穴，循下肢内侧上行，至咽喉与任脉汇合；阴、阳维脉联系十二经的阴经与阳经，分别主管一身之表里。阴跷脉起于内踝下照海穴，沿下肢内侧上行，至目内眦与阳跷脉汇合；阳跷脉起于足跟外侧申脉穴，沿下肢外侧上行，至目内眦与阴跷脉汇合；阴、阳跷脉主持、协调人体的肢体运动，司眼睑之开合。奇经八脉与十二经脉不同，既是经脉，又兼有络脉的性质，其特点：①不隶属于脏腑，又无表里配合关系。②除任、督二脉有自己的独立腧穴外，其他六条经脉的腧穴都寄附于十二经脉与任、督脉之中。③错综循行于十二经脉之间，且与十二经脉在多处相互交会，将部位相近、功能相似的经脉联系起来，达到统摄有关经脉气血、协调阴阳的作用，因而奇经八脉有涵蓄十二经气血和调节十二经盛衰的作用。当十二经脉及脏腑气血旺盛时，奇经八脉能加以蓄积；当人体功能活动需要时，奇经八脉又能渗灌供应。《难经·二十八难》把十二经脉比作"沟渠"，把奇经八脉喻作"湖泽"，形象地说明了这一功能。

临床指导意义 奇经八脉在经络系统中占有极为重要的地位，它对十二经脉、十二经别、十五络脉具有广泛的联系作用，同时又有主动调节全身气血盛衰的作用。中医临床实践中，奇经八脉的理论广泛运用于各科疾病的诊断和治疗中，如有关外感热病、神经系统疾病、胸腹腰背部疾病及一些脏腑疾病，既要依"八脉"而辨证，又要选归入奇经之药配方治疗。尤其在针灸临床、推拿与气功功法操练中，结合具体病症和功法，常以奇经八脉为核心进行选穴、施术、施功。临床上奇经八脉即可诊病，又可治病。任、督二脉因有统领人体阴阳之气的作用，其腧穴多为临床广泛运用。此外，奇经八脉与十二经脉在四肢末端交会于八个穴位，即"八脉交会穴"，可同时治疗奇经八脉和十二经脉的病证，依分经辨证选配此八穴时，通称为"阴四针、阳四针"（八脉交会穴中四穴为阴经穴，四穴为阳经穴）；按时间顺序、方位取穴用此八穴时，通称"灵龟八法"和"飞腾八法"。

（孙忠人）

rènmài

任脉（ren channel；conception vessel，CV） 奇经八脉之一，总领一身阴经之气。又称阴脉之海。任，有担当、妊养之含义，任脉行于胸腹部正中线上，接受各阴经交会，与妊育和生殖关系密切。

循行 起于小腹内，下出会阴部，向前上行于阴毛部，沿腹部正中线上行，通过胸部，颈部，到达下唇内，环绕口唇，上至龈交，分行至两目下，与督脉相接（图）。

病候 任脉经气失调，可出现前阴诸病，如疝气、带下、少

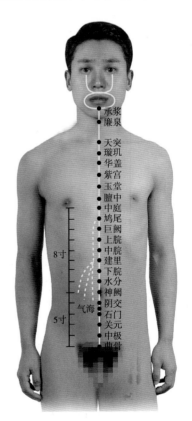

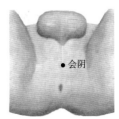

图 任脉经脉循行图

腹肿块、月经不调、流产、不孕症等。

主治概要 主治少腹、脐腹、胃脘、胸、颈、咽喉、头面等局部病症及与其相应的内脏病证，部分腧穴有强壮作用，少数腧穴可治疗神志病。

(孙忠人)

rènmài shùxué

任脉腧穴（acupoints of ren channel/conception vessel） 任脉循行路线上的穴位。是任脉气血转输出入的特殊部位，有反映病症、协助诊断和防治疾病的作用。首见于《黄帝内经》，共载廉泉、天突、膻中、鸠尾、脐中、脖胦（气海）、关元、中极8穴；《难经》增补了玉堂1穴；晋·王叔和《脉经》增补了巨阙1穴；晋·皇甫谧《针灸甲乙经》增补了会阴、曲骨、石门、阴交、水分、下脘、建里、中脘、上脘、中庭、紫宫、华盖、璇玑、承浆14穴。唐·王焘《外台秘要》中将脐中易名为神阙，沿用至今。

分布 任脉共24个腧穴，分布于身体前正中线上，始于会阴，终于承浆。会阴1穴在会阴部，曲骨、中极、关元、石门、气海、阴交、神阙、水分、下脘、建里、中脘、上脘、巨阙、鸠尾14穴在腹部，中庭、膻中、玉堂、紫宫、华盖、璇玑6穴在胸部，天突、廉泉2穴在颈部，承浆1穴在口唇部（见任脉图）。

主治 任脉腧穴主要治疗少腹、脐腹、胃脘、胸、颈、咽喉、头面的局部病症和相应的内脏器官病证，部分腧穴有保健作用，少数腧穴可治疗神志病。治疗妇科、男科病常用关元、中极、气海；治疗癃闭、遗尿常用中极、关元、石门；治疗胃肠病常用中脘、下脘、建里；治疗咳嗽、气喘常用膻中、天突；治疗中风失语常用廉泉；治疗口吻流涎常用承浆；治疗痫病常用鸠尾；强身保健常用气海、关元；回阳救逆常用关元、神阙。

(梁繁荣)

huìyīn

会阴（CV 1） 任脉腧穴名，为任脉、督脉、冲脉之交会穴。出《针灸甲乙经》。

定位 在会阴区，男性在阴囊根部与肛门连线的中点；女性在大阴唇后联合与肛门连线的中点（见任脉图）。仰卧屈膝取之。

局部解剖 皮肤→皮下组织→会阴中心腱。浅层布有股后皮神经会阴支，阴部神经的会阴神经分支；深层布有阴部神经的分支，阴部内动、静脉的分支或属支。

主治 ①阴痒，阴痛，小便难，月经不调，产后昏迷不醒。②癫狂，溺水窒息。③阳痿，遗尿，遗精，疝气。现代常用于治疗尿潴留、男性功能障碍、产后阴道裂伤等。

操作 直刺0.5~1寸；可灸。孕妇慎用。

(梁繁荣)

qūgǔ

曲骨（CV 2） 任脉腧穴名，为任脉、足厥阴肝经之交会穴。出《针灸甲乙经》。

定位 在下腹部，前正中线上，耻骨联合上缘，在脐下5寸（见任脉图）。仰卧位取之。

局部解剖 皮肤→皮下组织→腹白线→腹横筋膜→腹膜外脂肪→壁腹膜。浅层布有髂腹下神经前皮支，腹壁浅静脉的属支；深层布有髂腹下神经的分支。

主治 ①小便不利，遗尿，疝气。②遗精，阳痿，阴囊湿痒。③月经不调，带下，痛经。现代常用于治疗尿潴留、前列腺炎、阳痿等。

操作 直刺0.5~1寸；可灸。孕妇慎用。

(梁繁荣)

zhōngjí

中极（CV 3） 任脉腧穴名，为膀胱募穴，任脉、足三阴经之交会穴。出《素问·骨空论》。

定位 在下腹部，前正中线上，脐下4寸（见任脉图）。仰卧位取之。

局部解剖 皮肤→皮下组织→腹白线→腹横筋膜→腹膜外脂肪→壁腹膜。浅层布有髂腹下神经的前皮支，腹壁浅动、静脉的分支或属支；深层布有髂腹下神经的分支。

主治 ①癃闭，阳痿，阴挺，疝气偏坠。②产后恶露不下，带下，痛经，月经不调。③水肿，尸厥恍惚。现代常用于治疗痛经、尿潴留、前列腺增生等。

操作 排尿后针刺，直刺1~1.5寸；可灸。孕妇禁用。

(梁繁荣)

guānyuán

关元（CV 4） 任脉腧穴名，为小肠募穴，任脉、足三阴经之交会穴。出《素问·气穴论》。

定位 在下腹部，前正中线上，脐下3寸（见任脉图）。仰卧位取之。

局部解剖 皮肤→皮下组织→腹白线→腹横筋膜→腹膜外脂肪→壁腹膜。浅层布有第十二胸神经前支的前皮支，腹壁浅动、静脉的分支或属支；深层布有第十二胸神经前支的分支。

主治 ①遗精，阳痿，早泄，遗尿，小便频数，尿闭。②痛经，带下，月经不调，不孕症。③腹痛，泄泻。④中风脱证，虚劳羸瘦无力。现代常用于治疗月经不调、性功能减退、痛经、脑血管疾病、腰椎间盘突出症等，是保健常用穴。

操作　排尿后针刺，直刺1~2寸；可灸。孕妇慎用。

（梁繁荣）

shímén

石门（CV 5）　任脉腧穴名，为三焦募穴。出《针灸甲乙经》。

定位　在下腹部，前正中线上，脐下2寸（见任脉图）。仰卧位取之。

局部解剖　皮肤→皮下组织→腹白线→腹横筋膜→腹膜外脂肪→壁腹膜。浅层布有第十一胸神经前支的前皮支，腹壁浅静脉的属支；深层布有第十一胸神经前支的分支。

主治　①小便不利，遗精，阳痿，带下，崩漏。②腹痛，腹胀，泄泻，水肿，食谷不化。③气淋，血淋。现代常用于治疗腹水、月经不调等。

操作　直刺1~2寸；可灸。孕妇慎用。

（梁繁荣）

qìhǎi

气海（CV 6）　任脉腧穴名。古称脖胦。出《灵枢经·九针十二原》。

定位　在下腹部，前正中线上，脐下1.5寸（见任脉图）。仰卧位取之。

局部解剖　皮肤→皮下组织→腹白线→腹横筋膜→腹膜外脂肪→壁腹膜。浅层布有第十一胸神经前支的前皮支，脐周静脉网；深层布有第十一胸神经前支的分支。

主治　①腹痛，泄泻，便秘。②遗尿，癃闭，遗精，滑精，阳痿。③崩漏，带下，月经不调，阴挺，产后恶露不止。④中风脱

证，真气不足，虚劳羸瘦。现代常用于治疗痛经、失眠、神经衰弱、肠炎等，是保健常用穴。

操作　直刺1~2寸；可灸。孕妇慎用。

（梁繁荣）

yīnjiāo

阴交（CV 7）　任脉腧穴名，为任脉、冲脉之交会穴。出《针灸甲乙经》。

定位　在下腹部，前正中线上，脐下1寸（见任脉图）。仰卧位取之。

局部解剖　皮肤→皮下组织→腹白线→腹横筋膜→腹膜外脂肪→壁腹膜。浅层布有第十一胸神经前支的前皮支，脐周静脉网；深层布有第十一胸神经前支的分支。

主治　①腹痛下引阴中，不得小便，泄泻。②疝气，阴汗湿痒，月经不调。现代常用于治疗水肿、子宫内膜炎等。

操作　直刺1~2寸；可灸。孕妇慎用。

（梁繁荣）

shénquè

神阙（CV 8）　任脉腧穴名。古称脐中。出《针灸甲乙经》。

定位　在脐区，脐中央（见任脉图）。仰卧位取之。

局部解剖　皮肤→结缔组织→壁腹膜。浅层布有第十胸神经前支的前皮支，腹壁脐周静脉网；深层布有第十胸神经前支的分支。

主治　①泄痢，绕脐腹痛，脱肛，痢疾。②五淋，妇人血冷不受胎。③中风脱证，尸厥。现代常用于治疗产后尿潴留、荨麻疹等。

操作　禁针刺；可灸。

（梁繁荣）

shuǐfēn

水分（CV 9）　任脉腧穴名。出

《针灸甲乙经》。

定位　在上腹部，前正中线上，脐上1寸（见任脉图）。仰卧位取之。

局部解剖　皮肤→皮下组织→腹白线→腹横筋膜→腹膜外脂肪→壁腹膜。浅层布有第九胸神经前支的前皮支，腹壁浅静脉的属支；深层布有第九胸神经前支的分支。

主治　①腹痛，泄泻，反胃吐食。②水肿，腹胀，小便不利。③小儿囟陷，腰脊强急。现代常用于治疗肠炎、水肿等。

操作　直刺1~2寸；可灸。

（梁繁荣）

xiàwǎn

下脘（CV 10）　任脉腧穴名，为任脉、足太阴脾经之交会穴。出《针灸甲乙经》。

定位　在上腹部，前正中线上，脐上2寸（见任脉图）。仰卧位取之。

局部解剖　皮肤→皮下组织→腹白线→腹横筋膜→腹膜外脂肪→壁腹膜。浅层布有第九胸神经前支的前皮支，腹壁浅静脉的属支；深层有第九胸神经前支的分支。

主治　①腹痛，腹胀，泄泻，呕吐，食谷不化。②痞块。③虚肿，消瘦。现代常用于治疗胃炎、胃溃疡、胃痉挛、肠炎等。

操作　直刺1~2寸；可灸。

（梁繁荣）

jiànlǐ

建里（CV 11）　任脉腧穴名。出《针灸甲乙经》。

定位　在上腹部，前正中线上，脐上3寸（见任脉图）。仰卧位取之。

局部解剖　皮肤→皮下组织→腹白线→腹横筋膜→腹膜外脂肪→壁腹膜。浅层布有第八胸

神经前支的前皮支，腹壁浅静脉的属支；深层布有第八胸神经前支的分支。

主治 ①胃痛，腹痛，腹胀，呕逆，不嗜食。②身肿。现代常用于治疗胃下垂、胃溃疡等。

操作 直刺1~1.5寸；可灸。

(梁繁荣)

zhōngwǎn

中脘（CV 12） 任脉腧穴名，为胃募穴，八会穴之腑会，任脉、手太阳小肠经、足阳明胃经之交会穴。出《针灸甲乙经》。

定位 在上腹部，前正中线上，脐上4寸（见任脉图）。仰卧位取之。

局部解剖 皮肤→皮下组织→腹白线→腹横筋膜→腹膜外脂肪→壁腹膜。浅层布有第八胸神经前支的前皮支，腹壁浅静脉的属支；深层布有第八胸神经前支的分支。

主治 ①胃痛，腹痛，腹胀，反胃，呕逆，食不化，纳呆，疳积。②肠鸣泄泻，便秘，便血，胁下坚痛。③咳喘痰多，失眠，脏躁，痫病。现代常用于治疗胃炎、胃溃疡、子宫脱垂等。

操作 直刺1~1.5寸；可灸。

(梁繁荣)

shàngwǎn

上脘（CV 13） 任脉腧穴名，为任脉、手太阳小肠经、足阳明胃经之交会穴。出《针灸甲乙经》。

定位 在上腹部，前正中线上，脐上5寸（见任脉图）。仰卧位取之。

局部解剖 皮肤→皮下组织→腹白线→腹横筋膜→腹膜外脂肪→壁腹膜。浅层布有第七胸神经前支的前皮支，腹壁浅静脉的属支；深层布有第七胸神经前支的分支。

主治 ①胃痛，腹胀，呕吐，食不化，吐血，黄疸。②咳嗽痰多，积聚，虚痨吐血。现代常用于治疗胃炎、肝炎、肠炎等。

操作 直刺1~1.5寸；可灸。

(梁繁荣)

jùquè

巨阙（CV 14） 任脉腧穴名，为心募穴。出《脉经》。

定位 在上腹部，前正中线上，脐上6寸（见任脉图）。仰卧位取之。

局部解剖 皮肤→皮下组织→腹白线→腹横筋膜→腹膜外脂肪→壁腹膜。浅层布有第七胸神经前支的前皮支，腹壁浅静脉；深层布有第七胸神经前支的分支。

主治 ①胃痛，吞酸，呕吐。②胸痛，心悸。③癫狂痫。现代常用于治疗健忘、心动过速、痫病等。

操作 直刺0.3~0.6寸；可灸。

(梁繁荣)

jiūwěi

鸠尾（CV 15） 任脉腧穴名，为任脉络穴。出《素问·气血论》。

定位 在上腹部，前正中线上，胸剑结合部下1寸（见任脉图）。仰卧位取之。

局部解剖 皮肤→皮下组织→腹白线→腹横筋膜→腹膜外脂肪→壁腹膜。浅层布有第七胸神经前支的前皮支；深层布有第七胸神经前支的分支。

主治 ①胸闷，咳嗽，心悸，心烦，心痛。②呕逆，呕吐。③惊狂，痫病，脏躁。现代常用于治疗神经衰弱、癔症等。

操作 直刺0.3~0.6寸；可灸。

(梁繁荣)

zhōngtíng

中庭（CV 16） 任脉腧穴名。出《针灸甲乙经》。

定位 在胸部，前正中线上，平第五肋间，即胸剑结合部（见任脉图）。仰卧位取之。

局部解剖 皮肤→皮下组织→胸肋辐状韧带和肋剑突韧带→胸剑结合部。布有第六肋间神经的前皮支，胸廓内动、静脉的穿支。

主治 ①胸胁胀满，心悸，心痛。②小儿吐乳，呕吐。③惊狂，痫病，脏躁。现代常用于治疗食管狭窄，贲门痉挛等。

操作 直刺0.3~0.6寸；可灸。

(梁繁荣)

dànzhōng

膻中（CV 17） 任脉腧穴名，为心包募穴，八会穴之气会。出《灵枢经·根结》。

定位 在胸部，前正中线上，平第四肋间，两乳头连线的中点（见任脉图）。仰卧位取之。

局部解剖 皮肤→皮下组织→胸骨体。布有第四肋间神经前皮支，胸廓内动、静脉的穿支。

主治 ①咳嗽，气喘，气短，咳唾脓血，胸痛，心悸，心烦。②乳少，乳痈。③噎膈，呃逆，呕吐。现代常用于治疗支气管哮喘、心绞痛、产后缺乳、高原反应等。

操作 直刺或平刺0.3~0.6寸；可灸。

(梁繁荣)

yùtáng

玉堂（CV 18） 任脉腧穴名。出《难经·三十一难》。

定位 在胸部，前正中线上，平第三肋间（见任脉图）。仰卧位取之。

局部解剖 皮肤→皮下组

织→胸骨体。布有第三肋间神经前皮支，胸廓内动、静脉的穿支。

主治 ①胸痛，胸闷，咳嗽，气喘。②呕吐寒痰。现代常用于治疗支气管炎、肋间神经痛等。

操作 直刺 0.3 ~ 0.6 寸；可灸。

（梁繁荣）

zǐgōng

紫宫（CV 19） 任脉腧穴名。出《针灸甲乙经》。

定位 在胸部，前正中线上，平第二肋间（见任脉图）。仰卧位取之。

局部解剖 皮肤→皮下组织→胸大肌起始腱→胸骨体。布有第二肋间神经前皮支，胸廓内动、静脉的穿支。

主治 ①胸痛，胸闷。②咳嗽，气喘。现代常用于治疗支气管炎、肺结核等。

操作 直刺 0.3 ~ 0.6 寸；可灸。

（梁繁荣）

huágài

华盖（CV 20） 任脉腧穴名。出《针灸甲乙经》。

定位 在胸部，前正中线上，平第一肋间（见任脉图）。仰卧位取之。

局部解剖 皮肤→皮下组织→胸大肌起始腱→胸骨柄与胸骨体之间（胸骨角）。布有第一肋间神经前皮支，胸廓内动、静脉的穿支。

主治 ①胸痛，咳嗽，气喘。②喉痹。现代常用于治疗支气管哮喘、支气管炎、胸膜炎、喉炎、扁桃体炎、肋间神经痛等。

操作 直刺 0.3 ~ 0.6 寸；可灸。

（梁繁荣）

xuánjī

璇玑（CV 21） 任脉腧穴名。出《针灸甲乙经》。

定位 在胸部，前正中线上，胸骨上窝下 1 寸（见任脉图）。仰卧位取之。

局部解剖 皮肤→皮下组织→胸大肌起始腱→胸骨柄。布有锁骨上内侧神经，胸廓内动、静脉的穿支。

主治 ①喉痹咽肿，咳嗽，气喘，胸胁胀满。②胃积。现代常用于治疗扁桃体炎、支气管炎等。

操作 直刺 0.3 ~ 0.6 寸；可灸。

（梁繁荣）

tiāntū

天突（CV 22） 任脉腧穴名，为任脉、阴维脉之交会穴。出《灵枢经·本输》。

定位 在颈前部，前正中线上，胸骨上窝中央（见任脉图）。仰靠坐位取之。

局部解剖 皮肤→皮下组织→左、右胸锁乳突肌腱（两胸骨头）之间→胸骨柄颈静脉切迹上方→左、右胸骨甲状肌→气管前间隙。浅层布有锁骨上内侧神经，皮下组织内有颈阔肌和颈静脉弓；深层布有头臂干，左颈总动脉，主动脉弓，头臂静脉。

主治 ①哮喘，咳嗽，胸痛。②暴喑，咽喉肿痛，瘿气，梅核气，咳唾脓血。③噎膈。现代常用于治疗支气管哮喘、膈肌痉挛、支气管炎等。

操作 先直刺，当针尖超过胸骨柄内缘后，即向下沿胸骨柄后缘、气管前缘缓慢向下刺入 0.5~1 寸；可灸。

（梁繁荣）

liánquán

廉泉（CV 23） 任脉腧穴名，为任脉、阴维脉之交会穴。出《灵枢经·根结》。

定位 在颈部，前正中线上，喉结上方，舌骨上缘凹陷处（见任脉图）。仰靠坐位取之。

局部解剖 皮肤→皮下组织→颈阔肌→左、右二腹肌前腹之间→下颌骨肌→颏舌骨肌→颏舌肌。浅层布有面神经颈支，颈横神经上支的分支；深层布有舌动、静脉的分支或属支，舌下神经的分支，下颌舌骨肌神经。

主治 ①舌下肿痛，舌强不语，中风失语，吞咽困难。②咽喉肿痛。现代常用于治疗舌炎、声带麻痹、失语等。

操作 向咽喉部刺入 0.5~1 寸；可灸。

（梁繁荣）

chéngjiāng

承浆（CV 24） 任脉腧穴名，为任脉、足阳明胃经之交会穴。出《针灸甲乙经》。

定位 在面部，颏唇沟的正中凹陷处（见任脉图）。仰靠坐位取之。

局部解剖 皮肤→皮下组织→口轮匝肌→降下唇肌→颏肌。布有下牙槽神经的终支神经，颏动、静脉。

主治 ①口喝，唇紧，流涎，齿龈，牙龈肿痛，口舌生疮。②消渴，癫狂痫。现代常用于治疗面神经炎、癔症性失语、糖尿病等。

操作 斜刺 0.3 ~ 0.5 寸；可灸。

（梁繁荣）

dūmài

督脉（du channel；governor vessel，GV） 奇经八脉之一，总领一身阳经之气。又称阳脉之海。督，有总督、统率之含义，督脉行于背部正中线上，对全身阳气起统率作用；通于任脉，与肾、脑、心密切联系。

循行 起于小腹内，下出会阴，后行于腰背正中，经项部，进入脑内，属脑，并由项沿头部正中线，经头顶、额部、鼻部、上唇，止于唇系带处。并有地脉络肾、贯心（图）。

病候 督脉经气失调，实证出现脊柱强直，虚证常见头痛。并可发生从少腹上冲心的冲疝，以及癃闭、痔疮、遗尿、不孕症等。

主治概要 主治头项、腰背部疾病，神志病，热病及经脉循行部位出现的其他病证。

（孙忠人）

dūmài shùxué

督脉腧穴（acupoints of du channel/governor vessel） 督脉循行路线上的穴位。是督脉气血转输出入的特殊部位，有反映病症、协助诊断和防治疾病的作用。首见于《黄帝内经》，共载长强、腰

俞、腰阳关、脊中、中枢、灵台、大椎、哑门、风府、脑户、囟会、龈交 12 穴。晋·皇甫谧《针灸甲乙经》增补了命门、悬枢、筋缩、至阳、神道、身柱、陶道、强间、后顶、百会、前顶、上星、神庭、素髎、水沟、兑端 16 穴。明代，杨继洲的《针灸大成》和李时珍的《奇经八脉考》等医籍记载的督脉腧穴均有差异，中华人民共和国国家标准 GB/T 12346—2006《腧穴名称与定位》在以上 28 穴的基础上增补了印堂 1 穴。

分布 督脉共 29 个腧穴，分布于身体前后正中线上，始于长强，终于印堂。长强 1 穴在会阴部，腰俞、腰阳关、命门、悬枢 4 穴在腰骶部，脊中、中枢、筋缩、至阳、灵台、神道、身柱、陶道、大椎 9 穴在项背部，哑门、风府、脑户、强间、后顶、百会、前顶、囟会、上星、神庭、素髎、水沟、兑端、龈交、印堂 15 穴在头面及口唇部（见督脉图）。

主治 督脉腧穴均能治疗头项、腰背部疾病，神志病，热病及经脉循行部位出现的其他病证。治疗腰背痛常用腰俞、腰阳关、命门、悬枢；治疗神志病常用风府、百会、水沟、神庭；治疗热病常用大椎、

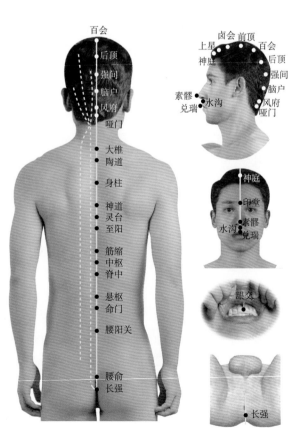

图 督脉经脉循行图

龈交、前顶。

（梁繁荣）

chángqiáng

长强（GV 1） 督脉腧穴名，为督脉络穴，督脉、足少阳胆经、足少阴肾经之交会穴。出《灵枢经·经脉》。

定位 在会阴区，尾骨下方，尾骨端与肛门连线的中点处（见督脉图）。跪伏位取之。

局部解剖 皮肤→皮下组织→肛尾韧带。浅层布有尾神经的后支；深层布有阴部神经的分支，肛神经，阴部内动、静脉的分支或属支，肛动、静脉。

主治 ①痔疮，便血，脱肛，泄泻，痢疾，小肠疝气等肛肠病证。②尾骶骨疼痛，腰脊痛，脊强反折等脊柱病证。③癫病，癔症等神志病证。④阴部湿痒，癃闭，淋证，遗尿。⑤阳痿，遗精。现代常用于治疗痢疾、痔疮、脱肛、阴囊湿疹、慢性肠炎、癫病、精神分裂症等。

操作 斜刺，针尖向上与骶骨平行刺入 0.5~1 寸，不得穿刺直肠；禁灸。

（梁繁荣）

yāoshù

腰俞（GV 2） 督脉腧穴名。出《素问·缪刺论》。

定位 在骶区，正对骶管裂孔，后正中线上（见督脉图）。伏卧位取之。

局部解剖 皮肤→皮下组织→骶尾背侧韧带→骶管。浅层布有第五骶神经的后支；深层布有尾丛。

主治 ①淋浊，尿赤，遗尿，遗精等泌尿生殖病证。②月经不调，带下等妇科病证。③便秘，便血，痔疮，脱肛，腹泻等肛肠病证。④癫病等神志病证。⑤腰脊痛，下肢痿痹，麻木不仁等脊

柱病证。⑥疟疾，发热无汗。现代常用于治疗痔疮、脱肛、尿失禁、月经不调、下腰痛、下肢麻痹、痫病等。

操作 向上斜刺0.5~1寸；可灸。

（梁繁荣）

yāoyángguān

腰阳关（GV 3） 督脉腧穴名。出《素问·骨空论》。

定位 在脊柱区，第四腰椎棘突下凹陷中，后正中线上（见督脉图）。伏卧位取之。

局部解剖 皮肤→皮下组织→棘上韧带→棘间韧带→弓间韧带。浅层布有第四腰神经后支的内侧支及伴行的动、静脉；深层布有棘突间的椎外（后）静脉丛，第四腰神经后支的分支，第四腰动、静脉背侧支的分支或属支。

主治 ①腰骶疼痛，膝痛不可屈伸，下肢痿痹，麻木不仁。②月经不调，赤白带下。③遗精，阳痿，淋浊。④下腹胀满，呕吐不止，痢疾，便血。现代常用于治疗坐骨神经痛、急性腰扭伤、下肢瘫痪、膝关节炎、慢性肠炎、月经不调等。

操作 向上斜刺0.5~1寸；可灸。

（梁繁荣）

mìngmén

命门（GV 4） 督脉腧穴名。出《针灸甲乙经》。

定位 在脊柱区，第二腰椎棘突下凹陷中，后正中线上（见督脉图）。伏卧位取之。

局部解剖 皮肤→皮下组织→棘上韧带→棘间韧带→弓间韧带。浅层布有第二腰神经后支的内侧支及伴行的动、静脉；深层布有棘突间的椎外（后）静脉丛，第一腰神经后支的分支，第

一腰动、静脉背侧支的分支或属支。

主治 ①虚损腰痛，脊强反折。②痛经，赤白带下，滑胎。③遗精，阳痿，遗精白浊。④尿频，小便不利。⑤泄泻，便血，痔疮，脱肛。⑥痫病，惊风，惊恐。⑦头晕，耳鸣，失眠，头痛，恶寒，身热，疟疾，五劳七伤，手足逆冷。现代常用于治疗急性腰扭伤、脊柱炎、坐骨神经痛、下肢瘫痪、肾炎、尿失禁、疝气、痔疮、痛经、盆腔炎、不孕症、小儿脑膜炎、脊髓灰质炎后遗症、耳鸣、失眠等。

操作 直刺0.5寸或向上斜刺0.5~1寸；可灸。

（梁繁荣）

xuánshū

悬枢（GV 5） 督脉腧穴名。出《针灸甲乙经》。

定位 在脊柱区，第一腰椎棘突下凹陷中，后正中线上（见督脉图）。伏卧位取之。

局部解剖 皮肤→皮下组织→棘上韧带→棘间韧带。浅层布有第一腰神经后支的内侧支及伴行的动、静脉；深层布有棘突间的椎外（后）静脉丛，第一腰神经后支的分支，第一腰动、静脉背侧支的分支或属支。

主治 ①腰脊强痛，不得屈伸。②腹胀，腹痛，完谷不化，泄泻，痢疾，脱肛。现代常用于治疗腰痛、腰脊强直、肠炎、腹泻、痢疾等。

操作 向上斜刺0.5~1寸，不宜深刺；可灸。

（梁繁荣）

jǐzhōng

脊中（GV 6） 督脉腧穴名。出《素问·玉机真脏论》。

定位 在脊柱区，第十一胸椎棘突下凹陷中，后正中线上

（见督脉图）。伏卧位取之。

局部解剖 皮肤→皮下组织→棘上韧带→棘间韧带。浅层布有第十一胸神经后支的内侧皮支及伴行的动、静脉；深层布有棘突间的椎外（后）静脉丛，第十一胸神经后支的分支，第十一肋间后动、静脉背侧支的分支或属支。

主治 ①腰脊强痛，不能俯仰。②不嗜食，反胃，腹胀，小儿疳积。③痔疮，脱肛，腹泻，痢疾。④黄疸，肝炎。⑤痫病。现代常用于治疗腰脊痛、痔疮、脱肛、肝炎、胃肠炎、痫病等。

操作 向上斜刺0.5~1寸，不宜深刺；可灸。

（梁繁荣）

zhōngshū

中枢（GV 7） 督脉腧穴名。出《素问·气府论》。

定位 在脊柱区，第十胸椎棘突下凹陷中，后正中线上（见督脉图）。伏卧位取之。

局部解剖 皮肤→皮下组织→棘上韧带→棘间韧带。浅层布有第十胸神经后支的内侧皮支及伴行的动、静脉；深层布有棘突间的椎外（后）静脉丛，第十胸神经后支的分支，第十肋间后动、静脉背侧支的分支或属支。

主治 ①腰脊强痛，不能俯仰。②胃痛，腹胀，呕吐，食欲不振。③恶寒发热，黄疸。现代常用于治疗胃炎、肝炎、胆囊炎、腰背痛等。

操作 向上斜刺0.5~1寸；可灸。

（梁繁荣）

jīnsuō

筋缩（GV 8） 督脉腧穴名。出《针灸甲乙经》。

定位 在脊柱区，第九胸椎棘突下凹陷中，后正中线上（见

督脉图）。俯伏坐或伏卧位取之。

局部解剖 皮肤→皮下组织→棘上韧带→棘间韧带。浅层布有第九胸神经后支的内侧皮支及伴行的动、静脉；深层布有棘突间的椎外（后）静脉丛，第九胸神经后支的分支，第九肋间后动、静脉背侧支的分支或属支。

主治 ①脊背强痛，腰背疼痛。②胃痛，黄疸。③惊风，抽搐，四肢不收，不能言，目上翻。④脏躁，痫病，眩晕。现代常用于治疗腰背痛、胸膜炎、痫病、癔症、肝炎、胆囊炎等。

操作 向上斜刺 0.5～1 寸；可灸。

zhìyáng

至阳（GV 9） 督脉腧穴名。出《针灸甲乙经》。

定位 在脊柱区，第七胸椎棘突下凹陷中，后正中线上（见督脉图）。俯伏坐或伏卧位取之。

局部解剖 皮肤→皮下组织→棘上韧带→棘间韧带。浅层布有第七胸神经后支的内侧皮支及伴行的动、静脉；深层布有棘突间的椎外（后）静脉丛，第七胸神经后支的分支，第七肋间后动、静脉背侧支的分支或属支。

主治 ①项强，背痛。②咳嗽，气喘不得卧。③身热，恶寒，黄疸，疟疾。现代常用于治疗支气管炎、支气管哮喘、胸膜炎、肝炎、胆囊炎、胆道蛔虫病、冠心病等。

操作 向上斜刺 0.5～1 寸；可灸。

（梁繁荣）

língtái

灵台（GV 10） 督脉腧穴名。出《素问·气府论》。

定位 在脊柱区，第六胸椎棘突下凹陷中，后正中线上（见

督脉图）。俯伏坐或伏卧位取之。

局部解剖 皮肤→皮下组织→棘上韧带→棘间韧带。浅层布有第六胸神经后支的内侧皮支及伴行的动、静脉；深层布有棘突间的椎外（后）静脉丛，第六胸神经后支的分支，第六肋间后动、静脉背侧支的分支或属支。

主治 ①腰脊疼痛，脊强。②胸胁胀满，咳喘，少气懒言，气短。③胃痛，胃寒不能食，腹痛，肠鸣。④身热，黄疸。现代常用于治疗支气管炎、支气管哮喘、疔疮、急性胃炎、胃痉挛、胆道蛔虫病、风湿病等。

操作 向上斜刺 0.5～1 寸；可灸。

（梁繁荣）

shéndào

神道（GV 11） 督脉腧穴名。出《针灸甲乙经》。

定位 在脊柱区，第五胸椎棘突下凹陷中，后正中线上（见督脉图）。俯伏坐或伏卧位取之。

局部解剖 皮肤→皮下组织→棘上韧带→棘间韧带。浅层布有第五胸神经后支的内侧皮支及伴行的动、静脉；深层布有棘突间的椎外（后）静脉丛，第五胸神经后支的分支，第五肋间后动、静脉背侧支的分支或属支。

主治 ①心悸，怔忡，失眠，健忘，心痛，恍惚。②腰脊强痛，肩背痛。③中风不语，痫病，张口不合，癔症。④伤寒发热头痛，疟疾。⑤咳嗽，气喘。⑥皮肤瘙痒。现代常用于治疗神经衰弱、痫病、惊风、腰背强痛、疟疾、荨麻疹等。

操作 向上斜刺 0.5～1 寸；可灸。

（梁繁荣）

shēnzhù

身柱（GV 12） 督脉腧穴名。出

《针灸甲乙经》。

定位 在脊柱区，第三胸椎棘突下凹陷中，后正中线上（见督脉图）。俯伏坐或伏卧位取之。

局部解剖 皮肤→皮下组织→棘上韧带→棘间韧带。浅层布有第三胸神经后支的内侧皮支及伴行的动、静脉；深层布有棘突间的椎外（后）静脉丛，第三胸神经后支的分支，第三肋间后动、静脉背侧支的分支或属支。

主治 ①咳嗽，气喘。②身热，头痛，胸痛。③惊风，痫病，癫疾，中风不语。④疱疹，疔疮，发背，睑腺炎。⑤腰脊强痛。⑥癔症。现代常用于治疗支气管炎、支气管哮喘、肺炎、癔症、痫病、惊风、神经衰弱、疟疾等。

操作 向上斜刺 0.5～1 寸；可灸。

（梁繁荣）

táodào

陶道（GV 13） 督脉腧穴名。出《针灸甲乙经》。

定位 在脊柱区，第一胸椎棘突下凹陷中，后正中线上（见督脉图）。俯伏坐或伏卧位取之。

局部解剖 皮肤→皮下组织→棘上韧带→棘间韧带。浅层布有第一胸神经后支的内侧皮支急伴行的动、静脉；深层布有棘突间的椎外（后）静脉丛，第一胸神经后支的分支，第一肋间后动、静脉背侧支的分支或属支。

主治 ①恶寒发热，咳嗽，气喘，头重，目眩。②头项强痛，胸痛，脊背酸痛。③疟疾，汗不出。④癫狂，癔症。现代常用于治疗支气管炎、支气管哮喘、肺炎、荨麻疹、银屑病、癔症、痫病、神经衰弱、疟疾等。

操作 向上斜刺 0.5～1 寸；可灸。

（梁繁荣）

dàzhuī

大椎（GV 14）督脉腧穴名，为手足三阳经、督脉之交会穴。出《素问·气府论》。

定位 在脊柱区，第七颈椎棘突下凹陷中，后正中线上（见督脉图）。俯伏坐或伏卧位取之。

局部解剖 皮肤→皮下组织→棘上韧带→棘间韧带。浅层布有第八颈神经后支的内侧支，棘突间皮下静脉丛；深层布有棘突间的椎外（后）静脉丛，第八颈神经后支的分支。

主治 ①热病，恶寒发热，咳嗽，气喘，喉痹，中暑。②头项强痛，肩背痛，腰脊痛。③癫狂，痫病，惊风。④疗疮，风疹。⑤霍乱，吐泻，哮喘。现代常用于治疗感冒、大叶性肺炎、支气管炎、支气管哮喘、肺气肿、流行性脑脊髓膜炎、流行性乙型脑炎、肝炎、白细胞减少、牙龈炎、颈椎病、痤疮、鼻炎、荨麻疹、银屑病、癔症、痫病、神经衰弱、疟疾等。

操作 直刺、斜刺或沿皮刺0.5~1寸，也可用三棱针放血；可灸。

（梁繁荣）

yǎmén

哑门（GV 15）督脉腧穴名，为督脉、阳维脉之交会穴。出《素问·气穴论》。

定位 在颈后区，第二颈椎棘突下凹陷中，后正中线上（见督脉图）。伏案正坐，头稍前倾取之。

局部解剖 皮肤→皮下组织→左右斜方肌之间→项韧带（左、右头夹肌之间→左、右头半棘肌之间）。浅层布有第三颈神经，皮下静脉；深层布有第二、三颈神经后支的分支，椎外（后）静脉丛，枕动、静脉的分支或属支。

主治 ①失语，音哑，重舌，聋哑。②头重，头痛，头项强痛，脊反折，瘈疭。③癫狂，痫病，癔症。④呕血，衄血。现代常用于治疗假延髓性麻痹、大脑性瘫痪、舌骨肌麻痹、喉炎、中风失语、急性腰扭伤、精神分裂症、癔症等。

操作 直刺或向下颌方向刺入0.5~1寸，不可过度深刺或向上斜刺；可灸。

（梁繁荣）

fēngfǔ

风府（GV 16）督脉腧穴名，为督脉、阴维脉之交会穴。出《素问·骨空论》。

定位 在颈后区，枕外隆凸直下，两侧斜方肌之间凹陷中（见督脉图）。伏案正坐，头稍前倾取之。

局部解剖 皮肤→皮下组织→左、右斜方肌之间→项韧带（左、右头半棘肌之间）→左右头后大、小直肌之间。浅层布有枕大神经和第三枕神经的分支，枕动、静脉的分支或属支；深层布有枕下神经的分支。

主治 ①感冒，头痛，颈项强痛，鼻塞，咽喉肿痛。②癫狂，痫病，癔症。③中风不语，舌急难言，半身不遂。④目痛，目赤，呕吐，鼻衄，眩晕，聋哑。现代常用于治疗感冒、发热、脑血管疾病、高血压、头痛、痫病、精神分裂症、颈椎病等。

操作 向下颌方向缓慢刺入0.5~1寸，针尖不可向上，以免刺入枕骨大孔误伤延髓；可灸。

（梁繁荣）

nǎohù

脑户（GV 17）督脉腧穴名，为督脉、足太阳膀胱经之交会穴。出《素问·刺禁论》。

定位 在颈后区，枕外隆凸上缘凹陷中（见督脉图）。伏案正坐，头稍前倾取之。

局部解剖 皮肤→皮下组织→左、右枕额肌枕腹之间→腱膜下疏松组织。布有枕大神经的分支，枕动、静脉的分支或属支。

主治 ①头痛，头重，头晕。②目黄，目赤，目痛。③面赤，面肿，瘿瘤。④痫病，黄疸。现代常用于治疗中风失语、面神经麻痹、面瘫、痫病、高血压等。

操作 平刺0.5~0.8寸；可灸。

（梁繁荣）

qiángjiān

强间（GV 18）督脉腧穴名。出《针灸甲乙经》。

定位 在头部，后发际正中直上4寸（见督脉图）。伏案正坐，头稍前倾取之。

局部解剖 皮肤→皮下组织→帽状腱膜→腱膜下疏松组织。布有枕大神经，左、右枕动、静脉的吻合网。

主治 ①头痛，目眩，失眠，心烦。②癫狂，痫病，口喝。③颈项强痛。现代常用于治疗神经性头痛、枕大神经痛、耳眩晕、痫病、惊风、神经衰弱、精神分裂症、颈椎病等。

操作 沿皮刺0.3~0.5寸；可灸。

（梁繁荣）

hòudǐng

后顶（GV 19）督脉腧穴名。出《针灸甲乙经》。

定位 在头部，后发际正中直上5.5寸（见督脉图）。坐位取之。

局部解剖 皮肤→皮下组织→帽状腱膜→腱膜下疏松组织。布有枕大神经，枕动、静脉和颞浅动、静脉的吻合网。

主治 ①头顶痛，偏头痛，

眩晕，失眠，脱发。②癫狂，痫病。③外感热病，烦心。④颈项强痛。现代常用于治疗神经性头痛、偏头痛、高血压、失眠、脱发、痫病、精神分裂症、感冒、颈部强直等。

操作 沿皮刺 0.3~0.5 寸；可灸。

（梁繁荣）

băihuì

百会（GV 20） 督脉腧穴名。出《针灸甲乙经》。

定位 在头部，前发际正中直上 5 寸（见督脉图）。正坐位取之。

局部解剖 皮肤→皮下组织→帽状腱膜→腱膜下疏松组织。布有枕大神经和额神经的分支，左右颞浅动脉、静脉和枕动、静脉的吻合网。

主治 ①头痛，眩晕，健忘，失眠。②脱肛，阴挺，泄泻，痢疾。③中风不语，半身不遂。④癫狂，痫病，惊悸，癔症。⑤耳鸣，耳聋。现代常用于治疗脑血管意外、高血压、神经性头痛、耳鸣、休克、痫病、神经衰弱、精神分裂症、子痫、脱肛、子宫脱垂、腹泻、痢疾、发热、小儿遗尿、梅尼埃病、癔症等。

操作 平刺 0.5~0.8 寸；可灸。

（梁繁荣）

qiándǐng

前顶（GV 21） 督脉腧穴名。出《针灸甲乙经》。

定位 在头部，前发际正中直上 3.5 寸（见督脉图）。坐位取之。

局部解剖 皮肤→皮下组织→帽状腱膜→腱膜下疏松组织。布有额神经，左、右颞浅动、静脉和额动、静脉的吻合网。

主治 ①眩晕，目赤肿痛，

鼻渊，流涕。②惊风，癫狂，痫病，瘛疭。现代常用于治疗脑出血、脑梗死、高血压、痫病、惊风、头痛、鼻炎、鼻息肉、鼻窦炎等。

操作 沿皮刺 0.3~0.5 寸；可灸。小儿囟门未闭者禁刺灸。

（梁繁荣）

xìnhuì

囟会（GV 22） 督脉腧穴名。出《灵枢经·热病》。

定位 在头部，前发际正中直上 2 寸（见督脉图）。坐位取之。

局部解剖 皮肤→皮下组织→帽状腱膜→腱膜下疏松组织。布有额神经，左、右颞浅动、静脉和额动、静脉的吻合网。

主治 ①鼻渊，鼻衄，鼻痔，鼻痛，鼻痈。②头痛，眩晕。③痫病。现代常用于治疗鼻炎、鼻出血、鼻息肉、神经性头痛、高血压、痫病、失眠、眩晕等。

操作 平刺 0.5~0.8 寸；可灸。小儿囟门未闭者禁刺灸。

（梁繁荣）

shàngxīng

上星（GV 23） 督脉腧穴名。出《针灸甲乙经》。

定位 在头部，前发际正中直上 1 寸（见督脉图）。正坐取之。

局部解剖 皮肤→皮下组织→帽状腱膜→腱膜下疏松组织。布有额神经的分支，额动、静脉的分支或属支。

主治 ①鼻渊，鼻衄，鼻痔，鼻痛，鼻痈。②头痛，目眩，面赤暴肿，迎风流泪。③惊风，小儿暴痫，癫证。④热病汗不出，疟疾，呕吐。现代常用于治疗鼻炎、鼻出血、鼻息肉、神经性头痛、三叉神经痛、惊风、角膜炎、眼球充血、疟疾等。

操作 平刺 0.5~0.8 寸；可灸。小儿囟门未闭者禁刺灸。

（梁繁荣）

shéntíng

神庭（GV 24） 督脉腧穴名，为督脉、足太阳膀胱、足阳明胃经之交会穴。出《针灸甲乙经》。

定位 在头部，前发际正中直上 0.5 寸（见督脉图）。正坐或仰靠位取之。

局部解剖 皮肤→皮下组织→枕额肌额腹→腱膜下疏松组织。布有滑车上神经，额动、静脉的分支或属支。

主治 ①头痛，眩晕。②目赤肿痛，目翳，雀目。③中风，痫病。④鼻渊，鼻衄。⑤疟疾。现代常用于治疗脑血管疾病、颈椎病、结膜炎、泪腺炎、泪囊炎、耳眩晕、痫病、癔症、鼻炎、心动过速、失眠等。

操作 沿皮刺 0.5~0.8 寸；可灸。

（梁繁荣）

sùliáo

素髎（GV 25） 督脉腧穴名，出《针灸甲乙经》。

定位 在面部，鼻尖的正中央（见督脉图）。正坐仰靠或仰卧位取之。

局部解剖 皮肤→皮下组织→鼻中隔软骨和臂外侧软骨。布有筛前神经鼻外支，面动、静脉的鼻背支。

主治 ①鼻渊，鼻衄，鼻痔，鼻痛，鼻痈，酒渣鼻。②睑腺炎，暴发火眼。③惊风，昏迷，新生儿窒息。④霍乱，吐泻。现代常用于治疗鼻炎、鼻息肉、酒渣鼻、结膜炎、睑腺炎、休克、神经性呕吐等。

操作 向上斜刺 0.3~0.5 寸，也可用三棱针点刺挤压出血；禁灸。

（梁繁荣）

shuǐgōu

水沟（GV 26） 督脉腧穴名，为督脉、手阳明大肠经、足阳明胃经之交会穴。曾称人中。出《针灸甲乙经》。

定位 在面部，人中沟的上1/3与中1/3交点处（见督脉图）。正坐仰靠或仰卧位取之。

局部解剖 皮肤→皮下组织→口轮匝肌。布有眶下神经的分支，上唇动、静脉。

主治 ①昏迷，晕厥，中暑；②中风口噤，口眼㖞斜，牙关紧闭。③癫证，痫病，惊风。④面唇肿痛，头痛恶寒，遍身浮肿，气冲心胸，胀满。⑤鼻塞，鼻衄，目赤痒痛，牙痛。⑥消渴，霍乱，瘟疫。现代常用于治疗昏迷、休克、中风、高血压、痫病、精神病、中暑、晕车、晕船、失语、癔症、急惊风、面瘫、口唇痉挛、舞蹈症、水肿、鼻炎、牙龈炎、霍乱、糖尿病等。

操作 向上斜刺0.3~0.5寸，也可用指甲掐按。

（梁繁荣）

duìduān

兑端（GV 27） 督脉腧穴名。出《针灸甲乙经》。

定位 在面部，上唇结节的中点（见督脉图）。正坐仰靠或仰卧位取之。

局部解剖 皮肤→皮下组织→口轮匝肌。布有眶下神经的分支，上唇动、静脉。

主治 ①昏迷，晕厥，癫狂，癔症。②口噤，唇动，口疮臭秽，牙痛，牙龈痛，鼻渊，鼻衄，舌干。③小便黄赤，黄疸，消渴，嗜饮。现代常用于治疗昏迷、休克、痫病、精神病、癔症、急惊风、鼻炎、鼻息肉、口炎、口腔溃疡、牙龈炎、糖尿病等。

操作 斜刺0.2~0.3寸；

禁灸。

（梁繁荣）

yínjiāo

龈交（GV 28） 督脉腧穴名，为任脉、督脉、足阳明胃经之交会穴。出《素问·气府论》。

定位 在上唇内，上唇系带与上牙龈的交点（见督脉图）。正坐或仰卧，将上唇提起取之。

局部解剖 上唇系带与牙龈之移行处→口轮匝肌深面与上颌骨牙槽弓之间。布有上颌神经的上唇支，眶下神经与面神经分支交叉形成的眶下丛，上唇动、静脉。

主治 ①牙龈肿痛，牙龈出血，口渴，口臭。②鼻塞，鼻渊，鼻衄。③面赤，颊肿，面部疮癣，腮疮。④目赤痒痛，目翳。⑤心痛，癫狂。⑥黄疸，瘟疫，口噤，急性腰痛。现代常用于治疗口腔溃疡、牙龈出血、口臭、鼻炎、鼻息肉、面部疔疮、泪腺炎、痫病、癔症、精神病、心绞痛、痔疮、急性腰扭伤等。

操作 斜刺0.2~0.3寸；禁灸。

（梁繁荣）

yìntáng

印堂（GV 29） 督脉腧穴名。出《扁鹊神应针灸玉龙经》，原属于经外奇穴，中华人民共和国国家标准GB/T 12346—2006《腧穴名称与定位》将其归入督脉腧穴。

定位 在前额部，当两眉毛内侧端中间的凹陷中（见督脉图）。正坐或仰卧，提捏局部皮肤取之。

局部解剖 皮肤→皮下组织→降眉间肌。布有滑车上神经，额动脉及伴行的静脉。

主治 ①头痛，眩晕，鼻渊，鼻衄。②惊风，失眠。现代常用于治疗脑血管疾病、梅尼埃病、鼻炎、痫病、癔症、心动过速、

失眠等。

操作 向下平刺0.3~0.5寸，也可用三棱针点刺出血；可灸。

（梁繁荣）

chōngmài

冲脉（chong channel；thoroughfare vessel） 奇经八脉之一，总领十二经脉气血的要道。又称十二经之海、血海、五脏六腑之海。冲，即要冲、要道之意。交会的十四经穴有：会阴、阴交（任脉），气冲（足阳明胃经），横骨、大赫、气穴、四满、中注、肓俞、商曲、石关、阴都、腹通谷、幽门（足少阴肾经）。

循行 与任脉同起于小腹内，下出于会阴部，向上循行于脊柱之内；其外行者经气冲与足少阴肾经交会，沿着腹部两侧，至胸中而散，达咽喉，环绕口唇；其下行者，沿大腿内侧进入腘窝，经胫骨内侧与足少阴肾经并行，至内踝之后，向下与足少阴肾经并行，入足下，经气渗注于三阴经，支者从内踝之后上足背，布于大趾（图）。足太阴脾经之公孙与冲脉之气相通。

病候 冲脉经气失调，则气逆而拘急。

主治概要 主治气逆所致心烦、胸闷、胁胀、少腹痛、二便不利、疝气、遗尿、大便失禁，以及月经不调、经闭、崩漏、乳少、不孕等病证。

（孙忠人）

dàimài

带脉（dai channel；belt vessel） 奇经八脉之一。带脉围腰一周，犹如束带，能约束循行于躯干部的阴阳经诸脉，故有"诸脉皆属于带"之说。交会的十四经穴有：带脉、五枢、维道（足少阳胆经）。

循行 起于季胁部的下方，斜向下行，交会于足少阳胆经的

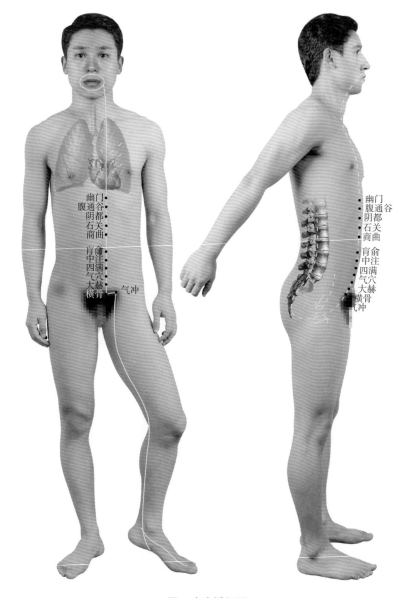

图　冲脉循行图

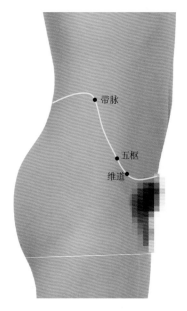

图　带脉循行图

天髎（手少阳三焦经），肩井（足少阳胆经），头维（足阳明胃经），本神、阳白、头临泣、目窗、正营、承灵、脑空、风池（足少阳胆经），风府、哑门（督脉）。

循行　起于足跟外侧，向上经过外踝，沿足少阳胆经上行至髋关节部，经胁肋后侧，从腋后上肩，至前额，再到项后，合于督脉（图）。手少阳三焦经之外关与阳维脉之气相通。

病候　阳维脉经气失调，则出现恶寒、发热、腰痛。

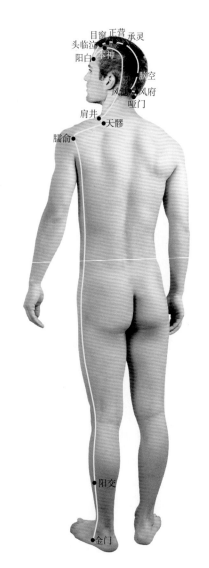

图　阳维脉循行图

带脉、五枢、维道 3 穴，横行绕腰腹部一周（图）。足少阳胆经之足临泣与带脉之气相通。

病候　带脉经气失调，则出现腹满、腰部觉冷如坐水中。

主治概要　主治月经不调、赤白带下、闭经、腰腹胀满、腰腹拘急疼痛、痿证等病证。

（孙忠人）

yángwéimài

阳维脉（yangwei channel；yang linking vessel）　奇经八脉之一，维系、联络全身诸阳经。维，即维系、联络之意。交会的十四经穴有：金门（足太阳膀胱经），阳交（足少阳胆经），臑俞（手太阳小肠经），

主治概要　主治发冷、发热、头项疼痛、肢节酸痛、腰痛、目眩、手足盗汗、自汗等病证。

（孙忠人）

yīnwéimài

阴维脉（yinwei channel；yin linking vessel）

奇经八脉之一，维系、联络全身诸阴经。维，即维系、联络之意。交会的十四经穴有：筑宾（足少阴肾经）、府舍、大横、腹哀（足太阴脾经）、期门（足厥阴肝经）、天突、廉泉（任脉）。

循行 起于足少阴肾经的筑宾，沿下肢内侧上行，进入小腹部，通过胁肋、胸腔到达咽部，与任脉会合（图）。手厥阴心包经之内关与阴维脉之气相通。

病候 阴维脉经气失调，则出现心痛、忧郁。

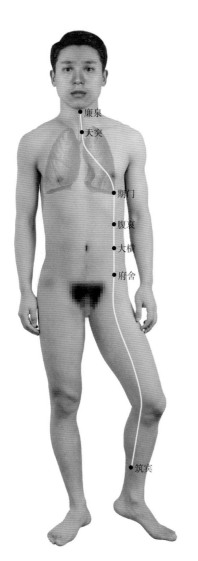

图 阴维脉循行图

主治概要 主治胸中痛、胃痛、腹痛、胁下支满、肠鸣、泄泻、腹中结块等病证。

（孙忠人）

yángqiāomài

阳跷脉（yangqiao channel；yang heel vessel）

奇经八脉之一，主一身左右之阳，同时还濡养眼目，司眼睑开合和下肢运动。跷，即轻健、敏捷之意。交会的十四经穴有：申脉、仆参、跗阳（足太阳膀胱经）、居髎（足少阳胆经）、臑俞（手太阳小肠经）、肩髃、巨骨（手阳明大肠经）、天髎（手少阳三焦经）、地仓、巨髎、承泣（足阳明胃经）、睛明（足太阳膀胱经）。

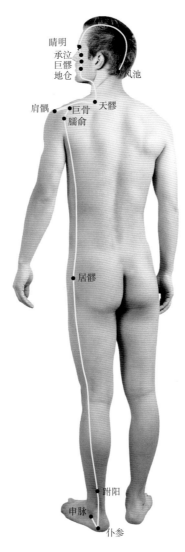

图 阳跷脉循行图

循行 起于足跟外侧，经外踝上行腓骨后缘，沿股部外侧和胁后上肩，过颈部上夹口角，进入目内眦，与阴跷脉相会合，再沿足太阳膀胱经上额，与足少阳经合于风池（图）。足太阳膀胱经之申脉与阳跷脉之气相通。

病候 阳跷脉经气失调，则出现目痛、不寐、肢体筋脉阴缓而阳急的病证。

主治概要 主治恶风、自汗、头痛、手足麻木拘急、骨节疼痛、遍身肿、目痛、不寐、痫病等病证。

（孙忠人）

yīnqiāomài

阴跷脉（yinqiao channel；yin heel vessel）

奇经八脉之一，主一身左右之阴，同时还濡养眼目，司眼睑开合和下肢运动。跷，即轻健、敏捷之意。交会的十四经穴有：照海、交信（足少阴肾经）、睛明（足太阳膀胱经）。

循行 起于足舟骨的后方，上行内踝的上面，沿小腿、大腿的内侧直上，经过阴部，向上沿胸部内侧，进入锁骨上窝，上行人迎的前面，过颧部，至目内眦，与足太阳膀胱经和阳跷脉相会合（图）。足少阴肾经之照海与此经脉之气相通。

病候 阴跷脉经气失调，则出现多寐、癃闭、肢体筋脉阳缓而阴急的病证。

主治概要 主治手足麻木拘急、中风偏瘫、痫病、嗜睡、疝气、癃闭、崩漏、喉痛等病证。

（孙忠人）

jīngwài qíxué

经外奇穴（extra points）

未纳入十四经穴范围，但具有固定名称、位置和主治等内容的经验有效穴。简称奇穴，又称经外穴。奇穴一般位置分散，难以归经。

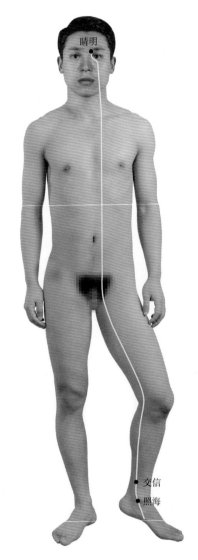

图　阴跷脉循行图

《黄帝内经》中没有提出这一名称，但有不少相关记载，如《素问·刺疟》："诸疟而脉不见，刺十指间出血，血去必已。"其中的"十指间"应该是早期的奇穴。关于奇穴的数量，历代文献记载不一。唐·孙思邈《备急千金要方》载奇穴 187 个，散见于各类病证的治疗篇中；明代董宿原撰、方贤编纂的《奇效良方》首列"奇穴"一节进行论述，载奇穴 26 个；明·杨继洲《针灸大成》记载穴位有"奇""正"，正式提出了"经外奇穴"这个名称，载奇穴 35 个，对后世

影响很大；明·张介宾《类经图翼》列"奇俞类集"一篇，称奇穴为"奇俞"，载奇穴 84 个；清·廖润鸿《针灸集成》汇集奇穴达 144 个；中华人民共和国国家标准 GB/T 12346—2006《腧穴名称与定位》载奇穴 47 个。奇穴是在阿是穴的基础上发展起来的，因在临床应用中效验凸显而得名，其中少数穴位后来被补充到十四经穴中，如风市、膏肓、印堂等。奇穴的特点：①位置固定，每个奇穴都有对应的名称。②无归经，既不归属于十二经脉，也不归属于奇经八脉。③主治单一，疗效独特，是腧穴中不可或缺的一部分。

分布　中华人民共和国国家标准 GB/T 12346—2006《腧穴名称与定位》收载的经外奇穴共 47 个，其中四神聪、当阳、鱼腰、太阳、耳尖、球后、上迎香、内迎香、聚泉、海泉、金津、玉液、翳明、颈百劳 14 穴在头面颈部，子宫 1 穴在下腹部，定喘、夹脊、胃脘下俞、痞根、下极俞、腰宜、腰眼、十七椎、腰奇 9 穴在背部，肘尖、二白、中泉、中魁、大骨空、小骨空、腰痛点、外劳宫、八邪、四缝、十宣 11 穴在上肢部，髋骨、鹤顶、百虫窝、内膝眼、胆囊、阑尾、内踝尖、外踝尖、八风、独阴、气端 11 穴在下肢部，四关穴即合谷、太冲的合称，合谷在手部，太冲在足部。

主治　经外奇穴的临床主治针对性强，疗效也比较奇特。如四缝可治疗疳疾，太阳可治疗目赤等。有的还可以用于诊断疾病，如阑尾穴有压痛说明阑尾有病变，胆囊穴有压痛往往与胆道疾病有关。

（梁繁荣）

sìshéncōng

四神聪（EX-HN 1）　经外奇穴名。因四处为一穴而故名。出《银海精微》。

定位　在头顶部，百会前、后、左、右各旁开 1 寸处（图）。正坐或仰卧位取之。

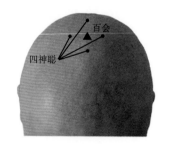

图　四神聪定位图

局部解剖　皮肤→皮下组织→帽状腱膜→腱膜下疏松结缔组织。布有枕动、静脉，颞浅动、静脉顶支和眶上动、静脉的吻合网，枕大神经、耳颞神经及眶上神经的分支。

主治　中风，头痛，眩晕，失眠，健忘，痫病。现代常用于治疗脑部疾病，如脑积水、大脑发育不全、神经衰弱等。

操作　平刺 0.3 ~ 0.5 寸；可灸。

（梁繁荣）

dāngyáng

当阳（EX-HN 2）　经外奇穴名。出《备急千金要方》。

定位　在头部，瞳孔直上，前发际上 1 寸（图）。正坐或仰卧位取之。

局部解剖　皮肤→皮下组织→枕额肌额腹或帽状腱膜→腱膜下疏松结缔组织。布有眶上神经，眶上动、静脉的分支或属支。

主治　头痛，眩晕，目赤肿痛等。

操作 向上平刺0.3~0.5寸；可灸。

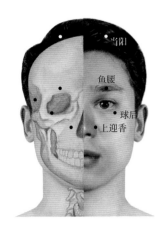

图 面部经外奇穴定位图

（梁繁荣）

yúyāo

鱼腰（EX-HN 4） 经外奇穴名。出《银海精微》。

定位 在头部，瞳孔直上，眉毛中（见当阳 面部经外奇穴定位图）。正坐或仰卧位取之。

局部解剖 皮肤→皮下组织→眼轮匝肌→枕额肌额腹。分布有眶上神经外侧支，面神经的分支，眶上动、静脉的外侧支。

主治 ①目赤肿痛，眼睑下垂，近视。②眉棱骨痛。③面神经麻痹，三叉神经痛。

操作 平刺0.3~0.5寸。

（梁繁荣）

tàiyáng

太阳（EX-HN 5） 经外奇穴名。出《备急千金要方》。

定位 在头部，眉梢与目外眦之间，向后约一横指的凹陷中（图）。正坐或侧伏位取之。

局部解剖 皮肤→皮下组织→眼轮匝肌→颞筋膜→颞肌。浅层布有上颌神经颧颞支，颞浅动脉；深层布有下颌神经肌支，颞浅动脉肌支。

主治 ①头痛。②目赤肿痛，

暴发火眼，目翳。③口眼㖞斜。

操作 直刺或斜刺0.3~0.5寸，也可用三棱针点刺出血；禁灸。

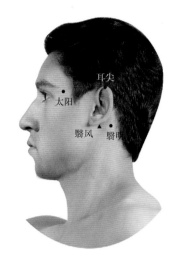

图 头侧经外奇穴定位图

（梁繁荣）

ěrjiān

耳尖（EX-HN 6） 经外奇穴名。出《奇效良方》。

定位 在耳区，外耳郭的最高点，即当折耳向前，耳郭上方的尖端处（见太阳 头侧经外奇穴定位图）。正坐或侧伏坐位取之。

局部解剖 皮肤→皮下组织→耳郭软骨。布有颞浅动、静脉的耳前支，耳后动、静脉的耳后支，耳颞神经耳前支，枕小神经耳后支，面神经耳支。

主治 ①睑腺炎，目赤肿痛。②咽喉肿痛。③偏正头痛。

操作 直刺0.1寸，也可用三棱针点刺出血。

（梁繁荣）

qiúhòu

球后（EX-HN 7） 经外奇穴名。出《浙江中医药杂志》1957年第8期（夏肾闽. 新发现的奇穴"球后"治疗112例（201眼）眼病的介绍）。

定位 在面部，眶下缘外1/4

与内3/4交界处（见当阳 面部经外奇穴定位图）。仰靠坐或仰卧位取之。

局部解剖 皮肤→皮下组织→眼轮匝肌→眶脂体→下斜肌与眶下壁之间。浅层布有眶下神经，面神经的分支，眶下动、静脉的分支或属支；深层布有面神经颧支，颞浅动脉肌支。

主治 目赤肿痛，目翳，视物不清，青芒，雀盲。现代常用于治疗近视、视神经萎缩、视网膜色素变性、青光眼等目疾。

操作 眼睛上视，针尖沿眶下缘从外下向内上，向视神经孔方向刺0.5~1寸；禁灸。

（梁繁荣）

shàngyíngxiāng

上迎香（EX-HN 8） 经外奇穴名。出《银海精微》。

定位 在面部，鼻翼软骨与鼻甲的交界处，近处鼻唇沟上端处（见当阳 面部经外奇穴定位图）。仰靠坐位取之。

局部解剖 皮肤→皮下组织→提上唇鼻翼肌。布有眶下神经，滑车下神经的分支，面神经的颊支，内眦动、静脉。

主治 ①鼻渊，鼻部疮疖。②目赤肿痛，迎风流泪。③头痛。

操作 向内上方斜刺0.3~0.5寸；可灸。

（梁繁荣）

nèiyíngxiāng

内迎香（EX-HN 9） 经外奇穴名。出《肘后备急方》。

定位 在鼻孔内，鼻翼软骨与鼻甲交界的黏膜处（图）。仰靠坐位取之。

局部解剖 鼻黏膜→黏膜下疏松组织。布有面动、静脉的鼻背支组成的动、静脉网，筛前神经的鼻外支。

主治 ①鼻疾，喉痹。②目

赤肿痛，热病，中暑。

操作 三棱针点刺出血，出血体质者忌用。

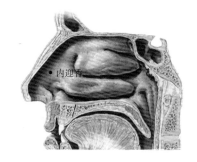

图 内迎香定位图

（梁繁荣）

jùquán

聚泉（EX-HN 10） 经外奇穴名。出《针灸大全》。

定位 在口腔内，舌背正中缝的中点处（图）。正坐张口伸舌取之。

局部解剖 舌黏膜→黏膜下疏松结缔组织→舌肌。布有舌神经，舌下神经，鼓索，舌动、静脉网。

主治 ①舌强，舌缓，味觉减退。②消渴，支气管哮喘。

操作 直刺0.1~0.2寸，也可用三棱针点刺出血，出血体质者忌用。

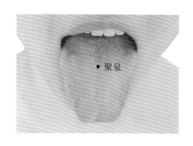

图 聚泉定位图

（梁繁荣）

hǎiquán

海泉（EX-HN 11） 经外奇穴名。出《针灸大全》。

定位 在口腔内，舌下系带中点处（图）。正坐位，张口取之。

局部解剖 黏膜→黏膜下组织→舌肌。布有舌神经，舌下神经，鼓索，舌深动、静脉。

主治 ①舌缓不收，舌体肿胀，喉闭。②消渴。③呃逆，呕吐。

操作 细三棱针点刺出血，出血体质者忌用。

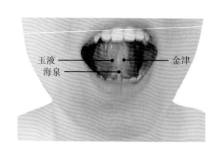

图 舌下经外奇穴定位图

（梁繁荣）

jīnjīn

金津（EX-HN 12） 经外奇穴名。出《肘后备急方》。

定位 在口腔内，舌下系带左侧的静脉上（见海泉 舌下经外奇穴定位图）。正坐位，张口取之。

局部解剖 黏膜→黏膜下组织→颏舌肌。布有颌神经，舌下神经，鼓索，舌深动、静脉。

主治 ①舌强不语，舌肿。②口疮，喉痹。③呕吐。④消渴。

操作 三棱针点刺出血，出血体质者忌用。

（梁繁荣）

yùyè

玉液（EX-HN 13） 经外奇穴名。出《肘后备急方》。

定位 在口腔内，舌下系带右侧的静脉上（见海泉 舌下经外奇穴定位图）。正坐位，张口取之。

局部解剖 黏膜→黏膜下组织→颏舌肌。布有颌神经，舌下神经，鼓索，舌动、静脉。

主治 ①舌强不语，舌肿。②口疮，喉痹。③呕吐。④消渴。

操作 三棱针点刺出血，出血体质者忌用。

（梁繁荣）

yìmíng

翳明（EX-HN 14） 经外奇穴名。出《中华医学杂志》1956年第6期（王文啓. 介绍新发现的奇穴"翳明"之临床应用）。

定位 在颈部，翳风后1寸（见太阳 头侧经外奇穴定位图）。正坐头略前倾取之。

局部解剖 皮肤→皮下组织→胸锁乳突肌→头夹肌。浅层布有耳大神经的分支；深层布有颈深动、静脉。

主治 ①目疾，耳鸣。②眩晕，头痛，失眠。

操作 直刺0.5~1寸；可灸。

（梁繁荣）

jǐngbǎiláo

颈百劳（EX-HN 15） 经外奇穴名。出《勉学堂针灸集成》。

定位 在颈部，第七颈椎棘突直上2寸，后正中线旁开1寸（图）。正坐头稍前倾或俯卧位取之。

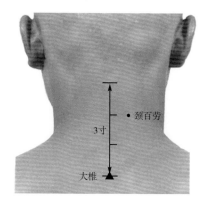

图 颈百劳定位图

局部解剖 皮肤→皮下组织→斜方肌→上后锯肌→头颈夹肌→头半棘肌→多裂肌。浅层布有第四、五颈神经后支的皮支；深层布有第四、五颈神经后支的分支。

主治 ①颈项强痛，角弓反张。②咳嗽，哮喘，骨蒸潮热，盗汗。

操作 直刺 0.3~0.8 寸；可灸。

（梁繁荣）

zǐgōng

子宫（EX-CA 1） 经外奇穴名。出《备急千金要方》。

定位 在下腹部，脐中下 4 寸，前正中线旁开 3 寸（图）。仰卧位取之。

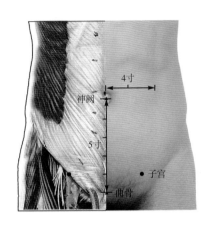

图 子宫定位图

局部解剖 皮肤→皮肤下组织→腹外斜肌腱膜→腹内斜肌→腹横肌→腹横腱膜。浅层布有髂腹下神经的外侧皮支，腹壁浅静脉；深层布有髂腹下神经的分支，髂腹下动、静脉的分支或属支。

主治 月经不调，阴挺，痛经，崩漏，不孕症等。

操作 先排尿，直刺或向耻骨联合外横刺 1~1.5 寸；可灸。

（梁繁荣）

dìngchuǎn

定喘（EX-B 1） 经外奇穴名。出《常用新医疗法手册》。

定位 在脊柱区，横平第七颈椎棘突下，后正中线旁开 0.5

寸处（图）。正坐低头或俯卧位取之。

局部解剖 皮肤→皮下组织→斜方肌→菱形肌→上后锯肌→颈夹肌→竖脊肌→横突棘肌。浅层布有第七、八颈神经后支的内侧皮支；深层布有颈深动、静脉和颈横动、静脉的分支。

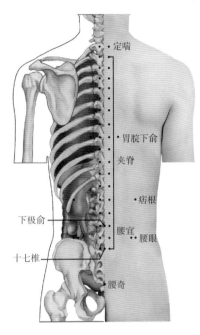

图 背部经外奇穴定位图

主治 ①哮喘，咳嗽。②落枕，肩背痛等。

操作 直刺或偏向内侧刺 0.5~0.8 寸；可灸。

（梁繁荣）

jiájǐ

夹脊（EX-B 2） 经外奇穴名。出《素问·刺疟》。

定位 在脊柱区，当第一胸椎至第五腰椎棘突下两侧，后正中线旁开 0.5 寸，每侧 17 穴（见定喘 背部经外奇穴定位图）。俯伏或俯卧位取之。

局部解剖 因各穴位置不同，所分布的肌肉、血管、神经也有所差异。一般为皮肤→皮下组织→浅肌层（斜方肌、背阔肌、菱

形肌、上后锯肌、下后锯肌）→深层肌（竖脊肌、横突棘肌）。浅层布有第一胸神经至第五腰神经的内侧皮支及伴行的动、静脉；深层布有第一胸神经至第五腰神经后支的肌支，肋间后动、静脉背侧支的分支或属支。

主治 适应范围较广。第一至四胸椎夹脊穴主治肺脏疾病及上肢疾病；第四至七胸椎夹脊穴主治心脏疾病；第七至十胸椎夹脊穴主治肝胆疾病；第十至十二胸椎夹脊穴主治脾胃疾病；第一、二腰椎夹脊穴主治肾脏疾病；第三至五腰椎夹脊穴主治膀胱、大肠、小肠、子宫及下肢疾病。

操作 直刺 0.3~0.5 寸，或稍向内侧斜刺 0.5~1 寸，须严格掌握进针的角度及深度，也可用梅花针叩刺；可灸。

（梁繁荣）

wèiwǎn xiàshù

胃脘下俞（EX-B 3） 经外奇穴名。出《备急千金要方》。

定位 在脊柱区，横平第八胸椎棘突下，后正中线旁开 1.5 寸（见定喘 背部经外奇穴定位图）。俯卧或伏卧位取之。

局部解剖 皮肤→皮下组织→斜方肌→背阔肌→竖棘肌。浅层布有第八胸神经后支及伴行的动、静脉；深层布有第八胸神经后支的肌支，第八肋间后动、静脉背侧的分支或属支。

主治 ①胃痛，腹痛，胸胁痛。②消渴。

操作 向脊柱方向斜刺 0.3~0.5 寸；可灸。

（梁繁荣）

pǐgēn

痞根（EX-B 4） 经外奇穴名。出《医经小学》。

定位 在腰部，横平第一腰椎棘突下，后正中线旁开 3.5 寸

（见定喘　背部经外奇穴定位图）。俯卧位取之。

局部解剖　皮肤→皮下组织→背阔肌→下后锯肌→髂肋肌。浅层布有第十二胸神经后支的外侧支及伴行的动、静脉；深层布有第十二胸神经后支的肌支。

主治　①痞块，癥瘕。②腰痛。

操作　直刺 0.5 ~ 1 寸；可灸。

（梁繁荣）

xiàjíshù

下极俞（EX-B 5）　经外奇穴名。出《扁鹊针灸经》。

定位　在腰部，后正中线上，第三腰椎棘突下（见定喘　背部经外奇穴定位图）。俯卧位取之。

局部解剖　皮肤→皮下组织→棘上韧带→棘间韧带。浅层布有第四腰神经后支的内侧支及伴行的动、静脉；深层布有棘突间的椎外（后）静脉从，第四腰神经的后支的分支，第四腰动、静脉背侧支的分支和属支。

主治　①腰痛，下肢痛。②小便不利，遗尿。③腹痛，腹泻。

操作　直刺 0.5 ~ 1 寸；可灸。

（梁繁荣）

yāoyí

腰宜（EX-B 6）　经外奇穴名。出《针灸孔穴及其疗法便览》。

定位　在腰区，横平第四腰椎棘突下，后正中线旁开 3 寸（见定喘　背部经外奇穴定位图）。俯卧位取之。

局部解剖　皮肤→皮下组织→胸腰筋膜浅层→竖背肌（或臀大肌上缘）。浅层布有臀上皮神经；深层布有第四腰神经后支的肌支，第四腰动、静脉背侧支的分支或属支。

主治　妇人血崩，腰痛。

操作　直刺 0.6 ~ 0.9 寸；可灸。

（梁繁荣）

yāoyǎn

腰眼（EX-B 7）　经外奇穴名。出《医说》。

定位　在腰部，位于第四腰椎棘突下，后正中线旁开约 3.5 寸凹陷中（见定喘　背部经外奇穴定位图）。俯卧位取之。

局部解剖　皮肤→皮下组织→胸腰筋膜浅层和背阔肌腱→髂肋肌→胸腰筋膜深层→腰方肌。浅层布有臀上皮神经，第四腰神经后支的皮支；深层布有第四腰神经的肌支，第四腰动、静脉的分支或属支。

主治　①腰痛，腹痛。②尿频，遗尿。③月经不调，带下。

操作　直刺 0.5~1 寸；可灸。

（梁繁荣）

shíqīzhuī

十七椎（EX-B 8）　经外奇穴名。出《千金翼方》。

定位　在腰区，后正中线上，第五腰椎棘突下凹陷中（见定喘　背部经外奇穴定位图）。俯卧位取之。

局部解剖　皮肤→皮下组织→棘上韧带→棘间韧带。浅层布有第五腰神经后支的皮支及伴行的动、静脉；深层布有第五腰神经的分支，棘突间的椎外（后）静脉。

主治　①腰腿痛，下肢痿痹。②痛经，崩漏，转胞胎。③遗尿，肛门疾病。

操作　直刺 0.5 ~ 1 寸；可灸。

（梁繁荣）

yāoqí

腰奇（EX-B 9）　经外奇穴名。出《中医杂志》1955 年第 5 期（李一泉. 针灸治疗神经系疾病的总结报告）。

定位　在骶区，尾骨端直上 2 寸，骶角之间凹陷中（见定喘　背部经外奇穴定位图）。俯卧位取之。

局部解剖　皮肤→皮下组织→棘上韧带。布有第二、三骶神经后支的皮支及伴行的动、静脉。

主治　①痫病。②头痛，失眠。③便秘。

操作　平刺 1~1.5 寸；可灸。

（梁繁荣）

zhǒujiān

肘尖（EX-UE 1）　经外奇穴名。出《备急千金要方》。

定位　在肘后区，尺骨鹰嘴的尖端（图）。屈肘 90°取之。

局部解剖　皮肤→皮下组织→鹰嘴皮下囊→肱三头肌腱。布有前臂后皮神经，肘关节周围动、静脉网。

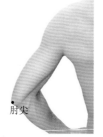

图　肘尖定位图

主治　瘰疬，痈疔。

操作　灸。

（梁繁荣）

èrbái

二白（EX-UE 2）　经外奇穴名。出《扁鹊神应针灸玉龙经》。

定位　在前臂前区，腕掌侧远端横纹上 4 寸，桡侧腕屈肌腱的两侧，一侧 2 穴（图）。伸臂仰掌取之。

局部解剖　内侧二白穴：皮肤→皮下组织→掌长肌腱与桡侧腕屈肌腱之间→指浅屈肌→正中神经→拇长屈肌→前臂骨间膜。浅层布有前臂外侧皮神经，前臂正中静脉的属支；深层布有正中神经，正中动脉。外侧二白穴：皮肤→皮下组织→桡侧腕屈肌与肱桡肌腱之间→指浅屈肌→拇长屈肌。浅层布有前臂外侧皮神经，头静脉的属支；深层布有桡动、静脉。

主治 ①脱肛，痔疮。②前臂痛，胸胁痛。

操作 直刺0.5~1寸；可灸。

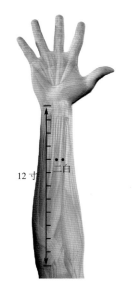

图 二白定位图

（梁繁荣）

zhōngquán

中泉（EX-UE 3） 经外奇穴名。出《奇效良方》。

定位 在前臂后区，腕背侧远端横纹上，指总伸肌腱桡侧的凹陷中（图）。伸臂俯掌取之。

局部解剖 皮肤→皮下组织→指伸肌腱与桡侧腕短伸肌腱之间。布有前臂后皮神经，桡神经浅支的分支，手背静脉网，桡动脉腕背支的分支。

主治 ①心痛，腹中气痛。②癔症。③中风。

操作 直刺 0.3 ~ 0.5 寸；可灸。

（梁繁荣）

zhōngkuí

中魁（EX-UE 4） 经外奇穴名。出《扁鹊神应针灸玉龙经》。

定位 在手指，中指背面，近侧指间关节的中点处（见中泉 手背部经外奇穴定位图）。掌心向下取之。

局部解剖 皮肤→皮下组织→指背腱膜。浅层布有指背神经；深层布有指背动、静脉。

主治 ①呕吐，噎膈。②鼻衄。③牙痛。④白驳风。

操作 艾炷灸。

（梁繁荣）

dàgǔkōng

大骨空（EX-UE 5） 经外奇穴名。出《扁鹊神应针灸玉龙经》。

定位 在手指，拇指背侧，指间关节的中点处（见中泉 手背部经外奇穴定位图）。握拳掌心向下，于拇指背侧指间关节横纹中点取之。

局部解剖 皮肤→皮下

组织→拇长伸肌腱。布有指背神经桡侧支，指背动脉，指背静脉。

主治 ①目痛，目翳，内障。②吐泻。③衄血。

操作 艾炷灸，也可温和灸。

（梁繁荣）

xiǎogǔkōng

小骨空（EX-UE 6） 经外奇穴名。出《扁鹊神应针灸玉龙经》。

定位 在手指，小指背面，近侧指间关节的中点处（见中泉 手背部经外奇穴定位图）。握拳，掌心向下取之。

局部解剖 皮肤→皮下组织→指背腱膜。布有指背动、静脉的分支或属支，指背神经尺侧支。

主治 ①目赤肿痛，咽喉肿痛。②掌指关节痛。

操作 艾炷灸，也可温和灸。

（梁繁荣）

yāotòngdiǎn

腰痛点（EX-UE 7） 经外奇穴名。出《针灸学简编》。

定位 在手背，当第二、三掌骨及第四、五掌骨间，腕背侧远端横纹与掌指关节中点处，一侧2穴（见中泉 手背部经外奇穴定位图）。伏掌取之。

局部解剖 第二、三掌骨间的腰痛点穴：皮肤→皮下组织→指伸肌腱和桡侧短伸肌腱。第四、五掌骨间的腰痛点穴：皮肤→皮下组织→小指伸肌腱与第四指伸肌腱之间。布有手背静脉网，掌背动脉，桡神经浅支，尺神经手背支。

主治 急性腰扭伤。

操作 由两侧向掌中斜刺0.5~0.8寸。

（梁繁荣）

wàiláogōng

外劳宫（EX-UE 8） 经外奇穴名。近称项强穴。出《小儿推拿

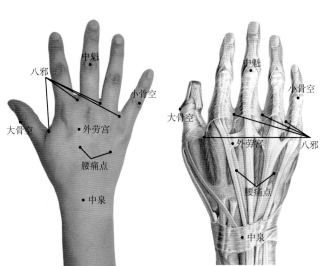

图 手背部经外奇穴定位图

方脉活婴秘旨全书》。

定位 在手背，第二、三掌骨之间，掌指关节后 0.5 寸凹陷中（见中泉 手背部经外奇穴定位图）。伏掌取之。

局部解剖 皮肤→皮下组织→第二骨间背侧肌→第一骨间掌侧肌。布有指背神经桡侧支，手背静脉网，掌背动脉。

主治 ①落枕，颈椎病。②手指麻木，手指屈伸不利。③腹痛，腹泻。

操作 直刺 0.3～0.5 寸；可灸。

（梁繁荣）

bāxié

八邪（EX-UE 9） 经外奇穴名。又称八关。出《素问·刺疟》。

定位 在手背，第一至第五指间，指蹼缘后方赤白肉际处，左右共 8 穴（见中泉 手背部经外奇穴定位图）。握拳取之。

局部解剖 皮肤→皮下组织→骨间背侧肌→骨间掌侧肌→蚓状肌。浅层布有掌背动、静脉，指背动、静脉，指背神经；深层布有指掌侧总动、静脉，指掌侧固有动、静脉，指掌侧固有神经。

主治 ①手背肿痛，手指麻木。②烦热，目痛，头痛，咽痛。③毒蛇咬伤。

操作 向上斜刺 0.5～0.8 寸，也可用三棱针点刺出血。

（梁繁荣）

sìfèng

四缝（EX-UE 10） 经外奇穴名。出《奇效良方》。

定位 在手指，第二至第五指掌面的近侧指间关节的中央，一侧 4 穴（图）。仰掌伸指取之。

局部解剖 皮肤→皮下组织→指深屈肌腱。各穴的血管：布有指掌侧固有动、静脉的分支或属支，指皮下静脉。各穴的神经：浅层布有掌侧固有神经；深层布有正中神经肌支，尺神经肌支。

主治 ①小儿疳积。②百日咳，气喘，咳嗽。③腹泻，蛔虫病。

操作 三棱针点刺 0.1～0.2 寸，挤出少量黄白色透明样黏液或出血。

（梁繁荣）

shíxuān

十宣（EX-UE 11） 经外奇穴名。出《奇效良方》。

定位 在手指，十指尖端，距指甲游离缘 0.1 寸，左右共 10 穴（见四缝 手掌部经外奇穴定位图）。仰掌，十指微屈取之。

局部解剖 皮肤→皮下组织。拇指、示指、中指的十宣布有正中神经；环指的十宣布有正中神经，尺神经；小指的十宣布有尺神经。

主治 昏迷，痫病，高热，咽喉肿痛，手指麻木。

操作 直刺 0.1～0.2 寸，也可用三棱针点刺出血。

（梁繁荣）

kuāngǔ

髋骨（EX-LE 1） 经外奇穴名。

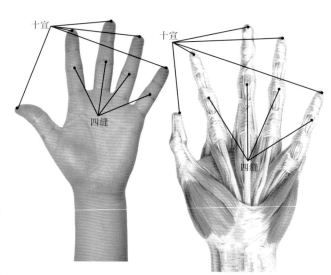

图 手掌部经外奇穴定位图

出《扁鹊神应针灸玉龙经》。

定位 在股前区，梁丘两旁各 1.5 寸，一肢 2 穴（图）。正坐或仰卧位取之。

局部解剖 外侧髋骨穴：皮肤→皮下组织→股外侧肌。浅层布有股神经前皮支，股外侧皮神经；深层布有旋股外侧动、静脉

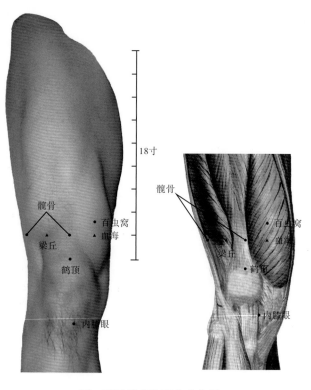

图 下肢部经外奇穴定位图

降支的分支或属支。内侧髌骨穴：皮肤→皮下组织→股内侧肌。浅层布有股神经前皮支；深层布有股深动脉的肌支。

主治 下肢痿痹，疼痛。

操作 直刺 0.3 ~ 1.5 寸；可灸。

（梁繁荣）

hèdǐng

鹤顶（EX-LE 2） 经外奇穴名。出《医学纲目》。

定位 在膝前区，髌底中点的上方凹陷中（见髋骨 下肢部经外奇穴定位图）。屈膝取之。

局部解剖 皮肤→皮下组织→股四头肌腱。浅层布有股神经前皮支，大隐静脉的属支；深层布有膝关节的动、静脉网。

主治 鹤膝风，膝痛，腿足无力，脚气。

操作 直刺 0.5 ~ 0.8 寸；可灸。

（梁繁荣）

bǎichóngwō

百虫窝（EX-LE 3） 经外奇穴名。出《针灸大成》。

定位 在股前区，髌底内侧端上 3 寸，即血海上 1 寸（见髋骨 下肢部经外奇穴定位图）。屈膝取之。

局部解剖 皮肤→皮下组织→股内侧肌。浅层布有股神经的前皮支，大隐静脉的属支；深层布有股动、静脉的肌支，股神经的分支。

主治 ①虫积。②风湿痒疹，下部生疮。

操作 直刺 0.8 ~ 1.2 寸；可灸。

（梁繁荣）

nèixīyǎn

内膝眼（EX-LE 4） 经外奇穴名。出《华佗针灸经》。

定位 在膝部，髌韧带内侧凹陷处的中央（见髋骨 下肢部经外奇穴定位图）。屈膝取之。

局部解剖 皮肤→皮下组织→髌韧带与髌内侧支韧带之间→膝关节囊、翼状皱襞。浅层布有隐神经的髌下支，股神经的前皮支；深层布有膝关节的动、静脉网。

主治 膝关节痛，鹤膝风，腿痛，脚气。

操作 从前外向后内或从前内向后外斜刺 0.5 ~ 1 寸；可灸。

（梁繁荣）

dǎnnáng

胆囊（EX-LE 6） 经外奇穴名。出《中华外科杂志》1959 年第 8 期（上海第一医学院附属中山医院．中医中药治疗急性胆道疾患）。

定位 在小腿外侧，腓骨小头直下 2 寸（图）。正坐或侧卧位取之。

局部解剖 皮肤→皮下组织→腓骨长肌。浅层布有腓肠外侧皮神经；深层布有腓浅神经，腓深神经，胫前动、静脉。

主治 ①胆囊炎。②胆道感染，胆石症，胆道蛔虫病。③下肢痿痹，胸胁痛。

操作 直刺 1 ~ 2 寸；可灸。

（梁繁荣）

lánwěi

阑尾（EX-LE 7） 经外奇穴名。出《新中医药》1957 年第 2 期（叶肖麟．阑尾炎之针治）。

定位 在

小腿外侧，髌韧带外侧凹陷下 5 寸，胫骨前脊外一横指（见胆囊 小腿部经外奇穴定位图）。正坐或仰卧屈膝取之。

局部解剖 皮肤→皮下组织→胫骨前肌→小腿骨间膜→胫骨后肌。浅层布有腓肠外侧皮神经，浅静脉；深层布有腓深神经，胫前动、静脉。

主治 ①阑尾炎，消化不良。②下肢痿痹。

操作 直刺 0.5 ~ 1 寸；可灸。

（梁繁荣）

nèihuáijiān

内踝尖（EX-LE 8） 经外奇穴名。出《备急千金要方》。

定位 在踝区，内踝的最凸起处（图）。正坐或侧卧位取之。

局部解剖 皮肤→皮下组织→内踝。布有隐神经的小腿内侧皮支的分支，胫前动脉的内踝支，内踝前动脉的分支，胫后动脉的内踝支。

主治 ①乳蛾，牙痛。②小儿不语。③霍乱。④转筋。

操作 三棱针点刺出血；可灸。

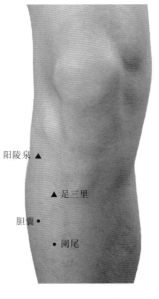

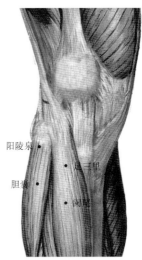

图 小腿部经外奇穴定位图

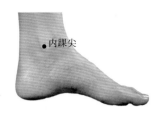

图　内踝尖定位图

（梁繁荣）

wàihuáijiān

外踝尖（EX-LE 9）　经外奇穴名。出《备急千金要方》。

定位　在踝区，外踝的最凸起处（图）。正坐或侧卧位取之。

局部解剖　皮肤→皮下组织→外踝。布有胫前动脉的外踝网，腓动脉的外踝支、腓肠神经、腓浅神经的分支。

主治　①脚趾拘急，腿外廉转筋，脚气。②牙痛，小儿重舌。

操作　三棱针点刺出血；可灸。

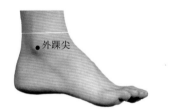

图　外踝尖定位图

（梁繁荣）

bāfēng

八风（EX-LE 10）　经外奇穴名。出《奇效良方》。

定位　在足背，第一至第五趾间，趾蹼缘后方赤白肉际处，左右共8穴（图）。正坐或仰卧位于足五趾各趾间缝纹头尽处取之。

局部解剖　第一、二趾间的八风穴：皮肤→皮下组织→趾指近节趾骨基底部与第二跖骨头之间；第二、三趾间的八风穴：皮肤→皮下组织→第二、三趾的趾长、短伸肌腱之间→第二、三跖骨头之间；第三、四趾间的八风穴：皮肤→皮下组织→第三、四趾的趾长、短伸肌腱之间→第三、四跖骨头之间；第四、五趾间的八风穴：皮肤→皮下组织→第四、五趾的趾长、短伸肌腱之间→第四与第五趾的近节趾骨底之间。浅层布有趾背神经，足背浅静脉网；深层布有跖背动脉的分支，跖背静脉的属支。

主治　①牙痛，胃痛。②趾痛、足跗肿痛，脚气。③月经不调。④毒蛇咬伤。

操作　斜刺0.5~0.8寸，也可用三棱针点刺出血；可灸。

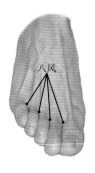

图　八风定位图

（梁繁荣）

dúyīn

独阴（EX-LE 11）　经外奇穴名。出《奇效良方》。

定位　在足底，第二趾的跖侧远端趾间关节的中点（图）。正坐直腿或仰卧位取之。

局部解剖　皮肤→皮下组织→趾短、长屈肌腱。布有趾足底固有神经，趾底固有动、静脉的分支或属支。

主治　①月经不调，疝气。②胸胁痛，心绞痛。③胃痛，呕吐。

操作　直刺0.1~0.2寸；可灸。

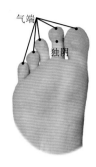

图　脚底部经外奇穴定位图

（梁繁荣）

qìduān

气端（EX-LE 12）　经外奇穴名。出《备急千金要方》。

定位　在足趾，十趾端的中央，距趾甲游离缘0.1寸，左右共10穴（见独阴　脚底部经外奇穴定位图）。伸足取之。

局部解剖　皮肤→皮下组织。神经：第一趾和第二趾布有来自腓浅、深神经的趾背神经，胫神经的趾足底固有神经；第三、第四趾布有来自腓浅神经的趾背神经，胫神经的趾足底固有神经；小趾布有来自腓肠神经、腓浅神经的趾背神经，胫神经的趾足底固有神经。血管：布有足底内、外动脉的趾底固有动脉，趾背动脉。

主治　①足趾麻木，足背肿痛。②睑腺炎。③中风。

操作　一般直刺0.1~0.2寸，也可用三棱针点刺出血。

（梁繁荣）

sìguānxué

四关穴（four pass-points）　经外奇穴名。左右合谷、太冲4穴的合称。出《奇效良方》。

定位及局部解剖　同合谷、太冲。

主治　四肢拘挛，癫狂，喑哑，牙关紧闭，眩晕。

操作　直刺0.5~1寸；可灸。

（梁繁荣）

cìfǎ jiǔfǎxué
刺法灸法学（acupuncture and moxibustion science）

研究以防治疾病为目的的各种刺法、灸法的操作技术、临床应用及作用原理的学科。是针灸医学的重要组成部分，是针灸临床治疗疾病必须掌握的基本技能。

简史 自人类的双手能够制造简单的劳动工具开始，刺法随之萌芽。最早的刺法针具称为砭石，是用石块磨制而成的器具，用以刺破痈肿。砭石有刀型、多边形和针形等。随着生产力的发展，陆续出现了骨针、陶针，至夏、商、周时代，出现了青铜针，"九针"萌芽于此时。战国到秦汉后，砭石逐渐被九针取代。战国时期成书的《黄帝内经》（简称《内经》）中记载了长、短、粗、细形状不同、用途各异的"九针"，并涉及其理论及临床应用。针刺工具从砭石发展到九针，标志着刺法的形成。针具发展，刺法也不断丰富。《内经》提到的针刺方法有五刺、九刺、十二刺等，补泻手法有徐疾补泻、呼吸补泻、捻转补泻、迎随补泻和开阖补泻等，为针刺方法奠定了基础。约西汉前成书的《难经》强调了双手配合针刺的重要性。晋、隋、唐宋时期，刺法在《内经》《难经》学说的基础上进一步阐述。金元时期提出子午流注按时取穴的刺法，元·窦汉卿《针经指南》提出了"手指补泻十四法"。明代，陈会《神应经》中提出了"催气"手法，徐凤《针灸大全·金针赋》中提出了"烧山火""透天凉""飞经走气"等复式补泻手法，高武《针灸聚英》、汪机《针灸问对》在《金针赋》基础上各有发挥。杨继洲《针灸大成》采集明代以前有关针刺手法，提出了"刺有大小"以及"大补大泻""平补平泻""下针十二法""八法"等手法，这些经典的针刺手法一直被后世沿用。现代，针刺方法与物理疗法、药物注射、外科手术等相结合，为针刺疗法开辟了新的领域。如电针、电热针、激光针、声波针、经皮穴位电刺激、穴位离子透入、穴位注射、磁疗仪、穴位埋线、针刀等。以局部为治疗部位的微针系统疗法也得到发展，如头针、耳针、腕踝针、眼针、腹针、手针等。同时对刺法的文献、临床、基础进行广泛而深入的研究，不断探索刺法的规律性，以提高刺法的疗效。

灸法作为一种温热疗法，其起源与人类对火的发现、利用密不可分。古人不经意地发现温热物品的贴近、熨烫或烧灼皮肤能够减轻某些疼痛、不适。最初"灸"被解释为"灼"（《说文解字》）就佐证了这种猜测。灸材起初采用树枝、柴草、动物皮毛等，经过漫长实践，"艾"以其具有气味芳香、性温易燃、火力缓和等特点，成为灸法的最适宜材料。秦汉时期医学专著中的灸法内容奠定了灸法的基础。艾灸最早见于《内经》并已得到广泛应用，《灵枢经·官能》明确指出"针所不为，灸之所宜"。该书对疾病治疗规定了灸法壮数，关于艾灸补泻，《灵枢经·背腧》中记载："以火补者毋吹其火，须自灭也。以火泻者，疾吹其火，传其艾，须其火灭也。"并指出"厥逆""息积""大风汗出"等均不宜应用灸法，不恰当使用灸法易致"骨枯脉涩"。魏晋时期，是灸法的重要发展时期。三国时期出现了中国历史上第一部灸疗专著，即曹翕撰写的《曹氏灸方》。晋·皇甫谧《针灸甲乙经》对灸法的发展起了很大的作用。该书最早记载了化脓灸，并在腧穴下开始注明艾灸壮数，对发灸疮法、禁忌等做了明确的规定，使后世在灸法应用中有据可循。东晋·葛洪《肘后备急方》首创隔物灸法（即间接灸），极大地发展了灸法。唐·孙思邈在《备急千金要方》《千金翼方》中指出，灸法的刺激强度要根据部位、病情、患者体质年龄不同而灵活掌握，灸顺序要有先后，体位要平直，病证要有选择，温热之证不宜灸之。并增加多种隔物灸法，如隔豆豉饼灸、隔泥饼灸、隔附片灸、隔商陆饼灸等。这些都对后世灸法的发展产生了深远的影响。唐·王焘《外台秘要》对灸法更为重视，针灸治疗部分几乎都是灸法。宋代的灸法专著更是层出不穷，如《黄帝明堂灸经》《备急灸法》《灸膏肓俞穴法》等大量记载了灸法的基本知识、取穴法及灸法的适应病证。金元以后，刺法兴起，灸法的发展受到一定的影响，但以金元四大家为首的不少医家，在灸法的巩固和完善方面，仍做出了贡献。朱震亨《丹溪心法·拾遗杂论》指出"灸法有补火泻火，若补火，艾焫至肉；若泻火，火不要至肉，便扫除之"，是对《内经》灸法补泻的进一步阐发，也是灸法可治热证的理论依据。明清时期，灸法有了一定的改革创新，产生了艾条灸、雷火神针、太乙神针、桃枝灸、桑枝灸、药锭灸等新的灸疗方法。产生并且开始注重使用灸疗器械，初步出现专门制作的灸器。间接灸广泛应用。中华人民共和国成立后，在灸材特性、灸疗器具的创新、适应证、灸量等方面有了更深入的研究，灸法得到进一步发展。

研究范畴 正确并熟练地掌握刺灸方法是应用针灸治疗疾病的关键。现代的刺法灸法研究内容包括刺法灸法文献研究、操作技术规范化研究、临床应用研究以及作用机制研究等几方面。研究对象如下。①刺法：包括针具、针刺体位、毫针刺法、三棱针疗法、芒针疗法、皮内针疗法、皮肤针疗法、砭石疗法、新九针疗法、针挑疗法、火针疗法、电针疗法，针刀疗法，水针刀疗法，微针系统疗法、醒脑开窍针刺法、贺氏针灸三通法、靳三针疗法等。②灸法：包括施灸材料、灸量、施灸部位、施灸步骤、灸法得气、灸法补泻、灸法意外、艾炷灸法、艾卷灸法、温针灸、温灸器灸、灯火灸、天灸法、热敏灸、电热灸、微波针灸等。③其他疗法：包括拔罐疗疗法、刮痧疗法及各种腧穴特种疗法。

研究目标 刺法、灸法是针灸临床必须掌握的基本技能，刺法灸法学是针灸理论和针灸临床的桥梁。刺法灸法与疗效直接相关。因此，要通过对刺法灸法文献、操作技术、临床应用和作用原理及机制的研究，规范刺法灸法操作，提升刺法灸法水平，明确刺法灸法量效关系，了解刺法灸法作用原理及机制，指导临床医师根据疾病性质、证候类型、患者体质等选择适宜的刺灸方法和操作手法，不断提高临床疗效。

（王富春）

cìfǎ

刺法（acupuncture technique）使用不同的针具，通过一定的手法或方式刺激机体的腧穴或部位，以防治疾病的方法。又称针法。刺法通过刺激腧穴、激发经气，调整经络、脏腑功能，调节机体的阴阳平衡。

基本内容 ①针具：九针、毫针、三棱针、皮肤针、芒针、皮内针、火针、针刀、小宽针等。②针刺体位。③毫针刺法：持针法、进针法、行针手法、针刺得气、针刺补泻、留针法、出针法等。④针刺疗法：新九针疗法、三棱针疗法、皮肤针疗法、芒针疗法、皮内针疗法、火针疗法、针刀疗法、水针刀疗法、电针疗法、针挑疗法、砭石疗法等。⑤微针系统疗法：头针疗法、眼针疗法、耳针疗法、腹针疗法、腕踝针疗法、手针疗法等。⑥特殊疗法：醒脑开窍针刺法、贺氏针灸三通法、靳三针疗法等。

适应证 刺法广泛应用于内、外、妇、儿等各科。据统计可以治疗 460 余种疾病，如头痛、面瘫、眩晕、中风、失眠等神经系统疾病；胃痛、便秘、腹泻等消化系统疾病；感冒、咳嗽、哮喘等呼吸系统疾病；尿潴留、遗尿等泌尿系统疾病；痛经、月经不调等妇科疾病；遗尿、惊风、大脑性瘫痪等儿科疾病；疔疮、肠痈等外科疾病、颈椎项痹、肩凝症等骨伤科疾病；蛇丹、摄领疮等皮肤疾病；近视、耳鸣、耳聋等五官科疾病；慢性疲劳综合征、戒断综合征等其他病证。不同的病症根据其病情、特点等选用不同的针刺工具和针刺方法。

禁忌证 ①当患者过度饥饿、疲劳、醉酒、性生活前后以及精神过度紧张时禁止针刺。②凝血功能障碍性疾病患者，或常自发性出血，或损伤后不易止血者禁止针刺。③皮肤感染、溃疡、瘢痕和肿瘤部位不宜针刺。④孕妇、妇女经期的腰骶部和下腹部不宜针刺。⑤小儿因不配合，一般不宜留针，婴幼儿囟门部及风府、哑门穴等禁止针刺。

注意事项 ①医者应熟悉施术部位的解剖结构，注意避开重要脏器与大血管，以防刺中重要的组织器官发生针刺意外。②施术前，应与患者充分沟通，说明所应用刺法的特点和可能出现的针感或反应，以消除患者恐惧心理。如果是第一次接受针刺治疗应该尽量让患者采用卧位，以预防晕针。③非一次性针具要严格消毒，一次性针具不可重复使用。④对于身体虚弱患者，针刺取穴宜少，手法刺激不宜过强。⑤针刺治疗留针期间应注意避风寒。⑥对于刺激量较大的针刺方法，如火针等，应该注意控制针刺的深度和刺激量。

（王富春）

zhēnjù

针具（needling instrument）针刺治疗时所使用器具的总称。最早的针具记载为新石器时代的砭石（图1）。战国时期的《黄帝内经》中记载砭石治疗痈疡："东方之域……其病皆为痈疡，其治宜砭石。"古代针具除砭石外，还有骨针、竹针。据考，大约在旧石器时代的山顶洞文化时期，已有削制的较为精细而坚韧的骨针。新石器时代的仰韶文化时期，黄河流域发展了彩陶文化，人们发明了陶针。夏、商、周时代，随着冶金术的发明，进入了青铜器时代，出现了金属针具，如青铜针（图2）。《黄帝内经》中记述的"九针"就是萌芽于这个时期："九针者，亦从南方来"（《素问·异法方宜论》）。九针是指九种具有不同用途的针具，包括镵针、员针、鍉针、锋针、铍针、员利针、毫针、长针、大针。随着生产工具和科学技术的创新发展，从石针、竹针、骨针发展为铜针、铁针、不锈钢针。在继承古代九针的基础上，针具材质和针形进一步发展，针具的制造渐趋精巧、实用。现代毫针、三棱针、火针、梅花针、芒针、皮内针、小宽针等广泛应用于临床。同时，随着科技的进步，逐渐把电、声、光、磁也利用到了针灸领域，如电针、微波针，激光针等。

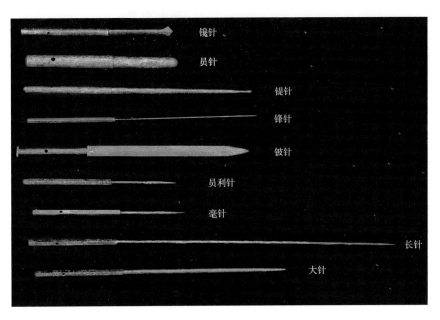

图1 九针

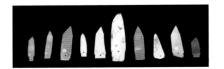

图1 砭石

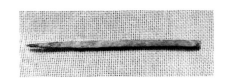

图2 青铜针

针具是取得针灸疗效的基础，针具的多样化促进了新疗法的产生，提高了临床疗效，扩大了主治范围和疾病种类。针具在使用前需要认真检查和消毒，检查时可用干棉球轻触针尖，若针尖有钩曲或缺损，会带动棉絮，这种针具不可用。针具一般使用一次性或采用高温灭菌消毒后反复使用。

（王富春）

jiǔzhēn

九针（nine needles）
镵针、员针、鍉针、锋针、铍针、员利针、毫针、长针和大针九种针具的总称。

起源与发展 九针的记载首见于《灵枢经·官针》："九针之宜，各有所为；长短大小，各有所施也，不得其用，病弗能移。"指出了九针的形状不同、用途各异，需要根据病情选用，才可去除病邪。又《灵枢经·九针十二原》："九针之名，各不同形。一曰镵针，长一寸六分。二曰员针，长一寸六分。三曰鍉针，长三寸半。四曰锋针，长一寸六分。五曰铍针，长四寸，广二寸半。六曰员利针，长一寸六分。七曰毫针，长三寸六分。八曰长针，长七寸。九曰大针，长四寸。"具体说明了九针的大小及长度。晋·皇甫谧《帝王世纪》中有关于"伏羲制九针"的记载，"九针者，亦从南方来"（《素问·异法方宜论》）是指九针起源于南方。元·杜思敬《济生拔萃》中首次出现了九针的图形（图1）。20世纪50年代以后，针具品种亦趋多样，新九针及其他针具包括磁圆梅针、毫针、梅花针、三棱针、铍针、锋勾针、火针、小宽针等都是由九针发展而来。

原理及构造 古人何以为"九针"？《灵枢经·九针论》释曰："九针者，天地之大数也，始于一而终于九，故曰。一以法天，二以法地，三以法人，四以法时，五以法音，六以法律，七以法星，八以法风，九以法野。"并对九针的形状原理、临床功用特点等，做了详尽阐述。

镵针比象于天。天在上为阳，五脏之中与天相应的是肺脏，因肺在脏腑中的位置最高，覆盖着五脏六腑，犹如天之覆盖万物。人体与肺相合的是皮毛，皮毛浅在体表，属于阳分。为了适应治疗浅表部位的病症，镵针式样必须是针头大，针尖锐利（图2），适于浅刺而限制深刺，用于浅刺皮肤而开泻阳气。

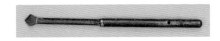

图2 镵针

员针比象于地。地属土，在人体与肌肉相应，为了适应治疗邪在肌肉的病症，员针的式样必须是针身呈圆柱形，如同竹管状，针尖呈卵圆形（图3），以使其针刺时不得损伤分肉，否则会使脾气衰竭。用于按摩肌肉，以泻分肉间邪气。

图3　员针

锃针比象于人。人体能够生长和维持生命活动主要是依赖血液的不断运行和输布营养。为了适应治疗血脉的病症，锃针的式样必须是针身较大，针尖圆而钝（图4），用于按摩穴位，疏通血脉，引导正气得以充实，使邪气自然外出，不至于内陷其中。

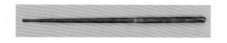

图4　锃针

锋针比象于四时。一年四季的八方风邪，侵袭到经脉之中，可使血脉留滞瘀结，发生顽固性疾病。为了适应治疗这种痼疾，锋针的式样必须是针身长而直，针尖锐利（图5），用于刺络放血，泻其瘀热，使顽疾得以根除。

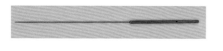

图5　锋针

铍针比象于五音。音为五数，位于一、九两数之间。一数表示二十四节气的冬至一阳初生之时，九数表示二十四节气夏至阳气极盛、阴气始生之时；一年之间阴阳消长的盛衰，由此而分。人体阴与阳别，寒与热争，两气相搏，可形成痈肿脓疖。为了适应治疗此类病症，铍针的式样必须是尖端锋利如剑（图6），以刺破痈疽，排出脓血。

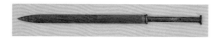

图6　铍针

员利针比象于六律。六律之音高低有节，可分阴阳，应于四时、十二辰，合于人体十二经脉。如虚邪贼风侵入经络，致使阴阳失调，气血壅闭，便会暴发痹症。为了适应治疗此类病症，员利针的式样必须是尖如长毛，中部稍显膨大针身反细小，且圆且锐，如牦牛的尾毛，针身略粗大（图7），以便深刺，用于治疗急性病症。

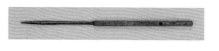

图7　员利针

毫针比象于七星。七星在天，在人应于面部的七窍。若外邪从穴孔侵入经络之间，久留不去，便可发生痛痹。为了适应治疗此类病症，毫针的式样必须是针尖微细（图8），犹如蚊虫的咀那样，针刺时要慢慢地进针，静候其气，轻微提插，长时间留针，从而使正气得以充实，邪气一经消散真气便随之而恢复，出针以后还应继续疗养。

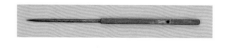

图8　毫针

长针比象于八风。自然界的风来自八方，在人应于四肢的八处大关节。如果四时的八个节气（即立春、立夏、立秋、立冬、春分、秋分、夏至、冬至）之际有虚邪贼风侵入人体，就会留止在骨缝腰脊关节与腠理之间，而成为邪深在里的痹证。为了适应治疗此类病症，长针的式样必须是针身薄，针尖锋利（图9），以便治疗邪深病久的痹证。

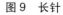

图9　长针

大针比象于九野。地区的分野，在人应于周身的关节骨缝及皮肤之间。凡邪气过盛，流注充溢于全身，则出现如风水浮肿的症状；水气不能流通关节，就会形成积水壅滞的病。为了适应治疗此类病症，大针的式样必须是针形如杖，针尖微圆（图10），以使其通利关节，消除积水。

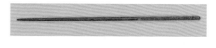

图10　大针

应用范围　九针在临床中各有其用：镵针主治病在皮肤、热在头身者，浅刺皮肤，疏通阳气。员针主治邪在分肉之间者，不伤肌肉，疏泄分肉之间的气血。锃针主治邪在脉中，按摩经脉，可流通气血，致正气充实，并使邪气排出，不使内陷入里。锋针主治血脉留滞瘀结的痼疾，刺血泻其瘀热，使顽疾得除。铍针主治痈脓和寒热不调者，切开排脓。员利针主治痈肿、痹证和暴痛者，也可调和阴阳。毫针主治寒热痛痹者，适于刺入经穴，可静候其气而徐缓地运用手法，使邪气出正气复，是临床最常用的针具。长针主治邪气深着、日久不愈的痹证，可祛除在内部深层的邪气。大针主治关节内有水汽停留者，也可通利九窍，去除三百六十五节的邪气。

（王富春）

háozhēn

毫针（filiform needle） 针体细微，运用最广的一种针具。又称微针、小针。古代九针之一。首见于《灵枢经·九针十二原》："毫针，长三寸六分。""七曰毫针，取法于毫毛，长一寸六分。"最早载有毫针图形的医籍是元·杜思敬《济生拔萃》，其描绘的毫针针身细长，针尖锋利纤细，针柄呈圆柱形。元·窦汉卿《标幽赋》："观夫九针之法，毫针最微。七星上应，众穴主持。"可见毫针是古今针刺工具中的主体。

构造和规格 现代毫针多用金属制成，以不锈钢最常用。不锈钢毫针具有较高的强度和韧性，针体挺直滑利，能耐高热、防锈，不易被化学物品等腐蚀的特点，被临床广泛采用。其他金属制作的毫针如金针、银针，其传热、导电性能优于不锈钢针，但针体较粗，强度、韧性远不如不锈钢针，且价格昂贵，除特殊需要外，一般已很少应用。

毫针由针尖、针身、针根、针柄、针尾五部分构成（图）。针尖是针身的尖端部分，是刺入腧穴肌肤的关键部位；针身是针尖至针柄间的主体部分，又称为针体，是刺入腧穴内相应深度的部分；针根是针身与针柄连接的部分，是观察针身刺入腧穴深度和提插幅度的外部标志；针柄是用金属丝缠绕呈螺旋状，从针根至针尾的部分，是医者持针、行针的操作部位；针尾是针柄的末端部分。根据针柄与针尾的形态不同，将毫针分为环柄针、花柄针、平柄针和管柄针四种。①环柄针：又称圈柄针，即针柄由镀银或经氧化处理的金属丝缠绕成环形针尾者。②花柄针：又称盘龙针，即针柄中间用两根金属丝交错缠绕呈盘龙形者。③平柄针：又称平头针，即针柄用金属丝缠绕至针柄终端者。④管柄针：多用金属或塑料制成针柄，将针身镶入其中，是只适用于管针进针法的一次性针具。毫针的规格主要以针身的直径和长度区分（表1~2）。

应用范围 毫针广泛用于治疗内科、骨伤科、风湿科、妇科、儿科、皮肤科、外科、五官科、急症等多科疾病。毫针适于针刺人体各部位腧穴，短、中针多用于针刺肌肉浅薄或不宜深刺的部位，如头、面、颈、项等，或用于耳穴。长针多用于肌肉丰厚部位，如腿、臀、腰等。3.5寸

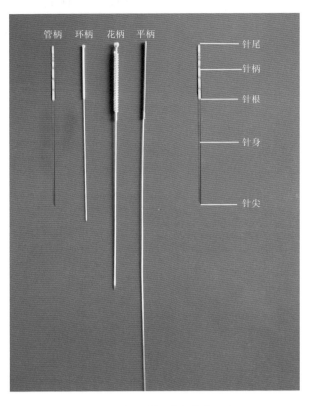

图 毫针的构造和种类

（90mm）以上长度毫针主要用于深刺或皮下横刺。临床一般以长度1~3寸（25~75mm）、直径0.26~0.32mm的毫针最为常用。

（王富春）

sānléngzhēn

三棱针（three-edged needle） 针身呈三棱形的针具。其针柄较粗呈圆柱体，针身为三棱形，尖端锋利三面有刃，由古代九针中的锋针发展而来。首见于《灵枢经·九针十二原》："锋针者，刃三隅，以发痼疾。"三棱针由不锈

表1 毫针的长度规格

寸（旧规格）	0.5	1.0	1.5	2.0	2.5	3.0	3.5	4.0	4.5
毫米（mm新规格）	15	25	40	50	65	75	90	100	115

表2 毫针的粗细规格

号数	26	27	28	29	30	31	32	33
直径（毫米mm）	0.45	0.42	0.38	0.34	0.32	0.30	0.28	0.26

钢制成，全长 6.5cm（图），常用规格按粗细分大号、小号两种，大号针直径 2.6mm，小号针直径 1.6mm。三棱针主要用于治疗各种实证、热证、瘀血、疼痛性疾病，如昏厥、高热、下肢静脉曲张、肩关节周围炎等（见三棱针疗法）。

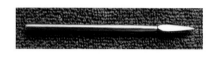

图　三棱针

（王富春）

pífūzhēn

皮肤针（dermal needle）

针头端镶嵌多支短针，形似小锤，用来叩刺人体皮部的针具。由古代九针中的镵针发展而来，由多根短针集成一束，均匀镶嵌在如莲蓬状的针盘上，并与针柄固定，用来刺叩人体皮部，治疗浅表部位的疾病。针头外观呈锤形，一般用硬塑、胶木等制成，针柄长 15~19cm（图）。根据针柄弹性的有无分为软柄和硬柄两种；根据针头端镶嵌的短针数量，分为梅花针（五支针）、七星针（七支针）、罗汉针（十八支针）。在梅花针的基础上，用金属改制成的圆筒外壁上，均匀固定若干排短针（百余根左右），筒的中轴处连接一个手柄，用以推拉滚筒，称为滚筒针。滚筒针一般筒长 5~6cm，直径 3~4cm，柄长 15~20cm；针尖不宜太锐或太钝，应呈松针形；全束针尖应平齐，不可歪斜、钩曲、锈蚀和缺损。梅花针、七星针主要用于叩刺头面部，罗汉针用于叩刺四肢手足部，滚筒针则常用于叩刺皮肤面积较大的部位，如背部。

皮肤针主要用于治疗疼痛性疾病和皮肤、呼吸、消化系统疾病，如头痛、斑秃、咳嗽、呃逆、失眠、近视等（见皮肤针疗法）。

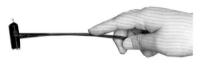

图　皮肤针

（王富春）

mángzhēn

芒针（long needle；elongated needle）

一种针体细长的针具。因形如麦芒而得名。由古代九针中的长针发展演变而来，首见于《灵枢经·九针论》："八曰长针，取法于綦针，长七寸。"芒针大多用较细而富有弹性的不锈钢丝制成，其结构与毫针相同，分为针尖、针身、针根、针柄和针尾五部分。针尖呈松针状，圆而不锐；针身较长，坚韧而富于弹性。临床使用的芒针有 5 寸、6 寸、7 寸、8 寸、10 寸等多种型号，以长度 5~8 寸、直径 0.38~0.45mm（26~28 号）最为常用，多用于深刺和沿皮下横刺。《灵枢经·九针论》："主取深邪远痹"，说明芒针适用于病变部位较深的病证或日久不愈的痹证。现代主要用于治疗神经、骨伤、呼吸及消化系统疾病，如神经根炎、腰椎间盘突出症、胃溃疡、急慢性鼻炎等（见芒针疗法）。

（王富春）

pínèizhēn

皮内针（intradermal needle）

专供皮下埋置留针的小型针具。由不锈钢制成，分颗粒型（麦粒型）和揿钉型（图钉型）两种（图）。颗粒型针身长 5~10mm，直径 0.28mm（32 号），针柄呈圆形，

直径 3mm，针身与针柄在同一平面上。揿钉型针身长 2~2.5mm，直径 0.28~0.32mm（30~32 号），针柄呈圆形，直径 4mm，针身与针柄呈垂直状。临床上以针身长度 2mm 和针身直径 0.28mm（32 号）者最为常用。多用于治疗某些需要久留针的慢性顽固性疾病和经常发作的疼痛性疾病，如哮喘、头痛等（见皮内针疗法）。

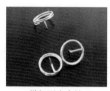

颗粒型皮内针　　揿钉型皮内针

图　皮内针

（王富春）

huǒzhēn

火针（fire needle）

将被火烧红的针尖，迅速刺入腧穴或病变部位的特制针具。又称煨针、燔针、焠针。《黄帝内经》称火针为燔针、焠针，即古代九针中的大针。晋代《小品方》最早提出"火针"的名称。明·高武《针灸聚英·火针》："火针，以火烧之可用，即九针中之大针是也，其针大于气针，故曰大针。"中华人民共和国成立后，火针针具得到不断的发展，现已有电火针、电热针等新型火针。

火针长 3~4 寸，分针体与针柄两部分（图）。针体粗圆，尖锐利，多选用能耐高温、不退火、不变形、硬度高的钨锰合金材料制成，保持施针时所需的刚度与韧性。针柄为盘龙形状，由木质或其他性能优良的隔热与散热材料制成。有单头火针、三头火针、平头火针三种。①单头火针：根据针体直径大小分为

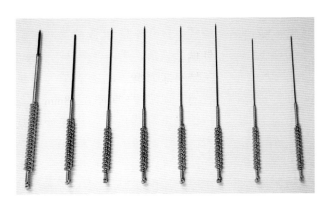

图 火针

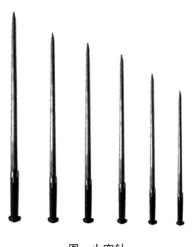

图 小宽针

（王富春）

不同形式的刺激，以达到止痛的目的。针刀用于治疗骨伤、风湿科疾病及部分整形外科、皮肤科、内科疾病，如网球肘、强直性脊柱炎、痔疮、痤疮、支气管哮喘等（见针刀疗法）。

粗、细、中三种型号。直径 0.5mm 为细火针，直径 0.75mm 为中火针，直径 1.2mm 为粗火针。②三头火针：由三支细火针的针身缠为一体，针身长 3cm，暴露 3 支针头 1cm。③平头火针：直径 1.2mm，前端扁平，无松针头，亦称扁头火针。火针多用于治疗内、外、妇、皮肤、骨伤、五官等多科疾病，如风湿病、静脉曲张、外阴白斑、带状疱疹、腰椎间盘突出症、睑腺炎等（见火针疗法）。

（王富春）

zhēndāo

针刀（needle scalpel） 外形似针又似刀的针具。又称微型刀针、小针刀。是在古代九针中镵针、锋针的基础上，结合现代西医学外科手术刀发展而来，是针刺与软组织松解手术有机结合的产物。针刀由金属材料制成，多为自行制作。其形状和长短略有不同，一般长 10～15cm，直径 0.4～1.2mm，分为刀柄、针身、刀锋三部分（见针刀疗法 Ⅰ型齐平口针刀图）。刀锋锋利，宽度一般与针身直径相等。针刀将针灸针和手术刀有机结合，以针刀为主，手法为辅，刺入到深部病变组织内，进行闭合式的切割、剥离等

xiǎokuānzhēn

小宽针（little wide needle） 一组长、宽、厚各异，六种不同型号的剑形钢针。是在古代九针中锋针、铍针、长针、大针等基础上研制而成，一般由不锈钢材质制成，分为针尖、针身、针柄三部分。针尖锋利；针身光滑、笔直，有四个平面，宽度、厚度均匀；针柄横宽、圆滑。整个针具形状似剑（图）。临床上，可根据患者体形、年龄、病变部位的深浅、肌肉的厚度及病情选择不同型号的针具。小宽针能够发挥针刺、泻血、割治、挑刺等作用，多用于骨质增生性疾病、疼痛性疾病、软组织损伤性疾病。

（王富春）

zhēncì tǐwèi

针刺体位

（patient's position during acupuncture treatment） 根据腧穴位置及针刺时的具体操作，让患者选择相对适宜的体位。临床中针刺体位的选择，对腧穴的正确定

位、针刺的施术操作、长时间留针，以及防止晕针、滞针、弯针，甚至折针等都有很大影响。

常用体位 临床上针刺常用体位主要有六种。①仰卧位（图1）：适用于选取身体前部的腧穴。仰卧位时，患者全身舒适、稳定、肌肉放松，不容易疲劳，能持久留针，是针刺的最佳体位。②俯卧位（图2）：适用于选取身体后部的腧穴。俯卧位时，患者颈项部最易疲劳，腰部肌肉也不容易放松，故采用俯卧位针刺项、腰部腧穴时，最好在患者身体下垫以厚海绵垫，有助于项、腰肌肉的放松。③侧卧位（图3）：适用于选取身体侧部的腧穴。侧卧位时，身体各部稳定舒适，肌肉放

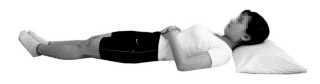

图1 仰卧位

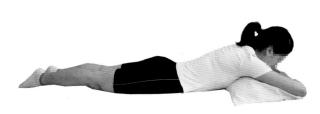

图2 俯卧位

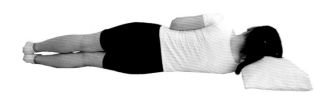

图 3　侧卧位

松，但若针刺上、下肢侧面穴位时，最好以枕垫等物将肢体垫稳，才能使肢体稳定不易疲劳。④仰靠坐位（图 4）：适用于选取前头、头顶、颜面、颈前、上胸及上肢、肩前等部的腧穴。⑤俯伏坐位（图 5）：适用于选取后头、头顶、颈背、后肩等部的腧穴。⑥侧伏坐位（图 6）：适用于选取侧头、面颊、耳部、颈侧等部的腧穴。

除上述常用体位外，应根据腧穴的具体要求采取不同的体位。同时也应注意同一个处方所取腧穴的位置，尽可能用一种体位针刺取穴。如因治疗要求或某些腧穴定位的特点而必须采用两种不同体位时，应根据患者的体质、病情等具体情况灵活掌握。对初诊、精神紧张或年老、体弱、病重的患者，应尽量采取卧位，以防患者出现疲劳或晕针等。

注意事项　病重体弱或精神紧张的患者，采取坐位时常感到疲劳，容易发生晕针。体位选择不当，在针刺施术时或留针过程中，患者会因移动体位而发生弯针、滞针甚至折针。

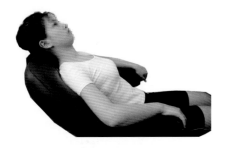

图 4　仰靠坐位

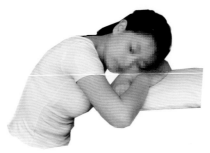

图 6　侧伏坐位

（王富春）

háozhēn cìfǎ

毫针刺法（acupuncture techniques of filiform needle）　施术者用毫针在针刺治疗过程中施行的手法。毫针刺法包括持针法、进针法、行针手法、补泻手法、留针法和出针法。进针法有单手进针法和双手进针法（指切进针法、夹持进针法、舒张进针法、提捏进针法和管针进针法），前者主要用于短毫针的进针，后者可用于

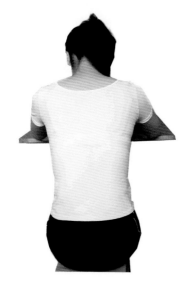

图 5　俯伏坐位

短、长毫针的进针或肌肉丰满、皮肤松弛和皮肤浅薄部位的腧穴进针。行针手法包括捻转法、提插法、循法、弹法、刮法、摇法、飞法、震颤法等，主要是为了进针后，促使针下得气，产生针感，或使之循经感传所采用的针刺技术，其中捻转法和提插法为基本手法。补泻手法是根据疾病的性质，补虚泻实，从而达到治疗目的。留针的目的是为了加强针刺的作用和便于继续行针施术。出针时则可根据补泻的不同要求，分别采取"疾出"或"徐出"，以及"疾按针孔"或"摇大针孔"的方法出针。毫针刺法是医者应用针刺治疗疾病必须掌握的基本技能，是取得疗效的关键。正确的手法能够减轻患者针刺的疼痛，有利于患者产生针感，气至病所，取得疗效。

（王富春）

chízhēnfǎ

持针法（method of needle grasping）　握持毫针的方法。状如执毛笔。一般根据用指的多少分为二指持针法、多指持针法（三指持针法、四指持针法、五指持针法）。二指持针法操作时，用右手拇、示二指的指腹夹持针柄，针身与拇指呈 90°（图 1），临床一般用于针刺浅层腧穴时使用。多指持针法用右手拇、示、中、环指指腹执持针柄，小指指尖抵在

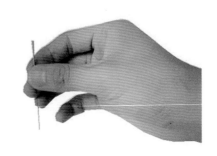

图 1　二指持针法

针旁皮肤上，支持针身垂直（图2），一般长针深刺时使用。

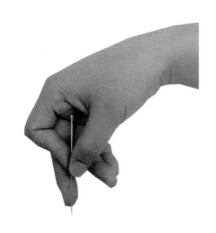

图2　多指持针法

（王富春）

jìnzhēnfǎ

进针法（method of needle insertion）　将毫针刺入腧穴的操作方法。又称下针法。包括单手进针法、双手进针法。进针时，针刺角度和深度很重要。针刺角度指进针时针身与皮肤表面所形成的夹角，根据腧穴的位置和施术者针刺时要达到的目的，可分为三种。①直刺：针身与皮肤表面呈约90°垂直刺入（图1），适用于人体大部分腧穴。②斜刺：针身与皮肤表面呈约45°倾斜刺入（图2），适用于肌肉浅薄处或内有重要脏器，或不宜直刺、深刺的腧穴。③平刺：即横刺、沿皮刺，针身与皮肤表面呈约15°沿皮刺入（图3），适用于皮薄肉少部位的腧穴，如头部腧穴。临床上，根据患者的体质、年龄、病情、部位的不同，针刺深度也有一定的差别。①年龄：年老体弱，气血衰退；小儿娇嫩，稚阴稚阳，均不宜深刺。中青年身强体壮者，可适当深刺。②体质：对形瘦体弱者宜相应浅刺；形盛体弱者宜适当深刺。③病情：阳证、新病宜浅刺；阴证、久病宜深刺。④部

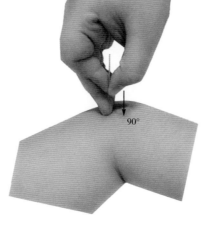

图1　直刺

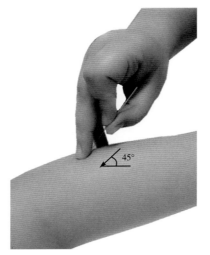

图2　斜刺

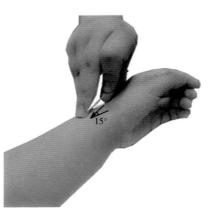

图3　平刺

位：头面、胸腹及皮薄肉少处的腧穴宜浅刺。在针刺过程中，应该结合穴位的所在部位，掌握好针刺的角度、深度，也是防止针

刺意外的关键。

（王富春）

dānshǒu jìnzhēnfǎ

单手进针法（inserting the needle using a single hand）　单用右手将针刺入腧穴的方法。首见于元·窦汉卿《标幽赋》："左手重而多按，欲令气散，右手轻而徐入不痛之因。"操作时用右手的拇、示指持针，中指端紧靠穴位点，指腹抵住针身中部（图），当拇、示指向下用力时，中指也随之屈曲，迅速将针刺入皮下，直至所需的深度。此法多用于较短毫针的进针操作，且在熟练双手进针法的基础上方可使用。

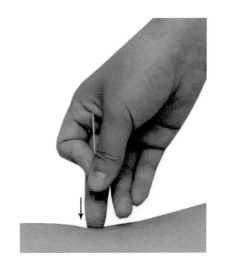

图　单手进针法

（王富春）

shuāngshǒu jìnzhēnfǎ

双手进针法（needle-inserting with both hands）　双手配合将针刺入腧穴的方法。主要包括指切进针法、舒张进针法、夹持进针法、提捏进针法和管针进针法。首见于《灵枢经·九针十二原》："右主推之，左持而御之。"临床操作时一般用右手持针，主要以拇、示、中三指夹持针柄，状如持毛笔，此右手称为刺手；左手指按压所刺部位或辅助针身，故左手称为押手（图）。刺手主要是施行手

法操作，进针时将指力作用于针尖，使之顺利刺入皮肤，然后根据治疗需要，做行针手法；押手主要是固定腧穴位置，夹持针身协助刺手进针。进针时必须两手同时操作，相互配合。《难经·七十八难》："知为针者，信其左，不知为针者，信其右。"说的是懂得刺法的人，善于用他的左手，不懂得刺法的人，只会使用他的右手。可见左手在针刺过程中的重要性，以及两手配合协同操作的必要性。

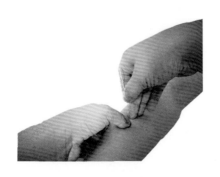

图 双手进针法

（王富春）

zhǐqiē jìnzhēnfǎ

指切进针法（inserting the needle with the pressure of the finger of the pressing hand） 用左手切按腧穴旁边位置，以辅助进针的方法。又称爪切进针法。属双手进针法。操作时用左手拇指或示指端切按在腧穴位置的旁边，右手持针，紧靠左手指甲面将针刺入腧穴（图）。左手指爪切穴位，使局部感觉减退，可减轻针刺疼痛，此法临床最常用。

（王富春）

jiāchí jìnzhēnfǎ

夹持进针法（inserting the needle with the help of puncturing and pressing hand） 左手配合右手固定针体的进针方法。又称骈指进针法。属双手进针法。操作时用左手拇、示二指持捏消毒干棉球，夹住针身下端，将针尖固定在腧

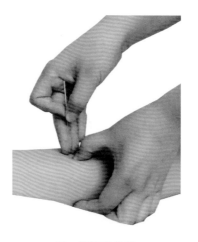

图 指切进针法

穴位置的皮肤表面上，右手捻动针柄，将针刺入腧穴（图）。临床上也有采用插刺进针的，即单用右手拇、示二指持消毒干棉球，夹住针身下端，针尖露出 2~3 分即可，然后对准腧穴的位置，将针迅速刺入腧穴，并将针捻转刺入一定深度。应用此法进针时左手可配合固定针体，使进针准确，适用于长毫针的进针操作。

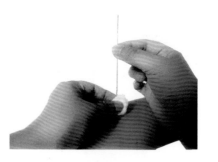

图 夹持进针法

（王富春）

shūzhāng jìnzhēnfǎ

舒张进针法（inserting the needle with the fingers stretching the skin） 将左手撑开皮肤，辅助右手进针的方法。属双手进针法。操作时左手拇、示二指将腧穴位置的皮肤向两侧撑开，使皮肤绷紧，右手持针，使针从左手拇、示二指的中间刺入（图）。舒张进

针法主要用于皮肤松弛部位的腧穴进针，如腹部腧穴等。针刺时需掌握穴位针刺的深度，以免脏器受伤。

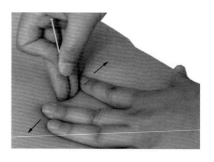

图 舒张进针法

（王富春）

tíniē jìnzhēnfǎ

提捏进针法（inserting the needle by pinching the skin） 将皮肤提起后再进针的方法。属双手进针法。操作时用左手拇、示二指将腧穴位置的皮肤提起，右手持针，从捏起的上端将针刺入（图）。主要用于短毫针对皮肉浅薄部位腧穴的进针操作，如面部的印堂穴等。

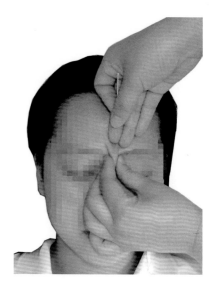

图 提捏进针法

（王富春）

guǎnzhēn jìnzhēnfǎ

管针进针法（inserting the needle with a needle tube） 利用针

管辅助进针的方法。属双手进针法。操作前需要备好塑料、玻璃或金属制成的针管，针管长度比毫针短 2~3 分，以便露出针柄，针管的直径以能顺利通过针尾为宜。进针时左手持针管，将针装入管内，针尖与针管下端平齐，置于腧穴上，针管上端露出针柄 2~3 分，用右手示指叩打针尾或用中指弹击针尾（图），即可使针刺入，然后退出针管，再运用行针手法。此法多用于儿童，以及对痛觉敏感、容易晕针的患者。操作前要检查针管的牢固性、有无破损等，进针时速度要快。

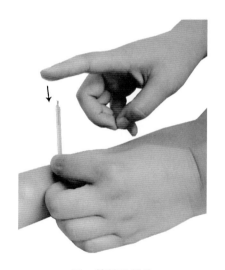

图　管针进针法

（王富春）

xíngzhēn shǒufǎ

行针手法（needling methods）

毫针刺入腧穴后，为了使患者产生针刺感应而施以的操作技巧。又称运针。行针手法是毫针针刺的基本技术和操作手法，在毫针刺法中占有非常重要的地位。行针的目的在于促使患者产生针感，是否产生针感直接影响治疗效果。行针手法不同，产生的针感的形式、强弱就不同，治疗的效果亦不同。针刺腧穴所产生的不同针感，全在于手指的技巧动作，只

有针刺得气后，才能达到调和阴阳、疏通经络、补虚泻实、扶正祛邪的目的。

行针手法包括基本手法和辅助手法，基本手法有捻转法、提插法；辅助手法有循法、弹法、刮法、摇法、飞法、震颤法等。

（王富春）

niǎnzhuǎnfǎ

捻转法（twirling method）

将针刺入腧穴一定深度后，使针向前后来回反复地旋转捻动的操作手法。是针刺过程中行针的一种基本手法。操作时，针至深度后，用中指抵住针身，通过拇、示指来回旋转捻动，反复交替而使针身转动（图）。捻转时，指力要均匀，左转和右转用力一致，捻转的幅度、频率和持续时间应根据患者体质、病情、腧穴部位、针刺目的和对针刺敏感程度而定。一般认为，捻转幅度小（180°）、频率慢（60~80 次/分钟），刺激量小；捻转幅度大（360°）、频率快（120~160 次/分钟），刺激量大。临床运用时，可单独使用，也可配合提插法促使针下得气，或配合针刺方向行气，使针下有沉紧感，或使针感进一步循针尖方向扩散，甚至达到"气至病所"的目的。

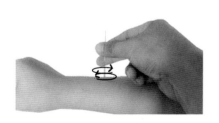

图　捻转法

此法捻转的频率应不疾不徐，不应忽快忽慢，捻转的幅度要适宜；不能单向捻针，否则针身容易被肌纤维缠绕，引起滞针，使患者感到局部疼痛，导致行针或

出针困难。

（王富春）

tíchāfǎ

提插法（lifting and thrusting method）

将针刺入腧穴一定深度后，使针在穴内进行上提下插的操作方法。又称提按法。是针刺过程中行针的一种基本手法。明·杨继洲《针灸大成》中有"治病全在提插"之说，可见其在行针手法中的重要地位。

提插法的操作包括提和插两个动作，即针身在腧穴内上下运动。由浅层向深层刺入的操作谓之插，从深层向上引退至浅层的操作谓之提（图）。下插与上提的幅度、速度相同，通常认为行针时提插的幅度大（3~5 分）、频率快（120~160 次/分钟），刺激量就大；提插的幅度小（1~2 分）、频率慢（60~80 次/分钟），刺激量就小。提插法一般用于针刺未得气，或得气后，气不感传。此时，运用提插法可起到催气、行气的作用，加强循经感传、气至病所。临床可根据病情及针感的实际情况单独使用，或配合捻转法同时使用。

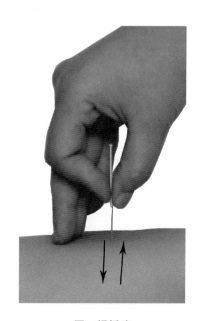

图　提插法

临床操作时，根据患者的体质、病情、腧穴部位和针刺目的等灵活掌握提插幅度的大小、层次的变化、频率的快慢和操作时间的长短。指力要均匀，保持针身垂直，不改变针刺角度、方向。

(王富春)

fǔzhù shǒufǎ
辅助手法 (assistant manipulating method)

毫针行针时，为了促使针刺得气及加强针刺感应，在基本手法基础上，附加的其他操作方法。一般情况下，只要术者行针的基本手法熟练，患者配合得当，针感效应较容易获得。但有时也会碰到术者在实施行针基本手法之后，患者并无得气反应，此时需要配合运用其他一些操作方法，使之出现或加强针刺感应。

辅助手法渊源已久，早在《灵枢经·邪客》就有记载："辅针导气，邪得淫泆，真气得居。"其中的辅针即指辅助手法，指出用辅助行针的手法，以导引正气，使邪气溃散，真气得以内守。行针的辅助手法很多，历代医家均有很多论述，元·窦汉卿《针经指南》中记载了"下针十四法"，即动、摇、进、退、搓、盘、弹、捻、循、扪、摄、按、爪、切14种行针的方法，其中很多是辅助手法。明·徐凤《针灸大全·金针赋》中进一步阐述其运用："爪而切之，下针之法；摇而退之，出针之法；动而进之，催针之法；循而摄之，行气之法；搓而去病；弹则补虚；肚腹盘旋；扪为穴闭；重沉豆许曰按；轻浮豆许曰提。一十四法，针要所备。"指出了各辅助手法的具体功用，这必定是实践经验的总结。同时代的汪机《针灸问对》、杨继洲《针灸大成》等也有"十四法""十二字

手法""下手八法"等论述，其论述与上述内容没有太大出入，均为行针辅助手法的操作和功用。行针辅助手法虽然很多，但临床常用的为循法、刮法、弹法、摇法、飞法、震颤法六种。一般，刮法、弹法用于一些不宜施行大角度捻转的腧穴，飞法用于一些肌肉丰厚部位的腧穴，摇法、震颤法用于较为浅表部位的腧穴，循法主要用于四肢部的腧穴。

(王富春)

xúnfǎ
循法 (mild pushing along channel/meridian course)

用手指顺着经脉的循行径路，在针刺腧穴的上下、左右部位轻柔均匀循按的手法。属行针辅助手法。操作时，用左手中指或示、中、环指在穴位周围或沿经脉通路上，从穴位处向病所方向循经脉上下、左右轻柔循按、捏揉，以使气行加速，促使针感产生，并向病所传导（图）。

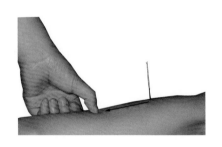

图 循法

循法可用于以下方面：①进针前循按可宣散气血，使经络之气通畅，并可消除患者恐惧、紧张的情绪，使肌肉松弛，利于进针，从而使针刺时疼痛减轻。②进针后，实施基本手法后如仍不得气，辅以循法，以使气行加速，促使针感产生，或向病所传导。③得气后，施加循法可促进针感传导，提高疗效。④如有滞

针，在穴位周围循按，可使经气通畅，解除滞针。

操作时应注意：①手法不宜过重，重则反易阻滞经气，使肌肉紧张，产生疼痛。②在关节部位，针感传导慢或不易通过时，可反复多次操作。③必须沿经循按。

(王富春)

tánfǎ
弹法 (needle-handle flicking)

在留针过程中，以手指轻弹针尾或针柄，使针体微微振动，以加强针感的手法。属行针辅助手法。弹法古代医家多有论述。明·汪机《针灸问对》："如气不行，将针轻弹之，使气速行。"明·高武《针灸聚英》："弹者，凡补时，用指甲轻弹针，使气疾行也，如泻不可用。"明·杨继洲《针灸大成》："先弹针头，待气至，却进一豆许，先浅而后深，自外推内，补之法也。"指出了弹法的具体操作及作用。

操作时，毫针刺入腧穴一定深度得气后，以拇指压住中指顶端呈环状，使中指轻轻弹出，叩击针柄或针尾（图）；或以中指压住示指，两指向相反方向用力，将示指弹出，叩击针柄或针尾。通过叩击，使针柄微微震动，以激发经气，助气运行，加强针感。此法操作简单方便，患者无

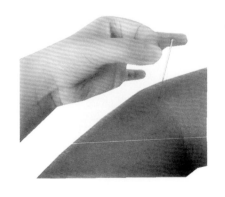

图 弹法

疼痛，临床多用于针刺的补法中。操作时应注意不可弹拨得过猛、过频，以免引发弯针及患者产生疼痛感，反而达不到治疗效果。应用时一般在留针期间弹拨7~10次为宜。

（王富春）

guāfǎ
刮法（needle-handle scraping）

用拇指抵住针尾，以中指的指甲轻刮针柄的方法。属行针辅助手法。明·李梴《医学入门》始立刮法之名："又将大指爪从针尾刮到针腰，以刮法也。"刮法是现今临床中常用的催气、守气的辅助手法，一般与其他手法结合应用。操作时，针刺入腧穴后，经气未至，以拇指或示指的指腹抵住针尾，用拇指、示指或中指指甲，由下而上或由上而下频频轻微刮动针柄（图），从

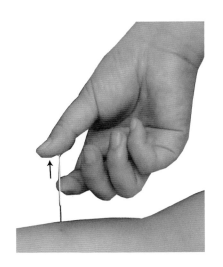

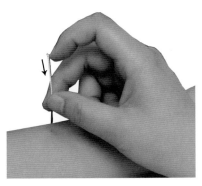

图　刮法

而促使得气。在针刺不得气时用此法可激发经气，如已得气者可以加强针刺感应的传导和扩散。操作时要求指关节灵活，用力均匀，刮针柄的指甲要修剪平整、光滑。

（王富春）

yáofǎ
摇法（needle-handle shaking）

轻轻摇动针柄的方法。属行针辅助手法。首见于《灵枢经·官能》："摇大其穴。"元·窦汉卿《针经指南》将其列为下针十四法之一："摇者，凡泻时欲出针，必须动摇而出也。"操作时，针刺入腧穴后，手持针柄，使针尖在穴内轻轻摇动，以激发经气，增强针感，并使针感向病所传导（图）。或以指捻针柄，上下、左右摇动针体，边摇动边退针，扩大针孔使针疾出，有泻热的作用。此法刺激量稍强，对于针感不敏感，得气较慢，或经反复行针才寻到针感者，应用此法可增强针感，延长针感持续时间，增加疗效。

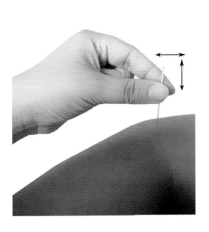

图　摇法

（王富春）

fēifǎ
飞法（needle-handle twisting）

用拇、示两指做较大幅度捻针的方法。属行针辅助手法。因行针

时状如飞鸟展翅，故称为飞法。首见于《灵枢经·官能》："上气不足，推而扬之。"其后，明·陈会《神应经》："用右手大指、食指持针，却用食指连搓三下，谓之飞。"明·李梴《医学入门》有"以大指、次指捻针，连搓三下，如手颤之状，谓之飞"的记载。操作时，用右手拇、示指执持针柄，拇指与示指呈交互状，拇指向前，示指向后，将两指细细捻搓数次，然后张开，一搓一放，反复数次，状若飞鸟展翅（图），力度要均匀一致，使指感有如转针，但针体不能上提。此法有催气、行气的作用。主要用于疏导经气，加强针感，使之持续。操作时力量要均匀，不宜过猛，过猛则易滞针，引发疼痛。

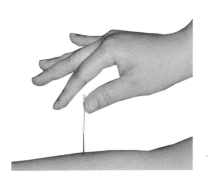

图　飞法

（王富春）

zhènchànfǎ
震颤法（needle-body trembling）

进针后使针在腧穴内小幅度上下颤动的手法。属行针辅助手法。操作时，用右手拇、示指持针柄，然后进行小幅度、快频率地提插、捻转，使针身产生轻微震颤（图）。主要用于促发针感，可用于较为浅表部位的腧穴。此法贵在用力轻柔，不宜大幅度地颤动或震摇，提插的动作宜幅度小、频率高，且针尖深度不能

改变。

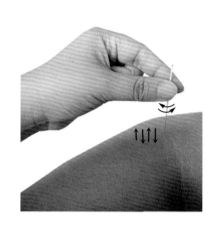

图　震颤法

（王富春）

zhēncì déqì

针刺得气（arrival of qi） 毫针刺入腧穴后产生的针刺感应。简称得气，又称针感。

临床意义 得气是施行针刺产生治疗作用、针刺取得疗效的关键，古代医家均十分重视。《素问·离合真邪论》："吸则内针，无令气忤，静以久留，无令邪布，吸则转针，以得气为故。"《素问·宝命全形论》对得气有生动描述："是谓冥冥，莫知其形，见其乌乌，见其稷稷，从见其飞，不知其谁。"《灵枢经·九针十二原》："刺之要，气至而有效，效之信，若风之吹云，明乎若见苍天。""机之动，不离其空，空中之机，清静而微。"《灵枢经·小针解》："空中之机，清静以微者，针以得气，密意守气勿失也。"元·窦汉卿《标幽赋》："气速至而效速，气迟至而不治。"明代《金针赋》："气速效速，气迟效迟。"这些不仅强调了得气的重要性，同时阐明针刺得气也是正确定穴，选择行针、补泻手法和判定患者经气盛衰、针刺效应、病候预后的依据，是针刺过程中进一步实施手法的基础。

临床表现 得气分为患者得气和医者得气两种情况。①患者对针刺的感觉和反应：当针刺得气时，患者感觉针刺部位有酸、麻、胀、重等反应，或有酸麻、酸胀、麻胀、酸痛等复合感觉，有些穴位还会出现热、凉、痒、蚁行、流动、触电等感觉，这类感觉也可能沿着一定方向和部位传导或扩散。得气后患者常会感到舒适，由蹙眉、咧嘴、呼喊等痛苦表情转为平静；某些患者针刺局部或经脉循行部位还会出现出汗、红晕、汗毛竖立等现象。②医者对针下感觉的体会：未针刺得气时，医者刺手感到针下空松、虚滑。得气后医者的刺手能体会到针下沉紧、涩滞或针体颤动等反应。如《标幽赋》言："轻滑慢而未来，沉涩紧而已至，既至也，量寒热而留疾；未至者，据虚实而候气。气之至也，如鱼吞钩饵之沉浮；气未至也，似闭处幽堂之深邃"。生动地描述了医者针下得气的感觉。同时，触摸腧穴周围，可感到肌肉由原来的松弛变为紧张，有的还会感到肌肉跳跃或蠕动，某些原来因病而痉挛的肌肉可由紧张变为松弛等。医者通过体会针下是否得气以判断针刺效应，并通过调整手法来调整针感的性质、强度及传导。

影响因素 影响针刺得气的因素主要包括以下方面。①与患者的关系：针刺得气与患者的精神状态、体质强弱和机体阴阳盛衰等情况密切相关。一般来说，新病、体形强壮、病证属实者，针后出现感应较快、较强；久病体衰、病证属虚者，针下出现感应较慢、较弱，甚或不得气。②与医者的关系：首先医生在针刺过程中要专心体察针下是否得气，注意患者精神变化和反应；同时要求患者心定神凝，体会针刺感应，专心注意于病所，促使气至。若医者在施术时精神不集中、注意力分散，或取穴不准，操作不熟练，未能正确掌握针刺的角度、方向、深度和强度，或施术时患者体位和行针手法选用不当等，都是影响针刺不能得气或得气较慢、较弱的因素。③与环境的关系：针刺得气与环境也有一定的关系。在晴天、气候较温暖时，针刺容易得气；而阴天、气候较寒冷时，针刺得气较慢或不易得气。

（王富春）

shǒushén

守神（controlling mentality） 医者在进针后所持的专心态度，以及针刺得气后患者聚精会神、体会针感的留针过程。是治神过程的一个重要环节，治神是守神的前提条件，两者密切相关，贯穿于针灸治疗的全过程，是针灸治疗中独具特色的一种整体调整方法，也是实施针刺手法和提高治疗效果的重要措施。元·窦汉卿《标幽赋》："凡刺者，使本神朝而后入；既刺也，使本神定而气随。神不朝而勿刺，神已定而可施。"可见"神"（精神、意识）在针刺中的作用，以及治神、守神的重要性。

守神，临床中包含以下两个方面：①进针后着意守神。进针后，医者守神则静候气至，仔细体察针下指感以辨气，合理调整针刺的深浅和方向；患者守神则可促使针下得气，令气易行。②行针宜移神制神而守神。针刺入一定深度后，医者宜采用各种催气手法，促使针下得气。同时又须观察患者的神态和目光，通过医患之间的目光交接，使患者神情安定。守神的作用：①维持和加强针感：意念集中于针尖，以意引气，不仅可维持针感，尚可促使经气运行，循经感传，甚而气至病所，增加疗效。②诱导针下凉热感：有经验的医者在采用烧山火或透天凉手法时，常结合静功，发气于指上，同时指导患者意守病所或针穴，调摄自己的神气，以使针下产生温热或凉爽感。

（王富春）

hòuqì

候气（awaiting the arrival of qi）

针刺不得气时，医者采取留针以待气至的方法。一般情况下，进针后施以一定手法，患者的针刺部位即会产生酸、麻、胀等得气反应。但若患者气血虚弱，或久病年迈之人，有时会得气较慢，或难以得气。此时，需要候气。即将刺入的针留在穴位内，或对其间歇地施以提插、捻转等手法，进行运针，使之气至。明·杨继洲《针灸大成》："用针之法，以候气为先"，可见候气的重要性。候气有两种。留针而等待气至者，为静留针候气；留针后，间歇地进行运针等待气至者，为动留针候气。候气多用于身体虚弱，不适宜接受较强刺激手法的患者。

（王富春）

cuīqì

催气（hastening the arrival of qi）

针刺未得气时，施以一定的手法催促经气速至的方法。针刺后，一般情况下腧穴部位会出现酸、麻、重、胀等得气反应，但在某些情况下，如特异性体质、气血虚弱、年老体弱之人的针感反应往往较慢，或无针感，此时需要做催气手法。即右手做行针手法，或左手在刺入的腧穴周围做循法，以催促经气速至。前者称行针催气法，后者称押手催气法。明·陈会《神应经》："用右手大指及食指持针，细细摇动、进退、搓捻，其针如手颤之状，是谓催气。"

（王富春）

tiáoqì

调气（regulating needling sensation）

调理人体气机，进而调节人体气血阴阳的平衡，以达到祛病健身的目的。气机正常是维持全身生理功能正常的基础，而机体气机失调，即脏腑气血升降出入功能失常就会产生各种疾病。因此，调理气机是治疗疾病的重要法则。《灵枢经·刺节真邪》："用针之类，在于调气。"针灸治疗疾病就是通过采用各种刺灸方法，应用补虚泻实等手法，刺激腧穴，以激发经气、调理气机，使脏腑气血、阴阳趋于平衡，从而使疾病得以痊愈。正如《灵枢经·终始》言："凡刺之道，气调而止。"气不至者催气至，得气后守气、实施补泻手法都是调气的具体方法。

调气与治神有密切关系。《素问·针解》云："制其神，令气易行。"气的活动以神为主导，神动则气行，调气应在治神前提下进行。治神和调气是针灸发挥治疗作用的关键。

（王富春）

dǎoqìfǎ

导气法（qi-guiding needling method）

进针后徐缓入针，得气后再徐缓出针的手法。又称行气法。《灵枢经·五乱》："徐入徐出，谓之导气。"操作：将针由浅层徐徐进针插入深层，再从深层徐徐退针至浅层；或由深层徐徐退针至浅层，再从浅层徐徐插入至深层，每次操作需要3～4分钟，为导气1度。可反复行针3～5度。如针刺未得气，可用此法催气，促使得气；如已得气，可用此法守气。导气法适用于虚实不明显或虚实相间的病证，尤其是清浊相干、气乱于脏腑经络的病证，如胸痹、咳嗽、脘痞、胀满、痹证等。操作时要求医者必须全神贯注，用力均匀，进入与退出的时间相等，速度缓慢。

（王富春）

zhēncì bǔxiè

针刺补泻（reinforcing and reducing manipulation of acupuncture therapy methods）

根据患者病情的虚实、寒热，通过针刺腧穴，激发机体正气或疏泄病邪，从而调节脏腑、经络功能的方法。补是补虚，泻是泻实。即能激发人体正气，使低下的功能恢复旺盛的方法，为补法；能疏泄病邪，使亢进的功能恢复正常的方法，为泻法。针刺补泻是根据"盛则泻之，虚则补之，热则疾之，寒则留之，陷下则灸之，不盛不虚以经取之"（《灵枢经·经脉》）这一针灸治病的基本理论原则而确立的，以补虚泻实为目的的两类不同的治疗方法。针刺补泻是临床针刺治病的一个重要环节。《灵枢经·九针十二原》："虚实之要，九针最妙。补泻之时，以针为之。"唐·孙思邈《备急千金要方》："凡用针之法，以补泻为先。"可见针刺补泻是临床毫针刺法的核心内容，或补或泻，不仅有重要的理论意义，而且具有极大的实用价值。

补法在于顺其气，或将气向内推送，针刺时将针"左转"（顺捻）为补。《灵枢经》中"微旋""出针按之"为补。明·徐凤《针灸大全·金针赋》中"慢提紧按"为补。泻法则是逆其气，将气向外引伸，使邪气有所散逸，针刺时将针"右转"（倒捻）为泻。《灵枢经》中"切而转之"

"摇大其穴"为泻。《针灸大全·金针赋》则提出"慢提紧按"为补，"紧提慢按"为泻；"左转"（顺捻）为补，"右转"（倒捻）为泻。

基本内容 古代针灸家在长期医疗实践中，创造和总结出多种针刺补泻手法，大致分为两种。①单式补泻手法：只运用一种补泻手法，操作相对简单的针刺补泻法，包括捻转补泻、提插补泻、迎随补泻、徐疾补泻、开阖补泻、呼吸补泻、平补平泻等。②复式补泻手法：将多种单式补泻手法配合应用，操作较为繁复的针刺补泻法，常用的有烧山火、透天凉、子午捣臼、龙虎交战、阳中隐阴、阴中隐阳等。与针刺补泻效果密切相关的因素主要有三方面。①机体的功能状态：当机体处于虚惫状态而呈虚证，或虚脱时，针刺可以起到兴奋、扶正，或回阳固脱的作用；当机体处于邪盛状态而呈实证，或邪闭时，针刺可以发挥祛邪泻实、清热启闭的作用。如胃肠痉挛疼痛时，针刺可以解痉从而缓解疼痛；胃肠蠕动缓慢影响其功能时，针刺可以促进其蠕动，从而恢复功能。这种虚实的调节作用，与机体的正气盛衰关系密切，如正气充盛，则经气易行；正气不足，则经气不易激发，影响针刺疗效。②腧穴作用的相对特异性：腧穴的主治功能不仅具有普遍性，也具有相对特异性。有些腧穴，如足三里、关元等具有强壮作用，临床多用于补虚。而有些腧穴，如少商、十宣等具有泻邪的作用，临床多用于泻实。针刺补泻时，应结合腧穴作用的相对特异性，才能取得较好的临床效果。③针具及手法：针刺补泻的效果与使用针具的粗细、长短，刺入的角度、深度，行针的手法等有直接关系。

指导意义 正确掌握针刺补泻的操作，可以有效激发经气，补益正气，清泻病邪，调整人体的脏腑经络功能，促使阴阳平衡、气血调和，是获得良好疗效的重要保障。

(王富春)

niǎnzhuǎn bǔxiè

捻转补泻 (reinforcing and reducing by turning and rotating)

针刺得气后，以针身左右旋转的角度、频率和用力轻重，左捻或右捻进行补泻的方法。《灵枢经·官能》："泻必用员，切而转之，其气乃行，疾而徐出，邪气乃出。补必用方……微旋而徐推之。"即指：泻法，必须圆活流利，到了病所而捻转针头，这样经气就能通畅，快进针、慢出针，以引邪外出。补法时，轻轻地捻转，徐徐将针刺入。元·窦汉卿《标幽赋》："推内进搓，随济左而补暖。动退空歇，迎夺右而泻凉。"也指出了捻转补泻的操作要领，即向左转针为补、向右转针为泻。

操作 针刺得气后，一般以捻转角度小，用力轻，频率慢，操作时间短，结合拇指（右手）向左向前，示指向后向右者为补法；相反，捻转角度大，用力重，频率快，操作时间长，结合拇指（右手）向右向后，示指向前向左者为泻法。

适应证 广泛应用于临床各系统疾病。

注意事项 在运用时，需注意针体的还原，不可将针体向一个方向持续捻动，以免造成肌肉纤维缠绕针体，引起滞针或疼痛。

(王富春)

tíchā bǔxiè

提插补泻 (reinforcing and reducing by lifting and thrusting)

针刺得气后，运用上提针、下插针的幅度、频率以及轻重进行补泻的方法。又称提按补泻。首见于《灵枢经·官能》："泻必用员……伸而迎之；补必用方……微旋而徐推之。"其中"伸"就是提的意思，"推"就是插的意思。《难经·七十八难》："得气，因推而内（纳）之是谓补；动而伸之是谓泻。"这里的"纳"指向深部下按，"伸"指向浅部上提，说明了插、提是补泻的基本方法。明·徐凤《针灸大全·金针赋》："原夫补泻之法……提针为热，插针为寒。"明·李梴《医学入门》："凡提插，急提慢按如冰冷，泻也；慢提急按火烧身，补也。"均指出了提插补泻的基本手法和特性。

操作 针刺先在浅部得气，随后向深部插针，然后再提针，即做"紧按慢提"的动作，按针时较紧而重，提针时较慢而轻，反复进行，先浅后深，重插轻提，提插幅度小，频率慢，操作时间短，以下插用力为主，为补法；相反，针刺先在深部得气，随后向浅部提针，然后再插针，即做"紧提慢按"的动作，提针时较紧而重，插针时较慢而轻，反复进行，先深后浅，重提轻插，提插幅度大，频率快，操作时间长，以上提用力为主，为泻法。

适应证 补法引导阳气入内，有温补作用，可治疗经气不足的虚寒证；泻法引导阴气外出，有泻凉的作用，可治疗经气有余的实热证。

注意事项 操作时需注意提插的幅度，并要掌握针刺的深度，不宜过深以致损伤组织，不宜过浅以致退出皮肤。

(王富春)

yíngsuí bǔxiè
迎随补泻（reinforcing and reducing by direction of the needle）　在针刺过程中，应用针刺方向和经脉流注走向的关系以行补泻的方法。迎，逆、折之意；随，顺、从之意。迎随本是针刺补泻法总的原则，即凡针刺，依据卫气营血的深浅、盛衰，经脉的往来走向等来分补泻，故可概称各种补泻法为迎随，此为广义的迎随补泻。狭义的是指针向补泻，即依据经脉循行起止方向不同，针尖走向亦不同的补泻方法。《灵枢经·终始》："泻者迎之，补者随之，知迎知随，气可令和。"是说：泻法，要迎而夺之，即逆着经气的来路转针；补法，要随而济之，即顺着经气的去路转针；掌握迎随补泻的方法，可使阴阳之气调和。临床应用时，必须审查经脉之气的盛衰和顺逆。进针时，针尖随着经脉循行去的方向刺入为补法；迎着经脉循行来的方向刺入为泻法。此法是临床常用之法，可调和卫气营血的有余或不足。适用于气血壅滞、经脉不通等病证。操作时医者必须掌握经脉走行，一般在针刺得气后再调整针尖方向。

（王富春）

xújí bǔxiè
徐疾补泻（reinforcing and reducing the speed of needle insertion and withdrawal）　针刺时，依据进针和出针，以及行针的快慢进行补泻的方法。《灵枢经·小针解》："徐而疾则实者，言徐内（纳）而疾出也；疾而徐则虚者，言疾内（纳）而徐出也。"即谓：缓慢地进针，快速地出针，为补法；快速地进针，缓慢地出针，为泻法。操作时，补法先在浅部候气，得气后，将针缓慢地向深部推到

一定程度，退针时，快速提至皮下，引导阳气由浅入深，由表及里，故为补法。用泻法时，进针要快，一次将针推到深度候气，待得气后，慢慢出针，引气往外，分层而退针，使阴气随针由深部而浅出，由里达表，故为泻法。徐疾补泻需注意：补法时，慢慢刺入、少捻转；泻法时，快速刺入、多捻转。此法贯穿在进针到出针的全过程，不仅指毫针穿透皮肤和出皮肤时的快慢动作，同时尚有开阖补泻的配合使用。适用于治疗各种虚寒证和实热证。

（王富春）

kāihé bǔxiè
开阖补泻（reinforcing and reducing by keeping the hole open or closed）　针刺后出针时，以按压闭合针孔或不按压开大针孔进行补泻的方法。《素问·刺志论》："入实者，左手开针空（孔）也；入虚者，左手闭针空（孔）也。"即谓：针刺治疗实证，出针时应左手不按压，以开大针孔；治疗虚证，出针时应左手按压，以闭合针孔。操作时，出针后，迅速按压闭合针孔为补法，这样正气不致外泄；不按压闭合针孔或摇大针孔为泻法，这样有利于邪气外散。此法临床很少单独使用，多与徐疾补泻配合使用。开阖补泻可作为徐疾补泻的组成部分，适用于补虚泻实的证候。

（王富春）

hūxī bǔxiè
呼吸补泻（reinforcing and reducing through respiration）　针刺时，配合患者呼吸以行补泻的方法。《素问·离合真邪论》："吸则内针，无令气忤；吸气时转针，以得气为故……候呼引针，呼尽乃去；大气皆出，故命曰泻……

呼尽内针，静以久留，以气至为故……其气以至，时而自护。候吸引针，气不得出……大气留止，故命曰补。"即：当患者吸气时进针，勿要使其气逆；当吸气时捻转针，以使得气。然后等到患者呼气时出针，呼吸结束时针便拔出，邪气便亦引出，此谓泻法。当患者呼气将尽时进针，安静地稍久留针，以使得气。已经得气后，要谨慎地守护，在患者吸气时出针，使气不得外泄，真气内存，此谓补法。

临床应用时，以患者呼气时进针，得气后，患者呼气时捻转针，吸气时出针为补法；反之，患者吸气时进针，得气后，患者吸气时捻转针，呼气时出针为泻法。此法可配合各种补泻手法应用，以调和阴阳，升清降浊，适用于脏腑经脉的虚实杂证。在针刺过程中，医者尽量做到与患者同时进行呼吸调息，可促进得气，提高疗效。

（王富春）

píngbǔ píngxiè
平补平泻（even/uniform reinforcing-reducing）　针刺得气后，缓慢、均匀地提插、捻转进行补泻的方法。是一种介于补泻之间，即非补又非泻的操作方法。首见于明·陈会《神应经》："凡人有疾，皆邪气所凑，虽病人瘦弱，不可专行补法，经曰：邪之所凑，其气必虚。如患目赤等疾，明见其为邪热所致，可专行泻法，其余诸疾，只宜平补平泻，须先泻后补，谓之先泻邪气，后补真气。"操作时，待针刺得气后，均匀地提插、捻转，边提插，边捻转，提插的幅度与捻转的角度需均匀一致。适用于不虚不实或虚实夹杂的各种慢性病。

（王富春）

jiǔliù bǔxiè

九六补泻 (reinforcing and reducing by the quantity of stimulus of needle insertion and withdrawal)

针刺过程中，以捻转、提插九下为补，六下为泻的方法。此法依据《周易》理论，以1、3、5、7、9为阳数、奇数，以2、4、6、8、10为阴数、偶数，"九"为阳属补，"六"为阴属泻；九、六之数具体又分初九、少九、老九和初六、少六、老六（表）。相关记载较早见于明代徐凤的《针灸大全》、高武的《针灸聚英》、杨继洲的《针灸大成》、李梴的《医学入门》等书，在这些著作中，运用了九阳、六阴之数，并结合其他补泻手法，构成各种复式补泻手法。

表 九六补泻表

	初	少	老
阳数	9	3×9 = 27	7×7 = 49	9×9 = 81
阴数	6	3×6 = 18	6×6 = 36	8×8 = 64

操作时，以捻转、提插的九、六数或九、六的倍数作为补或泻的刺激量，同时可与针刺的深、中、浅相结合。如烧山火操作时，分作浅、中、深三层刺入操作，针刺先浅后深，依次在每一层得气后各紧按慢提九数；透天凉操作时，先深后浅，依次在每一层得气后各紧提慢按六数，为九六补泻的具体应用。但临床病证常错综复杂，虚中有实，实中有虚，不能单单以刺激量的大小来区分补泻。所以必须随证灵活运用，不可单以九、六之数区分补泻，也不可单以强弱刺激量来定补泻，应根据病情的变化，随时掌握刺激量的强弱。

（王富春）

zǐmǔ bǔxiè

子母补泻 (reinforcing-reducing based on the child-mother relationship)

根据疾病脏腑的虚实性质，结合十二经脉五输穴的五行属性，按"虚则补其母、实则泻其子"的治疗原则，进行针刺补泻的方法。又称母子补泻。十二经脉的五输穴分别配属五行属性，由阴经井穴属于木、阳经井穴属于金开始，按五行相生规律依次排列（表1~2）。五行相生的次序是：木生火，火生土，土生金，金生水，水生木。依据"生我者为母，我生者为子"，根据病情的虚实，用补母或泻子的方法来治疗。

此法分为两种。辨脏腑之虚实后，虚者在其归属之经取其母穴，实者在其归属之经取其子穴治之，为本经子母补泻；虚者在其母经取其母穴，实者在其子经取其子穴治之，为异经子母补泻。以肺经为例，肺在五行中属"金"。①本经子母补泻：肺经实证应泻其子，因"金生水"，水为金之子，故选本经属"水"的尺泽穴治疗；肺经虚证应补其母，因"土生金"，土为金之母，故选本经属"土"的太渊穴。②异经子母补泻：肺经实证应泻其子，因"金生水"，水为金之子，肾经属"水"，故在肺经的子经（肾经）上选属"水"的阴谷穴治疗；肺经虚证应补其母，因"土生金"，土为金之母，脾经属"土"，故在肺经的母经（脾经）上选属"土"的太白穴治疗。余类推。

（王富春）

xiènán bǔběi

泻南补北 (reinforcing the north by reducing the south)

根据五行生克关系，用泻心火、补肾水治疗疾病的方法。首见于《难经·七十五难》："东方实，西方虚，泻南方，补北方"。五行学说中五行相生的次序为：木生火，火生土，土生金，金生水，水生木。五行相克的次序为：木克土，土

表1 手足六阴经五输穴的五行属性表

经脉	井（木）	荥（火）	输（土）	经（金）	合（水）
手太阴肺经（金）	少商	鱼际	太渊	经渠	尺泽
手厥阴心包经（相火）	中冲	劳宫	大陵	间使	曲泽
手少阴心经（火）	少冲	少府	神门	灵道	少海
足太阴脾经（土）	隐白	大都	太白	商丘	阴陵泉
足厥阴肝经（木）	大敦	行间	太冲	中封	曲泉
足少阴肾经（水）	涌泉	然谷	太溪	复溜	阴谷

表2 手足六阳经五输穴的五行属性表

经脉	井（金）	荥（水）	输（木）	经（火）	合（土）
手阳明大肠经（金）	商阳	二间	三间	阳溪	曲池
手少阳三焦经（相火）	关冲	液门	中渚	支沟	天井
手太阳小肠经（火）	少泽	前谷	后溪	阳谷	小海
足阳明胃经（土）	厉兑	内庭	陷谷	解溪	足三里
足少阳胆经（木）	足窍阴	侠溪	足临泣	阳辅	阳陵泉
足太阳膀胱经（水）	至阴	足通谷	束骨	昆仑	委中

克水，水克火，火克金，金克木。五脏（肝、心、脾、肺、肾）依次配属于五行（木、火、土、金、水）和五方（东、南、中、西、北）。因此，"泻南补北"即为肝（东方）实，肺（西方）虚，泻心（南方），补肾（北方）。因为火（心）是木（肝）之子，泻火能抑木，又能减去克金（肺）的作用；水（肾）是木（肝）之母，金（肺）之子，补水能加强克火（心），又能济金（肺）抑木（肝）。即所谓"子能令母实，母能令子虚"。此法是对"虚则补其母，实则泻其子"的补充。

（王富春）

fēijīng zǒuqì

飞经走气 ["Fei Jing Zou Qi" (flying channel and circulating qi) classical manipulation]

青龙摆尾、白虎摇头、苍龟探穴、赤凤迎源四法的总称。简称龙虎龟凤。具有行气、补泻双重作用。首见于明·徐凤《金针赋》："若夫过关过节催运气，以飞经走气，其法有四。"此四法均属"通经接气之法"，可以促使针感通经过节而达病所，适用于经络气血壅滞之证，或用于在关节附近针刺而不得气者。

（王富春）

qīnglóng bǎiwěi

青龙摆尾 (the blue dragon swaying its tail)

针刺得气后，在穴位浅层，针尖斜刺向病所并摇摆针柄的手法。为飞经走气第一法。首见于明·徐凤《金针赋》："青龙摆尾，如扶船舵，不进不退，一左一右，慢慢拨动。"操作方法为：针刺得气后，提针至穴位浅层（天部），按倒针身，以针尖指向病所，执住针柄不进不退，向左右（在45°之内）慢慢摆动，往返摆针如扶船舵之状。摆摆九

阳之数，使针感逐渐扩散。手法用毕后，缓缓将针拔出，急闭针孔。此法须在穴位浅层操作，动作均匀自然，左右对称，幅度不可忽大忽小，速度不可忽快忽慢，针体不可上下移动。青龙摆尾以行气为主，兼能补虚，有温通气血推动经气运行的作用。适用于经络气血壅滞之证。

（王富春）

báihǔ yáotóu

白虎摇头 (the white tiger shaking its head)

针刺至深层得气后，向外退针时结合直立针身左右摇针的手法。为飞经走气第二法。首见于明·徐凤《金针赋》："白虎摇头，似手摇铃，退方进圆，兼之左右，摇而振之。"操作方法为：进针至穴位深层（地部），得气后两指扶针尾向外退针，随患者呼吸摇动针体，左转一呼一摇，呈半圆形，由右下方摇着进至左上方（进圆）；右转一吸一摇，呈半方形，由左上方退至右下方（退方）。左右摇动，有如摇铃，其间要有停顿，以使针体振动。此法须在穴位深层得气，针体保持直立，然后向外提退时左右摇动针体，并配合呼吸；多选肌肉丰厚处穴位施行。白虎摇头以行气为主，兼能泻实，适用于高热烦躁、神昏癫狂、痉挛项强、痰热壅盛等实热证。

（王富春）

cānggūi tànxué

苍龟探穴 (the green turtle probing its cave)

针刺时，将徐疾补泻与搜法行气结合，犹如乌龟入土探穴，钻剔四方之状的手法。为飞经走气第三法。首见于明·徐凤《金针赋》："苍龟探穴，如入土之象，一退三进，钻剔四方。"操作方法为：在直刺进针得气后，自腧穴深层一次退至腧穴

浅层皮下，依先上后下、自左而右的次序斜刺进针，更换针向。向每一方针刺，都必须由浅入深，分三部徐徐而行，待针刺得到新的针感时，则一次退至腧穴浅层皮下，然后改变进针方向，依上法行针。此法在于掌握"钻"和"剔"的操作，钻指扩大刺法的刺激面积，剔指增强对局部组织的刺激量；选取四肢肌肉丰厚处穴位为宜。苍龟探穴以行气为主，兼能补虚，有推动经气运行的作用，适用于各种疼痛病证。

（王富春）

chìfèng yíngyuán

赤凤迎源 (the red phoenix greeting its source)

徐疾补泻与飞法结合而成，操作如飞鸟展翅之状的手法。为飞经走气第四法。首见于明·徐凤《金针赋》："赤凤迎源，展翅之仪，入针至地，提针至天，侯针自摇，复进其元，上下左右，四周飞旋。"操作方法为：进针时先直刺至腧穴深层，再退针至腧穴浅层，待针下得气，针体自摇，插针至腧穴中层，然后边提插，边用右手拇、示两指呈交互状，要拇指头向前，示指头向后，将两指弯曲，由针根部用拇指肚及示指第一节桡侧由下而上呈螺旋式搓摩。两指一搓一放，力度均匀一致，使指感有如转针，但针体不能上提。操作要熟练，要提之不出，转之不动，成功的关键在经气充盈于穴中，其表现为针体自摇。此法适用于疼痛、风寒湿痹、痉挛等证。

（王富春）

shāoshānhuǒ

烧山火 (mountain-burning warming method)

针刺时根据腧穴深度，把腧穴分为浅、中、深三层，从上至下依次施以提插或捻转补法九次的手法。与透天凉是

一补一泻的一组手法。《素问·针解》中有"刺虚则实之者，针下热也，气实乃热也"的记载，阐述的是针刺治疗虚证，必须用补法，如针下有热感，说明正气已和。明代《金针赋》中载："烧山火，治顽麻冷痹，先浅后深，用九阳而三进三退，慢提紧按，热至紧闭，插针除寒有准"，可见此法是在《素问·针解》中"刺虚，针下热"的基础上发展而来，并被古代医家形象地命名为"烧山火"。

操作方法为：根据所刺腧穴的深度，将针分作浅、中、深三层刺入，依次在每一层得气后各紧按慢提九次，然后一次性将针从深层退至浅层，此谓三进一退，称为一度。如此反复操作三度，即将针插至深层留针，使针下产生温热感。操作时，患者应当安静，注意力集中，细心体会针感。进针应选用肌肉比较丰厚的穴位，慎用头面、胸壁、肢端等肌肉浅薄处的穴位。在操作过程中，可配合呼吸补泻的补法。此法适用于脾肾阳虚、沉寒痼结、阳气衰微等所致的中风脱证、瘫痪、痿证、寒湿痹证、腹痛、腹泻、阳痿、遗精、内脏下陷等虚寒证。

（王富春）

tòutiānliáng

透天凉 (heaven-penetrating cooling method)

针刺时根据腧穴深度，把腧穴分为浅、中、深三层，以下至上依次施以提插或捻转泻法六次的手法。与烧山火是一泻一补的一组手法。《素问·针解》中有"满而泻之者，针下寒也，气虚乃寒也"的记载，阐述的是针刺治疗实证，必须用泻法，如针下有凉感，说明邪气已和。明代《金针赋》中载："透天凉，治肌热骨蒸，先深后浅，用六阴

而三出三入，紧提慢按，徐除举针，退热之可凭。"可见此法是在《素问·针解》中"满而泻，针下寒"的基础上发展而来，并被古代医家形象地命名为"透天凉"。

操作方法为：根据所刺腧穴的深度，将针分作深、中、浅三层操作，依次在每一层中得气后各紧提慢按六次，然后逐层退出，此谓一进三退，称为一度。如此反复操作三度，即将针紧提至浅层留针，使针下产生凉感。操作时，患者应当安静，注意力集中，细心体会针感；进针应选用肌肉比较丰厚的穴位，慎用头面、胸壁、肢端等肌肉浅薄处的穴位。施术适可而止，不可强求凉感，一般操作三度即可停止。在操作过程中，可配合呼吸补泻的泻法。此法适用于实热火邪、痰热内盛所致的中风闭证、癫狂、热痹、痈肿、丹毒、咽喉肿痛、牙痛、口臭、腹痛、痢疾、高热等实热证。

（王富春）

zǐwǔ dǎojiù

子午捣臼 (zi wu dao jiu needling)

提插补泻与捻转补泻相结合的针刺补泻手法。明·徐凤《金针赋》："子午捣臼，水蛊膈气。落穴之后，调气均匀，针行上下，九入六出，左右转之，十遭自平。"说明了此法的操作方法及适应范围。

操作方法为：将所刺腧穴分作浅、中、深三层（又称天、人、地三部）。针刺得气后，先浅后深，先在天部做紧按慢提结合行针左转，行老阳数。次将针插入人部，做紧按慢提结合行针左转，行老阳数。再将针插入地部，做紧按慢提结合行针左转，行老阳数，此为"三进"，为补。然后由

深至浅，将针提至人部做紧提慢按结合行针右转，行老阴数。最后将针退至天部，做紧提慢按结合行针右转，行老阴数，此为"二退"，为泻。三进二退，谓之一度。反复施术三度，即所谓"九入六出"。操作时要求医者注意力集中，施行手法均匀。此法补泻兼施，可导引阴阳之气，又有消肿利水的作用，适用于水肿、气胀等顽固病证。

（王富春）

lónghǔ jiāozhàn

龙虎交战 (battle between dragon and tiger)

左右反复交替捻转的针刺手法。出明·徐凤《金针赋》："……亦可龙虎交战，左捻九而右捻六，是亦住痛之针。"操作方法为：进针后先左转，即拇指向前捻转九次；然后右转，即拇指向后捻转六次，如此反复交替施行。此法有疏通气血的作用，适用于痛证及瘫痪性病证。由于此法刺激量较大，畏针、体虚、空腹患者慎用，以防晕针。首次接受针刺的患者也应注意刺激量。

（王富春）

yīn zhōng yǐn yáng

阴中隐阳 (yang hidden in yin)

针刺以泻为主，泻中有补，泻补兼施的手法。又称先泻后补法。出明·杨继洲《针灸大成·三衢杨氏补泻》，他在对"阴中之阳，先热后寒，深而浅，以六九之方，则先泻后补也"（明·徐凤《金针赋》）一文的阐发时说："凡用针之时，先运一寸，乃行六阴之数，如觉病微凉，即退至五分之中，却行九阳之数，以得气，此乃阴中隐阳，可治先热后寒之症，先泻后补也。"

操作方法为：根据腧穴可刺的深度，分深（1寸）、浅（0.5寸）两层刺入，先刺入深层施泻

法，行紧提慢按六次，觉微凉，然后退至浅层施补法，行紧按慢提九次。此为一度，必要时可反复操作。此法适用于先热后寒、实中有虚之证。

（王富春）

yáng zhōng yǐn yīn
阳中隐阴 （yin hidden in yang）

针刺以补为主，补中有泻，补泻兼施的手法。又称先补后泻法。出明·杨继洲《针灸大成·三衢杨氏补泻》，他在对"阳中之阴，先寒后热，浅而深，以九六之法，则先补后泻也"（明·徐凤《金针赋》）一文的阐发时说："凡用针之时，先运入五分，乃行九阳之数，如觉微热，便运一寸之内，却行六阴之数，以得气，此乃阳中隐阴。可治先寒后热之症，先补后泻也。"

  操作方法为：根据腧穴可刺的深度，分浅（0.5 寸）、深（1寸）两层刺入，先刺入浅层施补法，行紧按慢提九次，觉微热，然后刺入深层施泻法，行紧提慢按六次。此为一度，必要时可反复操作。此法适用于先寒后热，虚中有实之证。

（王富春）

liúzhēnfǎ
留针法 （needle retention）

毫针刺入腧穴，施以行针手法得气后，将其留置穴内一定时间的方法。又称停针法、置针术。目的是为了延续针刺的作用。临床上，留针与否或留针时间的长短，主要依据病情与穴位等情况而定。一般病证，针下得气而施以适当的补泻手法后，即可出针，或留针10~20分钟。但对一些特殊的病证，如急性腹痛，以及慢性、顽固性、痉挛性病症等，可适当延长留针时间，以便在留针过程中做间歇性行针，加强针感，起到

候气、催气、行气的作用，使之增强和巩固疗效。留针分两类。①静留针法：针下得气并施以补泻手法后，即将针留置于穴内，不再行针，直到出针。依据病症和具体情况，一般留针20~30分钟，但也可留针几小时，甚至几十小时。②动留针法：又称间歇行针法。即针刺得气后，在留针中多次进行间歇行针的方法，是保持针刺感应持久的有效方法。留针时，要注意环境的舒适；患者应保持进针时的体位，避免活动，以免引起滞针、弯针、折针等。婴幼儿不宜留针，可浅刺、疾刺；体虚者，留针宜浅，时间宜短；体质壮实者可适当延长留针时间。

（王富春）

chūzhēnfǎ
出针法 （needle withdrawal/removal）

将毫针从腧穴内退出的方法。简称出针，又称退针、起针。出针是针刺治疗过程中的最后一个操作程序，即针刺经过行针手法、补泻、留针后，达到一定治疗目的后即可出针。出针前，需稍捻针柄，待针下轻松滑利时方可出针。出针时，一般以左手拇、示二指持消毒干棉球轻轻按压于针刺部位，右手持针做轻微的小幅度捻转，并随势将针缓慢提至皮下（不可单手用力过猛），静留片刻，然后出针。出针后，需用消毒棉球轻压针孔片刻，以防出血或针孔疼痛。并核对针数是否有遗漏，同时还要注意观察患者出针后有无异常反应现象。

（王富春）

wǔcì
五刺 （five needling techniques）

  根据五脏与五体（皮、脉、筋、肉、骨）的关系进行针刺的五种刺法。又称五脏刺。包括半刺、

豹文刺、关刺、合谷刺、输刺五种刺法。是《黄帝内经》刺法中的一类，出《灵枢经·官针》："凡刺有五，以应五脏。"清·张志聪《黄帝内经素问集注·官针》中进一步阐释："五脏之气外合于皮脉肉筋骨，五脏在中，故取之外合而应于五脏也。"说明了人体内在的心、肝、脾、肺、肾的五脏之气，是与外在的皮、脉、肉、筋、骨相对应联系的，因此五脏之病必显于外，故五刺亦称为五脏刺。其对应关系为：肺主皮毛，心主血脉，肝主筋，脾主肌肉，肾主骨。临床运用时，根据疾病的脏腑辨证，确认相应的脏腑，进行对应性的、深浅不同的刺法。

（王富春）

bàncì
半刺 （semi-needling）

用毫针浅刺透皮，并迅速出针的刺法。为古代五刺之一。出《灵枢经·官针》："半刺者，浅内而疾发针，无针伤肉，如拔毛状，以取皮气，此肺之应也。"即谓：半刺是针下浮浅而出针很快的一种刺法，不可刺伤肌肉，犹如拔一根毫毛那样。可以祛除皮肤表浅部的邪气，因肺主皮毛，故与肺相应。因其刺入极浅，不是全刺，故称半刺。

  操作时，用短毫针刺透皮肤至半分（0.5 寸），然后迅速出针（不留针），具有宣泄皮下浅表部邪气的作用。用于治疗表证如发热、咳嗽、喘息等肺系疾病及某些皮肤科、儿科疾病。针刺小儿时宜浅疾进针，迅速出针而不留针；对久病重病患者宜多穴浅刺，可短时留针，留针期间施小幅度捻转手法。

（王富春）

bàowéncì
豹文刺 （leopard spot needling）

  在腧穴或病变部位前后左右，

刺中经脉，使之出血的刺法。为古代五刺之一。因其针刺出血点多，形如豹纹而得名。出《灵枢经·官针》："豹文刺者，左右、前后针之，中脉为故，以取经络之血者，此心之应也。"即谓：豹文刺，刺腧穴或病变部位的前后左右，以刺中经脉为标准，使之出血，因心主血脉，故与心相应。

操作时，在病痛局部前后左右散刺多针，使之出血。具有消散经络中的瘀滞，解除红肿热痛的作用。用于治疗痈疮肿毒等病证。针刺时，防止刺入过深而损伤其他组织或动脉，出血不宜过多。此法属于放血疗法，施术前应向患者解释清楚，消除患者疑虑。同时要严格消毒皮肤和针具，防止感染。体质虚弱及有出血倾向者慎用。

(王富春)

guāncì

关刺 (joint needling) 针刺至关节周围肌腱的刺法。又称岂刺、渊刺。为古代五刺之一。出《灵枢经·官针》："关刺者，直刺左右，尽筋上，以取筋痹，慎无出血，此肝之应也。或曰渊刺，一曰岂刺。"即谓：关刺直刺四肢关节部分的肌腱处。可以治疗筋痹，刺时要注意不能出血，因肝主筋，故与肝相应。此法多在关节附近的肌腱上进行针刺，因筋汇于节，四肢筋肉的尽端都在关节处，故名关刺。操作时，刺入肌腱浅层即止，使之得气后出针。或在肌腱、韧带浅层，行针得气出针。具有舒筋活络止痛的作用。用于治疗肢体疼痛、拘挛的肌腱、韧带和关节病变及部分神经系统疾病。针刺时，应注意针刺的方向与深度，因肌腱韧带附着于关节，此处血管比较丰富，宜避开血管，以免刺伤出血，导致关节处瘀肿，

影响活动功能。出针时宜长按针孔。

(王富春)

hégǔcì

合谷刺 (hegu needling) 于同一腧穴向多个方向针刺的刺法。为古代五刺之一。出《灵枢经·官针》："合谷刺者，左右鸡足，针于分肉之间，以取肌痹，此脾之应也。"即谓：合谷刺将针深刺入分肉之间，左右各斜刺一针，如鸡爪的形状。可以治疗肌痹，因脾主肌肉，故与脾相应。因肉之大会为谷，一针三向刺于肌肉会合之处，故称合谷刺。

操作时，进针后先直刺至穴位深层，有针感后将针提至皮下，再分别向左右施行成45°的斜刺，均刺入较深的分肉层。此三针针刺痕迹形成了一直二斜的鸡爪形，为一种多向刺法。此法刺激性较强，主要用于肌肉丰厚的部位，如臀部、四肢等。具有镇痛、解痉的作用。多用于治疗以疼痛为主的骨伤科疾病及症见肢体瘫痪、痉挛的神经系统疾病。筋肉浅薄的胁肋、头部等处不宜应用。

(王富春)

shūcì

输刺 [shu (transport) needling] 直刺进针、出针，深刺至骨骼的刺法。为古代五刺之一。出《灵枢经·官针》："输刺者，直入直出，深内之至骨，以取骨痹，此肾之应也。"即谓：输刺直进直出，将针深刺到骨部，可以用来治疗骨痹，因肾主骨，故与肾相应。输，有内外疏通的含义，因深刺至骨，可以疏泻骨节间的邪气，故称输刺。

操作时，直刺进针，深刺至病变处提插捻转，得气后出针。具有祛除在骨邪气的作用。多用于治疗腰椎、颈椎、胫骨等骨关

节疾病及其引起的肢体疼痛、麻木等。此法与九刺、十二刺中的输刺都属于刺法，这里的输刺是针刺部位与五脏相应的刺法，九刺中的输刺为取穴原则，十二刺中的输刺为针刺泻热的操作手法。

(王富春)

jiǔcì

九刺 (nine needling techniques) 古代适应不同病变的九种不同刺法。又称九变刺。包括输刺、远道刺、经刺、络刺、分刺、大泻刺、毛刺、巨刺、焠刺九种刺法。出《灵枢经·官针》："凡刺有九，以应九变。"指针刺的方法有九种，以适应九种不同性质的病变。九刺是古代医家针刺经验的概括总结，根据临床的具体应用，输刺、远道刺和巨刺是取穴原则的刺法；毛刺、分刺、经刺、络刺是对不同组织部位的病变，采取深浅不同的刺法；大泻刺、焠刺则是针对不同实邪的刺法。九刺的针刺方法及所用针具见表。

九刺是古代刺法的重要内容，阐述了"病不同针，针不同法"的重要性，对后世刺法的发展产生了重要的指导作用，现今临床常用的刺法多沿袭九刺发展而来。

(王富春)

shūcì

输刺 [shu (transport) needling] 针刺荥穴和背俞穴的一种刺法。为古代九刺之一。出《灵枢经·官针》："输刺者，刺诸经荥输脏腧也。"指输刺是针刺各经脉四肢的荥穴以及背部相关的五脏背俞穴。是一种五脏有病时针刺取穴的方法。

操作时，根据疾病所在之脏，取相关经脉肘、膝关节以下的荥穴及背俞穴（如肺俞、心俞、肝俞、脾俞、肾俞），垂直按压，不宜斜刺。针刺时勿损伤皮肤，不

表 《灵枢经·官针》九刺表

名 称	方 法	针 具
输 刺	刺十二经五输穴及背俞穴；取荥穴、输穴、背俞穴	锓 针
远道刺	病在上取之下，刺府输；上病下取	毫 针
经 刺	刺大经之结络经分；刺大经	大 针
络 刺	刺小络之血脉；刺血络	锋 针
分 刺	刺分肉之间；刺肌肉	圆 针
大泻刺	刺大脓；泻脓，泻水	铍 针
毛 刺	刺浮痹皮肤；皮肤浅刺	毫 针
巨 刺	左取右，右取左；左右交叉取穴	大 针
焠 刺	刺燔针取痹；烧针后刺，随痛处取穴	火 针

可刺激过强，以防晕针。此法与五刺、十二刺中的输刺不同，这里的输刺主要讲的是取穴原则，五刺中的输刺是针刺部位与五脏相应的刺法，十二刺中的输刺为针刺泻热的操作手法。

（王富春）

yuǎndàocì

远道刺（distal needling）

上病下取、循经远道取穴的方法。为古代九刺之一。出《灵枢经·官针》："远道刺者，病在上，取之下，刺府输也。"府输指六腑之气下合于足三阳经的六个下合穴；病在上，即六腑疾病；取之下，即取下合穴。《灵枢经·邪气脏腑病形》也明确指出"合治内腑"。因足三阳经从头走至足，相隔已远，故称远道刺。从狭义上讲，此法是身体上部的六腑病证，针刺下合穴治疗。从广义上讲，凡头面、躯干、脏腑的病证，都可刺四肢肘、膝关节以下的穴位治疗。

（王富春）

jīngcì

经刺（channel/meridian needling）

在病变经脉上进行针刺的方法。为古代九刺之一。出《灵枢经·官针》："经刺者，刺大经之结络经分也。"指经刺是针刺病变的经脉上，气血瘀滞结聚不通的部分。

因主要治疗经脉本身的病变，并单独取用病经的腧穴治疗，故称经刺。操作时，在病变本经脉循行线上，针刺硬结、压痛、条索状等病变部位。多用于治疗经脉病证。

（王富春）

luòcì

络刺（collateral needling）

针刺体表细小络脉，使其出血的刺法。又称刺络。为古代九刺之一。出《灵枢经·官针》："络刺者，刺小络之血脉也。"因浅刺小络出血，故称络刺，亦称刺络。

多用于实证、热证，浅刺后使其出血以泻邪。现今临床常用的各种针刺放血法，如三棱针、皮肤针重刺出血等均属于络刺范围，刺络拔罐法亦是此法与拔罐疗法结合而成的治疗方法。应用时注意：①点刺穴位不宜太浅，深刺血络要深浅适宜。②避开动脉血管。③大病体弱、贫血、孕妇和有自发性出血倾向者慎用。④重度下肢静脉曲张处禁用。

（王富春）

fēncì

分刺（intermuscular needling；muscular needling）

针刺直达肌肉部的刺法。为古代九刺之一。出《灵枢经·官针》："分刺者，

刺分肉之间也。"分肉指附着于骨骼部的肌肉，刺分肉之间，即针刺直达肌肉部的缝隙中，故称分刺。多用于治疗痹证、痿证、肌肉筋骨疼痛、关节肿痛或陈伤等肌肉相关疾病。针刺时要注意必须有一定的刺激强度。

（王富春）

dàxiècì

大泻刺（major reducing needling）

用铍针刺化脓性痈疡，以排泄脓液的刺法。又称大写刺。为古代九刺之一。"写"与"泻"通，排除、泻出的意思，故称大泻刺。出《灵枢经·官针》："大泻刺者，刺大脓以铍针也。"运用时，用铍针切开局部脓肿，以排脓放血，邪随之而出。用于治疗痈肿等外科病证。针刺时手法要稳、准、快。

（王富春）

máocì

毛刺（cutaneous needling）

浅刺在皮毛的刺法。为古代九刺之一。出《灵枢经·官针》："毛刺者，刺伏痹于皮肤也。"伏痹指皮肤表层的痹症。由于针刺浮浅的毫毛腠理，故称毛刺。古代毛刺针具是镵针，现代已发展为皮肤针。操作时，用皮肤针叩击皮肤，以疏通经络气血。多用于治疗皮肤局部麻木不仁的浮痹、局部扭伤、皮肤病及部分内科病等。皮肤有感染、溃疡、瘢痕及肿瘤的部位不宜针刺，过度疲劳、饥饿，精神过度紧张者不宜立即针刺。

（王富春）

jùcì

巨刺（opposite-side needling）

左病取右、右病取左，左右交替取穴针刺的刺法。为古代九刺之一。出《灵枢经·官针》："巨刺者，左取右，右取左。"指巨刺为左侧病刺右侧腧穴，右侧病刺左

侧腧穴的刺法。巨有"大""矩""见交"之义，很多医家认为"巨"为大经之义，强调此法为刺经脉，故称巨刺。由于经脉在人体大多有左右交会的腧穴，如手足三阳经皆左右交会在督脉的大椎穴，足三阴经左右交会在任脉的中极、关元穴，因而经气可左右贯通，故左经有病，可以取右经的腧穴治疗；右经有病，可以取左经的腧穴治疗。多用于治疗各种疼痛性疾病。

（王富春）

cuìcì

焠刺 (cauterized needling) 将针烧红后迅速刺入人体病变部位的刺法。为古代九刺之一。出《灵枢经·官针》："焠刺者，刺燔针则取痹也。"因将针烧红而刺入，故称焠刺，后代在此基础上发展为火针疗法。操作时需将烧红的针，对准病变部位，迅速刺入一定深度，然后迅速出针。多用于治疗寒痹、瘰疬、阴疽等骨伤科、外科及皮肤科疾病。针刺时注意避开血管、神经干及内脏。

（王富春）

shí'èrcì

十二刺 (twelve needling techniques) 针对十二经脉的不同病变的十二种刺法。又称十二节刺。出《灵枢经·官针》："凡刺有十二节，以应十二经。"即针刺的方法有十二种，以适应治疗十二经脉病变。分别是偶刺、报刺、恢刺、齐刺、扬刺、直针刺、输刺、短刺、浮刺、阴刺、傍针刺、赞刺。这些刺法内容丰富且在现今临床上仍有十分重要的指导意义。

（王富春）

ǒucì

偶刺 (paired/symmetrical needling) 一前一后相对而刺的刺法。又称阴阳刺。为古代十二刺之一。出《灵枢经·官针》："偶刺者，以手直心若背，直痛所，一刺前，一刺后，以治心痹。刺此者傍针之也。"指偶刺是一手按前心，一手按后背，在前后有压痛处进针，以治疗心气闭塞的心胸痛，针刺时需斜刺。偶，有成对之意。此法一前一后，因前胸属阴，后背属阳，为阴阳对偶的刺法，故称偶刺，亦称阴阳刺。一手按前心，相当于胸部募穴等处，一手按后背，相当于相应的背俞穴处，即以胸腹部募穴和背俞穴相配。多用于治疗脏腑痛证及脏腑相关病证。操作时注意针刺方向和深度，以防刺伤内脏。

（王富春）

bàocì

报刺 (successive trigger needling) 针刺后出针再刺的刺法。为古代十二刺之一。出《灵枢经·官针》："报刺者，刺痛无常处也，上下行者，直内无拔针，以左手随病所按之，乃出针复刺之也。"指报刺是治疗痛无定处，上下游走性的疾病，针刺时在痛处垂直进针，不立即出针，然后用左手随着痛处寻找另一压痛点，找到后即出针，再刺入另一压痛点。报，有"复"之意。报刺即重复地刺，是治疗游走性疼痛的有效刺法。操作时直刺痛处，并留针，再以左手按其周围寻找痛点，出针后再刺入这一痛点。操作时，胸、背部穴位应斜刺和浅刺，有重要血管处不宜深刺和做大幅度的提插、捻转，针刺时患者不要变动体位。

（王富春）

huīcì

恢刺 (rehabilitating needling) 疏通经络，舒缓拘急，恢复机体原有活动功能的刺法。为古代十二刺之一。出《灵枢经·官针》："恢刺者，直刺傍之，举之前后，恢筋急，以治筋痹也。"指恢刺是直刺筋脉拘急处的旁边，用提插的手法，向前向后不断变换针刺的方向，以治疗筋脉拘急的痹证。恢，意为恢复机体的功能活动，故称恢刺。操作时，直刺在拘急筋肉旁，得气后，令患者做关节功能活动，同时不断更换针刺方向。饥者、过饱者不宜针刺；大汗、大出血及年老体弱者，针刺时手法宜轻；剧烈运动后不宜即刻扎针。

（王富春）

qícì

齐刺 (triple/ranked needling) 三针齐用的刺法。又称三刺。为古代十二刺之一。出《灵枢经·官针》："齐刺者，其入一，傍入二，以治寒气小深者。或曰三刺，三刺者，治痹气小深者也。"指齐刺是在病变部位正中刺入一针，在两旁各刺入一针，三针齐用，又称三刺，用以治疗寒痹证邪气轻且深者。因三针齐用，故称齐刺。用于治疗病变范围较小而部位较深的寒痹痛证。针刺时需注意针刺的方向与深度，宜避开血管，以免刺伤血管导致关节处瘀肿。

（王富春）

yángcì

扬刺 (central-square needling; surrounded needling) 浅刺且针刺部位较分散的刺法。为古代十二刺之一。出《灵枢经·官针》："扬刺者，正内一，傍内四，而浮之，以治寒气之博大者也。"指扬刺是在病变正中刺一针，在病变周围刺四针，用浮浅的刺法，以治疗寒气比较广泛的疾病。因五针齐下，部位较分散，浅刺而速出，轻而扬之，故称扬刺。操作时，先在穴位或病变部位正中刺一针，然后上下左右各刺一针，刺入的部位宜浅，并迅速出针。用于治疗寒气广泛的病证。饥者、过饱者不宜针刺；大汗、大出血及年老体弱者，针刺手法宜轻；剧烈运动后不宜即刻针刺。

（王富春）

zhízhēncì

直针刺（direct subcutaneous needling；perpendicular needling） 沿皮下横刺的刺法。为古代十二刺之一。出《灵枢·官针》："直针刺者，引皮乃刺之，以治寒气之浅者也。"指直针刺是将皮肤捏起，然后沿皮刺入，用以治疗寒气较浅的病证。针直入无避，故称直针刺。操作时，先用左手提起穴位处的皮肤，然后将针沿皮刺入。用于治疗寒邪稽留于肌表的病证。皮肤有感染、溃疡、瘢痕的部位不宜针刺。

（王富春）

shūcì

输刺〔shu（transport）needling〕 取穴少，直入直出深刺的刺法。为古代十二刺之一。出《灵枢经·官针》："输刺者，直入直出，稀发针而深之，以治气盛而热者也。"指输刺是将针直入直出，取穴少但刺得深，用以治疗气盛而热重的疾病。输，即疏通的意思，直入直出，可输泻热邪，故称输刺。操作时，将针垂直刺入穴位深处，得气后垂直慢慢将针退出。用于治疗气盛有热的病证。在胸、胁、腰、背部等内有重要器官的腧穴，应注意针刺角度和深度。此法与五刺、九刺中的输刺不同，这里的输刺是针刺泻热的操作手法，五刺中的输刺是针刺部位与五脏相应的刺法，九刺中的输刺是取穴原则。

（王富春）

duǎncì

短刺（short needling） 针刺深入至骨的刺法。为古代十二刺之一。出《灵枢经·官针》："短刺者，刺骨痹，稍摇而深之，致针骨所，以上下摩骨也。"指短刺是治疗骨痹的刺法，要慢慢进针，并稍微摇动其针体，使针深入至骨处，将针上下轻轻捻转以摩擦其骨。短，意为接近，深刺至骨，故称短刺。操作时，进针后要慢慢摇动针柄，使针逐渐深入至骨部，然后上下轻轻捻转。常用于治疗骨痹等深部病痛。因针深入至骨部，施术时应注意避开血管和神经。

（王富春）

fúcì

浮刺（superficial needling） 在病变部位旁浮浅斜刺的刺法。为古代十二刺之一。出《灵枢经·官针》："浮刺者，傍入而浮之，以治肌急而寒者也。"指浮刺是在病所的旁边，用针斜刺于浮浅的肌表，治疗寒性的肌肉拘挛的疾病。因刺于浮浅的肌表，故称浮刺。操作时，在病变部位旁斜针刺入，浅刺不伤肌肉。用于治疗因寒而肌肉挛急的病证，如面肌痉挛等症。

（王富春）

yīncì

阴刺（yin needling） 针刺两侧阴经之穴的刺法。为古代十二刺之一。出《灵枢经·官针》："阴刺者，左右率刺之，以治寒厥，中寒厥，足踝后少阴也。"指阴刺是左右两侧穴位均刺，用以治疗寒厥病；得了寒厥病，应当刺足内踝后少阴经的太溪穴。因针刺两侧阴经的穴位，故称阴刺。操作时左右两侧阴经穴位同用。多用于治疗三阴经的寒厥之证及中风后遗症。

（王富春）

bàngzhēncì

傍针刺（straight and side needling；accompanied needling） 在患处正中直刺一针，再在近旁加刺一针的刺法。为古代十二刺之一。出《灵枢经·官针》："傍针刺者，直刺傍刺各一，以治留痹久居者也。"指傍针刺是先在患处正中直刺一针，然后再在旁边加刺一针，直刺、旁刺各一针，用于治疗久而不愈的痹证。因直刺、旁刺各一针，故称傍针刺。操作时，胸、背部穴位应斜刺和浅刺，有重要血管处均不宜深刺和做大幅度的提插、捻转，针刺时患者不要变动体位。

（王富春）

zàncì

赞刺（repeated shallow needling；repeated and sparse needling） 连续分散浅刺出血的刺法。为古代十二刺之一。出《灵枢经·官针》："赞刺者，直入直出，数发针而浅之出血，是谓治痈肿也。"指赞刺是针刺时直入直出，刺入浅而出针快，连续多次针刺出血，以治疗痈肿。因多针针刺，赞，有优助之意，故称赞刺。适用于治疗痈肿等外科疾病，丹毒等皮肤科疾病。此法属于放血疗法，操作时防止刺入过深损伤其他组织及动脉，出血不宜过多。同时要严格消毒，防止感染。体质虚弱及有出血倾向者，不宜应用。

（王富春）

zhēncì yìwài

针刺意外（adverse events of acupuncture） 针刺治疗中，所发生的不良反应和继发的各种病症。针刺是一种比较安全而有效的治疗方法，但如施术者责任心不强、针具选择不当、针刺技术不达标、操作不规范、医嘱交代不清，或患者过分紧张、饥饿、疲劳，或针具质量不过关等均易导致针刺意外。可出现晕针、滞针、弯针、折针、出血和皮下血肿、气胸、感染、神经系统损伤、内脏损伤等情况。

针刺意外可以预防，需注意以下几个方面。①医者施术前应对患者的身体和心理状况进行评估，对首次接受针刺治疗的患者应详细交代针刺适宜时间和体位、针感、留针时间、针刺前、针刺中及起针后注意事项等。②医者应使用一次性针具或严格消毒的针具，并在针刺前对针具进行检查。③医者应合理选择针刺体位及留针时间。④医者应熟练掌握穴位解剖，选择安全的针刺角度、深度和适宜的行针手法。

如已发生针刺意外，对晕针、滞针、弯针、折针、出血和皮下血肿、少量气胸等及时处理，预后较好。如造成感染、脑、脊髓、内脏损伤，需及时治疗、抢救，预后与损伤程度相关。

(王富春)

yūnzhēn

晕针（fainting during acupuncture） 针刺过程中患者出现头晕、恶心、汗出甚至晕厥等一系列症状的现象。常因患者体质虚弱、精神紧张、过度劳累、大汗、饥饿、泄泻、大出血后或体位不当、针刺手法过重等造成。临床表现为突然面色苍白、头晕目眩、心慌气短、多汗、胸闷泛呕、四肢厥冷、血压下降、脉象沉细，严重时出现昏迷、唇甲青紫、二便失禁等。导致晕针的原因：①患者初次接受针刺治疗或精神紧张，或针刺前过劳、过饥。②针刺体位不适，时间过长。③医者行针手法过重。如发生晕针，应立即停止针刺，并将已刺之针全部起出。轻者平卧，松开

衣带、注意保暖，头部放低，饮用温开水或糖开水，便可恢复；若上述处理后症状仍不缓解，可针刺中脘穴施呼吸补法、针刺内关穴施捻转补法，或指按水沟、合谷、足三里等穴，或灸百会、关元、气海等穴，大多数可即刻减轻。若重度晕针，不省人事，呼吸细微、脉象微弱者，应采取其他急救措施。

预防晕针，医者针刺前应了解患者的身体及心理情况，确定患者适宜进行针刺治疗，并恰当解释治疗方案，选取合适的体位与手法；在针刺治疗中，应密切观察患者情况，及时发现晕针先兆，及早处理。

(王富春)

zhìzhēn

滞针（stuck needle） 在行针时或留针后医者感觉针下涩滞，捻转、提插、出针均感困难而患者感觉疼痛的现象。滞针时，若勉强捻转、提插，患者则痛不可忍。导致滞针的原因：①患者精神紧张，针刺后局部肌肉强力收缩，导致痉挛。②医者行针手法不当，向单一方向捻转太过，导致肌肉纤维缠绕针体。③留针时，患者变动了体位。滞针的处理方法：若因患者精神紧张，致局部肌肉痉挛者，医者可叩弹针柄，或在滞针穴附近用手指进行循按，或在附近再加刺一针，以宣散气血，缓解肌肉痉挛。若因行针不当，单向捻转过力而致者，可向相反方向将针捻回，并施用弹柄法将缠绕的肌纤维舒缓。若因体位变动而致者，可以恢复体位后，将针取出。

预防滞针，医者针刺前要做好解释工作，消除患者顾虑，取得患者配合。针刺时操作要规范，手法宜轻巧，避免单向捻针。选

择适当的患者体位和留针时间，嘱其避免变动体位。

(王富春)

wānzhēn

弯针（bending of needle） 进针时或将针刺入腧穴后，针身在体内弯曲的现象。针身弯曲，改变了进针或刺入留针时的方向和角度，医者提插、捻转及出针均感困难，而患者感到疼痛。医者进针手法不熟练，指力不均匀，进针时用力过速、过猛；或患者体位不适，或留针时改变了体位；或针刺的位置不当，针尖碰到了坚硬的组织等，均可造成弯针。如发生弯针，不可以继续进针或施提插、捻转等手法，亦切忌强行拔针，以免针折断进入体内。若针身弯曲度较小，可按一般拔针法，将针慢慢取出；若针身弯曲度较大，可顺着弯曲方向慢慢将针退出；若因体位变动所致弯针，应先协助患者恢复进针时的体位后，方可退出；针身弯曲不止一处时，须结合针柄扭转倾斜方向逐次分段取出。

预防弯针，医者手法要熟练，进针时指力要均匀，避免过速过猛；选择适合针刺的体位，留针过程中嘱患者避免变动体位；进针前注意检查毫针的质量，针尖不锋利、针体锈涩的针具不能使用。

(王富春)

zhézhēn

折针（needle breakage） 行针时或出针后发现针身折断，其断端部分针身尚露于皮肤外，或断端全部没入皮肤之下的现象。又称断针。导致折针的原因：①针具质量差，针身或针根有损伤剥蚀。②针刺时将针身全部刺入穴内，行针时强力地提插、捻转，致使肌肉剧烈挛缩。③留针时患

者变动体位，或弯针、滞针未能及时正确地处理等。如发生折针，嘱患者保持原有体位，肌肉放松，以防断针向肌肉深部移动。并立即起针，若断端部分针身显露于体外者，可用手指或镊子将针起出；若断端与皮肤相平或稍凹陷于体内者，可用左手拇、示二指垂直向下挤压针孔两侧，使断针暴露体外，右手持镊子将针取出；若断端完全深入皮下或肌肉深层时，应在 X 线下定位，手术取出。

预防折针，针刺前应认真仔细地检查针具，剔除不符合质量要求的针具；针刺时不宜将针身全部刺入腧穴，且避免用力过猛、速度过快地进针；行针或留针时嘱患者不要变动体位，及时处理滞针、弯针。

（王富春）

chūxuè hé píxià xuèzhǒng
出血和皮下血肿（hemorrhage and hemotoma）

针刺刺中血管致出针后针刺部位出血；出血较多者，血积聚皮下形成肿块并伴疼痛，继则皮肤呈现青紫、结节的现象。前者为出血，后者为皮下血肿。多为针尖弯曲带钩，或针刺手法失当，穴位定位不准，刺伤浅表微小血管所致。起针时，若有微量的皮下渗血，针孔局部呈现小块青紫时，一般不必处理，可以自行吸收消退；若局部肿胀疼痛较为剧烈，青紫面积大而且影响活动功能时，应先做冷敷止血，再做热敷，以促使瘀血吸收。

预防出血和皮下血肿，医者定位需准确，针刺前检查针具，针刺时避开血管，行针力度要适量，行针手法不要过强，出针时要用消毒干棉球按压针孔。眼区穴位针刺时容易出现出血和皮下血肿，操作时需选用小直径毫针，并检查针身是否挺直、不带钩毛。

针刺前应先将眼球轻向一侧固定，针沿眶壁缓慢刺入，不做或尽量少做捻转、提插，亦不必留针，出针时要用消毒干棉球轻轻按压针孔片刻。

（王富春）

qìxiōng
气胸（pneumothorax）

针刺时刺伤了肺脏，使空气进入胸腔的现象。是针刺胸、背、腋、胁、缺盆等部位的腧穴时，刺入过深，伤及肺脏，气体积聚于胸腔所致。轻者突感胸闷、胸痛、气短、心悸、呼吸不畅，重者呼吸困难、发绀、冷汗、烦躁、恐惧、心律失常，甚至发生休克等。体检时，可见患侧胸胁部间隙饱满，胸部叩诊呈鼓音，听诊肺呼吸音减弱或消失，中重度气胸时气管可向健侧移位。胸部 X 线检查多可见气胸线。发生气胸，应立即出针，令患者卧床休息，一般轻度气胸能自行吸收；医者要密切观察，及时对症处理，必要时给予吸氧、镇痛、止咳等治疗，防止因咳嗽扩大创口，加重漏气和感染；闭合性气胸需进行胸腔减压；重度气胸，在积极治疗下肺仍不能复张，慢性气胸或有支气管胸膜瘘者可考虑手术治疗。

预防气胸，医者治疗时精神须高度集中，令患者选择适当的体位，根据患者体型确定进针方向、角度和深度；胸、背、腋、胁、缺盆部部腧穴宜平刺或斜刺、浅刺；施行提插手法时，幅度不宜过大；留针时嘱患者不可改变体位。

（王富春）

gǎnrǎn
感染（infection）

针刺过程中引发病原体侵入人体所引起的局部组织和（或）全身性炎症反应。针刺时或针刺出血，针具和带血

的污染物都可能造成感染或某些疾病的交叉感染。常见的感染有：①化脓性感染和特异性感染，如骨髓炎和气性坏疽等，重者可引起败血症并广泛性血管内凝血，甚至死亡。②人类免疫缺陷病毒，病毒性乙型、丙型肝炎的继发感染。

为避免感染，医者要严格消毒针具、双手及患者体表治疗部位；提倡使用一次性无菌针灸针；避免在有感染、溃疡、瘢痕或疮疖的部位针刺；针刺部位在针刺后 2 小时内避免接触污水；出针后，若针孔较大或有出血现象，用消毒棉签按压以止血及闭合针孔；严禁隔衣进针。

（王富春）

shénjīng xìtǒng sǔnshāng
神经系统损伤（injury of nervous system）

针刺伤及中枢神经和周围神经引起的损伤。脑、脊髓是中枢神经系统的重要组成部分，它的表层分布有督脉腧穴、夹脊等一些重要腧穴，若针刺过深，或针刺方向、角度不当，或强烈刺激，均可损伤该部，造成严重后果。可引起头痛、恶心、呕吐、呼吸困难，以致休克、神志昏迷等。刺伤脊髓，可出现触电样感觉，并向四肢放射，甚者可见肢体瘫痪，或危及生命。刺伤周围神经，损伤部位可出现感觉异常、肌肉萎缩等现象。

为避免出现神经系统损伤，针刺颈项部腧穴时，要认真掌握进针方向、角度和深度；风府、哑门，悬枢以上的督脉穴及夹脊穴均不可刺入过深，一般不超过1.5寸，以免刺入枕骨大孔，刺伤延髓。特别是风府、哑门穴，针尖应刺向下颌方向，不可向上斜刺，也不可过深。这类腧穴的行针只可用捻转法，避免提插法，

禁用捣刺法。针刺背部正中线上的腧穴时，若有触电感向肢端放射时，要立即退针，不施行任何手法，以免造成损伤。在有神经干或主要分支分布的腧穴上，操作要熟练，行针手法不宜过重，行针时间、留针时间不宜过长。穴位注射不要直接注射在神经干上，要选择容易吸收的、刺激性相对小的药物。出现神经系统损伤须及时对症处理或抢救。

(王富春)

nèizàng sǔnshāng

内脏损伤 (injury of internal organs)

针刺时针具刺入内脏引起的损伤。多是由于医者缺乏解剖学知识，针刺的角度、深度不当，或行针时提插的幅度过大，从而造成相应的内脏损伤。常见的有肺、心、肾、脾、膀胱、胃及肠道等脏器损伤。刺伤肺脏时，可出现气胸，轻者胸闷、胸痛、气短、心悸，重者呼吸困难、发绀、冷汗、烦躁、恐惧，甚则血压下降，出现休克等危急现象。刺伤心脏时，轻者可出现心脏区域强烈的刺痛；重者有剧烈的撕裂痛，可引起心外射血，立即导致休克或死亡。刺伤肝、脾时，可引起内出血，患者可感到肝区或脾区疼痛，有的可向背部放射；若出血不止，腹腔内聚血过多，会出现腹痛、腹肌紧张，并有压痛及反跳痛等急腹症症状。刺伤肾脏时，可出现腰痛，肾区叩击痛，呈血尿，严重时血压下降、休克。刺伤胆囊、膀胱、胃、肠等空腔脏器时，可引起局部疼痛、腹膜刺激征或急腹症症状。

为避免出现内脏损伤，针刺时医者要严格掌握各脏器投影区域穴位分布；凡针刺内有重要器官处的穴位时，均应严格控制针刺的深度和方向，并根据患者形体、年龄、体质等情况进行调整。手法操作时不可猛提重插，以捻转为主，配合小幅度提插；留针时嘱患者保持原有体位，胸背部穴位留针时间不宜过长，并需密切观察。若患者欲咳嗽或打喷嚏等，应立即将针退至皮下。一旦见到针尾出现节律摆动，或针体与脉搏、呼吸运动相应时，表示针尖已和心脏相触，要迅速退针。若已损伤内脏，有出血征象者，应及时用止血药，或局部冷敷等对症处理，并要密切观察病情发展和血压变化。若损伤严重并休克时，需迅速采取急救措施。

(王富春)

xīnjiǔzhēn liáofǎ

新九针疗法 (new nine needling techniques)

应用新九针针具进行预防和治疗疾病的针刺方法。简称新九针，又称怀堂九针疗法。新九针针具（又称中国怀堂九针针具）是由师怀堂于1985年在中国古代九针的基础上，结合多年的临床经验研制而成，于1993年获得针具的发明专利（专利号91108078.3）。2000年，国家中医药管理局将"新九针的临床应用"列为国家继续教育项目。新九针既保留了古代九针的优点，又根据现代材料、科学技术和现代疾病的情况对针具进行了改良。新九针针具包括镵针、磁圆梅针、锟针、锋勾针、铍针、员利针、毫针、火针、梅花针九种，其形状各异，操作有别。新九针疗法强调发挥不同针具的特异性以及不同针具配合的整体性治疗作用，扩大了针灸治疗范围，可广泛应用于内、外、妇、儿各科疾病。

镵针 分针体与针柄两部分。针柄用木材或现代绝热材料制成，长10cm，圆柱形，笔体粗；针体为耐高温金属制作，便于高温烧灼，不变形，不退火，长4cm，末端0.5cm，针头呈菱形，针尖锋利（图1）。针头锋刃部可随时修磨，保持锋利。使用时右手拇、中、示指三指持笔式捏持针柄。选定部位划割，以微出血为度。常用于口腔黏膜、耳郭、背部腧穴。主要用于治疗外感、中风、消化科及皮肤科疾病。

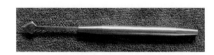

图1 镵针

磁圆梅针 参照古代九针中的员针，结合近代磁疗治病的原理研制而成的一种新型锤形针具。针柄部分分两节，节间由螺丝扣衔接，前节较细，长12cm，后节较粗，长10cm。针体又分针身与针头两部分。针身圆柱形，两端形成锥度，针头连接于针身两端锥度，一端状如黄豆大，球形，为磁圆针；另一端形如梅花针针头，为磁梅花针，并在针尾端有点穴头（图2）。使用时右手拇指、示指握持针柄中部，中指、环指轻握针柄后部，小指轻托针柄末端，针柄垂直。右肘屈曲90°，手臂悬空，以腕部活动形成的捶叩之力作为主要叩击力量；灵活弹刺，有轻、中、重三种刺激强度。常用的有经脉叩刺法、穴位叩刺法、局部叩刺法。主要用于治疗失眠、消化科疾病，亦用于晕车、美容、保健。

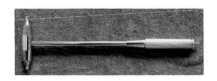

图2 磁圆梅针

锟针 是常用的一种针刺不入皮的针具。分为小锟针、大锟针和弹簧锟针三种。①小锟针（图3）：总长12cm，分针体与针柄两部分。针体长3cm，耐高温金属材料制成，分针身与针头两部分，针身末端为绿豆大小的球形针头。针柄长9cm，优质木材或现代绝热材料制成。②大锟针（图4）：总长19cm，两端呈圆柱形，有大、小两头，长度分别为5.5cm和3.5cm，直径分别为1.2cm和1cm，由不锈钢材料制成。③弹簧锟针（图5）：形状、长度与小锟针相似，只是针体与针柄间加有微型弹簧，使针体可根据需要伸缩。大小锟针使用时以刺手拇、示、中三指持笔式紧握针柄，然后在选定的穴位或阳性反应点按压、点揉，或以刺手横握针柄，拇、示指用力捏持针柄前部，循经刮摩皮肤。弹簧锟针使用时用中、示指夹住针柄，拇指指腹压在针尾端，然后在穴位或反应点按压、点揉。锟针可用于寻找压痛点、疾病反应点、阿是穴及初学者标记穴位。主要用于治疗小儿疳积、吐泻、消化不良、小血管瘤、疣赘、老年斑、瘘管、肛裂、宫颈糜烂、阴道炎、扁桃体炎、咽炎、咽后壁淋巴滤泡增生等疾病。对体弱及小儿患者尤宜。

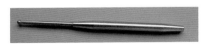

图3 小锟针

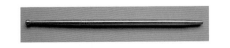

图4 大锟针

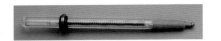

图5 弹簧锟针

锋勾针 由古代九针中的锋针与民间常用的勾针结合而成。有双头、单头两种。①双头锋勾针：不锈钢制成，整体长14cm，分针柄、针身、针头三部分。针柄中部呈六角柱体，两端延伸为有一定锥度的圆锥体；针身亦为圆锥体，置针柄两端，针头为针身末端勾尖部分，与针身呈45°，三面有刃的锋利勾尖部分，长0.3cm。两端针头，大小各异，或刃向各异（图6）。根据病情及部位不同选择。②单头锋勾针：分针体与针柄两部分。针柄为非金属材料制作，圆柱形，针体嵌入其内。针体为不锈钢制成，相当于双头的针身、针头两部分。针体延伸为有一定锥度的圆锥体，末端变为勾尖部分，与针身呈45°（图7）。使用时左手示指、中指或拇指绷紧所刺部位皮肤，右手拇、示、中三指持捏针柄，呈持笔式。针刺时迅速将针头刺入皮下，针尖与皮肤呈75°。刺入后，将针体扭正与皮肤垂直，挑刺、钩割皮下纤维。上下提动针柄，钩割皮下纤维时，可听到咔嚓声。钩割完毕，将针体恢复到进针时的角度出针，针尖部分顺孔而出，减轻皮损，出针后棉球按压。也可在选定部位、穴位或刺激点上迅速点刺，用于放血疗法，见三棱针疗法。主要用于治疗某些慢性疾患所致局部功能障碍或顽固性痛证。

铍针 分针体与针柄两部分。针柄呈圆柱形，优质木材或其他绝热材料制成。针体中针头为宝剑形状的长方矩形，长2cm，宽0.5cm。尖端与两边均为锋利刃，耐高温金属制作，在高温条件下，不退火，不易折，保持施治时所需的刚度与韧性。针头经高温烧灼后使用，可彻底消毒（图8）。使用时右手拇、示、中三指横持针柄，针锋朝内，柄朝外。多用于治疗疣赘、瘤痣、脓肿痈疡、腱鞘囊肿及肛裂等。

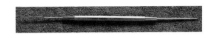

图6 双头锋勾针

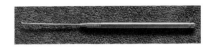

图7 单头锋勾针

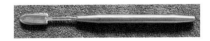

图8 铍针

员利针 分针体与针柄两部分。针体长6cm，分为针身与针尖两部分。针身直径1.5mm，针尖为尖而圆的松针形。针柄由金属丝缠绕而成，长4cm（图9）。使用时左手拇、示二指持捏消毒干棉球裹住针身，下端露出针尖0.2~0.3寸，将针尖固定在所刺腧穴的皮肤表面位置，右手捻动针柄，双手协同施力，将针先迅速刺入皮下；然后将针刺至所需深度；得气后即可迅速出针，不留针；出针后立即用酒精棉球按压针孔即可。主要用于治疗重症、急症、顽症。

毫针 由针尖、针身、针根、针柄、针尾五部分构成。不锈钢制成，耐热，防锈，耐腐蚀，强度高、韧性好，针体挺直滑利，长短粗细各异，型号各有不同，详见毫针。用法与适应证等见毫针刺法。

火针 有单头火针、三头火针、平头火针三种（图10），耐高温材料制成，在800℃高温下，不退火、不断裂、不弯曲、不变形（见火针）。主要用于治疗消化科、外科、骨伤科、皮肤科疾病（见火针疗法）。

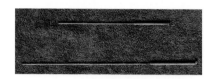

图9 员利针

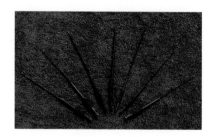

图10 火针

梅花针 一种用于叩刺的针具，是皮肤针的一种。分针体、针座、针柄三部分。针体为五枚不锈钢针嵌于针座内，针尖由传统毫针的锐尖改为钝尖，避免了叩刺时皮肤产生刺痛。针座由金属制成，镶嵌固定针体，由螺丝扣与针柄相连，便于更换。针柄为尼龙制成，具有良好弹性（图11）。使用时右手示指指腹伸压在针柄上，其余四指以适当力量握住针柄，针尾端止于腕横纹前一横指。叩刺时，针尖对准叩击部位有节奏地运用腕力，"一虚一实"灵活弹刺。基本手法为弹刺法：即两次动作只接触皮肤一次，

着落时发出"碰碰"声。使用时依患者病情、体质、年龄、刺激部位不同而采取轻、中、重度手法。老弱幼初轻，壮实热重先轻后重。梅花针广泛用于临床各科，主要用于治疗斑秃、神经性皮炎等皮肤科疾病，肢体麻木、痿证、痹证及消化科疾病。

图11 梅花针

（冀来喜）

sānléngzhēn liáofǎ

三棱针疗法（three-edged needle therapy） 用三棱针刺血络或腧穴，放出适量血液，或挤出少量液体，或挑断皮下纤维组织，治疗疾病的方法。古称刺血络、刺络、络刺、赞刺、豹文刺，今又称刺络疗法、放血疗法。是从砭石刺血法发展而来。三棱针起源于古代九针中的锋针，《灵枢经·九针十二原》："锋针者，刃三隅，以发痼疾"，即谓：锋针，三面有刃，锐而锋利，以治疗顽固的疾病。

操作方法 常用的有点刺法、挑刺法、散刺法、泻血法等。

点刺法 针刺前，在预定针刺部位上下用左手拇、示指向针刺处推按，使血液积聚于针刺部位，继之用2%碘酒棉球消毒，再用75%酒精棉球脱碘，针刺时左手拇、示、中三指夹紧被刺部位或穴位，右手持针，用拇、示两指捏住针柄，中指指腹紧靠针身下端，针尖露出3~5mm（图1）。对准已消毒的部位，快速刺入3~5mm，随即将针迅速退出，挤压针孔周围，使出血少许，然后用消毒棉球按压针孔。此法多用

于指、趾末端的十宣、十二井穴和耳尖及头面部的攒竹、上星、太阳等穴，治疗发热、昏厥、癫狂、头痛、腱鞘囊肿、疳积等病证。

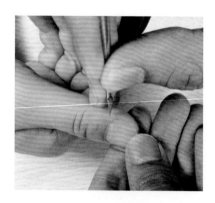

图1 点刺法

挑刺法 用左手按压施术部位或穴位两侧，或捏起皮肤，使皮肤固定，消毒后，右手持针（图2）迅速刺入皮肤1~2mm，随即将针身倾斜挑破皮肤，使之出少量血液或少量黏液。或再刺入5mm左右深，将针身倾斜并使针尖轻轻挑起，挑断皮下部分纤维组织，然后出针，覆盖无菌敷料。此法常用于治疗痔疮、目赤肿痛、睑腺炎、口疮、乳痈、胃痛、失眠、头痛等病证。

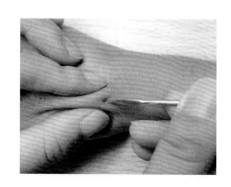

图2 挑刺法

散刺法 是在病变局部及其周围进行连续点刺的方法（图3）。古称豹文刺。根据病变部位的大小，消毒后，刺10~20针，

由病变外缘环形向中心点刺，针刺深浅根据局部肌肉厚薄、血管深浅而定，以促使瘀血或水肿得以排除，达到"宛陈则除之"，去瘀生新，通经活络的目的。此法多用于治疗急性扭伤的局部瘀血、血肿或水肿、顽癣、蛇串疮、丹毒等病证。

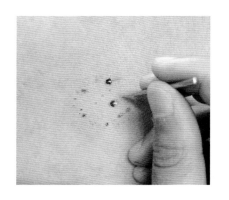

图3　散刺法

泻血法　是刺入浅表血络或静脉放出适量血液的方法（图4）。先用橡皮止血带扎在针刺部位的上端（近心端），消毒后，左手拇指压在被刺部位下端，右手持三棱针对准被刺部位的浅静脉，快速刺入静脉中约1～2mm深，随即退出，使其流出血液，取下止血带后，用消毒干棉球按压针孔。当出血时，也可轻轻按静脉上端，以助瘀血外出，使毒邪得以泻。此法多用于头部和四肢部位浅表静脉放血，如太阳、尺泽、委中等穴，治疗急性吐泻、中暑、发热等病证。

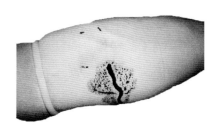

图4　泻血法

三棱针疗法一般每日或隔日进行一次。一般每次出血量以数滴至5ml为宜。临床上可根据患者病情、体质、治疗效果等拟定治疗间隔时间和疗程。急性病证可每日治疗1次，连续2～3次，病情好转后，可2～3日治疗1次。慢性病证可2～3日治疗1次。出血量较多者可1～2周治疗1次。

适应证　适用于治疗实证、热证、瘀证和痛证等。常用于治疗昏厥、高热、中暑、中风闭证、头痛、麻木、咽喉肿痛、扭挫伤、顽痹、疳证、目赤肿痛、顽癣、疔痈初起、蛇串疮、痔疮、丹毒指（趾）等病证。

注意事项　①使用三棱针前应检查针尖是否有钝或钩，刀刃是否锋利。②操作前应严格消毒，防止感染。③熟悉解剖部位，避开大、中动脉血管，防止刺入过深，创伤过大，损伤其他组织。④点刺、散刺时，手法宜轻、宜浅、宜快。⑤泻血法要注意放血量，体质虚弱者、孕妇、产后及有出血倾向者，不宜使用此法。⑥选择适宜体位进行治疗，谨防患者晕针。

（裴　建）

pífūzhēn liáofǎ

皮肤针疗法（techniques of dermal needling）　运用皮肤针叩刺人体体表经络、腧穴、皮部或部位以治疗疾病的方法。是依据经络学说中的皮部理论，在古代半刺、扬刺、毛刺、浮刺等的基础上发展而来的。《灵枢经·官针》："半刺者，浅内而疾发针，无针伤内，如拔毛状，以取皮气。""扬刺者，正内一，傍内四而浮之，以治寒气之博大者也。""毛刺者，刺浮痹于皮肤也。""浮刺者，傍入而浮之，以治肌急而寒者也。"这些方法均属于浅刺

的方法，为皮肤针疗法的形成奠定了理论基础。

操作方法　包括针刺方法、针刺部位、针刺强度及疗程。

针刺方法　主要为叩刺、滚刺。①叩刺：操作前将针具和施术部位常规消毒，术者以右手拇指、中指、环指握住针柄，示指伸直按住针柄中段，针头对准皮肤叩击，运用腕部的弹力，使针尖叩刺皮肤后，立即弹起，如此反复叩击。叩击时针尖必须与皮肤垂直，弹刺要准确，强度要均匀，可根据病情选择不同的刺激部位或刺激强度。②滚刺：将滚筒针消毒后，用针筒在皮肤上来回滚动，使刺激范围成为一狭长的面，或扩展成一片广泛的区域。

针刺部位　①循经叩刺：循着经脉叩刺的方法。常用于项背腰骶部的督脉、膀胱经、四肢肘膝以下经络。督脉乃阳脉之海，叩刺督脉可调节一身之阳气。五脏六腑的相应背俞穴均分布在背部的足太阳膀胱经上，叩刺膀胱经可调节五脏六腑的功能。也可在患者脊柱两侧区域内寻找到结节状物、条索状物及酸、麻、重、胀等阳性反应区，进行重点叩刺。五输穴、原穴、郄穴、络穴等特定穴多分布在四肢肘膝关节以下，叩刺这些穴位可治疗相关脏腑经络病证。②腧穴叩刺：在腧穴上叩刺的方法。主要根据腧穴的主治作用，选择合适腧穴进行叩刺。常用于夹脊穴、特定穴、阿是穴等。③局部叩刺：在患部或其周围进行叩刺的方法。常用于软组织扭挫伤和某些皮肤病、斑秃等。

针刺强度及疗程　据刺激的部位、患者的体质和病情而决定，一般分轻、中、重三种。①轻刺：用力较小，皮肤仅现潮红、充血，叩刺时间短。适用于头面部、老

弱妇女儿童及虚证、久病患者。②重刺：用力较大，皮肤潮红明显，并稍有渗血，叩刺时间较长。适用于压痛点、背部、臀部、年轻体壮及实证、新病患者。③中刺：介于轻刺与重刺之间，局部有较明显潮红，但不出血，适用于一般部位及疾病虚实不甚明显者。叩刺治疗每日或隔日 1 次，10 次为 1 个疗程，疗程间可间隔 3~5 日。

适应证　适用于治疗表证、痛证、麻木及某些慢性疾病，如头痛、面瘫、近视、视神经萎缩、胸痛、胁痛、皮神经炎、痿证、感冒、急性扁桃体炎、咳嗽、慢性肠胃病、呃逆、便秘、失眠、心悸、眩晕、痹证、腰痛、遗尿、遗精、阳痿、痛经、瘰疬、斑秃、惊风等。

注意事项　①施术前严格消毒并检查针具，更换针尖有钩毛或缺损、针锋参差不齐者。②叩刺前皮肤必须消毒；叩刺后皮肤如有出血，须用消毒干棉球擦拭干净，以防感染。③局部溃疡、瘢痕形成或损伤、急性传染性疾病者禁用。

（裴　建）

mángzhēn liáofǎ

芒针疗法（techniques of elongated needle acupuncture）　使用芒针刺入相应腧穴、体表部位以治疗疾病的方法。芒针起源于古代九针中的长针，《灵枢·九针十二原》："长针者，锋利身薄，可以取远痹。"即谓：长针，针锋锐利，针身薄而长，可以治疗顽固的痹证。此法以针刺深为特点。

操作方法　芒针较长，一般以 5~7 寸的 29 号、30 号、31 号芒针应用较多，8 寸以上芒针，多只在针刺带脉穴时应用。操作时用右手的拇、示、中指夹持针柄的稍下方，环指抵住针身，左手的拇、示、中指夹住针身下端，中指紧靠针身，以保证进针时指力集中在针尖上。迅速刺透表皮后缓缓进针。捻转宜轻巧，幅度不宜过大，一般在 180°~360° 为宜。进针速度宜缓，切忌快速提插。在行针中，务必轻捻缓进。芒针的特殊刺法有弯刺和透刺两种。

弯刺　适用于需要深刺，而直刺或斜刺均不能触及的某些特殊穴位，需要改变针刺方向，方可使针尖沿着变换的方向顺利刺入，以达到一定深度，如天突穴，针刺时，应先直刺或斜刺 0.5~1.0cm，然后使针尖向下，沿胸骨后缘，使针身呈一定弯度刺入到达相应深度。避免针尖刺向两侧，以防刺伤肺脏。

透刺　将针从一个穴位刺入后深达另一个穴位，达到一针双穴或一针多穴的目的，如地仓透颊车、阳陵泉透阴陵泉。如治疗小儿麻痹症、脑炎后遗症等，可沿背部督脉自下而上进行皮下透刺：第一针由长强穴透至命门穴，第二针由命门穴透至至阳穴，第三针由至阳穴透至大椎穴。

芒针疗法的补泻，一般多采用捻转补泻、迎随补泻和呼吸补泻相配合，或捻转补泻与提插补泻配合。一般每日施针 1 次，10 次为 1 个疗程。小儿及年老体弱者可隔日施针 1 次，15 次为 1 个疗程。病情较急重者，可酌情每日 2 次。

适应证　适用于治疗痹证、痿证、痛证、急性病证及胃肠、泌尿系病证，如神经根炎、多发性神经炎、神经性皮炎、视神经炎、肌性斜颈、中风偏瘫、偏头痛、坐骨神经痛、重症肌无力、昏迷、癫狂、痫病、胃溃疡、十二指肠溃疡、胃炎、胃下垂、咽炎、支气管炎、急慢性鼻炎、风湿性关节炎、肩周炎、腰椎间盘突出症及痛经、月经不调、小儿大脑性瘫痪、遗尿症等。

注意事项　①临床应用前必须掌握人体穴位解剖知识，熟练运用芒针。②检查针具的质量，确保针尖的锋利。③患者体位宜舒适，不可随意更改体位。④选穴宜少而精，一般只需选取 1~2 个主穴即可，如腰痛取带脉穴、坐骨神经痛取环跳穴等。⑤对肌肉过于紧张或皮肤十分松弛者，进针时需轻捻缓进，或缓退缓进。⑥进针应注意针尖的方向和深度，遇到阻力时可缓慢退针，或改变针尖方向。⑦操作过程必须注意力集中，行针中密切观察患者反应。⑧芒针疗法宜深刺，但临床上应根据患者的年龄、体质、具体施针部位及针感等因素来决定针刺深度。一般情况下，青壮年、身体强壮者宜深刺，久病、顽症宜深刺；老人及小儿、形瘦体弱者宜浅刺，新病、轻病宜浅刺。

（裴　建）

pínèizhēn liáofǎ

皮内针疗法（techniques of intradermal needling）　将皮内针固定于腧穴或治疗部位的皮下，以给予长时间刺激来治疗疾病的方法。又称埋针法。是由古代的浅刺法和留针法结合发展而成。《素问·离合真邪论》："……静已久留，无令邪布。"即谓：留针时间长，不使病邪散布。此法特点为治疗操作时间短，治疗作用时间长。

操作方法　选穴时，以辨证、辨病选穴为基础，选取易于固定、不妨碍肢体活动的腧穴。临床常选用背俞穴、四肢部腧穴、耳穴、阿是穴、脏腑反应点或敏感点。一般每次取 3~4 个穴位，可取单侧，也可取双侧对称的同名穴。

常用的皮内针有两种。

颗粒型皮内针 在埋针部位皮肤消毒后，以左手拇、示指在施针穴位的上下稍加按压以舒张皮肤，右手用镊子夹住无菌皮内针针柄，对准腧穴，沿皮下横向刺入，针刺方向与经脉成十字形交叉状。针身可刺 0.5 ~ 0.8cm，针柄留于皮外，然后用胶布顺着针身进入的方向粘贴固定。在露出皮外部分的针身和针柄下的皮肤表面之间粘贴一块小方形胶布，然后再用一块较前稍大的胶布，覆盖在针上。这样可以使针身固定在皮内，不致因肌体活动而使针具移动或丢失。

掀钉型皮内针 多用于面部及耳穴等须垂直浅刺的部位。刺入时，以左手拇、示指在施针穴位的周围稍用力按压以舒张皮肤，右手用镊子夹住无菌针针圈，对准腧穴直刺掀入，然后用胶布固定。也可将针圈贴在小块胶布上，手执胶布直压掀入所刺穴位。

皮内针留针时间的长短取决于病情、选穴部位、气候条件等，一般为 3 ~ 5 天，最长可达 1 周。若天气炎热，留针时间宜短，以 1 ~ 2 天为最佳，以防止感染。留针期间，一般每隔 4 小时用手按压埋针处 1 ~ 2 分钟，以加强刺激，提高疗效。

适应证 多用于治疗慢性疾病及反复发作性疾病，如神经性头痛、面神经麻痹、面肌痉挛、眼肌痉挛、失眠、高血压、哮喘、胆绞痛、腰痛、痹证、尿频、遗尿、痛经、月经不调、产后宫缩疼痛等。

注意事项 ①关节附近不可埋针，因关节活动时会引起疼痛。②埋针后，如患者感觉疼痛或妨碍肢体活动，应将针取出，更换埋针位置。③胸腹部，有化脓性炎症、红肿或溃疡的部位，皮肤过敏、出血性疾病患者不宜埋针。④埋针期间，针处不可沾水，以免感染。

（裴 建）

huǒzhēn liáofǎ

火针疗法（fire needling） 将特制的针具经火加热烧红后，迅速刺入人体的特定部位或穴位以治疗疾病的方法。简称火针，又称燔针、焠针、煨针、烧针。

源流 早在《黄帝内经》中就有"焠刺者，刺燔针则取痹也"（《灵枢经·官针》），"刺布衣者，以火焠之"（《灵枢经·寿夭刚柔》）等记载。汉·张仲景《伤寒论·辨太阳病脉证并治》有"烧针令其汗""表里俱虚，阴阳气并竭，无阳则阴独，复加烧针"等描述。唐·孙思邈《备急千金要方》正式定名为"火针"，并在《千金翼方》有"处疗痈疽，针惟令极热"的论述。火针在明代已广泛应用于临床，杨继洲《针灸大成·素问九针论》："频以麻油蘸其针，针上烧令通红，用方有功。若不红，不能去病，反损于人"；高武《针灸聚英》："人身诸处皆可行针，面上忌之。凡季夏，大经血盛皆下流两脚，切忌妄行火针于两脚内及足……火针者，宜破痈毒发背，溃脓在内，外皮无头者，但按肿软不坚者以溃脓"。当代以贺普仁为代表的针灸专家在实践的基础上，发掘、拓展了火针应用范围。2009年 2 月 6 日中华人民共和国国家质量监督检验检疫总局与中国国家标准化管理委员会批准发布了《针灸技术操作规范第 12 部分：火针》。

操作 包括选穴、针具、烧针、针刺操作四方面。

选穴 在患者合适体位下，以局部取穴为主，辅以辨证取穴。穴位宜少，实证和青壮年患者取穴可略多。

针具 多以钨锰合金钢丝特制而成。要求针体坚硬挺直，针柄隔热不烫手。临床上多用单头火针，分为粗、中、细三种规格（见火针），也可选用较粗不锈钢针一次性使用。粗火针主要用于针刺病灶局部，以治疗疮痈、痰核、瘰疬等疾病；中火针适用范围较广，除面部穴位及肌肉菲薄部位外，身体其他部位、穴位均可应用；细火针主要用于面部及体弱、老幼者。三头或多头火针常用于治疗体表痣、疣等。

烧针 医者左手端酒精灯，右手持针，针尖向着针刺部位，将针尖与针体伸入酒精灯火焰的外 1/3，根据针刺需要决定烧红的长度。一般是从针体向针尖烧，以针通红发白为度。

针刺操作 医者手部及针刺部位严格消毒。火针烧红后应迅速、准确刺入所选的穴位或部位，随即快速出针，时间控制在 0.3秒左右。针刺的深度要根据病情、体质、年龄和针刺部位的肌肉厚薄、血管深浅而定。四肢、腰腹部穴位针刺稍深；胸背部穴位针刺宜浅。依穴位的不同可直刺、斜刺。一般不留针，但某些疾病如淋巴结核，需留针 1 ~ 2 分钟，以清除消化干酪样坏死组织。2 ~ 3 天 1 次，次数与疗程视病情而定。刺法主要有五种。①经穴刺法：根据辨经、辨证、辨症取穴进行针刺，多用于治疗内科疾病。②痛点刺法：在病灶局部或相应穴位处寻找最明显的压痛点，在痛点上施以火针疗法，主要用于肌肉、关节病变和各种神经痛。③密刺法：用中、粗火针密集地点刺病灶局部，密集程度取决于病变的轻重，多用于增生、角化性皮肤病。④围针法：用火针围绕病灶周围进行针刺，进针点多落在病灶与正常组织交界之处，多用于皮肤科、外科疾病。⑤散刺法：以火针疏散地点刺病灶局部，最好选用细火针，以浅刺为宜，适用于范围较大的局部麻木、瘙痒、疼痛等。

适应证　适用于治疗风湿、胃炎、慢性肠炎、哮喘、末梢神经炎、遗尿、痛风性关节炎、偏头痛等内科疾病；乳腺炎、腱鞘囊肿、脂肪瘤、血管瘤、纤维瘤、静脉曲张等外科疾病；痛经、子宫肌瘤、卵巢囊肿、外阴子斑等妇科疾病；神经性皮炎、带状疱疹、银屑病、带状疱疹、痤疮、雀斑、扁平疣、白癜风等皮肤科疾病；肌筋膜综合征、腓肠肌痉挛、关节扭伤、腰扭伤、腰椎间盘突出症、膝骨性关节炎、肩周炎、颈椎病等骨科疾病；扁桃体炎、咽炎、口腔溃疡、角膜炎、睑腺炎等五官科疾病。

注意事项　①使用火针时，应避开血管、神经干及内脏器官。操作慎重、细心，动作敏捷、准确。②糖尿病、严重心脏病、恶性肿瘤、火热证候和局部红肿者及孕妇，慎用；有出血倾向者，禁用。

(符文彬)

zhēndāoliáofǎ

针刀疗法 （acupotomy；needle-knife therapy）　在现代医学理论和中医针灸理论基础上，在解剖知识指导下，应用针与刀相结合形成的闭合性微创伤性手术疗法。又称小针刀、针刀医学。

针刀是在古代镵针、锋针的基础上，将针灸针与西医学外科应用的手术刀融为一体的一种医疗器械。针刀疗法以针灸学的经络学说以及西医学人体解剖学、组织生理病理学为理论依据，结合西医学外科手术刀而形成、发展，是与软组织松解手术有机结合的产物。针刀疗法是朱汉章1976年创立，1984年通过了江苏省卫生厅的专家鉴定，正式命名为"针刀疗法"。1986年向全国推广，2002年《针刀医学原理》出版，2003年被国家正式命名为"针刀医学"。2011年针刀医学被定为临床一类技术。针刀医学吸收了中、西医之长，是中医学术研究方面的一大进展。

作用原理　针刀疗法基于四大基础理论。①闭合性手术理论：包括微观解剖学，立体解剖学，动态解剖学，体表定位学，以及闭合性手术的进针刀方法、手术方法、手术入路、手术方法八个方面。②慢性软组织损伤新的病因病理学理论：重新界定了软组织范围，认为软组织包括人体除了唯一的硬组织（骨组织）之外所有的组织。软组织受到各种损伤以后，在治疗和自我修复的过程中，在特定条件下会产生新的致病因素，导致新的慢性软组织损伤疾病。软组织损伤类型包括暴力性损伤、积累性损伤、情绪性损伤、隐蔽性损伤、疲劳性损伤、侵害性损伤、自重性损伤、手术性损伤、病损性损伤、环境性损伤、功能性损伤11类。慢性软组织损伤疾病的根本原因是动态平衡失调，造成动态平衡失调的四大病理因素是粘连、瘢痕、挛缩、堵塞。③骨质增生新的病因病理学理论：人体内力平衡失调是骨质增生的根本原因，硬化、钙化和骨化是骨质增生的病理演变阶段。④电生理线路系统的假说：在以前专家对经络实质研究的基础上，针刀医学提出了人体内存在一个庞大的电生理线路系统，经络只是这一电生理线路系统的主要干线的假说。认为电生理线路系统对人体生命活动具有第一推动作用，统领其他各个系统，该系统的病理变化成为认识许多疑难杂症本质病因的突破口；阐明了该系统的物质载体是微量金属元素链；论述了该系统的生理功能和病理变化的各种表现以及人体生物能转化为电能的生理过程和该系统的生物学特性等。在上述理论的指导下，针刀治疗的目的，即在不切除人体组织、器官的前提下，恢复人体的生理平衡，这种平衡包括软组织，如筋膜、腱膜、肌肉、肌腱、韧带、神经、血管、内脏器官等的动态平衡，以及骨关节的力平衡。

针刀分类　迄今为止共研制出14种类型33种型号针刀，分别适应不同类型的闭合性手术。临床常用的Ⅰ型齐平口针刀（图1），

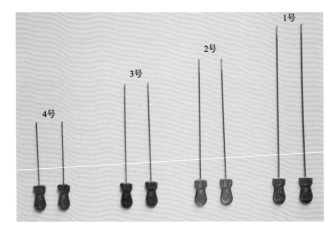

图1　Ⅰ型齐平口针刀

由刀柄、针身和刀锋三部分组成。针身和刀锋由不锈钢材料制成，针身直径 1mm，刀锋宽 0.8mm，刀柄为硬塑料制成。根据不同的治疗需要，结合患者的年龄、胖瘦、病症的部位（穴区）、病位的深浅选择不同型号的针刀。①Ⅰ型 1、2 号齐平口针刀：主要用于臀部、肥胖者的腰部等病位较深的治疗部位。②Ⅰ型 3 号齐平口针刀：主要用于普通人腰部、臂、大腿、腹部和体形较瘦者臀部，或较浅部位透刺。③Ⅰ型 4 号齐平口针刀：主要用于颈、胸、背等病位较浅的部位。

操作 包括定点、消毒、局麻、持针、进针、施术六方面。

定点 让患者指出疼痛不适的大体位置，医生在此基础上仔细查找压痛点，选中治疗点后以甲紫标记。

消毒 严格执行无菌术原则。包括针刀治疗室、针刀器械、术前患者、治疗部位、医护人员的无菌要求、术中无菌操作、术后创口处理等。要求无菌术贯穿于针刀治疗的全过程。

局麻 以 0.5%～1% 利多卡因注射液于术点局部麻醉。

持针 以术者的右手示指和拇指捏住刀柄，中指托住针身，置于针身的中下部位，环指和小指置于施术部位的皮肤上，作为刀锋在刺入时的一个支撑点，以控制针刺的深度，在针刀刺入皮肤的瞬间环指和小指的支撑力和拇、示指的刺入力的方向是相反的（图2）。另一种持针方法是在刺入较深部位时使用长型号针刀，基本持针方法和前者相同，只是要用左手拇、示指捏紧针身下部（图3）。

进针 ①定向：刀口线与进针点的较大血管、神经及肌肉纤维走向平行，并确定针身和进针处体表平面的角度，将刀锋压在进针点上。②加压分离：右手拇、示指捏住针柄，其余三指托住针身，稍加压力不使刺破皮肤，使进针点处形成一个长形凹陷，刀口线和重要血管神经及肌肉纤维走向平行，这样神经血管就会被分离在刀刃两侧。③刺入：加压分离后感觉刀刃下已无重要神经血管后，加大压力将针刀刺入皮肤，直达病灶。

施术 针刀刺入后，根据病情需要选择使用纵行疏通剥离、横行剥离、切开剥离、通透剥离、铲磨削平、切割肌纤维、瘢痕刮除、刺激腧穴等手法。施术完毕后用创可贴将针眼贴敷。5～7 天 1 次，一般疾病 1～3 次见效。

适应证 ①骨伤科疾病：各种慢性软组织损伤引起的顽固性疼痛；部分骨质增生性疾病，如颈椎病、腰椎间盘突出症、骨性关节病等；肌肉、肌腱和韧带积累性损伤，肌紧张；某些脊柱相关性疾病；骨组织缺血性坏死等。②风湿科疾病：风湿性关节炎、强直性脊柱炎急性期和后遗症期关节功能障碍。③外科、整形外科疾病：痔疮、尿道结石、胆石症；外伤、手术等所致的肩、肘、腕、髋、膝、踝关节强直、活动障碍；马蹄内翻足、外翻足、高弓仰趾足等骨关节的畸形；条索状瘢痕挛缩；小儿先天性斜颈、小儿膝内翻、小儿膝外翻。④皮肤科疾病：黄褐斑、痤疮、酒渣鼻、癣、带状疱疹。⑤内科疾病：慢性支气管炎、消化性溃疡、面肌痉挛，神经卡压综合征如腕管综合征、梨状肌综合征等。⑥妇科疾病：痛经、慢性盆腔炎。

注意事项 以下情况禁用：①严重内脏疾病或体质虚弱不能耐受针刀疗法。②全身或局部有急性感染性疾病。③施术部位有重要神经血管或重要脏器，而施术时无法避开。④凝血机制不良或有其他出血倾向。⑤恶性肿瘤。

（冀来喜）

shuǐzhēndāoliáofǎ

水针刀疗法（water needle-knife

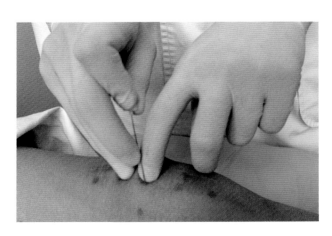

图2 针刀持针法①

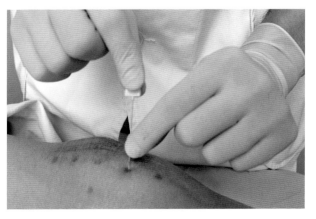

图3 针刀持针法②

therapy）将清代"刀针"（图1）与现代水针疗法（即穴位注射疗法）结合形成的中医微创疗法。是一种注射性松解术。由吴汉卿创立，1992 年获得国家专利，1996 年出版《大成水针刀疗法》，2012 年被国家中医药管理局纳入"中医医疗技术"并进行推广，2012 年出版《水针刀技术》。

作用原理 ①十四经筋肌筋膜动力区带：经筋肌筋膜区带起于四肢末端筋结点，循行于上下肢的内外侧面，筋结受力点在关节内外侧的活动部位的骨突点，上行于躯干的背面和胸腹部筋膜区，终结于头面部筋膜区，内联胸腹胁肋和脊柱。由于经筋区带系连关节，又连接肌肉筋膜，因此经筋肌筋膜区带的损伤，既可以导致骨病，也可以表现为筋骨伤病变。所以水针刀既可以松解关节筋结"骨病治筋"，又可以"筋病治肉"。关节骨突点，为肌肉筋膜起止点，是筋结点形成处、生物力学应力点、病理学损伤点，也是水针刀治疗点。手背部伸指肌腱及筋膜构成手三阳经筋动力区带，手掌部屈指肌腱及筋膜构成手三阴经筋动力区带，足背部及下肢后外侧伸指肌腱及筋膜构成足三阳经筋动力区带，足掌部及下肢内侧屈指肌腱及筋膜构成足三阴经筋动力区带。小腹前、胸腹前筋膜区与颈前肌筋膜构成任脉肌筋膜区带，骶尾的韧带、棘上韧带与项韧带构成督脉肌筋膜区带。②软组织三角平衡原理：根据软组织解剖学、生物力学、病理学特点，总结了全身 108 个软组织立体三角区，提出"人体软组织平衡原理"。人体三角区一旦平衡失调，就会引起软组织损伤疾病，软组织三角区的三个点为生物力学的应力点、病理学的

损伤点，也是水针刀疗法的治疗点。颈部筋膜立体三角区治疗点：由颈部浅深筋膜及后群浅层的斜方肌、肩胛冈中外点构成的肌筋膜三角区，水针刀三针点在枕外隆突与双侧的肩胛冈中外点；中层肌肉由头夹肌构成的三角区，水针刀三针点在双侧颞骨乳突与第七颈椎棘突；深层肌肉由椎枕肌构成的颈上肌筋膜三角区，水针刀三针点在三角区的三个点。骶部肌筋膜立体三角区治疗点：骶部的筋膜三角区是由髂脊肌起点与骶尾韧带附着点构成的肌筋膜三角区，其水针刀三针点在左右髂后上棘与尾骨尖端。足底筋膜三角区治疗点：由跖长韧带及跖腱膜起于跟骨下结节、止于第一趾骨至于第五趾骨，构成跖腱膜韧带立体三角区，水针刀三针点在跟后结节、第一跖趾结节与第五跖趾结节。

针具 水针刀分为 7 种（图2），每种分为大中小号，长度分

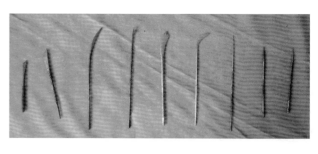

图 1 清代"刀针"

别为 3cm、6cm、9cm。水针刀能回抽检测，避免了对血管、神经的损伤。①扁圆刃水针刀：针头一侧带注射孔，针头呈扁圆形。主要用于治疗软组织损伤性疾病。②锋勾型水针刀：针头一侧带注射孔，针头前端呈镰形锋钩状，主要用于治疗四肢末端病变及胸腹部软组织损伤，如屈指肌腱鞘炎、类风湿关节炎等。③勺状型水针刀：针头前端 3cm 处，带有135 度的弯度，针刃一侧呈凹面带有注射孔，针头前端呈勺状钝刃。主要用于颈椎或腰椎椎间孔外口、骶后孔等神经出口处旋转松解。④剑刃型水针刀：针头一侧带注射孔，针头双边带刃呈剑锋状。主要用于治疗滑囊炎、滑膜炎及滑膜积液。⑤马蹄型水针刀：针头一侧带注射孔，针头呈斜形状。

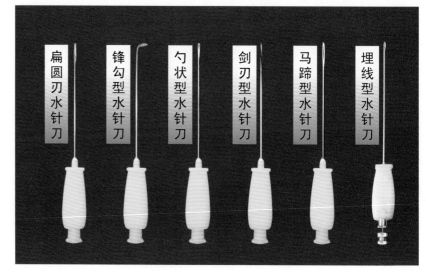

图 2 水针刀针具

主要用于治疗增生退变性疾病，进行扇形分离，松解硬化的筋膜结节。⑥埋线型水针刀：针体内配套设置有埋线推针，该埋线推针包括推针和推针柄，推针的尾端与推针柄插装连接，推针外径与埋线型水针刀贯通孔的孔径相适配，可灵活抽动，推针的长度小于埋线型水针刀的长度，其前端为圆滑的平头，可以灵活推出所埋的线体，针体前端为带有注射孔的尖形斜面锋刃。主要用于脊柱相关性疾病的治疗，进行松解筋结，注射药物及留线。

持针法 主要有 3 种。①执笔式持针法（图3）：如写毛笔字的握笔姿势。多选用扁圆刃、马蹄型、勺状型、剑刃型等针具。②杠杆式持针法（图4）：用拇指、中指捏持针柄，示指卡压在针背末端，依靠手腕部力量快速弹压透皮进针。多选用锋勾型针具。③掌握式持针法（图5）：选用埋线型水针刀，用四指及拇指握持针柄，依靠手腕部力量快速弹压透皮进针。

进针法 主要有 7 种。①筋膜扇形分离法：传承于青龙摆尾刺法。选用扁圆刃水针刀，在胸背部病变结节处斜刺进针达筋膜层，扇形推铲筋结 3 针，然后扇形分离 3~6 针，回抽注药 1ml，即可出针贴创可贴。主要用于治疗软组织损伤。②筋膜割拉分离法：选用鹰嘴型水针刀，应用筋膜弹割松解 3 针，回抽注药 1ml，即可出针贴创可贴。主要用于治疗四肢末端病变及胸腹部软组织损伤，如屈指肌腱鞘炎、类风湿关节炎等。③筋膜弹拨分离法：传承于苍龟探穴结合青龙摆尾刺法。选用扁圆刃水针刀，在筋膜结节点及筋膜间室高压点，快速纵行进针达肌筋膜层，松解筋膜 3 针，

然后左右弹拨 3~6 针，回抽注药 1ml，即可出针贴创可贴。④一点三针分离法：选用剑刃型水针刀，采用一点三针法进针入路、进入囊腔后回抽滑液，注射磁化松解液，然后向三维方向通透分离，回抽注药 1ml，即可出针贴创可贴。主要用于治疗滑囊炎、滑膜炎及滑膜积液。⑤筋膜旋转分离法：传承于苍龟探穴结合白虎摇头刺法。选用勺状型水针刀，在颈椎或腰椎椎间孔外口、骶后孔等神经根出口处，快速进针0.5cm，纵切3针，达神经根周围后，采用旋转分离法分离6~9针，回抽注药1ml，即可出针贴创可贴。主要用于治疗颈椎病、腰椎间盘突出症等。⑥骨膜扇形分离法：选用马蹄型水针刀，沿骨刺部位肌腱牵张点、筋膜结节粘连部位，快速斜行进针达筋膜层，进行扇形松解硬化的筋膜结节，回抽注药1ml，即可出针贴创可贴。主要用于治疗增生退变性疾病、骨性关节炎。⑦水针刀松解埋线法：选用埋线型水针刀，

在脊柱区带九大诊疗区，沿着内脏神经治疗线治疗疾病；先纵行进针达筋膜层，扇形松解筋膜结节，然后纵行留置药线，即可出针贴创可贴。主要用于治疗脊柱相关性疾病及临床疑难病。

适应证 ①慢性软组织损伤，如肩胛提肌损伤、菱形肌损伤、腰肌劳损等。②外伤后遗症、术后综合征，如颈椎术后综合征、腰椎术后综合征等。③肌腱炎、筋膜炎、滑囊炎。④神经卡压综合征，如臀

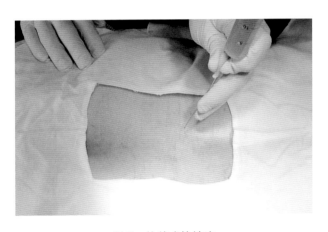

图3 执笔式持针法

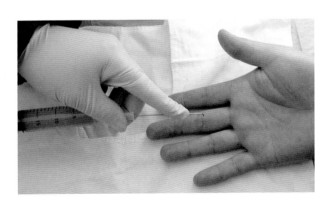

图4 杠杆式持针法

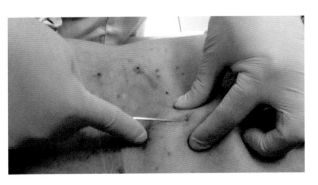

图5 掌握式持针法

上皮神经卡压综合征、梨状肌卡压综合征等。⑤骨关节增生性疾病、退行性病变，如颈椎病、腰椎间盘突出症、膝关节骨性关节炎、跟骨骨刺等。⑥骨关节缺血坏死性疾病，如股骨头坏死症等。⑦痛证，如风湿、类风湿关节炎、强直性脊柱炎、痛风等。⑧神经痛，如三叉神经痛、枕神经痛、肋间神经痛、坐骨神经痛等。⑨脊柱相关性疾病，如颈源性头痛，颈源性眩晕，颈源性心脏病脊源性哮喘，脊源性胃脘痛等。

禁忌证 以下情况禁用：①全身感染发热性疾病。②凝血机制不全者，如血友病、血小板减少症。③施术部位有红、肿、热、痛或有深部脓肿。④严重心、脑、肾疾患者。⑤传染性疾病如骨结核、梅毒等。⑥肿瘤患者。

注意事项 ①严格无菌操作。②掌握治疗点处局部血管神经的走行与分布，严防损伤血管神经。③在不超过病灶范围内，进行刺法松解治疗。④治疗阳性结节时，在原位按压，固定后方可进针刀。勿将阳性结节推到一旁。⑤注射药物选择单一，注意药物的适应证。⑥对于年老体弱者，治疗点宜少而精。⑦孕妇不宜在腹部及腰部进针治疗。⑧个别年老体弱者，若出现头晕、心慌、面色苍白等反应，应立即出针，按晕针处理。⑨针眼处贴创可贴，以防感染。创可贴48小时内取下，以防过敏。

（王 舒）

diànzhēn liáofǎ
电针疗法 （electronic needling）

在刺入穴位的针具上，用电针机通电，将电流刺激和针刺结合起来治疗疾病的方法。简称电针。是在针刺得气后，通以接近人体生物电的微脉冲电流，使针与电

两种刺激相结合，给予持续刺激。此法20世纪30年代即有报道，近些年临床应用更加广泛。

作用原理 人体组织是由水、无机盐和带电生物胶体组成的复杂电解质电导体，当一种波形频率不断变换的脉冲电流作用于人体时，组织中的离子便会发生定向运动，离子浓度和分布发生变化，使细胞膜消除极化状态，从而影响人体组织功能。低频脉冲电流通过毫针刺激腧穴，在经络传导作用下，调整人体阴阳、气血、脏腑功能，从而达到治疗疾病的目的。

针具 所需器械包括毫针和电针机。毫针一般选用26~28号针，电针机的种类有蜂鸣式电针机、电子管电针机、半导体电针机，其中半导体电针机临床最为常用。

操作 电针机的脉冲电流有密波、疏波等不同波形，密波（或叫高频）频率较快，一般在50~100次/秒，疏波（或叫低频）频率较慢，一般是2~5次/秒。电针机上设有频率旋扭，临床应用时可据病情选择密波、疏波、疏密波、断续波等不同波形。治疗时，若应选取两个穴位以上，一般以取用同侧肢体1~3对穴位（即是用1~3对导线）为宜，不可过多，否则刺激太强，患者不易接受。电针的选穴，既可按经络选穴，又可结合神经的分布，选取有神经干通过的穴位及肌肉神经运动点。如上肢瘫痪，以天鼎或缺盆为主穴，三角肌配肩髎或臑上，肱三头肌配臑会，肱二头肌配天府；屈腕和伸指肌以曲池为主，配手五里或四渎。如下肢瘫痪，股前部以冲门或外阴廉为主，加配髀关或箕门；臀、腿后部以环跳或秩边为主，小腿后面配委中，小腿外侧配阳陵泉。

在针刺主穴和配穴时，应使针感达到疾病部位后，再接通电针机。时间一般为5~20分钟。

适应证 电针的适应证与毫针一致，可以治疗多种疾病。其中，对痫病、神经官能症、神经痛、神经麻痹、脑血管病、小儿麻痹后遗症、胃肠疾病、心绞痛、高血压等应用较广，亦可用于针刺麻醉手术。密波能降低神经应激功能，先抑制感觉神经再抑制运动神经，常用于镇痛镇静、缓解血管肌肉痉挛、针刺麻醉等。疏波能引起肌肉收缩，提高肌肉张力，对感觉和运动神经的抑制发生较迟，常用于治疗痿证，各种肌肉、关节、韧带、肌腱的损伤等。疏密波是疏波、密波自动交替出现的一种波形。疏、密交替持续的时间各约1.5秒，能克服单一波形易产生耐受的缺点。治疗时兴奋效应为主，能够促进代谢，促进气血循环，改善组织营养，消除炎性水肿，常用于镇痛，如扭挫伤、关节周围炎、坐骨神经痛，也可用于改善气血，如治疗面瘫、肌无力、局部冻伤等。断续波是有节律地时断、时续自动出现的一种疏波。断时，是在1.5秒内无脉冲电输出；续时，是密波连续工作1.5秒。断续波能提高肌肉组织的兴奋性，对横纹肌有良好的刺激收缩作用，但是机体不易适应，可用于治疗痿证、瘫痪，也可用作电肌体操训练。

注意事项 使用时应注意避免出现晕针、弯针、断针，严重的心脏病患者、孕妇慎用。

（王麟鹏）

zhēntiāo liáofǎ
针挑疗法 （pricking therapy）

应用三棱针、注射针头或特制的专用针，在特定部位或穴位上进行挑刺，以治疗全身疾病的疗法。

又称针挑、挑针、挑治。是在古代锋针疗法、半刺、络刺基础上发展而来。"针挑"一词首见于晋·葛洪《肘后备急方·疗沙虱毒方条》："针挑取虫子。"宋代《桂海虞衡志》载有广西少数民族治疗疾病的简便疗法："草子，即寒热时疫，南中吏卒小民，不向病源，但头痛不佳，谓之草子，不服药，使之锥刺唇及舌尖出血，谓之挑草子。"清代针挑疗法也应用于时疫流行病，清·郭右陶《痧胀玉衡》："一应刺法，不过针锋微微入内，不必深入。"

操作 包括工具、针挑部位及针挑方法三方面。

工具 包括三棱针、大号注射针头、钩状挑治针、锋勾针（见新九针疗法）等。

针挑部位 主要包括三个部位。①十四经穴：根据脏腑经络辨证，选取相应十四经穴进行挑治，背俞穴较常用。用于治疗相应脏腑或经脉的病变。②夹脊穴：取第一至七胸椎夹脊穴主治胸腔内脏及上肢疾病；第八至十二胸椎夹脊穴主治上腹部内脏疾病；第十胸椎至第二腰椎夹脊穴主治腰部和下腹部内脏疾病；第二腰椎至第四骶椎夹脊穴主治肛门部和下肢部疾病。③阿是穴：局部的痛点、反应点或浅动脉点、静脉点。

针挑方法 主要包括四种方法。①挑刮法：先在预定的体表部位进行压刮皮肤使其充血，出痧斑后用挑治针挑破痧斑出血。多用于治疗流感和痧症。②挑点法：在十四经穴或阿是穴用挑治针快速进针，快速挑破皮肤，并在破损皮内进行挑动。常用于挑脂、挑痔、挑痧等。③挑络放血法：在所选的动脉或静脉点用挑治针挑破血管并挤出血。主要用

于实证和热性病证。④挑筋法：将表皮纵向挑破 0.2~0.3cm，再深入皮下将皮下白色纤维样物挑起，做左右挑拨动作或将纤维样物挑断，然后再按上法进行第二针，直到把挑治点的皮下纤维组织挑断完为止，再进行消毒并盖上无菌纱块，胶布固定。若采用钩状挑治针挑刺，可用 1%~2% 利多卡因做挑治点皮下注射呈皮丘状，每点注射约 0.1ml 药物，然后用钩状挑治针针尖对准皮丘最高点横向挑破皮肤约 2mm，再在伤口深部做旋转牵拉动作挑治，将皮下白色纤维样物挑断。按上法动作进行第二针，重复挑治动作 5~10 次，直到挑断完皮下纤维样组织为止，再进行消毒，盖上消毒纱块，贴上胶布即可。一般每周挑治 1~2 次。

适应证 适用于治疗中风后偏瘫或感觉障碍、痛病、抑郁症、偏头痛、三叉神经痛、肩周炎、颈椎病、枕神经痛、腰椎间盘突出症、强直性脊柱炎、类风湿关节炎、膝骨性关节炎、肋间神经痛、哮喘、慢性支气管炎、慢性结肠炎、顽固性呃逆、神经性呕吐、小儿疳积、慢性前列腺炎、前列腺肥大、不育症、不孕症、慢性盆腔炎、甲状腺肿、痔疮、声带结节、慢性荨麻疹等疾病。

注意事项 ①孕妇及严重心脏病、血液病患者禁用；糖尿病患者慎用。②注意无菌操作，保持局部清洁。③针尖应在原创口部位挑，挑口要小，勿在创口左右挑，防止伤口过大难愈合或留疤。④挑治出血量应依病情而定。⑤注意预防和处理晕针。

（符文彬）

biānshí liáofǎ

砭石疗法（stone-needle therapy）利用打磨成型的石制工具进

行治疗或保健的方法。又称砭术、砭疗。砭，《说文解字》中释义："以石刺病也。"

源流 砭石产生于新石器时代，又称针石、石针、砭针、镵石、冷石、佳石、恶石、砭射、温石、隋石。砭石疗法是最早的中医外治法，首见于马王堆汉墓出土的帛书《脉法》："用砭启脉者必如式，痈肿有脓，则称其大小而为之砭。"《素问·异法方宜论》中论述"东方之域……其病皆为痈疡，其治宜砭石，故砭石者，亦从东方来"，指出砭石与毒药、灸焫、微针和导引按跷并列为五种医术。《汉书·艺文志》曾记载扁鹊成功救治"尸厥病"中应用了砭石。砭石疗法在汉代之后的医籍中少见，但在民间仍有流传。究其原因，医疗器具材质的增多，内治法论著的丰富可能对砭石疗法的发展有所冲击，东汉学者服虔认为"季世复无佳石，故以铁代之尔"，即因缺乏制作砭石的好石料，造成砭石失传。20世纪，砭石疗法得以复兴。中华民国时期，《砭经》出版。1978年出土"泗滨浮磬"考证确认泗滨浮石即是古代磨制砭具的"佳石"。1997年《中国中医药报》发表"发掘中国古老砭石疗法"一文，引起普遍重视。2000年成立了"中国针灸学会砭石分会筹备组"。该时期陆续出版《砭术疗法》《新砭石疗法》《砭石扣保健法》《砭石学》《实用砭石疗法》等多部专著。新砭石疗法在秉承古砭石疗法的基础上，使用具有微晶、超声波和远红外三种物理性能的泗滨浮石制作成各种形状的砭具，创立了砭术十六法，即感、压、滚、擦、刺、划、叩、刮、拍、揉、振、拔、温、凉、闻、捋法。

砭具分类 ①按摩砭具：用

于按摩、点穴的砭具。是应用砭石的物理特性，对人体进行力学按摩和超声按摩，或依靠人体的自身体温加热。按摩砭具有球状、长方状、椭圆状、棒状、锥状、板状。②温熨砭具：用于热疗、热敷的砭具。是应用砭石的远红外特性，对人体进行红外理疗，或采用各种方法加热砭具，以增强其远红外辐射强度。多为长方形等几何形状。③割刺砭具、罐疗砭具：用于割痈排脓、刺穴疗法、放血疗法、挑痧疗法、刮痧疗法和罐疗的砭具。刀形砭具用于割痈排脓，石针用于排脓、放血、挑痧，砭罐用于罐疗，砭石刮痧板用于刮痧疗法。

操作 感法：即感应法，接近和接触泗滨砭石的方法。直接接触指用泗滨砭石直接触及人体，间接接触指泗滨砭石与人体之间有一定距离或专门敷设的棉布类织物。压法：将砭具与人体接触后，再加以一定压力的方法。滚法：用砭具直接作用于人体体表部位，施加一定的压力，并沿着经络方向进行滚动的方法。擦法：用泗滨砭石在体表上进行摩擦的方法。刺法：用砭具点穴的方法。划法：用砭具沿着体表经络方向划动的方法。叩法：利用砭具连续地叩击人体的方法。刮法：利用砭具刮拭人体的方法。拍法：用砭尺拍击人体体表经络穴位的方法。揉法：在一定压力下使用砭具在体表肌肉层上进行揉擦的方法。震法：在压法和刺法基础上，用砭具有节奏地做上下振动的方法。拔法：在压法和刺法时，当压力与刺力达到最大时，迅速沿相反方向将砭具撤离人体的方法。温法：将砭具加热以后置于人体体表部位的方法。凉法：将砭具放在冷水中浸泡良久，然后取出擦干，再把它置于人体患部的方法。闻法：即听磬，听泗滨浮磬声，有益于人体健康。挝法：是自己亲自击磬的方法。

适应证 适用于治疗软组织损伤如急慢性扭伤、挫伤、拉伤等，骨伤风湿类疾病如颈肩腰腿疾病、骨关节炎、网球肘、肩周炎、膝关节滑膜炎、风湿性关节炎、类风湿关节炎等，各类功能性失调及亚健康如神经衰弱、失眠等，还可用于保健、减肥及美容。

注意事项 ①依据病证特点、治疗部位合理选择砭具和操作方法。②注意操作手法的轻重、缓急。③使用温法注意观察皮肤状态和询问患者感受，以调整时间和强度，防止烫伤。④年老体弱者使用凉法注意作用时间和强度。⑤皮损部位禁用。

(赖新生)

wēizhēn xìtǒng liáofǎ

微针系统疗法 （micro-acupuncture system therapy）

以身体的特定局部同全身各部分存在着投影式关联为理论依据，在此特定局部进行检查、施治，用以诊治全身疾病的方法。又称微针疗法。将其施术的特定局部统称为微针系统。

微针系统疗法是在中医理论和全息理论的指导之下，经过大量临床实践，逐渐形成、发展起来。中医对人体的认识是一个有机的整体，五脏六腑、肢节百骸在体表皆有相对的反应区域，并通过大小脉络紧密相连。全息理论认为生物体的每一个有生命功能又相对独立的局部，包含了整体的全部信息。即整个生物的病变可以通过每个微系统的相应变化反映出来，对其中某个微系统进行治疗可以使整个生物体发生相应的变化。

耳针疗法形成于 20 世纪 50 年代。1957 年法国诺吉耶（Nogier. P）博士在《德国针术杂志》发表了有关耳针的论文，提出了 42 个耳穴点和形如胚胎倒影的耳穴图。70 年代耳针疗法已得到了广泛的推广应用，是较早发展、完善的微针系统疗法。受其启发，并在中医理论和全息理论指导的基础上，结合临床实践，其他微针系统疗法如眼针疗法、头针疗法等也不断萌芽、发展起来。1976 年美国人戴尔（R. A. Dale）根据穴位分布特点，提出将针刺区域分为两大系统，即巨针系统和微针系统。巨针系统即为十四经穴系统，而耳针、头针等 10 余种疗法则归为微针系统。现微针系统疗法主要包括头针疗法、眼针疗法、耳针疗法、腹针疗法、腕踝针疗法、手针疗法等。治疗方法也不仅仅局限于针刺，尚有艾灸、贴压、指压、电刺激等。

著名针灸大家王雪苔 1996 年在其《微针系统诊疗法的回顾与展望》一文中对微针系统疗法做了如下论述："微针系统诊疗法是以身体的特定局部同全体各部分存在着投影式关联为理论依据，在此特定局部进行检查或施治，用以诊断或治疗全身各部位病症的方法。这类诊疗方法形成之初，大多与针刺有密切关系，所以将其施术的特定局部统称做微针系统"。微针系统疗法具有穴位集中的特点，拓展了腧穴和局部的治疗作用。

(王麟鹏)

tóuzhēn liáofǎ

头针疗法 （scalp acupuncture therapy）

基于头部生理解剖和（或）头部经络、腧穴位置，将头部划分区域并确定头穴线，以针刺治疗脑源性疾病及全身性疾病的方法。简称头针，又称头皮针。属微针系统疗法。是在 20 世纪 70 年代逐渐形成、发展起来的，得到了临床广泛应用，并产生了众多学术流派，其中焦氏头针运用较广泛。随着头针应用的不断发展及学术影响力的扩大，1984 年 5 月，在东京世界卫生组织西太区针灸穴名标准化会议上，讨论正式通过了《头针穴名国际标准化方案》，2008 年 4 月 23 日，中华人民共和国国家质量监督检验检疫总局和中国国家标准化管理委员会发布了《针灸技术操作规范 第 2 部分：头针》。

理论基础 人们对头与脏腑、经络关系的认识，可以追溯到 2000 多年前的《黄帝内经》时代，《素问·脉要精微论》指出"头者，精明之府"，明·张介宾释为"五脏六腑之精气，皆上升于头，以成七巧之用，故头为精明之府"，说明头部与人体各脏腑器官功能有着密切的联系。经络学说认为，头为诸阳之会，手足六阳经与督脉、任脉以及足厥阴经等，都起始或直接循行于头面部，因此，人体的经气通过经脉的联系集中于头部。现代医学生理解剖学知识认为，头皮与大脑皮层功能定位存在着空间的对应关系。因此，头针的主要理论依据一为经络学说，二为大脑皮层功能定位。

定位及主治 头针疗法在临床应用中的定位和主治，除了依据《头针穴名国际标准化方案》外，尚有"焦氏头针"亦广泛应用。

头针穴名国际标准化方案将主治范围与头部分为 4 个区域（额区、顶区、颞区及枕区）、14 条标准线（头穴线），其定位与主治详见表1、图1~4。

焦氏头针 定位标准线有两条，即前后正中线和眉枕线。眉心与枕外隆凸下缘的连线为前后正中线；眉毛上缘中点与枕外隆凸尖端的连线为眉枕线。常用刺激区线有 13 条，其定位与主治详见表2、图5。

操作 ①头穴线选择：根据疾病选用主要或相应的头穴线，再配合相关头穴线治疗。单侧肢

表 1 头针穴名国际标准化方案头穴线定位及主治

头穴线	定位	主治
额中线	在额区头前部，从督脉神庭穴向前引一条长 1 寸直线	精神障碍如癔症、抑郁、焦虑、精神分裂症、痫病等，失眠，鼻病，神经性耳鸣
额旁 1 线	在额区头前部，从膀胱经眉冲穴向前引一条长 1 寸直线	胸腔疾病如冠心病、支气管哮喘、支气管炎、肺气肿等，抑郁，鼻病
额旁 2 线	在额区头前部，从胆经头临泣穴向前引一条长 1 寸直线	消化系统疾病如急慢性胃炎、胃和十二指肠溃疡、肝胆疾病，眼病
额旁 3 线	在额区头前部，从胃经头维穴内 0.75 寸向前引一条长 1 寸直线	生殖泌尿系统疾病如功能性子宫出血、阳痿、遗精、前列腺痛、痛经、尿频、尿急等，精神分裂症，头痛
顶中线	在顶区头顶部，督脉百会穴与前顶穴的连线	腰腿病症如瘫痪、麻木、腰腿疼痛等，头顶痛，高血压，痫病，失眠，皮质性多尿，尿崩症，小儿遗尿，鼻炎
顶颞前斜线	在顶颞区头顶部、头侧部，头部经外奇穴前神聪（百会穴前 1 寸）与胆经悬厘穴的连线	其上 1/5 治疗对侧下肢瘫痪及躯体障碍；中 2/5 治疗对侧上肢瘫痪；下 2/5 治疗对侧中枢性面瘫、面肌痉挛、运动性失语、特发性睑痉挛-口-下颌肌张力障碍综合征（梅热综合征）、流涎、下颌关节功能紊乱
顶颞后斜线	在顶颞区头顶部、头侧部，督脉百会穴与胆经曲鬓穴的连线	其上 1/5 治疗对侧下肢和躯干感觉异常；中 2/5 治疗对侧上肢感觉异常、失用症；下 2/5 治疗头面部感觉异常、偏头痛、三叉神经痛
顶旁 1 线	在顶区头顶部，督脉旁 1.5 寸，从膀胱经通天穴向后引一条长 1.5 寸直线	对侧腰腿病症如瘫痪、麻木、腰腿疼痛等，头痛，鼻炎
顶旁 2 线	在顶区头顶部，督脉旁 2.25 寸，从胆经正营穴向后引一条直线到承灵穴，长 1.5 寸	对侧上肢病症如瘫痪、麻木、疼痛等，头痛，偏头痛，眩晕
颞前线	在颞区，胆经颔厌穴与悬厘穴的连线	头面五官及颈部病症如偏头痛、运动性失语、周围性面瘫、牙痛、颈痛、口舌生疮等
颞后线	在颞区，胆经率谷穴与曲鬓穴的连线	颈及耳部病症如眩晕、颈痛、耳聋、耳鸣、幻听等，偏头痛
枕上正中线	在枕区后头部，督脉强间穴与脑户穴的连线	眼病如色盲、视神经萎缩、皮层性视力障碍等，头痛，眩晕，痫病，精神分裂症
枕上旁线	在枕区后头部，由枕外隆凸脑户穴左右旁开各 0.5 寸起，向上引一条 1.5 寸的平行于枕上正中线的直线	眼病如皮层性视力障碍、白内障、视神经萎缩等，头痛，幻觉
枕下旁线	在枕区后头部，从膀胱经玉枕穴向下引一条长 2 寸的直线	小脑病变如共济失调、小脑萎缩、小脑变性等，后头痛，眩晕

体疾病选用对侧头穴线；双侧肢体疾病选用双侧头穴线；内脏、躯干、全身疾病或左右难区分的疾病选取双侧头穴线。②进针：选用直径 0.30mm 以上的毫针，取站位、坐位或卧位。常规消毒，毫针与头皮水平呈30°，快速将针刺入头皮下，然后使针与头皮平行继续推进到相应位置。当针尖

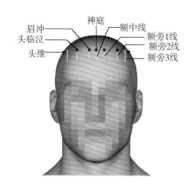

图 1　额区头穴线

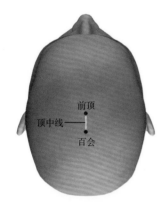

图 2　顶区头穴线

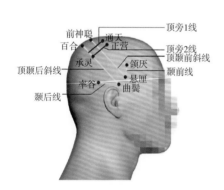

图 3　颞区头穴线

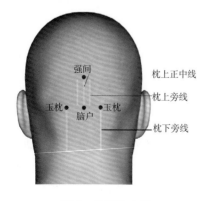

图 4　枕区头穴线

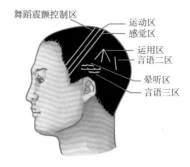

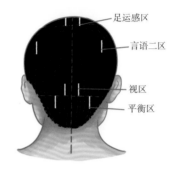

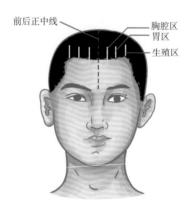

图 5　焦氏头针刺激区线示意图

抵达帽状腱膜下层时，针下阻力减小；当针尖抵达颅骨或皮下层时，患者局部痛感显著且医者针下有抵触感，应改变进针角度或重新进针。③行针及留针：只做捻转，不做提插。以拇指掌侧面与示指桡侧面夹持针柄，以示指的掌指关节快速连续屈伸，使针身左右旋转达每分 200 次，捻针角度 180°～360°，持续捻转 2～3 分钟，留针 20～30 分钟，留针期间行针 2～3 次。留针期间可主动或被动地活动患肢，以提高疗效。可加电针，频率为 200～300 次/分。

④出针：刺手夹持针柄，押手固定头穴区周围头皮，一边捻转松动针身，一边退出，当针下无紧涩感时可快速抽拔出针。出针后用消毒干棉球按压针孔片刻，防止出血。

注意事项　①婴幼儿囟门未愈合者，颅骨缺损和开放性脑损伤部位者，头部严重感染、溃疡、瘢痕者，严重心脏病、重度糖尿病、重度贫血、急性炎症和心力衰竭者，均应禁用。②脑血管意外出现高热、昏迷、血压升高时暂不宜用，待病情及血压稳定后可应用。③精神紧张、过饥、过饱者慎用，并注意刺激强度。④头发浓密部位毫针易被遗忘，起针时需仔细检查。⑤留针期间可嘱患者配合运动，有助于提高疗效。

（符文彬）

yǎnzhēn liáofǎ

眼针疗法（eye acupuncture therapy）　基于中医理论中眼与脏腑、经络密切关联的相关理论，结合周易八卦划分眼周区域，通过针刺眼眶周围的特定穴区以治疗全身疾病的方法。简称眼针。属微针系统疗法。是辽宁中医药大学彭静山在 20 世纪 70 年代创立。是在经络理论和汉代医家华佗"观眼可验内之何脏腑受病"学术思想的基础上，通过临床不断探索眼周各部位与脏腑关系发展而来。眼针疗法于 1982 年被授予辽宁省重大科技成果奖，1984 年开始面向全国推广，1987 年正式通过国家鉴定，1992 年荣获国家中医药管理局科技进步二等奖。已有 40 多个国家和地区选派医务人员赴中国学习眼针疗法。田维柱带领其团队对眼针疗法方案进一步研究、发展、完善，制定标准化方案。2009 年 2 月 6 日由中华

表 2　焦氏头针刺激区线定位及主治

区线	定位	主治
运动区	相当于大脑皮层中央前回在头皮上的投影。上点在前后正中线的中点向后移 0.5cm 处，下点在眉枕线和鬓角发际前缘相交处（若鬓角不明显者，可从颧弓中点向上引一垂直线，将此线与眉枕线交点前 0.5cm 处作为下点）。上下两点之间的连线即运动区。将运动区划分为五等份，上 1/5 是下肢、躯干运动区，中 2/5 是上肢运动区，下 2/5 是面部运动区	其上 1/5 治疗对侧下肢瘫痪；中 2/5 治疗对侧上肢瘫痪；下 2/5 治疗对侧中枢性面瘫、运动性失语、流涎、发音障碍
感觉区	相当于大脑皮层中央后回在头皮上的投影，自运动区平行向后移 1.5cm 的直线。上 1/5 是下肢、头、躯干感觉区；中 2/5 是上肢感觉区，下 2/5 是面部感觉区	其上 1/5 治疗对侧腰腿痛、麻木、感觉异常及头项疼痛、耳鸣；中 2/5 治疗对侧上肢疼痛、麻木、感觉异常；下 2/5 治疗对侧面部麻木、偏头痛、三叉神经痛、牙痛、下颌关节炎
舞蹈震颤控制区	自运动区向前平移 1.5cm 的直线	舞蹈病、震颤麻痹综合征（一侧病变针对侧，两侧病变针双侧）
晕听区	从耳尖直上 1.5cm 处向前及后引 2cm 的水平线，共长 4cm	眩晕、耳鸣、听力减退等
言语二区	相当于大脑顶叶的角回部。以顶骨结节下方 2cm 处为起点，向后引平行于前后正中线的 3cm 长的直线	命名性失语
言语三区	晕听区中点向后引 4cm 长的水平线	感觉性失语
运用区	从顶骨结节起向下引一长 3cm 的垂线，再引与该线夹角为 40° 的前后两线，三条为运用区	失用症
足运感区	在前后正中线的中点，旁开左右各 1cm 处为起点，向后引平行于前后正中线 3cm 长的直线	对侧下肢痛、麻木、瘫痪，急性腰扭伤、皮层性多尿、夜尿、子宫脱垂等
视区	从枕外隆凸顶端旁开 1cm 处向上引一平行于前后正中线的 4cm 长的直线	皮层性视力障碍
平衡区	相当于小脑半球在头皮上的投影。从枕外隆凸顶端，旁开 3.5cm，向下引平行于前后正中线的 4cm 长的直线	小脑平衡障碍
胃区	从瞳孔直上的发际处为起点，向上引一平行于前后正中线的 2cm 长的直线	胃痛、上腹部不适等
胸腔区	在胃区与前后正中线之间，从发际向上下各引 2cm 长的平行于前后正中线的直线	胸痛、胸闷、心悸、冠状动脉供血不足、哮喘、呃逆等
生殖区	从额角处向上引一平行于前后正中线的 2cm 长的直线	功能性子宫出血、盆腔炎、带下，配足运感区治子宫脱垂等

人民共和国国家质量监督检验检疫总局、中国国家标准化管理委员会颁布《针灸技术操作规范 第 15 部分：眼针》。

理论基础　中医理论中眼与脏腑、经络密切相关。《素问·五脏生成》："诸脉皆属于目。"《灵枢经·邪气脏腑病形》："十二经脉，三百六十五络，其血气皆上于面而走空窍，其经阳气上走于目而为之睛。"《灵枢经·大惑论》："五脏六腑之精气，皆上注于目而为之精，精之窠为眼，骨之精为瞳子，筋之精为黑眼，血之精为络，其窠气之精为白眼，肌肉之精为约束，裹撷筋骨血气之精而与脉并为系，上属于脑，后出于项中。"可见眼睛虽是一个局部器官，但它通过纵横交错、网络全身的经络系统，与各脏腑及其他组织器官密切关联，是整个机体的一个缩影。因而针刺眼眶周围的特定穴区，不但可以治疗眼部疾患，同时可以疏通经络、调整脏腑功能从而达到治疗全身性疾病的目的。

定位及主治　根据眼与脏腑、经络的关系，用周易八卦将眼睛分为 8 个区。一区为肺区穴、大肠区穴，二区为肾区穴、膀胱区穴，三区为上焦区穴，四区为肝区穴、胆区穴，五区为中焦区穴，六区为心区穴、小肠区穴，七区为脾区穴、胃区穴，八区为下焦区穴。其中一、二、四、六、七 5 个区，每区一脏一腑 2 个穴，而三、五、八 3 个区，每区 1 个穴，共计 13 个穴，总称眼周八区 13 穴（图、表）。为了便于记忆，用钟表的时间显示法来确定 13 个穴的位置。将眼区看成是一个表盘，以时针计算，一周是 12 小时，将

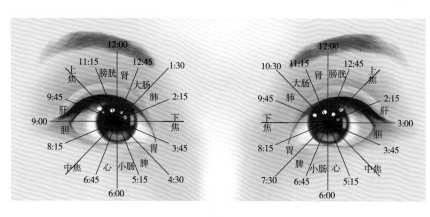

图　眼针穴位图

12 小时分成 8 份，每份 90 分钟代表一个区的时限。

操作　包括取穴法与刺法。

取穴法　①循经取穴：根据经脉所过，疾病所主的原则，病属哪一经或病在哪一经络线上，即取哪一经区穴。如患者后头痛，并连及颈项部，后头与颈项部为足太阳膀胱经循行所过之处，即取膀胱区穴。②脏腑取穴：病在哪一脏腑，即取哪一脏腑区穴。如患者以咳嗽、气喘为主，则病变在肺，即取肺区穴。③三焦取穴：即病位取穴。在膈肌与脐部，各画出一条横断性水平线，将人体分为上、中、下三个部分，病在上部即取上焦区穴，病在中部即取中焦区穴，病在下部即取下焦区穴。如患者头痛即取上焦区穴；胃痛即取中焦区穴；遗尿即取下焦区穴。④观眼取穴：即观

表　眼针疗法穴位定位及主治

穴位	定位	主治
肺区穴	在瞳孔的内上方，左眼相当于 9：45～10：30 之间，右眼相当于 2：15～1：30 之间，左右对称	感冒、咳嗽、哮证、喘证、肺痈、肺痨、肺痿、咯血、衄血、皮疹、泄泻、便秘、痢疾、眼疾等
大肠区穴	在瞳孔的内上方，左眼相当于 10：30～11：15 之间，右眼相当于 1：30～12：45 之间，左右对称	腹痛、泄泻、便秘、痢疾、肠痛、咳嗽、哮证、喘证、咯血、眼疾等
肾区穴	在瞳孔上方偏内侧，左眼相当于 11：15～12：00 之间，右眼相当于 12：45～12：00 之间，左右对称	头痛、眩晕、中风、腰痛、消渴、水肿、癃闭、遗精、阳痿、不孕、不育、耳鸣、耳聋、泄泻、遗尿、小便失禁、痛经、月经不调、眼疾等
膀胱区穴	在瞳孔上方偏外侧，左眼相当于 12：00～12：45 之间，右眼相当于 12：00～11：15 之间，左右对称	癃闭、遗尿、水肿、遗精、阳痿、耳鸣、耳聋、眼疾等
上焦区穴	在瞳孔外上方，左眼相当于 12：45～2：15 之间，右眼相当于 11：15～9：45 之间，左右对称	头痛、眩晕、中风、痹证、疼痛、胸痛、心悸、咳嗽、面瘫、面痛、眼疾等
肝区穴	在瞳孔的外方偏上，左眼相当于 2：15～3：00 之间，右眼相当于 9：45～9：00 之间，左右对称	中风、头痛、眩晕、痉病、癫证、厥证、郁证、积聚、胁痛、吐血、衄血、耳鸣、耳聋、不寐、眼疾等
胆区穴	在瞳孔的外方偏下，左眼相当于 3：00～3：45 之间，右眼相当于 9：00～8：15 之间，左右对称	头痛、眩晕、胁痛、腹痛、不寐、耳鸣、耳聋、眼疾等
中焦区穴	在瞳孔外下方，左眼相当于 3：45～5：15 之间，右眼相当于 8：15～6：45 之间，左右对称	胃痛、胁痛、厌食、恶心、呕吐、呃逆、腹痛、腹胀、消渴、眼疾等
心区穴	在瞳孔的下方偏外侧，左眼相当于 5：15～6：00 之间，右眼相当于 6：45～6：00 之间，左右对称	心悸、怔忡、胸闷、胸痛、健忘、不寐、癫狂、痫病、遗精、舌疮、尿血、眼疾等
小肠区穴	在瞳孔的下方偏内侧，左眼相当于 6：00～6：45 之间，右眼相当于 6：00～5：15 之间，左右对称	腹痛、泄泻、舌疮、尿血、心悸、健忘、不寐、癫狂、痫病、眼疾等
脾区穴	在瞳孔内下方，左眼相当于 6：45～7：30 之间，右眼相当于 5：15～4：30 之间，左右对称	水肿、泄泻、胃痛、呃逆、呕吐、反胃、痰饮、吐血、便血、肌衄、便秘、月经不调、带下、眼疾等
胃区穴	在瞳孔内下方，左眼相当于 7：30～8：15 之间，右眼相当于 4：30～3：45 之间，左右对称	胃痛、嘈杂、呕吐、呃逆、反胃、泄泻、便秘、吐血、牙宣、眼疾等
下焦区穴	在瞳孔内侧，目内眦外，左眼相当于 8：15～9：45 之间，右眼相当于 3：45～2：15 之间，左右对称	中风、腰痛、小腹痛、遗精、阳痿、早泄、痛经、月经不调、经闭、带下、癃闭、遗尿、水肿、痹证、痿证、眼疾等

注：左眼以顺时针时间表示，右眼以逆时针时间表示。

察患者的白睛，看哪个眼区脉络的形状、颜色最明显，即取哪一眼区穴。

刺法 ①眶内直刺法：在紧靠眼眶内缘的穴区中心垂直刺入0.5寸。②眶外平刺法：选好穴区，在距眼眶内缘2mm的眼眶上，从穴区的一侧刺向另一侧，刺入0.5寸，通过真皮到达皮下组织中，使针身保持在穴区内，不可超越穴区的界限。③点刺法：一手按住所选穴区部位的眼睑，使眼睑皮肤绷紧，用针在穴区内轻轻点刺5~7次，以不出血为度。④双刺法：即不论是采用眶内直刺法还是眶外平刺法，刺入一针后，紧贴该针旁按同一方向再刺入一针。⑤眶内外配合刺法：亦称表里配合刺法，即在选好的穴区内，按眶内直刺法和眶外平刺法各刺一针。⑥压穴法：选好穴区，在穴区内用指尖、笔头、点眼棒、火柴杆或三棱针等适当器具，按压眼眶内缘，以局部有酸麻感为度，一般按压10~20分钟为宜。⑦埋针法：选好穴区，用颗粒型皮内针，埋在距眼眶内缘2mm的眼眶部位，用胶布固定，冬季5日、夏季3日更换一次。

注意事项 ①眼区有破损感染者、精神病患者、传染病患者、金属过敏者禁用。②病情危重、躁动不安、头部震颤不止者慎用。③严格按照操作方法进行，以免刺伤眼球或致皮下出血。因人、因时、因病选择是否留针和时间，体弱、夏季、病情轻者可不留针或留针时间短，反之，则时间长。留针期间注意嘱患者及家属勿碰触毫针并加强监护。

（田维柱）

ěrzhēn liáofǎ

耳针疗法（ear acupuncture ther-apy） 基于中医基础理论耳与经络、脏腑的密切关系和生物全息理论，运用针刺、埋针或压丸等方法刺激耳部穴位，以诊断、防治疾病及麻醉的方法。简称耳针。属微针系统疗法。

起源与发展 早在湖南长沙马王堆汉墓出土的帛书《阴阳十一脉灸经》中就提到了与上肢、眼、颊、咽喉相联系的"耳脉"。《黄帝内经》对耳与脏腑、经络的关系有了更进一步认识并记载有耳针的实践。《灵枢经·口问》："耳者，宗脉之所聚也。"《灵枢经·五阅五使》："耳者，肾之关。"《灵枢经·五邪》："邪在肝……取耳间青脉以去其掣。"《素问·缪刺论》："尸厥……以竹管吹其两耳。"《黄帝内经》中共30多处提及通过耳诊治病症的理论和经验。耳郭治病后在历代医学著作中散见并在民间流传。如元·危亦林《世医得效方》记载了以药丸塞耳治疗耳鸣、耳聋。历代记载的耳穴有窗笼、耳中、耳尖、珠顶、郁中、三扁桃效、耳涌、壳背等，治疗的病症包括耳鸣、耳聋、头痛、气喘、眼病、面瘫、胃痛等十几种病症。1888年张振鋆著《厘正按摩要术》记载了耳背分属五脏图。耳针疗法形成于20世纪50年代。1956年山东省莱西市卫生院在《中级医刊》发表了应用耳针治疗急性扁桃体炎经验的文章。1957年法国诺吉耶（Nogier. P）博士在《德国针术杂志》发表了有关耳针的论文，提出了42个耳穴点和形如胚胎倒影的耳穴图，有力推动了耳针疗法的普及和发展。20世纪60~70年代，经大量临床实践，耳穴得到了大量的发掘和充实，数目不断增加，于1987年制定和公布了《耳穴标准化方案》，初步统一了耳穴名称和定位。1992年10月16日，国家技术监督局批准发布国家标准GB/T 13734—1992《耳穴名称与部位》，2008年7月1日，中华人民共和国国家质量监督检验检疫总局与中国国家标准化管理委员会批准发布国家标准GB/T 13734—2008《耳穴名称与定位》。至此，耳穴形成了具有国际标准化、规范化的特种诊断、治疗方法的方案。

理论基础 ①耳穴与经络、脏腑的联系：耳与经络关系十分密切。手足三阳经除手阳明大肠经外，皆入于耳中或分布于耳区周围。手足三阴经虽不直接入耳，却通过经别和阳经相合与耳贯通。同时，作为九窍之一的耳，与五脏密切相关。如"肾主耳"（《素问·阴阳应象大论》），"心开窍于耳"（《素问·金匮真言论》），"肺主气，一身之气贯于耳"（《杂病源流犀烛》），"肝病者……虚者……耳无所闻……气逆则头痛，耳聋不聪"（《素问·脏气法时论》），"脾……其不及则令人九窍不通"（《素问·玉机真脏论》）。故耳郭可以反映病候和传注病邪，耳郭上可出现的阳性反应点，能够诊断相关经脉和脏腑的病变。针刺耳郭穴位时，可以调整经脉及其所属脏腑阴阳协调与平衡，从而起到治疗作用。②全息理论：生物体的每一个有生命功能又相对独立的局部，包含了整体的全部信息。即整个生物的病变可以通过每个微系统的相应变化反映出来，对其中某个微系统进行治疗可以使整个生物体发生相应的变化。因此可以应用耳穴进行诊断和治疗。③耳穴与内脏神经的支配性作用：耳郭的神经很丰富，从西医学观点出发，神经是耳郭与内脏联系的主要途径。从神经解剖上发现，除来自脊神经丛的耳大神经、枕小神经，分布在耳郭的脑神经、脊神经外，尚有分布在耳郭上的交感神经和副交感神经，这些内脏神经对全身脏器起着双重支配和调节作用，从而可以治疗疾病。

定位及主治 耳穴是分布在耳郭上的腧穴，为了取穴方便，结合西医学耳的解剖部位（表1、图1~2），将耳郭划分成若干区域。耳穴在耳郭的分布有一定的规律，犹如一个倒置在子宫内的胎儿，头部朝下，臀部朝上。其分布规律是：与面颊相应的穴位多分布在耳垂；与上肢相应的穴位分布在耳舟；与躯干相应的穴位多分布在对耳轮体部；与下肢和臀部相应的穴位多分布在对耳轮上、下脚部位；耳轮脚相当于横膈，耳轮脚周围自下而上分布着消化道的穴位；与腹部相应的穴位多分布在耳甲艇；与胸部相应的穴位多分布在耳甲腔；对耳屏相当于头和脑；耳屏相当于肾上腺和鼻；屏间切迹相当于腺体分泌系统；三角窝相当于盆腔。按GB/T 13734—2008《耳穴名称与定位》标准，耳郭上有93个耳穴（图3~4），其定位及主治见表2~12。

操作 分毫针法、埋针法与压丸法三种。①毫针法：耳穴严格消毒后，选用32号0.5寸毫针，以刺入耳软骨但不穿透为度。留针20~30分钟后起针，并用消毒干棉球压迫针眼，以防出血。每次一侧或双侧针刺，每日或隔日1次。②埋针法：耳穴严格消毒后，选用揿钉型皮内针，方法见皮内针疗法。③压丸法：使用最多的是王不留行或磁珠。先以75%酒精拭净耳郭皮肤，用消毒干棉球擦净。用镊子将中间粘有

王不留行或磁珠（磁性强度在180~380高斯）的小方胶布，置于穴区并粘牢贴紧。待各穴贴压完毕，反复按压每穴持续半分钟左右，直至耳郭发热潮红。每日按压3~4次，每周换贴1~2次。

注意事项 ①耳郭暴露在外，表面凹凸不平，结构特殊，针刺前必须严格消毒。针刺后如针孔发红、肿胀，应及时涂聚维酮碘，防止化脓性软骨膜炎的发生。

②埋针处不要淋湿浸泡，局部胀痛不适要及时检查原因，及时处理。③耳部皮肤有创面、湿疹、炎症或局部有冻疮时，不宜针刺、埋针或压丸。④有习惯性流产的孕妇禁针。⑤有严重器质性病变和伴有高度贫血者不宜针刺，严重心脏病、高血压患者不宜强刺激。⑥操作时注意强度，防止晕针，一旦发生及时处理。

（冀来喜）

表1 耳的解剖名称及位置

解剖部位名称	解剖位置
耳轮	耳郭外缘向前卷曲的部分
耳轮脚	耳轮深入到耳甲内的横行突起
耳轮脚棘	耳轮脚和耳轮之间的隆起
耳轮结节	耳轮后上方肥大部分
耳轮尾	耳轮向下移行于耳垂的部分
轮垂切迹	耳轮和耳垂后缘之间的凹陷处
对耳轮	以耳舟为轴，与耳轮相对的隆起部分。由对耳轮体、对耳轮上脚和对耳轮下脚三部分组成。对耳轮体，即对耳轮呈上下走向的主体部分。对耳轮上脚，对耳轮向上分叉的一支。对耳轮下脚，对耳轮向前分叉的一支
轮屏切迹	对耳轮与对耳屏之间的凹陷处
三角窝	对耳轮上脚、下脚与耳轮之间围成的三角形凹窝
耳舟	耳轮与对耳轮之间的凹沟，也叫舟状沟
耳屏	耳郭前面的瓣状突起，又称耳珠，为外耳道的屏障
屏上切迹	耳屏上缘与耳轮脚之间的凹陷
对耳屏	耳垂上端与耳屏相对的瓣状突起，亦为外耳道的屏障
屏间切迹	耳屏与对耳屏之间的凹陷
耳甲	由对耳屏和对耳轮体及对耳轮下脚围成的凹窝
耳甲艇	耳轮脚以上的耳甲部分
耳甲腔	耳轮脚以下的耳甲部分
外耳门	即耳甲腔内被耳屏所遮盖的孔窍
耳垂	耳郭最下面没有软骨的皮垂
耳轮背面	耳轮背部的平坦部分
耳轮尾背面	耳轮尾背部的平坦部分
耳垂背面	耳垂背部的平坦部分
耳舟隆起	耳舟在耳背呈现的隆起
三角窝隆起	三角窝在耳背呈现的隆起
耳甲艇隆起	耳甲艇在耳背呈现的隆起
耳甲腔隆起	耳甲腔在耳背呈现的隆起
对耳轮上脚沟	对耳轮上脚在耳背呈现的凹沟
对耳轮下脚沟	对耳轮下脚在耳背呈现的凹沟
对耳轮沟	对耳轮体在耳背呈现的凹沟
耳轮脚沟	耳轮脚在耳背呈现的凹沟
对耳屏沟	对耳屏在耳背呈现的凹沟

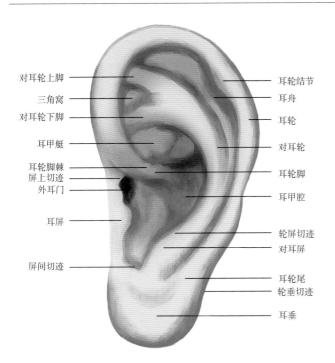

图 1　耳郭正面解剖图

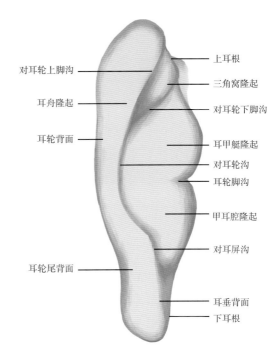

图 2　耳郭背面解剖图

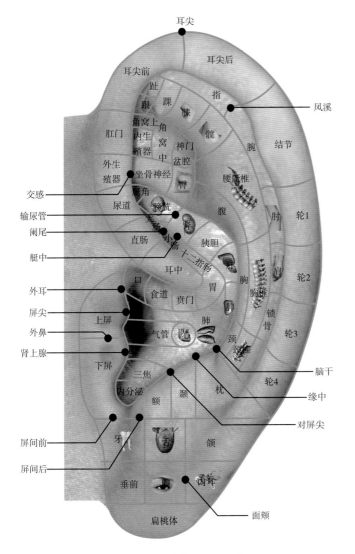

图 3　耳穴分布图（正面）

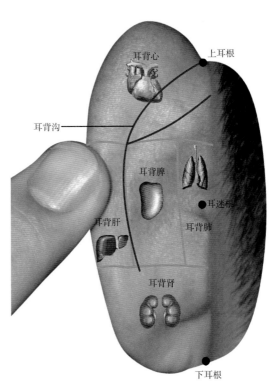

图 4　耳穴分布图（背面）

表2　耳轮穴位定位及主治

穴名	定位	主治
耳中	在耳轮脚处	呃逆、荨麻疹、皮肤瘙痒症、小儿遗尿、咯血、出血性疾病
直肠	在耳轮脚棘前上方的耳轮处	便秘、腹泻、脱肛、痔疮
尿道	在直肠上方，位于与对耳轮下脚下缘相平的耳轮处	尿频、尿急、尿痛、尿潴留
外生殖器	在与对耳轮下脚上缘相平的耳轮处	睾丸炎、附睾炎、外阴瘙痒症
肛门	在对耳轮下脚上缘与对耳轮上脚前缘之间的耳轮处	痔疮、肛裂
耳尖	在耳郭向前对折的上部尖端处；其前部为耳尖前，后部为耳尖后	发热、高血压、急性结膜炎、睑腺炎、牙痛、失眠
结节	在耳轮结节处	头晕、头痛、高血压
轮1~4	从耳轮结节下缘至轮垂切迹之间分成4个等份，自上而下依次为轮1、轮2、轮3、轮4	发热、扁桃体炎、上呼吸道感染

表3　耳舟穴位定位及主治

穴名	定位	主治
指	在耳舟上方处	甲沟炎、手指麻木和疼痛
腕	在指区的下方处	腕部疼痛
风溪	在耳轮结节前方，指区与腕区之间	荨麻疹、皮肤瘙痒症、过敏性鼻炎
肘	在腕区的下方处	肱骨外上髁炎、肘部疼痛
肩	在肘区的下方处	肩周炎、肩部疼痛
锁骨	在肩区的下方处	肩周炎

表4　对耳轮穴位定位及主治

穴名	定位	主治
跟	在对耳轮上脚前上部，即对耳轮上脚上1/3处前上端	足跟痛
趾	在耳尖下方的对耳轮上脚后上部，即对耳轮上脚上1/3处后上端	甲沟炎、趾部疼痛
踝	在趾、跟区下方处，即对耳轮上脚上1/3的下半部	踝关节扭伤
膝	在对耳轮上脚中1/3处	膝关节疼痛、坐骨神经痛
髋	在对耳轮上脚下1/3处	髋关节疼痛、坐骨神经痛、腰骶部疼痛
坐骨神经	在对耳轮下脚的前2/3处	坐骨神经痛、下肢瘫痪
交感	在对耳轮下脚前端与耳轮内缘相交处	胃肠痉挛、心绞痛、胆绞痛、输尿管结石、自主神经功能紊乱
臀	在对耳轮下脚的后1/3处	坐骨神经痛、臀筋膜炎
腹	在对耳轮体前部上2/5处	腹痛、腹胀、腹泻、急性腰扭伤、痛经、产后宫缩痛
腰骶椎	在腹区后方	腰骶部疼痛
胸	在对耳轮体前部中2/5处	胸胁疼痛、肋间神经痛、胸闷、乳腺炎
胸椎	在胸区后方	胸痛、经前乳房胀痛、乳腺炎、产后泌乳不足
颈	在对耳轮体前部下1/5处	落枕、颈椎疼痛
颈椎	在颈区后方	落枕、颈椎病

表5　三角窝穴位定位及主治

穴名	定位	主治
角窝上	在三角窝前 1/3 的上部	高血压
内生殖器	在三角窝前 1/3 的下部	痛经、月经不调、白带过多、功能性子宫出血、阳痿、遗精、早泄
角窝中	在三角窝中 1/3 处	哮喘
神门	在三角窝后 1/3 的上部	失眠、多梦、戒断综合征、痫病、高血压、神经衰弱
盆腔	在三角窝后 1/3 的下部	盆腔炎、附件炎

表6　耳屏穴位定位及主治

穴名	定位	主治
上屏	在耳屏外侧面上 1/2 处	咽炎、鼻炎
下屏	在耳屏外侧面下 1/2 处	鼻炎、鼻塞
外耳	在屏上切迹前方近耳轮部	外耳道炎、中耳炎、耳鸣
屏尖	在耳屏游离缘上部尖端	发热、牙痛、斜视
外鼻	在耳屏外侧面中部	鼻前庭炎、鼻炎
肾上腺	在耳屏游离缘下部尖端	低血压、风湿性关节炎、腮腺炎、链霉素中毒、眩晕、哮喘、休克
咽喉	在耳屏内侧面上 1/2 处	声音嘶哑、咽炎、扁桃体炎、失语、哮喘
内鼻	在耳屏内侧面下 1/2 处	鼻炎、上颌窦炎、鼻衄
屏间前	在屏间切迹前方耳屏最下部	咽炎、口炎

表7　对耳屏穴位定位及主治

穴名	定位	主治
额	在对耳屏外侧面的前部	偏头痛、头晕
屏间后	在屏间切迹后方对耳屏前下部	额窦炎
颞	在对耳屏外侧面的中部	偏头痛、头晕
枕	在对耳屏外侧面的后部	头晕、头痛、痫病、哮喘、神经衰弱
皮质下	在对耳屏内侧面	痛证、间日疟、神经衰弱、假性近视、失眠
对屏尖	在对耳屏游离缘的尖端	哮喘、腮腺炎、睾丸炎、附睾炎、神经性皮炎
缘中	在对耳屏游离缘上，对屏尖与轮屏切迹之中点处	遗尿、梅尼埃病、尿崩症、功能性子宫出血
脑干	在轮屏切迹处	眩晕、后头痛、假性近视

表8　耳甲腔穴位定位及主治

穴名	定位	主治
口	在耳轮脚下方前 1/3 处	面瘫、口炎、胆囊炎、戒断综合征、牙痛
食道	在耳轮脚下方中 1/3 处	食管炎、食管痉挛
贲门	在耳轮脚下方后 1/3 处	贲门痉挛、神经性呕吐
胃	在耳轮脚消失处	胃痉挛、胃炎、胃溃疡、消化不良、恶心呕吐、前额痛、牙痛、失眠
脾	在耳甲腔后上方	腹胀、腹泻、便秘、食欲不振、功能性子宫出血、白带过多、梅尼埃病
心	在耳甲腔正中凹陷处	心动过速、心律失常、心绞痛、无脉症、神经衰弱、癔症、口舌生疮
气管	在心区与外耳门之间	哮喘、支气管炎
肺	在心、气管区周围处	咳嗽、胸闷、声音嘶哑、皮肤瘙痒症、荨麻疹、便秘、戒断综合征
三焦	在外耳门后下，肺与内分泌区之间	便秘、腹胀、上肢外侧疼痛
内分泌	在屏间切迹内，耳甲腔的底部	痛经、月经不调、围绝经期综合征、痤疮、间日疟、甲状腺功能减退或亢进症

表9　耳甲艇穴位定位及主治

穴名	定位	主治
十二指肠	在耳轮脚上方后1/3处	十二指肠溃疡、胆囊炎、胆石症、幽门痉挛、腹胀、腹泻、腹痛
小肠	在耳轮脚上方中1/3处	消化不良、腹痛、腹胀、心动过速
大肠	在耳轮脚上方前1/3处	腹泻、便秘、咳嗽、牙痛、痤疮
阑尾	在小肠区与大肠区的交界处	单纯性阑尾炎、腹泻
艇角	在对耳轮下脚下方前部	前列腺炎、尿道炎
膀胱	在对耳轮下脚下方中部	膀胱炎、遗尿、尿潴留、腰痛、坐骨神经痛、后头痛
肾	在对耳轮下脚下方后部	腰痛、耳鸣、神经衰弱、肾盂肾炎、遗尿、遗精、阳痿、早泄、哮喘、月经不调
输尿管	在肾区与膀胱区的交界处	输尿管结石绞痛
胰胆	在耳甲艇的后上部	胆囊炎、胆石症、胆道蛔虫病、偏头痛、带状疱疹、中耳炎、耳鸣、急性胰腺炎
肝	在耳甲艇的后下部	胁痛、眩晕、经前期紧张症、月经不调、围绝经期综合征、高血压、近视、单纯性青光眼
艇中	在小肠区与肾区的交界处	腹痛、腹胀、胆道蛔虫病

表10　耳垂穴位定位及主治

穴名	定位	主治
牙	在耳垂正面前上部	牙痛、牙周炎、低血压
舌	在耳垂正面中上部	舌炎、口炎
颌	在耳垂正面后上部	牙痛、颞颌关节紊乱症
垂前	在耳垂正面前中部	神经衰弱、牙痛
眼	在耳垂正面中央部	急性结膜炎、电光性眼炎、睑腺炎、近视
内耳	在耳垂正面后中部	梅尼埃病、耳鸣、听力减退、中耳炎
面颊	在耳垂正面眼区与内耳区的交界处	面瘫、三叉神经痛、痤疮、扁平疣、面肌痉挛
扁桃体	在耳垂正面下部	扁桃体炎、咽炎

表11　耳背穴位定位及主治

穴名	定位	主治
耳背心	在耳背上部	心悸、失眠、多梦
耳背肺	在耳背中内部	哮喘、皮肤瘙痒症
耳背脾	在耳背中央部	胃痛、消化不良、食欲不振
耳背肝	在耳背中外部	胆囊炎、胆石症、胁痛
耳背肾	在耳背下部	头痛、头晕、神经衰弱
耳背沟	在对耳轮沟和对耳轮上、下脚沟处	高血压、皮肤瘙痒症

表12　耳根穴位定位及主治

穴名	定位	主治
上耳根	在耳郭与头部相连的最上处	鼻衄
耳迷根	在耳轮脚沟的耳根处	胆囊炎、胆石症、胆道蛔虫病、腹痛、腹泻、鼻塞、心动过速
下耳根	在耳郭与头部相连的最下处	低血压、下肢瘫痪、小儿麻痹后遗症

fùzhēn liáofǎ

腹针疗法（abdominal acupuncture therapy）

针刺腹部特定穴位以治疗全身多种疾病的方法。简称腹针。属微针系统疗法。1972年薄智云在治疗一位急性腰扭伤患者时针刺腹部穴位关元、气海获得良好疗效。自此开始注意腹部穴位治疗疾病的积累，在耳针、头针等微针疗法的启发下，经过20年的临床实践，不断探索腹部腧穴的应用规律，于1992年创立了腹针疗法。1994年发表《腹针疗法讲义》，1999年出版《腹针疗法》。

理论基础 ①神阙布气假说：薄智云认为，脐带是人体最早的运行气血的通道，在人体胚胎发育成人形之前就已经存在，出生后演变为神阙穴。人之先天，从无形的精气到胚胎的形成，完全依赖于神阙系统。神阙系统可能是形成于胚胎期的人体调控系统，是人体最早的系统，也可能是经络系统的母系统。因此，具有向全身输布气血的功能和对机体的宏观调控的作用。②经络脏腑理论：腹部有任脉、肾经、脾经、肝经、胃经、胆经和带脉循行。③腹部八廓：周易八卦图为自然模拟图和天地阴阳相交图。天在上，地在下，日从东升，月从西升，天阳下降于地，地降上升于天，天地交泰而生万物。八卦与五行的关系为：坤（代表地），震（代表雷），离（代表火），兑（代表沼泽），乾（代表天），巽（代表风），坎（代表水），艮（代表山）。③脏腑与八卦的关系：心应离，脾应坤，肺应兑，小肠应乾，肾应坎，大肠应艮，肝应震，胃应巽。为记忆方便，各以一个穴位为核心代表部位，如中脘为火，为离，主心与小肠；关元为水，为坎，主肾与膀胱；左上风湿点为地，为坤，主脾胃；左大横为泽，为兑，主下焦；左下风湿点为天，为乾，主肺与大肠；右上风湿点为风，为巽，主肝与中焦；右大横为雷，为震，主肝胆；右下风湿点为山，为艮，主上焦。④全息理论：生物体的每一个有生命功能又相对独立的局部，包含了整体的全部信息。即整个生物的病变可以通过每个微系统的相应变化反映出来，对其中某个微系统进行治疗可以使整个生物体发生相应的变化。人体在腹部的影像酷似一个伏在前腹壁的神龟（图）。其颈部从两个商曲穴处伸出，其头部伏于中脘穴上下，尾部从两个气旁穴处向下延伸终于关元穴附近，其前肢分别由滑肉门穴引出，在上风湿点屈曲，止于上风湿外点，其后肢由外陵穴向外伸展，经下风湿点，止于下风湿下点。在厚厚的腹壁履被组织中，这一影像分布于腹壁的浅层，构成了神阙调控系统中外周调节系统的主体。

定位及主治 腹部以神阙为中心，从中庭至曲骨的水平直线为腹纵线（前正中线），由神阙通过两个天枢穴延伸的水平直线为腹横线。腹部尺寸按神阙至中庭8寸；神阙至曲骨5寸；神阙至腹外缘水平线6寸。腹部的经穴有48个，分布在任脉、足少阴肾经、足阳明胃经、足太阴脾经、足厥阴肝经及足少阳胆经中；腹部的经外奇穴有45个，分布在前正中线上10个，腹部正面17个，腹部侧面18个；新穴9个。腹针疗法主要临床应用的穴位及主治

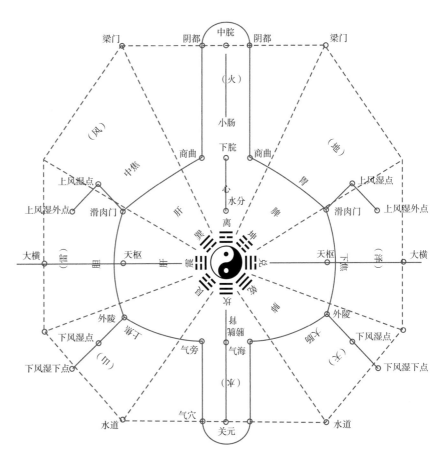

图 人体在腹部的全息影像图

见表。

操作　包括取穴法与针刺操作两个方面。

取穴法　①经络取穴法：根据经脉在腹部的分布特点，选取相应经脉、同名经脉或表里经的腹部腧穴治疗。如面痛、牙痛、膝关节外侧痛等属于胃经病变，可选取腹部足阳明胃经经穴治疗。手阳明大肠经循行部位前臂、腕部疼痛，可选取同名经脉足阳明胃经滑肉门。②定位取穴法：又称全息取穴法。因人体在腹部的影像酷似一个伏在前腹壁的神龟。定位取穴法即以腹部生物全息影像图为取穴依据，根据疾病所在部位选取相应腹针穴位治疗，如

头面之疾取中脘、阴都等，颈部之疾取下脘、商曲等，腰椎之疾取气海、关元等。③八卦辨证取穴法：根据腹部八卦定位及脏腑所主选穴。如心肾不交出现虚烦不眠、心悸健忘、头晕耳鸣、咽干等症，可通过离廓与坎廓的穴位治疗。如肝肾阴虚出现头晕目眩、耳鸣如蝉、健忘失眠等症，可通过巽廓与坎廓的穴位治疗。此外，腹部募穴及其他经验穴在腹针取穴治疗时也有重要的意义。腹针的多元化取穴特点，有利于在一个有限范围内，使用尽量少的腧穴，纠正机体的失衡。

针刺操作　包括针具及针刺深度、针刺方法、留针及补泻。

针具及针刺深度　针具可根据病情选用直径 0.20mm 或 0.22mm 的 1~2 寸毫针。按"先上后下，先内后外"顺序进针，针尖垂直于腹平面刺入皮下。腹针将进针深度分为天、地、人三部。病程较短或其邪在表的疾病，针刺天部（即浅刺）；病程虽长，未及脏腑或其邪在腠理的疾病，针刺人部（即中刺）；病程较长，累及脏腑或其邪在腠理的疾病，针刺地部（即深刺）。但亦有例外，如腰部疼痛，虽病程短但针刺地部较易获效，因此，应用时可灵活处理。腹部区域存在不同的整体调控体系。浅层的全息灵龟图，中层的传统经络运行系统

表　腹针疗法主要穴位定位及主治

穴位	定位	主治
中脘	前正中线上，脐上 4 寸	浅刺主治口腔、舌疾病及头面五官疾病；中刺主治胃病及消化不良；深刺主治心脏病、高血压、神经衰弱等
下脘	前正中线上，脐上 2 寸	浅刺主治第七颈椎疾病；中深刺主治胃病及其他消化系统疾病
水分	前正中线上，脐上 1 寸	浅刺主治第七胸椎疾病、心绞痛；中深刺有消炎利水消肿作用，主要用于治疗慢性炎症、水肿、小便不通
气海	前正中线上，脐下 1.5 寸	浅刺或深刺主治第二腰椎和第三腰椎之间疾病、生殖泌尿系疾病
关元	前正中线上，脐下 3 寸	浅刺或深刺主治第四腰椎和第五腰椎之间疾病、生殖泌尿系疾病
阴都	中脘穴旁 0.5 寸	浅刺主治面部及耳部病
商曲	下脘穴旁 0.5 寸	浅刺主治颈肩结合部病证、脑供血不足
气旁	气海穴旁 0.5 寸	浅刺或深刺主治第二腰椎和第三腰椎之间旁的疾病
气穴	关元穴旁 0.5 寸	浅刺或深刺主治第四腰椎和第五腰椎之间旁的疾病
天枢	神阙穴旁 2 寸	浅刺主治腹部及腰肌病变；中深刺主治痛病及肠道疾病
滑肉门	天枢穴上 1 寸	浅刺主治肩关节疾病；中深刺主治痛病、哮喘、脑供血不足、面部麻木、上肢无力等
外陵	天枢穴下 1 寸	浅刺主治髋关节炎、股关节供血不足、坐骨神经等髋关节周围病变
大横	神阙穴旁开 3.5 寸	中深刺主治中风偏瘫、四肢无力、周身风湿痛、风湿性及类风湿关节炎、风湿性肌炎等
上风湿点	滑肉门穴外上 0.5 寸	浅刺主治肘关节疾病；中刺有清热解毒作用，主要用于治疗上呼吸道感染、流感、扁桃体炎、咽炎、过敏性鼻炎、带状疱疹、面神经炎、支气管炎等，右侧深刺能治疗胆囊炎
上风湿外点	滑肉门穴旁开 1 寸	浅刺主治腕关节疾病
下风湿点	外陵穴外下 0.5 寸	浅刺主治膝关节疾病；中深刺有清热消炎作用，主要用于治疗盆腔炎、膝关节炎、前列腺炎、肾炎等
下风湿下点	外陵穴外下 1 寸	浅刺主治踝关节疾病

和深层的内脏八廓调节体系。八廓体系与全息生物学有较密切关系。因此，全息对应取穴用针浅刺，体针取穴用针浅中刺，八廓辨证取穴用针中深刺。

针刺方法 ①三角法：以主穴为顶点向上或向下各距3～5分，分别再刺两针，使三针形成等腰或等边三角形的针刺方法。这种刺法适宜于症状比较局限的疾病，如膝关节疼痛、局部关节疼痛等。针与针之间的距离根据患病部位的大小确定。②三星法：以主穴为基础向上下、左右或与神阙呈放射性排列，各距主穴3～5分，分别各刺一针，形成并行排列的针刺方法。这种刺法适宜于症状呈带状或条状的疾病，如坐骨神经痛等。针与针之间的距离由患病部位的长短而定。③梅花刺：以主穴为中心，上下左右各距3～5分各刺一针，共5针使针体形成梅花的图案的针刺方法。这种刺法适宜于病情较重且病程较长的患者，也可在三星法疗效不佳时采用，使治疗的强度得到增加。

留针及补泻 进针后，停留3～5分钟后再捻转使局部产生针感，可根据病情对针刺的方向、角度进行微调；再隔5分钟行针1次加强针感使之向四周或远处扩散；留针30分钟起针。在浅部留针3分钟后，将针刺深度调整相应部位，不要求患者"得气"，留

针25～30分钟。腹针弱刺激为补，强刺激为泻。腹针适应证以慢性病居多，因此补多泻少。除针刺外，尚可选用艾灸、激光针、埋皮内针等治疗方法。

适应证 腹针疗法以内伤性疾病、慢性疾病为主要适应证：①病程较久的内伤脏腑的全身性疾病，如脑血管病后遗症、老年性痴呆、脑动脉硬化、心血管病、高血压、癔症等。②脏腑失衡后引起的疾病，如血栓性耳聋、眼底出血、球后视神经炎、视神经萎缩等。③虽病程较短，但与脏腑的正气不足相关的疾病，如肩周炎、坐骨神经痛、关节炎、颈椎病、腰痛、下肢麻木等。

注意事项 ①操作手法要轻巧，防止弯针。②有自发性出血或损伤后出血不止患者、原因不明的急腹症患者、腹腔内肿瘤巨大患者、孕妇，以及腹部皮肤有感染、溃疡、肿物、瘢痕者禁针。

（符文彬）

wàn huáizhēn liáofǎ

腕踝针疗法（carpus-ankle/wrist-ankle acupuncture therapy） 基于经络皮部理论和生物全息理论，在腕部、踝部的特定进针点进行针刺，以治疗疾病的方法。简称腕踝针。属微针系统疗法。20世纪60年代中国人民解放军第二军医大学第一附属医院精神神经科在应用电刺激疗法刺激腕踝部腧穴治疗疾病时，认识到

腕踝部与身体其他特定部位的关联性。在耳针疗法启发下，经过反复实践、摸索规律而创立腕踝针疗法。70年代初考虑针刺面积及强度，将电刺激改为毫针针刺。1975年定名为腕踝针疗法，由张心曙撰写了《腕踝针》一书。

理论基础 ①经络皮部理论：从经络学说看，腕踝针疗法分区与十二皮部的分部基本一致，十二皮部体表区域按十二经脉划分，而皮部与经络、内脏又有密切关系，所以皮部是经络及内脏机能反映于体表的部位。《素问·皮部论》："皮者脉之部也。邪客于皮则腠理开，开则邪入客于络脉，络脉满则注于经脉，经脉满则入舍于腑脏也。"运用腕踝针可调整相应经络和脏腑功能，促使阴阳调和。②全息理论：生物体的每一个有生命功能又相对独立的局部，包含了整体的全部信息。即整个生物的病变可以通过每个微系统的相应变化反映出来，对其中某个微系统进行治疗可以使整个生物体发生相应的变化。

定位及主治 将人体体表划分为6个纵行区和上、下两段。

头、颈和躯干分区 以前后正中线为标线，将身体两侧面由前向后划为6个纵行区（表1）。

四肢分区 当两上、下肢处于内侧面向前的外旋位、两下肢靠近时，四肢的内侧面相当于躯干的前面；外侧面相当于躯干的

表1 头、颈和躯干分区

区号	相应部位
1区	躯体前正中线两侧的区域，包括额部、眼、鼻、舌、咽喉、气管、食管、心脏、腹部、会阴部
2区	躯体前面的两旁（1区的两侧），包括颞部、颊部、后牙、颌下部、乳部、肺、侧腹部
3区	躯体前面的外缘（2区的外缘），范围狭窄。包括沿耳郭前缘的头面部、胸腹部、沿腋窝前缘向下的垂直线
4区	躯体前后面交界处，包括头项、耳以及腋窝垂直向下的区域
5区	躯体后面的两旁（与2区相对），包括头、颈后外侧、肩胛区、躯干两旁、下肢外侧
6区	躯体后正中线两侧的区域（与1区相对），包括后头部、枕项部、脊柱部、骶尾部、肛门等

后面；前面靠近的缝相当于前正中线；后面靠近的缝相当于后正中线。这样四肢的分区就可按躯干的分区类推，以右侧上肢为例，从内侧至外侧至后侧，逆时针依次对应躯干的1区、2区、3区、4区、5区、6区。

上下分区 以胸骨末端和肋弓交界处为中心划一条环绕身体的水平线，称横膈线。将身体六区分成上下两部分，横膈线以上各区加"上"字，横膈线以下各区加"下"字。如上1区、下1区，以此类推，以称各区。

进针点及主治 按分区查明病症所在区，即在腕踝部选取相应区的进针点。腕与踝部各有6个点，分别代表上下6个区（表2）。腕部进针点，约在腕横纹上二横指一圈处，从掌间尺侧至桡侧，再从腕背桡侧至尺侧，依次称作为上1、上2、上3、上4、上5、上6（图1）；踝部进针点，约在内、外踝最高点上三横指（相当悬钟、三阴交）一圈处，从跟腱内侧起向前转到外侧跟腱依次为下1、下2、下3、下4、下5、下6（图2）。

操作 对局部病症，选病症所在的同侧分区的进针点。对全身性病症，如失眠、盗汗等可选两侧相应进针点。一般选用30号1.5寸毫针。选定进针点后，皮肤常规消毒，医者左手固定进针点上部（拇指拉紧皮肤），右手拇指在下，示、中指在上夹持针柄，针与皮肤呈30°，快速进入皮下，针体贴近皮肤表面，针体沿皮下表层刺入一定深度，以针下有松软感为宜。若患者有酸、麻、胀、沉感觉，说明针体深入筋膜下层，进针过深，须调针至皮下浅表层。

表2 腕踝针疗法进针点及主治

部位	进针点	解剖位置	主治
腕部	上1	在小指侧的尺骨缘前方，用拇指端按压觉凹陷处	前额部疼痛、目疾、鼻疾、面神经炎、前牙肿痛、咽喉肿痛、咳喘、胃脘痛、心悸、眩晕、盗汗、失眠、郁证、痫病等
	上2	在腕掌侧面的中央，掌长肌腱与桡侧腕屈肌腱之间，即内关穴	颌下肿痛、胸闷、胸痛、回乳、哮喘等
	上3	靠桡动脉外侧	高血压、胸痛等
	上4	手掌向内，在拇指侧的桡骨缘上	头顶痛、耳疾、颞下颌关节炎、肩周炎、胸痛等
	上5	腕背的中央，即外关穴	后颞部痛、肩周炎、上肢麻木、痹证、上肢运动障碍，肘、腕和指关节痛等
	上6	小指侧尺骨缘背	后头痛、枕项痛、脊柱（颈胸段）痛
踝部	下1	靠跟腱内缘	上腹部胀痛、脐周痛、痛经、白带多、遗尿、阴部瘙痒症、足跟痛等
	下2	在内侧面中央，靠胫骨后缘	胁痛、侧腹痛、过敏性肠炎
	下3	胫骨前缘向内1cm处	膝关节痛等
	下4	胫骨前缘与腓骨前缘的中点	股四头肌部痛、膝关节炎、下肢痿痹证、下肢瘫痪、趾关节痛。
	下5	在外侧面中央	髋关节痛、踝关节扭伤等
	下6	靠跟腱外缘	急性腰扭伤、腰肌劳损、骶髂关节痛、坐骨神经痛、腓肠肌痉挛、脚前跖趾痛

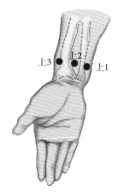
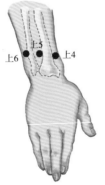

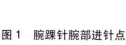

图1 腕踝针腕部进针点

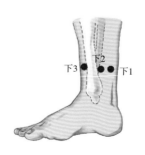
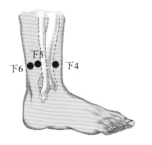

图2 腕踝针踝部进针点

针刺深度约为 1.4 寸。针刺方向一般朝上，如病变在四肢末端则针刺方向朝下。针刺沿皮下浅表层进至一定深度后留针 20~30 分钟，不做捻转提插。一般隔日 1 次，10 次为 1 个疗程。急症可每日 1 次。

注意事项 ①当针刺皮下有较大血管，或针刺入皮肤有显著疼痛，或针朝指端方向，进针点可沿纵线方向适当移位（离点不离线）。②进针时如疼痛应调针至不痛为度。调针时应将针退至皮下表浅部位，再重新进针。③留针时，一般不做提插或捻转等行针手法。若出现晕针，将针及时退出，对症处理。

（冀来喜）

shǒuzhēn liáofǎ

手针疗法（hand acupuncture therapy） 针刺手部特定的穴位以治疗全身多种疾病的方法。简称手针。属微针系统疗法。

理论基础 ①手与脏腑、多条经脉有密切联系：《灵枢经·海论》："夫十二经脉者，内属于脏腑，外络于肢节。"《灵枢经·动输》："夫四末阴阳之会者，此气之大络也。"手为上肢末端，为手三阴、三阳经气血交会联络之所。手部井穴是经气所出的部位，相对于胸腹部而言为"根"部。手部经脉与全身经脉密切相联，经筋亦循行起于四末，上达躯干，终于头身。故手亦是经脉之气生发、布散之处。运用手针疗法，针刺手部特定穴位，易于激发经气，调节人体气血、脏腑、经络的功能，从而治疗全身各部病症。②全息理论：生物体的每一个有生命功能又相对独立的局部，包含了整体的全部信息。即整个生物的病变可以通过每个微系统的相应变化反映出来，对其中某个

微系统进行治疗可以使整个生物体发生相应的变化。

定位及主治 手的基本全息框架是伏象与伏脏。方云鹏对此进行了阐述：伏象与伏脏正如两个相对的阴阳关系。伏象主阳，主身体外侧；伏脏主阴，主身体内侧。手伏象为双手伸出，手背朝上，中指伸起，其余四肢屈曲，似"爬行动物"的雏形。中指为头项，示指、环指为上肢，拇指、小指为下肢，第三掌骨为脊柱，是身体外侧器官的对应图（图1）。手伏脏为双手心朝上，掌面的各部分与前面手伏象的全息图相对应，即为身体内侧器官对应图（图2）。同时尚有横伏象和横伏脏。横伏象、横伏脏是把手示指、小指伸出并朝下着地，拇指、中指、环指缩起，亦似"爬行动物"的雏形。因其是从桡侧向尺侧依次为头至躯干横伏在手背上，称为"横伏象""横伏脏"。即桡骨小头及第一掌骨为头项，示指为上肢，小指为下肢，掌面及掌背即分别为躯干的内、外侧，外

侧为横伏象，内侧为横伏脏。在左手上，横伏象、横伏脏为同侧的左半身躯体，在右手上，横伏象、横伏脏为同侧的右半身躯体（图3~4）。手穴共有 100 余穴，常用穴位的定位及主治见表。

操作 包括取穴法与针刺操作两个方面。

取穴法 ①按部取穴：根据疾病所在的部位或脏器，选取相应的手穴位点。如头顶痛取手背面的头顶点，肩痛取肩点等。②对症取穴：根据疾病表现的症状，选取相应的手穴位点。如咳嗽、哮喘取手掌面的咳喘点，胃肠症状选胃肠点等。③辨证取穴：根据临床证候表现，在辨证的基础上，选取相应的手穴位点。如因心肾不交所致失眠者，选取手掌面的心点、肾点，因肝气犯胃所致胃痛者，取手掌面的肝点、胃点等。

针刺操作 选用直径 0.3mm 的 0.5~1 寸毫针，手取自然弯曲位，常规消毒。医者持针，将针尖垂直于掌面直刺入穴位点内，

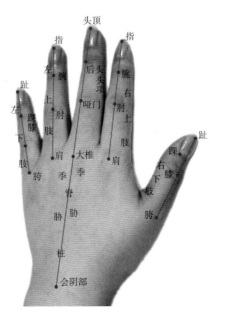

图 1 左手伏象

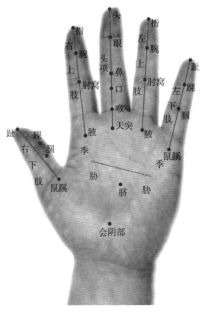

图 2 左手伏脏

深度为 0.2~0.5 寸，切不可刺入骨膜。个别穴位点如腰腿点，针刺时针身与皮肤表面成 45°，针尖斜向掌心。采用小幅度捻转手法，急性疼痛性病症时可较大幅度捻转提插，行针 2~3 分钟，并嘱患者活动病痛肢体。留针时间依病情而定。

适应证 常用于治疗各类急性痛证，如急性腰扭伤、头痛、胃痉挛性疼痛、痛经、坐骨神经痛、胆道蛔虫病等。对产后缺乳、小儿遗尿、支气管炎、哮喘、心律失常、腹痛、腹泻、失眠、皮肤瘙痒等，亦有较好的疗效。

注意事项 ①手针针感较强，

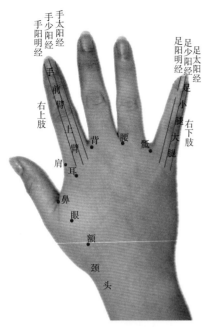

图 3　右手横伏象

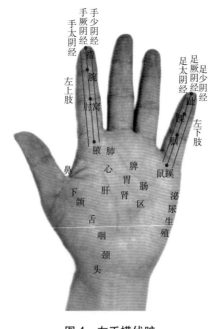

图 4　左手横伏脏

表　手针疗法常用穴位定位及主治

手针穴位	定位	主治
腰腿点（手伏象腰部）	在手背第二、三掌骨和第四、五掌骨之间，当腕横纹与掌指关节中点处。每侧 2 穴，共 4 穴	急性腰扭伤、腰肌劳损、腰椎间盘突出症
踝点（手伏象踝部）	在手掌，当拇指指掌关节桡侧赤白肉际处	踝关节急慢性扭伤及其他原因引起的踝部肿痛
胸点（相当鱼际穴）	在手掌，位于第一掌骨中点桡侧赤白肉际处	咳嗽、胸闷胸痛、呕吐、泄泻、癎病等
眼点（手横伏象眼部）	在手背，位于第一、二掌骨间，当第二掌骨桡侧中点，相当于合谷穴	目赤肿痛、睑腺炎、电光性眼炎等多种眼疾
肩点（手横伏象肩部）	在手背，位于示指指掌关节桡侧赤白肉际处	肩周炎、肩部急性扭伤等原因引起的肩痛
前头点（手伏象侧头部）	位于示指第一指关节桡侧赤白肉际处	前额头痛、感冒、胃肠疾患、单纯性阑尾炎等
头顶点（手伏象头部）	位于中指第一指关节桡侧赤白肉际处	头顶痛、失眠、神经性头痛、痛经等
偏头点（手伏象侧头部）	位于环指第一指关节尺侧赤白肉际处	偏头痛、耳痛、肋间神经痛、胆绞痛等
会阴点（手横伏象下焦）	位于小指第一指关节桡侧赤白肉际处	会阴部疼痛、痛经、带下、前列腺炎及肛裂等
后头点（手横伏象下肢）	位于小指第一指关节尺侧赤白肉际处	后头痛、急性扁桃体炎、耳窝痛、臂痛、呃逆、颊痛等
脊柱点（手横伏象下肢）	位于小指指掌关节尺侧赤白肉际处	急性腰扭伤、椎间盘突出症、腰骶椎管狭窄、尾骶部痛等
坐骨神经点（手横伏象腰骶部）	在手背，位于第四、五指掌关节间，近第四指掌关节处	腰椎间盘突出症、髋及臀部疼痛等
咽喉点（手伏脏颈部）	在手背，位于第三、四指掌关节间，近第三指掌关节处	咽喉炎、急慢性扁桃体炎、牙痛、三叉神经痛
颈项点（手伏象颈部）	在手背，位于第二、三指掌关节间，近第二指掌关节处	颈部扭挫伤、落枕、颈椎病、枕神经痛等
胃肠点（手伏脏腹部）	在手掌，位于**劳宫**穴与**大陵**穴连线中点处	肠炎、急慢性胃炎、消化性溃疡、消化不良、胆道蛔虫病等
咳喘点（手伏脏胸部）	在手掌，位于示指掌指关节尺侧处	支气管炎、支气管哮喘、神经性头痛、落枕等
膀胱点（手横伏脏下焦部）	位于掌横纹与尺侧赤白肉际交界处	急慢性泌尿系感染及小儿遗尿、尿频、尿急等
生殖点（手伏脏下腹部）	位于胃肠点与大陵穴连线中点处	女子痛经、月经不调、男子梦遗、足跟痛等
心点（横伏脏手掌）	在手掌，位于中指第二、三节指骨间横纹中点	心绞痛、心悸、失眠、癎病、精神分裂症
肝点（横伏脏手掌）	在手掌，位于环指第一、二节指骨间横纹中点	抑郁、肋间神经痛、胃脘胀痛等
脾点（横伏脏手掌）	在手掌，位于拇指指关节横纹中点	消化不良、腹痛、腹泻等
肺点（横伏脏手掌）	在手掌，位于环指第二、三节指骨间横纹中点	咳嗽、哮喘、皮肤病等
肾点（横伏脏手掌）	在手掌，位于小指第二、三节指骨间横纹中点	尿急、尿频、夜尿等

针前应向患者充分解释，以防晕针。②毫针宜刺入肌腱与骨膜之间，以防损伤骨膜。③手部血管较丰富，针刺避免刺中血管，且出针后应按压穴位，以防出血。

（符文彬）

xǐngnǎo kāiqiào zhēncìfǎ

醒脑开窍针刺法（consciousness-restoring obstruction-clearing needling）

针对中风病机"窍闭神匿，神不导气"，以"醒脑开窍、滋补肝肾、疏通经络"为治疗原则，并实施规范的针刺手法量学的针刺方法。简称醒法，又称醒神开窍针法。是石学敏于20世纪70年代初期创立的，其在对中风病机"窍闭神匿，神不导气"认识的基础上，选取阴经穴和督脉穴为主治疗，并对腧穴位置、针刺方向、进针深度、施术手法、施术时间、针刺效应及针刺最佳间隔时间等做出了规范化要求。在临床应用中还发现，醒法对中风后遗症、并发症，神经系统疾病均有良好的疗效。对消化系统疾病，泌尿系统疾病，精神、心理性疾病，痛证，疑难病症等均有良好的增效作用。此法自创立以来，已被推广至国内212家医疗机构和国外包括美国、德国、法国在内的61个国家和地区。其相关研究1995年获得国家科技进步三等奖，1998年被国家中医药管理局确立为十大科技成果推广项目在全国推广应用，2009年获天津市科技进步一等奖，2013年被列入"财政部、科技部科技惠民计划推广成果库"。

理论基础 ①"神"的内涵：中医的"神"有狭义和广义之分，狭义之"神"，仅指思维、意识、精神状态、认知能力等；广义之"神"，则泛指一切生命活动的外在表现，同时，广义之"神"也主宰一切生命活动的正常运转。"神"的定位，明·李时珍曰："脑为元神之府"。石学敏认为中风病机中之"神"是指广义的"神"，指"元神""脑神"。②辨病为主，辨病与辨证结合的诊疗观：纵观中医学发展史，辨病早于辨证。辨病与辨证相结合奠定了中医学理论的基础。《伤寒论》作为辨证论治经典之作，皆先以六经病分类，列出病的总纲，再具体分类，详尽地分析脉证，包括传变、合病、并病、变证等的演变及预后，提出具体的治疗方案、方药和服法等。均为在辨病基础上的辨证论治。如太阳经证中共设立了16个处方，8个处方治疗太阳中风（表虚）；8个处方治疗太阳伤寒（表实）。张仲景抓住太阳中风（表虚）证发热、恶寒、有汗的主症设立"桂枝汤"为主方，8个治疗表虚的处方均是在"桂枝汤"基础上衍生而来；同样抓住太阳伤寒（表实）证发热、恶寒、无汗的主症设立"麻黄汤"为主方，8个治疗表实的处方均是在"麻黄汤"基础上衍生而来。这充分体现了将疾病共性病机和个性病机相结合的整体诊疗观。石学敏认为太阳经证中的"证"指的是一个症候群，相当于现代的"病"。中医诊断应该是辨病为主，与辨证、症相结合的整体诊疗观。疾病有共同的病证表现，必定存在共同的病理机制。

对中风病因病机的认识 基于对中医理论中"神"的理解，在"脑为元神之府"理论指导下，针对中风神志障碍和肢体运动障碍的两大临床症状特点，提出了中风的病位在脑，病机为"窍闭神匿，神不导气"。中风的病因复杂，是虚（阴虚、气虚）、火（肝火、心火）、风（肝风）、痰（风痰、湿痰）、气（气逆）、血（血瘀）相互影响、相互作用的结果。但总以肝肾阴虚为根本，"窍闭神匿、神不导气"为病机关键。在治疗上强调"醒脑"，以"醒脑开窍、滋补肝肾、疏通经络"为针刺治疗原则。

取穴 ①主穴：主方Ⅰ（俗称大醒脑）以内关（手厥阴心包经）、水沟（督脉）、三阴交（足太阴脾经）为主穴。主方Ⅱ（俗称小醒脑）以印堂（经外奇穴）、上星（督脉）、百会（督脉）、双侧内关（手厥阴心包经）、患侧三阴交（足太阴脾经）为主穴。②辅穴：极泉（手少阴心经）、委中（足太阳膀胱经）、尺泽（手太阴肺经）。③配穴：吞咽障碍加风池、翳风、完骨；手指握固加合谷透三间、八邪；语言不利加上廉泉，金津、玉液放血；眼肌运动障碍加睛明、球后、承泣；听力障碍加耳门、听宫、听会；足内翻加丘墟透照海；足下垂加解溪、商丘、中封；血管性痴呆加百会、四神聪、四白、太冲。

操作 患者仰卧位，先刺内关，直刺15～25mm，施捻转提插泻法，施术1分钟。治疗前7天，针刺水沟，向鼻中隔斜刺10mm，雀啄手法，致眼球湿润为度；7天后改刺百会、印堂，百会向后平刺15mm，刺印堂时捏起皮肤，向下斜刺15mm，继刺上星，以3寸毫针沿皮刺透向百会，均施以小幅度高频率捻转补法，捻针频率120转/分，施术1分钟。三阴交，直刺15～30mm，施捻转提插补法，施术1分钟，使患侧下肢抽动3次为度。极泉，沿经下移1寸，避开腋毛，直刺15～25mm，施提插泻法，以患侧上肢抽动3次为度。委中，仰卧直腿抬高取穴，直刺 15～25mm，施提插泻法，使患侧下肢抽动 3 次为度。尺泽，屈肘成 120°，直刺 25mm，施提插泻法，使患者前臂、手指抽动 3 次为度。得气后均留针 20 分钟。风池、完骨、翳风，针向结喉，进针 50～60mm，施以小幅度高频率捻转补法，每穴施术 1 分钟。合谷针向三间穴，进针 15～30mm，施提插泻法，使患者第二手指抽动或五指自然伸展为度。上廉泉，针向舌根 15～30mm，施提插泻法。金津、玉液，用三棱针点刺放血，出血 1～2ml。丘墟透向照海 40～50mm，局部酸胀为度。

适应证 ①中风各期及中风后偏瘫、失语、偏盲、共济失调、吞咽困难、二便障碍、认知障碍、抑郁焦虑情感障碍等各种中风后遗症、合并症。②神经系统其他疾病，如脑外伤或脑手术后恢复期、头痛、耳鸣、肌萎缩侧索硬化症、肝豆状核变性、烟雾病、锥体外系病变、臂丛神经损伤、坐骨神经损伤、腓总神经损伤、脊髓神经损伤等。③顽固性疼痛。④精神、心理性疾病，如抑郁症、焦虑症、更年期综合征、癔症、神经官能症、自主神经紊乱、胃肠功能紊乱等。⑤其他系统疾病，如呃逆、遗尿等。

禁忌证 脑出血急性期慎用。

注意事项 ①首次应用此法时，无论有无神志改变，均需应用主方Ⅰ，根据病情，3～7 天后或病情稳定时可更换为主方Ⅱ。俩主方也可交替使用。②要求患者肢体抽动的次数，肌力在 0～3 级时可抽动 3 次，3 级以上可适当减少抽动次数。③注意针刺顺序，先针刺内关，后针刺水沟或百会、印堂和上星。

（裴　建）

Hèshì zhēnjiǔ sāntōngfǎ

贺氏针灸三通法（He's three acupuncture-moxibustion methods for removing obstruction）

贺普仁创立的微通、温通、强通三种针刺的治疗方法。简称贺三通疗法。贺普仁以"病多气滞"的病机特点，创立了"法用三通"治疗法则，将针灸诸多疗法概括为以毫针刺法为主的"微通法"，以火针、艾灸疗法为主的"温通法"，以放血疗法为主的"强通法"。

20 世纪 60 年代初，贺普仁从针灸古法九针治病出发，除大量应用毫针治疗外，引入放血疗法用于治疗血瘀络阻之证。放血疗法后来演变为三通法之一的强通法。同时，对火针疗法进行了研究，并发现火针疗法能弥补毫针和放血疗法之不足。通过大量病例的实践总结，使操作技术大有改进，扩大了火针的适应证，从而成为三通法之一的温通法。"贺氏三通法治疗缺血性中风病技术"及火针的应用技术多次作为推广技术由国家中医药管理局在全国推广。

微通法 "微通"其意有三：一指毫针刺法，因其所用毫针细微，古人称之为"微针""小针"，"微"代表此法的主要工具是微针（毫针）。《灵枢经·九针十二原》："欲以微针通其经脉，调其血气。"二有微调之意，用毫针微通经气，好比小河之水，涓涓细流，故曰微通。三指毫针操作技术，以微细的、轻巧灵便的手法去激发经脉精微之气。微通法通经络、调气血。临床上广泛应用于内、外、妇、儿、五官、皮肤等各科病症，亦应用于部分急症、重症。

温通法 即火针疗法和灸法。两者均是借火热之力而取效，故合称为温通法。温通法激发经气、增加阳气、疏通气血，具有祛寒除湿、清热解毒、消瘤散结、去腐排脓、生肌敛疮、益肾壮阳、温中和胃、升阳举陷、宣肺定喘、温经止痛、止痒、除麻、解痉、温中健脾止泻、散疲消肿等作用。临床上广泛适用于寒、热、虚、实各证，主要应用于疑难病、顽固性病证、寒证。

强通法 即放血疗法（三棱针疗法）。此法强制、快速迫血外泄，使病邪随血而除，故称强通法。强通法治血调气、通经活络，具有退热、止痛、解毒、泻火、止痒、消肿、治麻、镇吐、止泻、救急危症等作用。主要应用于急证、热证、痛证、实证、瘀证等。

贺氏针灸三通法在临床中，将毫针、火针、放血三法联用，有机结合，或三法结合应用，或独取一法、二法，随证选取，得心应手，对一些疑难杂症、陈疾旧疴，主张毫针、火针、三棱针相配合，力求改变以前单针治病的思路，扩大了针灸治疗的病种，提高了疗效。

（吴焕淦）

Jìnsānzhēn liáofǎ

靳三针疗法（Jin's three needle therapy）

靳瑞创立的以针刺三个穴位为一组处方的治疗方法。简称靳三针。此疗法实际为临症针刺时选穴组方的一种配穴方法，是以三个穴位为主体处方，兼以辨证配穴。

20 世纪 70 年代初，靳瑞治疗过敏性鼻炎常以迎香、合谷、风池三个穴位进行治疗，不少患者针刺几次后便能基本痊愈，故患者誉此为"鼻三针"。尔后，借鉴鼻三针的验案，根据不同疾病特点，进行三个穴位的组方配穴治疗，取得较好疗效，总结出多个组方，形成了"勒三针"。20世纪90年代初出版了《三针疗法》。"针刺颞部穴位治疗脑血管意外后遗症的临床与实验研究"于1997年获得广东省科学技术进步奖二等奖，"智三针为主治疗儿童精神发育迟滞的临床观察与研究"于1998年获得国家中医药管理局中医药科学技术进步奖三等奖，"靳三针治疗儿童精神发育迟滞技术"2004年成为国家中医药管理局首批百项中医实用技术。目前国内共有80余所"靳三针弱智儿童治疗中心"，美国中医药研究院在加利福尼亚州建立了"靳三针研究中心"及"靳氏弱智儿童研究中心"。

组方原则 ①根据病灶局部组穴配方：腧穴都具有近治作用，病灶局部多个腧穴配伍可加强近治作用。如四神针、脑三针、颞三针、膝三针、舌三针等。②依据经络的表里、循行组穴配方：经脉循行于人体上下、表里。取相关表里经脉的腧穴配伍，局部、远端腧穴配伍可加强治疗作用。如腰三针，治疗腰部疾病，腰为肾之外府，足少阴肾经与足太阳膀胱经相表里，足少阴肾经"贯脊，属肾络膀胱，其直者，从肾上贯肝膈，入肺中"，足太阳膀胱经"抵腰中，入循膂，络肾属膀胱，其支者，从腰中下挟脊贯臀"，故可局部取膀胱经在腰部的肾俞、大肠俞，循经远端取委中。③依据腧穴主治异同组穴配方：十四经穴的主治既各有特殊性，又有共同性。根据不同主治特点进行配伍，加强治疗作用，扩大适应证。如手三针为曲池、外关、合谷三穴，合谷不仅能治疗手腕部病症，而且能治疗颈部和头面部病症，为主穴，即所谓"面口合谷收"，由于头部和面部病症多因火热上扰，以热证、实证为主，而曲池为手阳明大肠经合穴、外关为手少阳三焦经络穴，有清利头目，行气止痛功效，故二穴作为配用，既可针对病位，又可针对病性，用之统泻手三阳经之火。④依据不同取穴方法组穴配方：利用不同的取穴方法对同一病症或同一部位产生相同的治疗效应，而相同的治疗效应又源于一定水平（层次）上的相同调节机制。利用不同腧穴所激发的经气不相同，不同的经气抵达病位的方式、时间、所产生的效应的客观差异，就可以筛选出最佳穴位及穴位组，以适应不同的病情。如肠三针，取大肠募穴天枢、下合穴上巨虚，与小肠募穴关元为一组，因募穴与脏腑部位接近，脏腑有邪多反应于募穴；且《素问·咳论》有"治府者治其合"论，下合穴在治疗六腑病证中效果明显，故肠三针基于二者优势选穴，成为临床治疗消化性疾病的基础方。

靳三针疗法常用处方及适应证见表。

表 靳三针疗法常用处方及适应证

类别	名称	穴位组成	适应证
益智清神类	智三针	神庭、本神（左右各一）	小儿智力低下、精神障碍、老年痴呆、血管性痴呆、健忘、神经衰弱、前头痛
	四神针	百会前后左右各1.5寸	智力低下、痴呆、头痛、头晕、失眠、痫病、脱肛
	脑三针	脑户、脑空（左右各一）	共济失调（大脑性瘫痪）、智力低下、肢体活动障碍、帕金森病、视觉障碍等
	颞三针	颞Ⅰ针、颞Ⅱ针、颞Ⅲ针。部位：颞Ⅰ针，耳尖直上入发际2寸处；颞Ⅱ针，以颞Ⅰ针为中点，向其同一水平线前旁开1寸为此穴；颞Ⅲ针，以颞Ⅰ针为中点，向其同一水平线后旁开1寸为此穴	脑血管疾病后遗症、脑外伤所致的半身不遂、口眼㖞斜、脑动脉硬化、耳鸣、耳聋、偏头痛、帕金森病、脑萎缩、老年痴呆、面部感觉障碍
	痫三针	内关、申脉、照海	痫病、足内翻、足外翻
	手智三针	内关、神门、劳宫	小儿智力低下、注意缺陷障碍伴多动、痫病、失眠
	足智三针	涌泉、泉中（涌泉下，足正中心凹陷处）、泉中内（泉中内0.8~1寸）	儿童孤独症、智力低下（多静少动，哑不能言）
	定神针	定神Ⅰ针、定神Ⅱ针、定神Ⅲ针。部位：定神Ⅰ针，印堂上0.5寸；定神Ⅱ针、定神Ⅲ针，两目平视，瞳孔直上，眉毛上1.5寸	智力低下（注意力不集中）、视力减弱、眼球颤动、健忘、多动、失眠等
急救类	闭三针	水沟、涌泉、十宣	神志昏迷、意识不清、口噤不开等急症
	脱三针	百会、神阙、水沟	各种虚脱病证
肢体类	手三针	曲池、外关、合谷	上肢瘫痪、上肢感觉异常、外感发热
	足三针	足三里、三阴交、太冲	下肢瘫痪及感觉障碍

续　表

类别	名称	穴位组成	适应证
	肩三针	肩Ⅰ针、肩Ⅱ针、肩Ⅲ针。部位：肩Ⅰ针，即肩髃穴；肩Ⅱ针，在肩髃穴同水平前方2寸；肩Ⅲ针，在肩髃穴同水平后方2寸	肩周炎、肩关节炎、上肢瘫痪、肩不举
	颈三针	天柱、百劳、大杼	颈椎病、颈项强痛
	腰三针	肾俞、大肠俞、委中	腰痛、腰椎骨质增生、腰肌劳损、性功能障碍、遗精、阳痿、早泄、月经不调
	膝三针	梁丘、血海、犊鼻	膝关节疼痛、肿胀或无力
	踝三针	解膝、太溪、昆仑	踝关节疼痛（活动障碍）、足跟痛
	坐骨针	环跳、委中、昆仑	坐骨神经痛、下肢萎痹瘫痪等
	痿三针	上痿三针：合谷、曲池、尺泽；下痿三针：足三里、三阴交、太溪	四肢肌肉萎缩、截瘫、瘫痪
	面三针	翳风、地仓透颊车、合谷	面神经麻痹
	面肌针	下眼睑阿是穴、四白、口禾髎、地仓	面肌痉挛
	叉三针	太阳、下关、阿是穴	三叉神经痛
五官类	舌三针	舌Ⅰ针、舌Ⅱ针、舌Ⅲ针。部位：舌Ⅰ针，廉泉上1寸；舌Ⅱ针，廉泉左0.8寸；舌Ⅲ针，廉泉右0.8寸	语言障碍、发音不清、哑不能言、暴暗、吞咽困难、流涎
	眼三针	眼Ⅰ针、眼Ⅱ针、眼Ⅲ针。部位：眼Ⅰ针，即睛明穴；眼Ⅱ针，即承泣穴；眼Ⅲ针，目外眦旁0.1寸，上0.1寸处，当眶内缘与眼球之间	视神经萎缩、视网膜炎、色盲、近视、远视、斜视、弱视、视黄斑变性、早期青光眼、白内障等
	鼻三针	迎香、上迎香、印堂或攒竹	过敏性鼻炎、鼻窦炎、鼻衄
	耳三针	听宫、听会、完骨	耳聋、耳鸣
脏腑类	胃三针	中脘、内关、足三里	胃脘痛、胃炎、胃溃疡、消化不良
	肠三针	天枢、上巨虚、关元	腹痛、肠炎、痢疾、便秘
	背三针	大杼、风门、肺俞	哮喘、支气管炎、过敏性鼻炎等肺系疾病，胸背痛
	阳三针	关元、气海、肾俞	阳痿、遗精、不育
其他类	脂三针	内关、足三里、三阴交	胆固醇增高、高脂血症、动脉硬化、冠心病、中风后遗症
	突三针	天突、水突、扶突	甲状腺肿、甲状腺囊肿、甲状腺功能亢进、甲状腺功能低下
	乳三针	乳根、膻中、肩井	乳腺增生、乳汁不足、乳痈

（赖新生）

jiǔfǎ

灸法（moxibustion）　应用艾绒或艾绒中添加药物放置在体表的腧穴或病变部位上烧灼、温熨，借灸火的温和热力及药物的作用，以防治疾病的外治方法。灸法与刺法在治疗上各有侧重，有时两者亦可配合应用。

内容及种类　灸法包括施灸材料、灸量、施灸部位、灸法得气、灸法补泻、灸法意外及各种灸法的操作和应用。灸法分艾灸和非艾灸两类（图），除图中所示各种灸法外，还包括强调穴位敏态、灸感的热敏灸。

基本作用　灸法的温热性刺激和药理性渗透作用，通过腧穴激发经气，调整经络、脏腑功能，调节机体的阴阳平衡，达到防治疾病的目的。具有温经通络，祛湿散寒；升阳举陷，回阳固脱；消瘀散结，拔毒泄热；预防疾病、保健强身的作用。

温经通络，祛湿散寒　人体的正常生命活动有赖于气血的作用。影响血气运行，则生百病。元·朱震亨："血见热则行，见寒则凝。"即气血有遇温则散，遇寒则凝的特点。灸法的温热性刺激作用于穴位、经络，可以温经散寒，加强机体气血运行，以治疗由于寒凝血滞、经络痹阻引起的诸多病证。

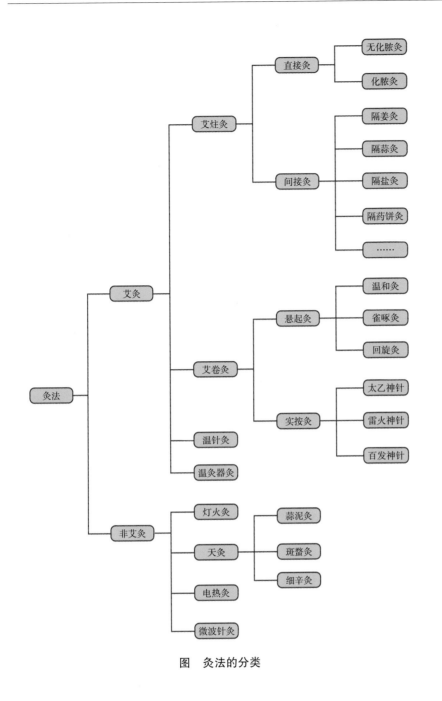

图　灸法的分类

升阳举陷，回阳固脱　人体阴阳调和，身体才能健康。阳气虚弱，轻者易出现气虚"下陷"之证。气虚下陷一方面指脏器下垂或下虚不固之证，如脱肛、阴挺、久泻久痢、崩漏、滑胎等；另一方面指卫阳不固、腠理疏松，"皮毛不任风寒"（金·李杲）。《灵枢经·经脉》云"下陷者灸之"。阳气虚弱重者，阳气衰微而阴气独盛，阴阳不相维系，阴阳离决。灸法温热刺激能够益气温阳、升阳举陷以治疗卫表不固易

感受风寒者，或中气不足、阳气下陷之证，或阴阳离决之证。

消瘀散结，拔毒泄热　灸法治疗热证古今多有争议。宋代《圣济总录》："若夫阳病灸之，则为大逆"，而也有医家认为热病可灸。灸法治疗痈疽，首见于《黄帝内经》。唐·孙思邈认为灸法对部分热证有作用，对热毒蕴结所致的痈疽及阴虚内热证可用灸法，《备急千金要方》载有"小肠热满，灸阴都，随年壮""肠痈屈两肘，正灸肘尖锐骨百

壮，则下脓血，即瘥""消渴，口感不可忍者，灸小肠俞百壮，横三间寸灸之"。灸法治疗热证，并非清热，某些热证因邪正交争盛，热邪壅结而致，温热刺激能够以热引热，使热外出，"引郁热之气外发，火就燥之义也"（明·李梴《医学入门》），即朱震亨所言"从治"。所以灸法并非适宜一切热证，有一定的限定条件。如应用于治疗痈疽，清·吴谦等《医宗金鉴·痈疽灸法篇》："痈疽初起七日内，开结拔毒灸最宜，不痛灸至痛方止，疮痛灸至不痛时。"因此，灸法能够使部分热证气机通畅、营卫调和，达到治疗目的。

预防疾病、保健强身　"治未病""防病于未然"是中医治疗疾病的重要学术思想之一。艾灸预防疾病的记载甚为丰富。早在《黄帝内经》就有记载："犬所啮之处灸三壮，即以犬伤法灸之"，说明可以预防狂犬病。唐·孙思邈《备急千金要方》载有："凡宦游吴蜀，体上常须三两处灸之，勿令疮暂瘥，则瘴疠温疟毒气不能着人"，说明艾灸能预防传染病。灸疗保健强身以灸足阳明胃经腧穴足三里为主，如明·杨继洲《针灸大成》提到灸足三里可以预防中风，民间俗话亦说"若要身体安，三里常不干""三里灸不绝，一切灾病息"。脾胃为后天之本，胃为水谷之海，气血生化之源，荣卫之所出，而五脏六腑，皆受其气，胃气常盛，则气血充盈。艾灸可使人胃气盛，阳气足，精血充，从而加强了身体抵抗力，病邪难犯，达到防病保健之功。另外，命门为人体真火之所在，为人之根本；关元、气海为藏精蓄血之所；背俞穴对应相关脏腑，亦为常灸之穴。灸疗的防病保健作用已成为重要保

健方法之一。

适应证 灸法适应证广泛，可以治疗经络、体表病证，也可治疗脏腑病证；既擅长治疗慢性疾病，也能治疗部分急症、危症；能治疗大部分虚寒证，也能治疗一部分热证。灸法副作用少、灸疗方法多样、适宜人群广泛。如可治疗风寒湿痹、胃痛、腹泻、泄泻、痢疾、痛经、经闭、寒疝、少乳等，以及久泻久痢、遗精、遗尿、阳痿、崩漏、带下、脱肛、内脏下垂、脱证、休克等；治疗外科疮疡初起以及乳痈初起、瘰疬、痈肿未化脓者、疮疡久溃不愈、寒性疔肿等；还可用于保健强身。

禁忌证 掌握施灸禁忌有助于安全治疗，避免灸法意外或损伤。①过劳、过饱、过饥、醉酒、大渴、大惊、大恐、大怒者不宜应用灸法。②外感温病、阴虚内热、大部分实热病证一般不宜灸。③孕妇腹部及腰骶部不宜灸。④身体虚弱、糖尿病、皮肤病患者或面部、阴部、有大血管处禁用直接灸，尤其是化脓灸。⑤阴盛火旺、过敏体质者及孕妇禁用隔附子饼灸。⑥关于禁灸穴位，古代文献中多有记载，但之间互有出入，颇不一致。古代禁灸穴位主要包括深部有重要脏器和大血管、位于面部或手足掌侧等部位的穴位，如哑门、人迎、迎香、少商等。这些禁灸穴位与古代直接灸应用较多或穴位局部肌肤易损伤相关。艾卷灸法的应用可以较好地控制受热面积和温度，不存在绝对禁灸的穴位。现代选用时掌握以上适应证和禁忌证应用即可。

注意事项 ①灸法在治疗过程中因借助火力或某些药物所具有的强烈刺激性，皮肤轻者红赤，重则起泡溃烂。灸后若局部出现水泡，若未破，可任其自然吸收。若水泡过大，可用消毒针从泡底刺破，放出泡液后，再涂以甲紫药水。若有继发感染，应及时对症处理。②灸后应注意保暖。③对久病、体质虚弱者艾炷宜小，壮数宜少。按施灸部位的特点，头面胸部灸不宜大炷多灸；四肢端皮薄而多筋骨处不可多灸。若属风寒外感、痈疽痹痛，则应掌握适度，否则易使邪热内郁。

(吴焕淦)

shījiǔ cáiliào

施灸材料（moxibustion materials） 用于灸法治疗的原料。简称灸材。临床中多以艾叶加工制成的艾绒为主，明·李时珍《本草纲目》记载："艾叶能灸百病"。艾叶性温热，具有通经络、理气血、逐寒湿、暖三焦、温中开郁、调经安胎的功能，故为灸法最常用材料。灸法用的艾叶以陈为上，《本草纲目》："凡用艾叶，须用陈久者，治令软细，谓之熟艾，若生艾，灸火则易伤人肌脉。"民间亦有"七年之病必求三年之艾"的说法。现代研究认为，新艾含挥发油多，燃之不易熄灭，令人灼痛；陈艾则易燃易灭，可减少灼痛之苦。由于灸法多用于风寒湿痹证和各种疼痛性疾病，灸材除艾绒之外，尚可根据病证选用灯心草、桑枝等一些易燃的中草药，或用毛莨叶、旱莲草、白芥子、斑蝥等刺激性较强的药物做贴敷，亦可起到灸法的效果。

(吴焕淦)

àiróng

艾绒（moxa wool） 艾叶经加工制成的细软绒状物。为主要的施灸材料。艾，别名艾蒿、艾草，古时又称冰台、医草、灸草、黄草，为菊科植物，系多年生草本，揉之有香气。艾最早用于治疗见于春秋战国时期，《孟子·离娄上》云："七年之病，求三年之艾。"其后以艾绒制成的艾炷广泛应用于临床，成为主要的施灸材料。至明代创立出以桑皮纸包裹艾绒制成的艾卷，使灸法操作更加方便。

药材选用 艾在中国普遍野生，以湖北蕲州产者为佳，为道地药材，叶厚而绒多，称为蕲艾。明·李时珍《本草纲目》："宋时以汤阴复道者为佳，四明者图形。近代为汤阴者谓之北艾，四明者谓之海艾。自成化以来，则以蕲州者为胜，用充方物，天下重之，谓之蕲艾。相传他处艾灸酒坛不能透，蕲艾一灸则直透彻，为异也。"复道，指河南汤阴县伏道；四明，指浙江宁波鄞州区附近。说明宋代至明代期间，艾的道地产地发生了明显变化。明·卢之颐《本草乘雅半偈》亦载："蕲州贡艾叶，叶九尖，长盈五七寸，厚约一分许，岂唯力胜，堪称美艾。"可见，在明代，蕲州艾叶成为向朝廷进贡的贡品。后世医家对蕲艾推崇备至，蕲州作为艾的道地产地延续至今。

加工制作 艾绒按加工（捣筛）程度不同，分为粗细艾绒。将艾叶反复晒干后，置于石臼或其他器械中，充分捣杵，令细软如棉，筛去灰尘及杂质梗，再焙燥，即成艾绒。此艾绒为粗艾绒，每500克艾叶可得350克艾绒；如再精加工，经数十日晒杵，筛拣数十次者，500克艾叶只得艾绒150克艾绒，变为土黄色，为细艾绒。临床可根据病情需要选用。一般直接灸多用细艾绒，其他灸法可用粗艾绒。

作用特性 艾绒易于燃烧，气味芳香。燃烧时热力温和，可窜透肌肤，直达肌体深部。具有"通十二经，走三阴，理气血，逐寒湿，暖子宫，止诸血，温中开郁，调经安胎……以之灸火，能透诸经而除百病"（明·李时珍《本草纲目》）的功效，所以一直被人们认为是比较理想的施灸材料。至今临床施灸仍以艾绒为主要灸材，应用于各种灸法中。

（吴焕淦）

qīng'àitiáo

清艾条（pure moxa stick） 以桑皮纸包裹纯艾绒制成的圆柱条。又称清艾卷、纯艾条。首见于明·朱权《寿域神方》："用纸实卷艾，以纸隔之点穴，于隔纸上用力实按之，待腹内觉热，汗出即瘥。"这是最初的使用方法，即实按灸，后世发展出悬起灸。清艾条制作时，取艾绒25克，平铺在长26cm、宽20cm，质地柔软疏松而坚韧的桑皮纸上，将其卷成直径约2cm的圆柱形，松紧适度，用胶水或糨糊封口即成。清艾条操作简单，故临床应用极广。清艾条未使用或使用后应注意密闭，并于干燥环境存储，以防受潮。

（吴焕淦）

yào'àitiáo

药艾条（medicated/medicinal moxa stick） 在桑皮纸包裹的艾绒中，掺入药物粉末，形成具有特定治疗作用的艾卷。又称药条。明代《神农皇帝真传针灸图》首次提到了掺入药品的艾卷灸疗，名为"火雷针"，后又命名"雷火针"。药艾条除艾绒本身的功效外，根据掺入药物配方不同，作用有所不同，可根据病情选择相应配方的药艾条。药艾条的制法同清艾条，药物配方随病而定，常用的普通药条处方为肉桂、干姜、丁香、木香、独活、细辛、白芷、雄黄、苍术、没药、乳香、

川椒各等份，将药物研为细末，适量、均匀掺入艾绒之中。

（吴焕淦）

jiǔliàng

灸量（moxibustion amount） 灸法治疗疾病时刺激的量。刺激量与治疗效果相关。临床上施灸，艾炷灸法的灸量一般以艾炷的大小和壮数（每烧尽一个艾炷，称为一壮）的多少计算。炷小、壮数少则量小，炷大、壮数多则量大；艾条温和灸、温灸器灸以时间计算；艾条实按灸以熨灸的次数计算。灸治部位在头面胸部、四肢末端皮薄而多筋骨处，灸量宜小；在腰腹部、肩及两股等皮厚而肌肉丰满处，灸量可大。病情属沉寒痼冷、阳气欲脱者，灸量宜大；属外感、痛疽痹痛，则应掌握适度，量小为宜。凡体质强壮者，灸量可大；久病、体质虚弱、老年和小儿患者，灸量宜小。

（吴焕淦）

shījiǔ bùwèi

施灸部位（moxibustion location） 灸法治疗疾病时施术的部位。又称灸治部位。灸法施术与针刺治疗相似，部位以腧穴为主，也可选取病痛局部作为施灸部位。因针刺与灸法有互补性，故一些慎针穴位（如背俞穴，针刺不慎容易刺伤内脏）也常作为施灸部位。施灸部位需要根据临床表现，辨病、辨经或辨证后选择相应的经络腧穴。不同的灸法所选部位有所不同，大多数部位均可采用艾卷灸法，肌肤平坦部位可采用艾炷灸法。施灸部位的合理选择是保证临床效果的重要因素。

（吴焕淦）

shījiǔ bùzhòu

施灸步骤（moxibustion procedure） 灸法治疗疾病时操作的具体步骤。①选择腧穴和灸法：根

据辨病、辨经和辨证的结果选择相应的经络和腧穴。不同的部位适宜的灸法有所不同，大多数部位可采用艾卷灸，艾炷灸施灸部位应较平坦。②选择体位：采取合适体位，既便于暴露治疗部位，又能舒适持久。③施灸：准备好施灸材料，然后施灸。施灸时，要选择合适的灸量，观察灸法得气情况。注意灸火温度和患者耐受情况。施灸顺序在施灸部位较多时，宜按照先上后下、先左后右的顺序进行，以免漏灸腧穴。也可先灸主穴，后灸配穴。需根据具体情况灵活掌握。针对不同灸法采用相应的治疗步骤对于临床正确治疗、防止意外有重要意义。④灸后处置：灸后要擦净皮肤上的艾灰，并检查有无火星洒落，以免烧毁衣物。

（吴焕淦）

jiǔfǎ déqì

灸法得气["de qi"（obtaining the qi）during moxibustion] 施灸时部位出现的温热感，并循经脉传导的现象。又称灸感。灸法与刺法相同，亦有得气现象。通常，施灸时只在局部有温热或烧灼感，但当在一个部位连续较长时间地施灸，或所灸穴位为疾病的敏感腧穴，便可能出现温热感循经脉向远端部位传导，此现象为得气。施灸得气时，温热感传可扩散至整个上肢或下肢，甚至全身。感传路线的扩散同施灸面积的大小有关，感传所到的部位可见微汗、肌肉震颤及某些脏腑器官的功能活动加强，如胃肠蠕动、鼻腔通畅等。灸法得气，有助于临床判断治疗效果和所需的灸量。

（吴焕淦）

jiǔfǎ bǔxiè

灸法补泻（reinforcing and reducing through moxibustion） 用

施灸的方法，达到补虚泻实的治疗作用。又称灸疗补泻。中医对于疾病的认识有虚实之分，故治疗有补虚泻实之法，灸法相对于刺法，以补为主，但亦有其泻法。早在《黄帝内经》中就有记载。《灵枢经·背腧》："气盛则泻之，虚则补之。以火补者，毋吹其火，须自灭也。以火泻者，疾吹其火，传其艾，须其火灭也。"说明了灸法补泻的原则和方法，即邪气盛用泻法，正气虚用补法。补法为：点燃艾炷后不要吹其火，让它慢慢燃烧使其自灭。泻法为：点燃艾炷后用口快速去吹，使艾炷急燃并迅速熄灭。其后历代医家以此为灸法补泻原则，并在此基础上有所发展。元·朱震亨《丹溪心法·拾遗杂论》提出"灸火有补火泻火。若补火，艾焫至肉；若泻火，不要至肉，便扫除之"。明清时期医家对灸法补泻有了更进一步的认识。明·李梴《医学入门》："虚者灸之，使火气以助元阳也；实者灸之，使实邪随火气而发散也；寒者灸之，使其气之复温也；热者灸之，引郁热之气外发，火就燥之义也"，不仅对灸法的作用机制做了较详细的阐述，而且明确指出灸法适用于寒热虚实之证，扩大了灸法的适用范围。

现代灸法补泻的应用包括以下几方面。①针对病证的补泻作用：补法适用于气虚、阳虚、寒证等，是以温热的作用温经通络，补气补阳，祛除寒湿。如艾灸中脘可治疗手足厥冷，艾灸气海、关元可治疗下焦寒证。泻法适用于部分热证，以热引热，引热外解或以热行气血，消瘀散结。如治疗痈疽初起、丹毒等。②不同灸法的补泻作用：补法治疗慢性疾病多采用直接灸或间接灸，如

艾炷灸法治疗胃下垂，隔姜灸治疗慢性腹泻等。泻法治疗疔疮痈疽、犬蛇咬伤多采用直接灸；治疗外感风寒发热、风湿病等多采用温和灸；治疗腮腺炎、淋巴腺炎等急性炎症多采用灯火灸。③施灸方法的补泻：艾炷灸法时，让艾炷缓慢燃烧至皮肤的为补法，吹气助燃使其迅速燃烧至皮肤的为泻法；烧灼灸法（如化脓灸）为补法，以扶正为主；温热灸法（如悬起灸）为泻法，以祛邪为主。艾灸补泻与艾炷大小、壮数多少亦相关。一般虚证、寒证用艾灸补法，艾炷宜大，壮数宜多（其艾炷大小与壮数多少视具体病情而定），对于实证，热证用艾灸泻法，艾炷宜小，壮数宜少。总体来说，灸法的补和泻是相对而言，临床根据病情选择适宜的灸法和操作方法。

(吴焕淦)

jiǔfǎ yìwài

灸法意外 (adverse events of moxibustion)

在灸法治疗过程中患者发生的不良反应和继发的各种病症。灸法是一种安全而有效的治疗方法，但如灸量过大，或患者体位不当，体质敏感性强，精神紧张，身体虚弱、饥饿、疲劳或药艾条含雄黄或环境因素等均易导致灸法意外。可出现晕灸、灸疗过敏和灸疗中毒等，晕灸是在灸法治疗过程中患者发生晕厥的现象；灸疗过敏是在灸法治疗过程中患者出现的身体不适等反应症状；灸疗中毒多见于药艾条施灸，药灸条中大多含有雄黄，雄黄燃烧后可形成砷的烟气，经呼吸道进入患者体内，从而导致患者出现一系列中毒症状。

灸法意外可以预防，需注意以下几方面。①医者施灸前应对患者身体和心理状况进行评估，

对首次接受灸法治疗的患者应详细交代：灸疗适宜时间和体位，灸感，灸治时间，灸法治疗时的注意事项等。如身体和心理情况不适宜施灸法，可调整后择机再行灸法治疗。②医者施灸前应仔细询问病史，了解有无过敏史，特别是对艾叶、生姜等中药有无过敏史或是否有穴位注射过敏史。如存在过敏史，应慎用或禁用灸法。③医者应严格掌握灸法的适应证和禁忌证。④医者应合理选择灸法体位及灸量。⑤药艾条中含雄黄者，应禁用。⑥施灸房间应保证空气流通，温度适宜。

如已发生灸法意外，晕灸轻者，停止施灸，静卧，于百会做雀啄灸或针刺水沟，一般即可恢复。灸疗过敏有皮疹者，停灸后几天内皮疹可自然消退。如兼发热、奇痒、口干、烦躁不安等症状时，可适当应用口服药物治疗。晕灸及灸疗过敏重者，出现休克，或含雄黄的药艾条点燃吸入过量导致的砷中毒，需及时抢救。

(王富春)

àizhù jiǔfǎ

艾炷灸法 (moxibustion with moxa cone)

将艾绒制成大小不等的圆锥形艾团，置在穴位上点燃施灸的方法。艾绒制成的圆锥形艾团称为艾炷，制成的艾炷有大、中、小三种类型。大者如蚕豆，中者如黄豆，小者为麦粒大小，皆为上尖下大的圆锥体，便于平放和点燃。灸治时每烧尽一个艾炷，称为一壮，临床根据病情确定施灸的壮数。艾炷灸法分为直接灸和间接灸。直接灸包括无化脓灸（又称无瘢痕灸，因其艾炷较小如麦粒，常称为麦粒灸）和化脓灸，间接灸包括隔姜、隔蒜、隔盐、隔药饼灸等。古代的艾灸以艾炷灸最为常用，至晋代，葛洪的

《肘后备急方》中首见载有隔物灸（间接灸），如治霍乱"以盐内脐中，上灸二七壮"的隔盐灸；灸肿令消法"取独颗蒜横截厚一分安肿头上，炷如梧桐子大，灸蒜上百壮"的隔蒜灸等。创立了在艾炷下加用盐、蒜等与病症治疗相适应的药物或食物进行灸治，使艾炷灸法得到了进一步发展，沿用至今。

（吴焕淦）

zhíjiējiǔ

直接灸（direct moxibustion） 将艾炷直接置于穴位皮肤上施灸的方法。又称着肤灸、明灸。是最早应用的灸法。施灸时，根据灸后皮肤有无烧伤化脓，分为化脓灸和无化脓灸。无化脓灸（又称无瘢痕灸）因其艾炷较小如麦粒，常称为麦粒灸。

源流 首见于《素问·骨空论》："灸寒热之法，先灸项大椎，以年为壮数，次灸橛骨，以年为壮数。"其后不断发展，至唐宋时盛行。唐·孙思邈《备急千金要方》曰："炷令平正着肉，火势乃至病所也。"宋代《太平圣惠方》："灸炷虽然数足，得疮发脓坏，所患即瘥；如不得疮发脓坏，其疾不愈。"可见，古代医家认为能否形成灸疮是取得疗效的关键。隔物灸（即间接灸）自晋·葛洪《肘后备急方》首创后，直接灸虽逐渐被替代，但仍是重要的灸法之一。清·冯兆张《外科精要》中记载灸高竹真背疽病案，先施隔蒜灸无效，"乃着肉灸良久"。明代艾卷灸法兴起，直接灸的应用大大减少。近代以后直接灸尤其化脓灸多用于疑难杂症及顽固性疾病治疗。

操作 于施灸部位涂以少量的蒜汁、香油或红花油，以增强黏附或刺激作用。艾炷放好后，

用线香将之点燃。化脓灸直至艾炷全部烧尽，艾火自熄，除去艾灰，再按所需壮数，重新点燃艾炷；无化脓灸将艾炷点燃，不等艾火烧到皮肤，当患者感到灼痛时，即用镊子将艾炷夹去或压灭，也可待患者感到发烫后再继续灸3~5秒后，更换艾炷再灸，连续灸3~7壮（每烧尽一个艾炷，称为一壮），以局部皮肤出现轻度红晕为度。

适应证 可应用于内、外、妇、儿、五官、皮肤等多科疾病的治疗，如各类颈肩腰腿痛、眩晕、哮喘、慢性胃肠炎、乙型肝炎、胎位不正、带状疱疹、面肌痉挛、眼睑下垂、赘疣、痫病及各类顽症、虚证，还可应用于肿瘤辅助治疗。

注意事项 身体虚弱、糖尿病、皮肤病患者及面部穴位，禁用此法。

（吴焕淦）

huànóngjiǔ

化脓灸（blistering moxibustion） 用黄豆大或枣核大的艾炷直接置于穴位上施灸，灸至皮肤起泡，产生无菌性化脓、结痂的灸法。又称瘢痕灸。直接灸之一。

操作 选定体位和穴位后，皮肤常规消毒，用大蒜液（清水、凡士林也可）涂敷在穴位上，以增强黏附和刺激作用。然后将艾炷（一般选用小壮艾炷）放在蒜汁上固定、点燃，进行施灸。每壮艾灸必须燃尽，除去灰烬后，方可易炷再灸，直至将预定壮数灸完为止。施灸时，当患者局部有灼痛感时，可在灸穴四周处轻轻拍打，以减少疼痛。灸治完毕，将局部皮肤擦拭干净后敷贴玉红膏（消炎药膏），每天换药1次。大约1周左右，灸穴处可出现无菌性化脓反应，形成灸疮，一般

5~6周自行愈合，结痂脱落，留有瘢痕，故亦称"瘢痕灸"。

适应证 常用于哮喘、慢性胃肠炎、发育障碍等疾病和体质虚弱者。以治疗阴证及慢性久病为主，如头风、肩凝症、寒湿腰痛、慢性肠胃病、痞块、喘息、肺痨、发育不良、痫病、阳痿、痹证、脉管炎、月经不调、痛经、高血压、中风及急性阳气虚脱等证。亦能用于热证，取"火郁发之"之意。

注意事项 ①灸疮化脓时，应注意清洁，以免并发感染。②加强营养，促进灸疮的正常透发，有利于提高疗效。宋·王执中《针灸资生经》："凡着艾得灸疮，所患即瘥，若不发，其病不愈。"可见灸疮的发和不发，与疗效有密切关系。因此营养状况是促进灸疮诱发的重要因素。③灸后注意休息，避免灸疮面摩擦和受压，发痒时更不能搔抓。④在化脓期间忌食刺激性食物，疮面切勿沾水。

（吴焕淦）

màilìjiǔ

麦粒灸（moxibustion with wheat seed-size moxa cone） 将艾绒制成麦粒大小的艾炷置于穴位或病变部位上施灸的灸法。直接灸之一，乃因无化脓灸（又称无瘢痕灸）常用其艾炷较小如麦粒，故常称为麦粒灸。

操作 将精艾绒少许置于左手示、中指之间，用拇、示、中三指将艾绒揉匀成适当大小的艾团，然后将艾团置于拇、示指之间，大拇指向前，用力将艾团搓紧，艾团即成纺锤形，如麦粒大。先在穴位处涂少许凡士林，使麦粒大艾炷黏附于皮肤，以线香点燃艾炷顶端。点火后，可于穴位周围轻轻拍打以减轻灼痛感。一

般一次可灸3~7壮（每烧尽一个艾炷，称为一壮），灸后不用膏药敷贴。

适应证 适用于虚、寒、痰、瘀等证。如风湿性关节炎、类风湿关节炎、颈肩腰腿痛、落枕、肩周炎、面瘫、失眠、痿证、阳痿、头痛、痛经、月经不调、胃下垂、子宫脱垂、遗尿等。

注意事项 颜面五官、阴部和有大血管处不宜用此法；孕妇腹部及腰骶部不宜用此法。操作时注意防止皮肤灼伤、起泡和感染化脓。

（吴焕淦）

jiànjiējiǔ

间接灸 （indirect moxibustion）

在艾炷与皮肤间隔垫某些药物或食物而进行施灸的灸法。又称隔物灸。艾炷灸法之一。始载于晋·葛洪《肘后备急方》，如治霍乱"以盐内脐中，上灸二七壮"的隔盐灸；灸肿令消法"取独颗蒜横截厚一分安肿头上，炷如梧桐子大，灸蒜上百壮"的隔蒜灸等。以后历代间接灸的间隔物不断有所创新，有隔豆豉饼灸、隔附片灸、隔葱灸等，但均是根据其病症治疗的需要，应用相应的食物或药物，将其性能加之艾灸的药力一并注入穴位或部位内，以达到更佳的治疗效果。

常用的间接灸药物约有40余种。间隔物依病而设，或切成片，或制成药饼，或研成药末以备用。将做好的间隔物置于穴位或部位上，再将艾炷放置其上，点燃施灸，至灼烫时换艾炷再灸，所灸壮数随病而定。操作时，选用艾炷大小要适宜。在灸治过程中，注意观察间隔物的颜色变化或随时稍微移动间隔物，以防施灸过度，发生水泡。对间隔物过敏者禁用。间接灸根据间隔物的不同，

适应证亦不同。

（吴焕淦）

gé jiāng jiǔ

隔姜灸 （ginger moxibustion）

以生姜为间隔物施灸的方法。临床常用的间接灸之一。因其取材容易，疗效颇佳，故应用广泛。方法是将生姜切成0.2~0.5cm厚的薄片（新鲜老姜为佳），大小可根据穴位的部位及所用艾炷的大小而定。用针将姜片穿刺数孔，置于施灸部位上，艾炷置于姜片上，然后点燃艾炷施灸。待患者有局部灼痛感时，略略提起姜片，稍停后放下再灸，或稍移动姜片，或更换艾炷再灸。一般每次灸5~10壮（每烧尽一个艾炷，称为一壮），以局部潮红为度。

隔姜灸具有温中散寒、解表宣散、温经活络的作用。适用于虚寒病证，如呕吐、脘腹隐痛、泄泻、遗精、阳痿、早泄、不孕、痛经、痿证、面瘫、咳喘、支气管哮喘、尿潴留、风寒湿痹、头痛、坐骨神经痛、前列腺增生症、小儿遗尿等。

（吴焕淦）

gé suàn jiǔ

隔蒜灸 （garlic moxibustion）

以蒜为间隔物施灸的方法。又称蒜钱灸。临床常用的间接灸之一。取新鲜独头大蒜切成0.3cm左右厚的薄片，用针穿刺数孔，置于施灸部位，上置艾炷点燃施灸，每2~3壮（每烧尽一个艾炷，称为一壮）换去蒜片。一般灸5~7壮，局部皮肤潮红为度。此法具有消肿化结、拔毒止痛、杀虫等作用。适用于外科痈疮肿疖未溃之时、腹中积块、肺痨、瘰疬等病症。应用时需注意，因大蒜液对皮肤有刺激性，灸后局部容易引起水泡，造成创伤，故慎用。

（吴焕淦）

gé yán jiǔ

隔盐灸 （salt moxibustion）

以盐作为间隔物施灸的方法。又称神阙灸。间接灸之一。因其施灸部位仅为脐部，肚脐处乃神阙穴所在，故称神阙灸。古代隔盐灸主要用于治疗霍乱以及小儿尿闭等。20世纪后，隔盐灸在施灸方法上有一定改进，如在盐的上方或下方增加隔物，其治疗范围也相应扩大，用于多种腹部疾病及其他病症的治疗。

操作时令患者仰卧，暴露脐部。取纯净干燥之细白盐适量，可炒至温热，填平脐窝。如患者脐部凹陷不明显，可预先在脐周围一湿面圈，再填入食盐。如需再隔其他药物施灸，一般宜先填入其他药物（药膏或药末），然后放盐，盐上置艾炷后点燃施灸。灸至患者稍感烫热，即更换艾炷。为避免食盐受火爆裂烫伤，可预先在盐上放一薄姜片再施灸。一般灸3~9壮（每烧尽一个艾炷，称为一壮），但对急性病证可多灸，不拘壮数。此法具有回阳救逆、温中散寒的作用。适用于伤寒阴证、急性胃肠炎、泄泻、痢疾、淋病、癃闭、中风脱证、黄褐斑、慢性荨麻疹、顽固性失眠等证。施灸时嘱患者保持仰卧体位，不可随意改变体位，以免烫伤。局部感觉过烫时，应及时告知医生，以便处理。如有灼伤，及时消毒处理，以免感染。

（吴焕淦）

gé yàobǐng jiǔ

隔药饼灸 （medicine-cake-separated moxibustion）

以药饼为间隔物施灸的方法。又称药饼灸。间接灸之一。隔药饼灸起自何时已不可考，据明·袾宏《竹窗随笔》载："近有僧行灸法者，其法和药作饼，置艾炷于其上而燃之，

云治万病。此不知出自何书，传自何人。"以后此法传播开来并流传至今。古代药饼，多取用辛温芳香药物制成，以温中散寒、行气活血。20世纪以来，在药饼组成、施灸方法及治疗范围等方面都有较大发展。

操作 根据病证配方后，将药物煎煮浓缩加入赋形剂，或直接将药物研极细末，以醋、酒、姜汁、蜂蜜等调和后，用特制的模子压成薄饼，即为药饼。将药饼置于施灸部位，上置中或大壮艾炷，点燃后施灸。每烧尽一个艾炷，称为一壮。应用时可单穴，亦可多穴同用。患者感觉部位灼烫时可略移动药饼，壮数据病情而定。如药饼烧焦，应易饼再灸。

适应证 适用于难治性病证，如慢性非特异性溃疡性结肠炎、肠易激综合征、克罗恩病、慢性胃炎、胃下垂、骨质增生及脊髓空洞症、冠心病、小儿硬皮病、软组织损伤、足跟痛、过敏性鼻炎等。根据药饼的不同，隔药饼灸亦适用于内、外、妇、儿、五官等病证，以及保健与抗衰老等。

注意事项 ①药饼的配方及制作据病证而定，强调辨证施治的原则。②药饼一般要求新鲜配制，现制现用，每只药饼只能使用一次。③灸治过程中，嘱患者勿随意活动肢体，以免艾炷掉下灼伤。④灸后若出现水泡等灼伤情况，可按一般灸伤处理。

（吴焕淦）

gé fùzǐbǐng jiǔ

隔附子饼灸（aconite-cake moxibustion） 以附子饼为间隔物施灸的方法。间接灸之一。最初是以附子削饼施灸，如唐·孙思邈《千金翼方》："削附子令如棋子厚，正着肿上，以少唾湿附子，艾灸附子，令热彻以诸痛肿牢坚。"后改进为将附子研末，水调为饼施灸，如明·薛己《外科发挥》记载治疮口不收敛者："用炮附子去皮脐，研末，为饼，置疮口处，将艾壮于饼上灸之。每日数次，但令微热，勿令痛。"从此沿用至今。

操作时将附子研成粉末，用酒调和做成直径约3cm、厚约0.8cm的附子饼，用针穿刺数孔，置于施灸部位，上置艾炷点燃施灸，直至灸完所定壮数。此法具有温经壮阳、活血通络的作用。适用于命门火衰而致的阳痿、早泄、遗精及疮疡久溃不敛、指端麻木、肩手综合征、膝骨关节炎、痛经、桥本甲状腺炎、慢性溃疡性结肠炎、过敏性鼻炎、老年性尿失禁、慢性盆腔炎等病证。应用时需选择较平坦不易滑落的部位或穴位，灸饼灼烫时可用薄纸衬垫灸饼下，以防灼伤皮肤。阴盛火旺、过敏体质者及孕妇禁用。

（吴焕淦）

àijuǎn jiǔfǎ

艾卷灸法（moxibustion with moxa roll） 用特制的艾卷在穴位上熏灸或灼烫的方法。又称艾条灸。大约形成于元末明初时期，明·朱权《寿域神方》有"用纸实卷艾，以纸隔之点穴，于隔纸上用力实按之，待腹内觉热，汗出即瘥"的记载。即将艾卷隔纸按压于穴位上进行施灸，其后又进一步发展，出现了将艾卷离开皮肤一定距离进行施灸的方法，后世将前者称为实按灸，后者称为悬起灸。艾条灸所用的艾条有两种：清艾条由纯净细软的艾绒制成，药艾条是在艾绒内掺入某些药物制成。艾卷灸法的创立弥补了艾炷灸法的不足，扩大了灸法的施灸部位及适应证。

（吴焕淦）

xuánqǐjiǔ

悬起灸（over skin moxibustion, suspension moxibustion） 将点燃的艾卷悬于穴位之上施灸的方法。艾卷灸法之一。包括温和灸、回旋灸、雀啄灸。操作时将清艾条或药艾条一端点燃，对准施灸的腧穴或患处，约距皮肤3cm，或固定不动，或一上一下移动，或均匀旋转进行熏灸，使患者局部有温热感而无灼痛感，一般灸10~20分钟，至皮肤稍起红晕，而又不致烧伤皮肤为度。此法广泛应用于临床各科，尤以慢性病、虚证、妇科疾病、痹证、痛证、保健等为常用，也可用于部分急性病和实证。对于昏迷或局部知觉减退的患者，医者可将手指置于施灸部位两侧，通过医生手指的感觉来测知患者局部受热的程度，以随时调整灸距，掌握施灸时间，防止灼伤。

（吴焕淦）

wēnhéjiǔ

温和灸（mild-warm moxibustion） 艾卷燃着端与施灸部位的皮肤保持一定距离，在灸治过程中患者只觉有温热而无灼痛的方法。悬起灸之一。应用时多用清艾条，亦可根据病证加入相应的药物，制成药艾条。操作时将艾条一端点燃，距离穴位部位2~3cm进行熏灸，患者感觉局部温热舒适而不灼烫时为宜。每次灸10~15分钟，以施灸部位出现红晕为度。每日1~2次，7~10次为1个疗程。此法适用于慢性疾病，如冠心病、疝气、胎位不正等，也可用于保健。灸治时，应注意艾条与皮肤之间既要保持一定距离，又要达到足够的热力，并注意不同病证、患者之间的差异，调整时间，以免烫伤。

（吴焕淦）

huíxuǎnjiǔ

回旋灸 (circling moxibustion; revolving moxibustion)

在灸治部位上方，将点燃的艾条均匀地沿一定方向移动，或返复旋转施灸的方法。悬起灸之一。分为两种。①平面回旋灸：将艾卷燃着端先在选定的穴区或患部熏灸测试，距皮肤约 3cm 处，局部有灼热感时，即在此距离下做平行返复旋转施灸，每次灸 20~30 分钟。视病灶范围，可延长灸治时间，以局部潮红为度。适用于灸治面积较大之病灶。②螺旋式回旋灸：将艾卷燃着端反复从离穴区或病灶最近处，由近及远呈螺旋式施灸，其热力较强，以局部出现深色红晕为宜。适用于病灶较小的痛点及急性病证。

此法适用于病损表浅而面积大者，如神经性皮炎、银屑病、股外侧皮神经炎、皮肤浅表溃疡、带状疱疹、褥疮等，对风湿痹证及周围性面神经麻痹亦有一定效果。也可用于近视眼、白内障、慢性鼻炎及排卵障碍等。灸治时应注意艾卷与皮肤的距离，避免烫伤。

(吴焕淦)

quèzhuójiǔ

雀啄灸 (sparrow-pecking moxibustion)

在灸治部位上方，将点燃的艾条做一上一下移动的灸法。因形如鸟雀啄食而得名。悬起灸之一。操作时将艾条一端点燃，燃着端对准施灸部位，采用类似鸟雀啄食般一起一落忽近忽远的方法进行施灸，给予较强烈的温热刺激。每次灸治 5~10 分钟。亦有以艾条靠近施灸部位灸至患者感到灼烫时提起为一壮，如此反复操作，每次灸 3~7 壮。两种方法的操作，均以局部出现红晕湿润或患者恢复知觉为度。对小

儿患者及皮肤知觉迟钝者，医者宜以左手示指和中指分置穴区两旁，以感觉灸热程度，避免烫伤。每日 1~2 次，10 次为 1 个疗程。

此法适用于感冒、急性疼痛、高血压、慢性腹泻、网球肘、灰指甲、疖肿、脱肛、前列腺炎、晕厥急救及某些小儿急慢性病症。灸治时注意艾条与皮肤的间距，尤其是失去知觉或皮肤感觉迟钝的患者及小儿患者，以防烫伤。如灸后局部出现水泡，可参照化脓灸处理。

(吴焕淦)

shíànjiǔ

实按灸 (sparrow-pecking moxibustion; paper or cloth-separated moxibustion)

将点燃的药艾条迅速按在垫有棉布或棉纸的部位上进行施灸的方法。首见于明·朱权《寿域神方》："用纸实卷艾，以纸隔之点穴，于隔纸上用力实按之，待腹内觉热，汗出即瘥。"这种灸法最初使用的是清艾条，经后世医家不断改进，发展为以药艾条为主的灸法，掺入的药物处方不同，用途各异，常见的有雷火神针、太乙神针、百发神针。

操作时在施灸部位上铺 5~7 层棉布或棉纸，将药艾条的一端点燃，对准施灸部位，迅速紧按在棉布或棉纸上，使温热之药气透入深部。如患者感觉过烫，可将艾条略提起，待热减再灸。若艾火熄灭，重新点燃再灸。操作时最好点燃两支艾条，交替按压，使药力随热力不断渗入肌肤，以加强疗效。此法适用于风寒湿痹、痿证、虚寒证、腹痛及泄泻等病证。操作时应注意：①将棉纸或棉布捻紧以免烧破，损伤皮肤。②艾条一定要燃透，否则，被棉纸或棉布包裹或按压时，燃烧的艾条容易熄灭。③施灸时按在施

灸部位上的力度、热度、时间长短以患者感觉最强为度。

(吴焕淦)

léihuǒ shénzhēn

雷火神针 (thunder-fire miraculous moxa roll)

以特定药物配方制成的药艾条为施灸材料的实按灸。又称雷火针、雷火灸。其艾条中所掺入的药物，各家所载不一。

据明·杨继洲《针灸大成·卷九》载："用沉香、没香、乳香、茵陈、羌活、干姜、穿山甲各三钱，麝少许，蕲艾二两，以棉纸半尺，先铺艾茵于上，次将药末掺卷极紧，收用。"其他医家所载药物相差无几。其制作方法为：以桑皮纸一张，宽约一尺见方，摊平，先将艾绒匀铺纸上，次将药末均匀掺在艾绒上面，然后，卷紧如爆竹状，再用木板搓捻卷紧，外用鸡蛋清涂抹，再糊上一层桑皮纸，两头留空纸一寸许，捻紧即成。阴干保藏，勿使泄气，备用。

操作方法：先在施灸部位铺上棉布或棉纸 6~7 层。取两支雷火神针艾条同时点燃，一支备用，另一支以握笔状执住，对准穴位，紧按在棉纸或棉布上，稍留 1~2 秒，使温热药气透入深部，至患者觉烫不可忍，略提起艾条，等热减后续行按压。若艾火熄灭，取备用艾条接替施灸。如此反复按压 7~10 次，务使热力持续深透。每日或隔日 1 次，10 次为 1 个疗程。

此法适用于哮喘、慢性支气管炎、胃脘痛、腹泻、颈椎病、扭挫伤、月经不调、近视眼、关节炎等病证。应用时每壮间隔时间不宜太长，一般不超过 3 分钟。

(吴焕淦)

tàiyǐ shénzhēn

太乙神针 (taiyi miraculous moxa roll)

以特定药物配方制成的药

艾条为施灸材料的实按灸。又称太乙针、太乙灸。太乙神针为清·韩贻丰在雷火神针药物配方的基础上进行加减，改变艾条中掺入的药物，形成了另一组配方而成的灸法。其药物配方为：艾绒三两、硫黄二钱、麝香、乳香、没药、松香、桂枝、杜仲、枳壳、皂角、细辛、川芎、独活、穿山甲、雄黄、白芷、全蝎各一钱，上药除艾绒外，各研为细末，和匀，以桑皮纸裹药、捻紧制成。其制作与操作方法同雷火神针。其后《针灸逢源》《太乙神针集解》《太乙神针灸临证录》等书均有记载并改进配方，应用范围广泛。适用于感冒、咳嗽、头痛、风寒湿痹、痿证、腹痛、泄泻、月经不调等。

（吴焕淦）

bǎifā shénzhēn

百发神针（baifa miraculous moxa roll） 以特定药物配方制成的药艾条为施灸材料的实按灸。是在雷火神针药物配方的基础上进行加减，改变艾条中掺入的药物，形成了另一组配方而成的灸法。首见于清·叶桂《种福堂公选良方》，其药物配方为：乳香、没药、生川附子、血竭、川乌、草乌、檀香末、降香末、大贝母、麝香各9g，母丁香49粒，净蕲艾30g或60g。其制作及操作方法同雷火神针，后世沿用至今。适用于偏正头风、漏肩风、鹤膝风、半身不遂、痞块、腰痛、小肠疝气及痈疽等病证。

（吴焕淦）

wēnzhēnjiǔ

温针灸（warming needle moxibustion） 针刺得气后，于留针过程中，在针柄处加热以治疗疾病的方法。又称温针、针柄灸、烧针柄。加热的方法通常是燃烧艾绒或以酒精棉球燃烧针柄；也有利用电能加热的，称为电热温针灸。温针灸是针刺与艾灸相结合的一种治法，通过艾灸的热力，加强针刺的治疗效果，具有双重作用。

操作 ①一般选用28号以下略粗的长柄针，进针，针根与表皮相距2~3分为宜，得气后留针。②将硬纸片剪成方寸块，中钻一孔，从针柄上套入，以保护穴位周围皮肤，防止落下火团烧伤。③在留针过程中，于针柄上裹以枣核大的一团纯艾绒的艾团，或取约2cm长艾条一段，套在针柄上，无论艾团、艾条段，均应距皮肤2~3cm。④点燃艾团或艾条下端，进行施灸，待燃尽，除去艾灰，可续装续灸，灸完预计壮数，即可起针。施灸中以觉温热而不灼痛为度，可适当调整艾炷。每次如用艾团可灸3~4壮，艾条段则只需灸1~2壮。艾团的大小根据病情灵活掌握。银质针具（80%纯银加20%的白铜，针粗20~28号，针长2~3寸）导热快，故装裹的艾团（条段）宜小。电热温针灸所用的仪器，主要有WZY-1型温针仪、GPj-2型高频热灸疗机等，每次加温10~15分钟。

适应证 适用于寒盛湿重，经络壅滞，气血痹阻的病证，如脘腹冷痛、便溏寒泻、肿胀腹满、瘫痪、痿痹、骨质增生、腰腿痛、冠心病、高脂血症、痛风、关节痛等。

注意事项 实热性的病证如肝风、肝阳上亢、发热、关节红肿等，慎用或不用。不宜留针的病证如肢体震颤、精神失常等，或不宜留针的部位如头皮、眼区、阴部、四肢末端等，不宜使用。温针灸时，艾绒必须捏紧，并嘱患者勿移动肢体，以防艾火脱落，灼伤皮肤。

（吴焕淦）

wēnjiǔqìjiǔ

温灸器灸（needle-warming instrument moxibustion） 用专门的器械辅助施灸的方法。常用的施灸器械称为温灸器。用器具施灸的方法由来已久，晋·葛洪《肘后备急方·卷三》载："若身中有掣痛不仁，不随处者。取干艾叶一许，丸之，纳瓦甑下，塞余孔，唯留一目。以痛处着甑目下，烧艾以熏之，一时间愈矣。"这里的"甑目"即为施灸的器具。唐·孙思邈《备急千金要方·卷二十六》中载用苇管灸，明·龚信《古今医鉴》载用铜钱为灸器，古代也有用泥钱、面碗等为灸器。

现代临床用的温灸器得到了很大发展，发明了多种器具，如温灸器、灸桶、温灸罐、灸架等，温灸器、灸桶、温灸罐适用于面积稍大、较平坦的部位，灸架适用于躯干、四肢的大多数穴位。温灸器灸多适用于妇人、儿童及惧怕艾灸的患者。灸疗中注意选择体位及灸疗时间，且儿童、老人等应有专人看护，以使患者能够保持治疗体位，防止器具倾覆，避免烫伤和火灾。

（吴焕淦）

dēnghuǒjiǔ

灯火灸（rush-fire cauterization; burning rush moxibustion） 将灯心草蘸植物油后点燃，直接在穴位上进行点灼的方法。又称灯草灸、灯心灸、打灯火、神灯照、焠法。较早的记载见于元·危亦林《世医得效方·痧症》："又近时多看头额上及胸前两边有小红点，在于皮肤者，却用纸捻成条或大灯草，微蘸香油，于香油灯上点燃，于红点上焠暴者是。"

"焌暴"即爆淬之意。明·李时珍《本草纲目·卷六》载："灯火，主治小儿惊风、昏迷、搐搦、窜视诸病，又治头风胀痛。"清·陈复正《幼幼集成》中称此法为"幼科第一捷法"。

操作 分三个步骤。①取穴：根据病证情况选定穴位后，用甲紫药水或有色水笔做一标记。②点燃：取灯心草3~4cm，将下端浸入植物油（麻油或豆油）中约1cm，取出后用软棉纸或脱脂棉吸去灯心草上的浮油。术者用拇、示二指捏住灯心草之上1/3处，将未浸油端点燃，但要注意火焰不可过大。③爆淬：将灯心草燃着端向穴位缓缓移动，并在穴旁稍停瞬间，待火焰由小变大的瞬间，立即将燃端垂直接触穴位（勿触之太重或离穴太远，要似触非触，若接若离），此时从穴位处引出一股气流，从灯心草头部爆出，并发出清脆的"啪、啪"爆淬声，火亦随之熄灭，此称为一燋，每穴一般只灸一燋。有的穴位火未熄灭，则可继续点灸其他穴位。灸火顺序为先上后下、先背后腹、先头身后四肢。点灸次数宜灵活掌握，一般3~5日1次，急性病可每日1次（避开原灸点），5~7次为1个疗程。个别可视病情淬2~5燋，即淬成∴形或∷形，视病情况而采用每日1次、隔日1次或一周1次。多数病证灯火淬特定穴后，随阳性反应点不断缩小、消失，疾病亦显效至痊愈，反之则预后不良。

适应证 适用于多种病证，如惊风、小儿消化不良、流行性腮腺炎（痄腮）、胃脘痛、腹痛、功能性子宫出血及网球肘等。

注意事项 ①蘸油要适量，以不滴油为度，否则易滴落烫伤皮肤。②儿童、体质敏感者、体弱者、颜面部、眼眶周围，灼炷要小，灼爆要轻，燋数要适当。③头为诸阳之会，切忌点淬过量，否则可致头晕数月。④动脉浅表部、大静脉浅表部、孕妇腹部等禁用此法。⑤此法灸治处多有小块灼伤，灸后3日内不宜沾生水；需保持穴位皮肤清洁，以防感染。

（吴焕淦）

tiānjiǔfǎ

天灸法（tianjiu therapy；natural moxibustion） 将某些对皮肤有刺激作用的药物贴敷于穴位上，使之充血、发泡甚至化脓的外治法。又称发泡疗法、发泡灸、自灸、冷灸。是中医传统的外治法之一，通过将特殊调配的药物贴敷于特定的穴位上，可使药物持续刺激穴位，通经入络，达到温经散寒、疏通经络、活血通脉、调节脏腑功能的效果，既可改善临床症状，又可提高机体免疫力。

晋·葛洪《肘后备急方》有"捣大附子下筛，以苦酒和之，涂背上"以发泡截疟的记载。但对天灸法的明确记载首见于宋·王执中《针灸资生经》："用旱莲草椎碎，置手掌上一夫，当两筋中（间使穴），以古文钱压之，系之以故帛，未久即起小泡，谓之天灸，尚能愈症。"天灸法在古代十分盛行，明清以后应用非常广泛，清·吴尚先《理瀹骈文》中对天灸的论述极为详尽，吴氏认为内服汤药与外贴膏药有殊途同归之效。清·张璐《张氏医通》最早记录了天灸治疗哮喘的方法，从而开创了中医冬病夏治，三伏灸治哮喘的历史。如今三伏灸已成为防病治病的常用方法，亦是养生保健的重要方法，而医家对天灸的研究也逐步深入。天灸法取材广泛，疗效显著，凡具有辛散作用，刺激性强的药物均可以作为天灸法取材，常用的如蒜泥灸、斑蝥灸、细辛灸等，也可配伍一些与病症治疗相适应的药物。

（吴焕淦）

suànníjiǔ

蒜泥灸（mashed garlic moxibustion） 将蒜泥敷于穴位上使皮肤发泡的天灸法。大蒜，味辛，性温，归脾、胃、肺经。具有解毒杀虫，消肿，止痢的功效。明·缪希雍《本草经疏》："其功长于通达九窍，去寒湿，辟邪恶，散痈肿，化积聚，暖脾胃，行诸气。"操作方法：大蒜（以紫皮蒜为优）捣烂如泥，取3~5g涂敷于相应的穴位上1~3小时，以局部皮肤发痒、变红起泡为度。起泡后，可将较大水泡挑破，局部敷以消毒敷料以保护创面。

此法适用于咯血、衄血、扁桃体炎、喉痹、肺结核病等。孕妇、年老体弱者、皮肤过敏者，应慎用或禁用。忌贴药时间过长，贴药后，如局部灼热难忍，可提前除去。贴药当日禁食生冷寒凉辛辣之物，忌食海鲜、鹅、鸭等物，并宜用温水洗澡，忌冷水沐浴。

（吴焕淦）

bānmáojiǔ

斑蝥灸（cantharis moxibustion） 将斑蝥末敷于穴位上使皮肤发泡的天灸法。斑蝥，味辛，性寒，有毒；归肝、肾、胃经。具有破血逐瘀消癥、攻毒蚀疮散结的功效。用斑蝥进行灸治最早见于战国时期成书的《神农本草经》，其中记载了用斑蝥治疗疮疽的方法："斑蝥，主恶疮，以其末和醋，涂布于疮疽上，少顷发泡脓出，旋即揭出。"以后历代多有应用。清·吴谦等《医宗金鉴》中有用斑蝥丸（斑蝥、麝香研末白酒调丸）贴灸治疗咽喉肿痛的记载。清·祝补斋《卫生鸿宝》中有用斑蝥散贴灸治疗风寒湿痹的记载。清·邹存淦《外治寿世方初编》中记载用斑蝥治疗疟疾："斑毛一个用膏药贴于印堂，须早一日贴，一周时即效。"古代医家也有在斑蝥粉中加入其他不同中药，以进一步提高疗效。现代临床多以纯斑蝥粉进行施灸。

操作　取斑蝥适量研为细末。取胶布一块，中间剪一小孔如黄豆大，贴在施灸穴位上，用以暴露穴位并保护周围皮肤。将斑蝥粉少许置于孔中，上面再贴胶布固定，以局部发痒、变红、起泡为度，然后去除胶布与药粉。也可用适量斑蝥粉，以甘油调和外敷。或将斑蝥浸于醋或95%酒精中，10天后擦涂患处，以局部起泡为度。起泡后，可将较大水泡挑破，局部敷以消毒敷料以保护创面。

适应证　银屑病、神经性皮炎、关节痛、黄疸、胃痛、痛经、过敏性鼻炎等病症。

注意事项　斑蝥含斑蝥素，有剧毒，禁止口服，敷药时防止误入口、眼内。皮肤过敏及皮肤溃疡患者、肝肾功能不全者、孕妇及年老体弱者，禁用。

（吴焕淦）

xìxīnjiǔ

细辛灸（Asarum moxibustion）

将细辛末敷于穴位上使皮肤发泡的天灸法。细辛，辛、温、小毒。具有祛风散寒，温经止痛，温肺化饮的功效。取细辛适量，研为细末，加醋少许调和成糊状，敷于穴位，外覆油纸，胶布固定。多敷于神阙、涌泉治疗口疮。皮肤过敏及皮肤溃疡患者、孕妇及年老体弱者，禁用。

（吴焕淦）

báijièzǐjiǔ

白芥子灸（Brassica alba boiss moxibustion）

将白芥子研末贴于穴位上使皮肤发泡的天灸法。白芥子，味辛，性温，归肺、胃经。具有温肺豁痰利气，散结通络止痛之功效。白芥子灸的最早记载见于晋·葛洪《肘后备急方》，治瘰疬："小芥子末，醋和贴之，看消即止，恐损肉。"明·李时珍《本草纲目》："白芥子末，水调涂足心，引毒归下，疮疹不入目。"至清代，有复方白芥子进行敷灸的记载，如祝补斋《卫生鸿宝》载："治冷哮法：白芥子净末、延胡索各一两，甘遂、细辛各五钱，共为末，入麝香五分，杵匀，调敷肺俞、膏肓、百劳等穴，涂后麻瞀疼痛，切勿便去，候二炷香足，方去之。十日后涂一次，二次病根去。"现代治疗哮喘等呼吸系统疾病，多以复方白芥子膏敷灸为主，配方基本以《卫生鸿宝》所载之方为基础方加减而成。

操作　白芥子研末，以醋调和为糊膏状，取5~10g敷贴于穴位上，用油纸覆盖，胶布固定。或将白芥子末1g，置于直径5cm的圆形胶布中央，直接敷贴于穴位上。敷灸时间为2~4小时，以局部充血、潮红或皮肤起泡为度。

适应证　风寒湿痹痛、肺结核、哮喘、小儿呼吸道感染、口眼㖞斜、周围性面瘫、胃脘痛、梅核气等。

注意事项　同蒜泥灸。

（吴焕淦）

rèmǐnjiǔ

热敏灸（thermosensitive moxibustion）

选择热敏态穴位施灸，激发透热、扩热、传热、局部不（微）热远部热、表面不（微）热深部热、非热感觉等热敏灸感或热至病所，并施以个体化的饱和充足灸量的灸法。又称腧穴热敏化艾灸新疗法。由江西中医学院附属医院陈日新创立。2006年10月28日经江西省科技成果鉴定为原始创新技术。2007年荣获江西省科技进步一等奖，2008年荣获中国针灸学会科学技术二等奖。2010年9月29日，热敏灸被列为联合国计划开发署重点推广项目。

热敏态穴位及规律　人体在疾病状态下，某些与疾病相关的腧穴对灸热的反应异常强烈，这种对灸热刺激异常敏感的穴位，为热敏态穴位，简称热敏穴。陈日新认为，人体腧穴的功能态存在敏化态与静息态，疾病能使人体表面某些腧穴发生敏化，敏化的类型多种多样，处在敏化态的腧穴对外界相关刺激呈现特异的"小刺激大反应"，而穴位热敏化是腧穴敏化类型的一种。穴位热敏化态在艾热刺激下极易激发灸性感传，甚至气至病所。

热敏化形式　腧穴热敏化共有六种形式。①透热：灸热从施灸点皮肤表面直接透向深部组织，在躯干部灸疗时甚至可以直达胸腹腔脏器。②扩热：灸热以施灸点为中心向周围扩散。③传热：灸热以施灸点为起点，沿经脉循行路线向远部传导，甚至达病所。④局部微热或不热而远部热：即施灸部位微热或不热，而远离施灸点的部位感觉很热。⑤表面微热或不热而深部热：即施灸部位的皮肤表面微热或不热，而皮肤下深部组织甚至胸腹腔脏器感觉很热。⑥有其他非热感觉产生：施灸部位或远离施灸点的部位产生酸、胀、压、重、痛、麻、冷等非热感觉。施灸部位产生的热、胀、痛等感觉发生深透远传，感传所过之处，病症随之缓解甚至痊愈。

热敏态穴位探查 ①粗定位：指疾病状态下，相关穴位发生热敏化的高概率大致区域。选择与疾病最相关的经络、穴位或已知可能发生热敏化的区域探查。如咳嗽选择肺经循行、肺俞区域，感冒、过敏性鼻炎的热敏穴高发部位在上印堂区域，面瘫热敏穴高发部位在翳风区域。②细定位：热敏穴在灸热的刺激下会产生酸、麻、胀、痛、重、冷6种灸感，如出现一种或以上即穴位已发生热敏化。探查手法包括回旋灸、雀啄灸、温和灸。

饱和消敏灸量 以个体患者被施灸腧穴的热敏感消失的时间为施灸时间，这时的艾灸剂量是患者自身表达出来的需求灸量，是最适的个体化充足灸量，即饱和消敏灸量。

适应证 主要用于支气管哮喘、过敏性鼻炎、功能性消化不良、肠易激综合征、功能性便秘、原发性痛经、慢性盆腔炎、阳痿、面瘫、颈椎病、腰椎间盘突出症、骨性膝关节炎、肌筋膜疼痛综合征、缺血性中风等疾病。

(陈日新)

diànrèjiǔ

电热灸（electric-heating moxibustion） 利用特制的电灸器，将电能转化为热能或远红外线，以代替艾条的灸法。又称电灸疗法。操作简便，适应性广。电灸器临床可用的种类很多，包括特定电磁波谱治疗器、吹风式电灸器、远红外电灸器等。电热灸具有温经散寒、疏通经络的功能，并且无污染无损伤，便于操作。电灸器的使用方法基本相同，即接通电源，将热能调整到适宜温度，便可在选定的部位或穴位上进行施灸。此法适用于闭合性软组织

损伤、风寒湿痹、寒性腹痛、腹泻等病证。操作时应注意：①用电安全，不用时断开电源、拔下插头。②勿在潮湿环境下使用。③有传染性皮肤病及高热患者禁用。④用远红外电灸器施灸时，治疗部位上需要垫一块纱布，以防烧伤皮肤。⑤治疗时勿直视辐射面板，避免损伤眼睛。

(吴焕淦)

weībō zhēnjiǔ

微波针灸（microwave acupuncture and moxibustion） 在毫针针刺的基础上，把微波天线接到针柄上，向穴位注入微波，产生类似温针灸和温和灸作用的针灸方法。微波是一种波长很短，频率很高，频率范围很宽的电磁波。医用的微波频率大多为2450MHz，波长12.2cm。其生物医学效应主要是致热效应。可使新陈代谢加快，局部血液循环、营养改善，组织再生能力提高，具有解痉、止痛、消炎等作用。主要仪器为微波针灸仪。

操作 ①首先打开电源并预热1分钟以上。②接通微波针灸仪天线与仪器的连接线。③按选好的穴位，常规消毒后行针并得到针感。④把天线连接到毫针柄上，并固定好天线的位置。⑤输出强度以有针感并能耐受即可，治疗时间为5~20分钟，每日1次。⑥治疗结束后，将输出调至零档，关闭开关后取下天线，再将针缓慢退出。

适应证 ①内科疾病：肺炎恢复期、冠心病、心肌梗死恢复期、胃炎、肠炎、结肠炎、膀胱炎、偏瘫、风湿痛等。②神经科疾病：三叉神经痛、血管神经性头痛、偏头痛、面神经麻痹、肋间神经痛、坐骨神经痛、多发性神经炎、神经损伤后引起的疼痛

等。③外科疾病：痈、疖、丹毒、胆囊炎等。④骨伤与软组织疾病：肩周炎、关节及软组织扭挫伤、肌腱炎、滑囊炎、落枕、肥大性脊柱炎等。⑤妇科疾病：乳腺炎、附件炎、盆腔炎。⑥五官科疾病：鼻炎、鼻窦炎等。

禁忌证 ①出血性疾病、活动性结核病、高热、恶性肿瘤、严重心脏病、植有心脏起搏器患者禁用。②眼睛、睾丸、脑、孕妇下腹部禁用。③老年、儿童患者慎用。

注意事项 ①仪器使用前应检查仪器是否完好，用完后档位须归零，拔除电源。②去除局部治疗区域金属物品。③使用时"天线"的内外导体之间不要发生相碰，以免输出短路而烧毁波管。仪器使用中注意避免烫伤和火灾。④连续开机不超过2小时。

(吴焕淦)

báguàn liáofǎ

拔罐疗法（cupping therapy） 以罐为工具，用燃火、抽气等方法形成罐内负压，将罐吸附于病变部或腧穴处，使皮肤充血、瘀血，用以防治疾病的方法。简称拔罐，俗称拔火罐，古称角法、角吸法。

起源与发展 中国湖南长沙马王堆汉墓出土的帛书《五十二病方》中，记载了以角治疗痔疾："牡痔居窍（肛门）旁，大者如枣，小者如枣贾（核）方：以小角角之，如熟二斗米顷，而张角，系以小绳，剖以刀……"这里的"小角角之"即为拔罐疗法，兽角是拔罐的器具，故称为角法、角吸法。晋·葛洪《肘后备急方》明确记载了用兽角做成罐状以吸拔脓血毒汁治疗疮疡脓肿。至唐，太医署设角法为医科五科之一，其学制定为三年。拔罐疗法当时已十分成熟，临床广泛应用。

唐·王焘《外台秘要》记载："取三指大青竹筒，长寸半，一头留节，无节头削令薄似剑，煮此筒子数沸，及热出筒，笼黑点处，按之良数数如此角之，令恶物出尽，乃即除，当目明身轻也。"可见，唐代已使用竹罐代替角罐、陶罐，这也是最早记载的竹罐制作和以水煮罐的吸拔方法，是水罐法的雏形。竹罐制作简单，取材容易，轻巧不易跌碎，通过水煮的方法吸拔，为后世药物煮罐的发展奠定了基础。宋·王怀隐等编纂的《太平圣惠方》，创立了"内消"和"托里"的方法，即以药物和外治法配合治疗痈疽。指出凡红肿高大，阳热实证为拔罐适应证，而痈疽初期或阴寒虚证则为禁忌证。明代，陈实功《外科正宗》中的煮拔筒、申斗垣《外科启玄》中的吸法、煮竹筒法等都继续丰富和发展了拔罐疗法。清代，拔罐疗法不仅仅应用于外科阳热实证，亦应用于治疗内科疾病。吴谦等撰著《医宗金鉴》，详细记载了针刺、中草药、煮罐后拔之的针药罐综合疗法。赵学敏在《本草纲目拾遗》中记载了拔罐法治疗风寒头痛及眩晕、风痹、腹痛等症，吴尚先《理瀹骈文》中亦记载了风邪头痛、破伤瘀血、黄疸等内科病的治疗方法。拔罐疗法约6世纪传到日本、朝鲜及东南亚国家，16世纪末传到欧洲。现代拔罐器具除牛角罐、竹罐、玻璃罐、金属罐外，又发明了抽气罐、真空拔罐器等，在操作方法上，除煮水排气、燃烧排气，又发明了抽气、挤压、电动等排气方法，拔罐方式除留罐、药罐外，尚有走罐、闪罐、针罐、刺络拔罐等，治疗范围已发展到包括内、外、妇、儿、皮肤、五官等科的多种病证。2008年7月1日中华人民共和国国家质量监督检验检疫总局与中国国家标准化管理委员会批准发布《针灸技术操作规范 第5部分：拔罐》。拔罐疗法正式纳入了国家医疗系统中的正规治疗方法。

作用效应 通过罐对部位的吸附，可具有通经活络、行气活血、消肿止痛、祛风散寒等作用。其作用机制已有研究提示与温热作用、负压作用相关。

罐的种类 罐的种类很多，各有其优缺点，常用的有以下几种。①玻璃罐：目前临床最为常用，由玻璃制成，球形，分为大、中、小三种型号。优点是质地透明，吸附力大，吸拔时可观察到罐内施术部位的皮肤充血、瘀血程度，以便随时掌握治疗时间；缺点是易于摔碎、损坏。②竹罐：取直径3~5cm的竹子，制成6~10cm长的圆筒，一端留节做底，另一端做罐口，打磨光滑。优点是取材容易，经济易制，吸附力强，不易摔碎；缺点是容易燥裂漏气、吸附力不大。③陶罐：由陶土烧制而成，罐的两端较小，中间略向外凸起，罐口平滑。优点是吸附力大；缺点是质地较重，易于摔碎、损坏，且不易窥见罐内吸拔处的皮肤变化情况。④抽气罐：最初是用小的青霉素或链霉素药瓶制作而成，将瓶底切去磨平，切口要光滑，瓶底的橡皮塞要保留完整，便于抽气时应用。近年来改进为由橡胶或塑料制品制成的抽气罐，优点是操作简便、安全，作为家庭自我治疗或保健较为适宜；缺点是吸拔力相对较小，无火罐的温热刺激。

操作 拔罐的操作包括吸罐法、留罐法和起罐法。

吸罐法 根据排除罐内空气的方式不同，主要分为火罐法、水罐法和抽气法。

火罐法 利用火焰在罐内燃烧，排去空气，使罐内形成负压，将罐吸附于皮肤上。临床上最常用的有三种方法。①闪火法：用镊子或止血钳夹住95%酒精棉球，点燃后在罐内绕1~2圈退出，迅速将罐子罩在施术部位上，即可吸住，此法安全性较大。②投火法：将纸折成宽筒条状，点燃后投入罐内，迅速将罐罩在施术部位上，即可吸住。③贴棉法：用直径约2cm的棉花片，厚薄适中，略浸酒精，贴在罐内壁上中段，用火柴点燃后，迅速罩在施术部位上，即可吸住。

水罐法 一般选用竹罐放入锅内加水煮沸，使用时，用镊子将罐子夹出，甩去水液，并立即用折叠毛巾紧扣罐口，迅速按在施术部位上，即可吸住。

抽气法 将抽气罐紧扣在施术部位上，用特殊抽气筒套在塑料抽气罐活塞上，将空气抽出，或挤压橡胶囊排气球，即可吸住。

留罐法 根据留罐方式，分为闪罐法、留罐法、走罐法。

闪罐法 罐拔上后，立即取下，反复操作多次，至皮肤充血潮红为止。多用于局部皮肤麻木或机能减退的虚证。

留罐法 在罐拔上后，留置5~15分钟，适用于大多数病证。如罐大吸力强的应适当减少留罐时间，夏季及肌肤浅薄处留罐时间也不宜过长，以免损伤皮肤。

走罐法 先在罐口及吸拔部位的皮肤上涂一些润滑剂（如万花油），罐子吸上后，将罐慢慢地上下左右推拉移动数次，至皮肤潮红为度。多用于肌肉较为丰厚的部位，以颈部、背部最为常用。适用于发热、颈椎病、腰背痛、肌肉劳损、减肥等。

起罐法　起罐时应一手拿住火罐，另一手将罐口边缘的皮肤轻轻按下，当空气进入罐内后，火罐自然落下。抽气罐则将进气阀拉开，空气进入后，罐即脱落。起罐时切忌用力猛拔，以免造成患者疼痛，甚或损伤皮肤。

应用方式　根据病变范围，可分为单罐法和多罐法。根据病情，可配合药物或针具，又分为药罐法、针罐法、刺络拔罐法等。

单罐法　适用于病变范围较小的疾病或压痛点，根据病变范围的大小，选用单个口径相当的罐子进行吸拔，如发热在大椎穴拔罐，胃脘痛在中脘穴拔罐，腹痛在神阙穴拔罐，冈上肌肌腱炎在肩髃穴拔罐。

多罐法　适用于病变范围较大的疾病，按照病变部位的大小及其解剖形态，选用多个罐吸拔，如治疗肩周炎，可于肩关节周围吸拔数个罐子；当治疗某些脏腑病变时，可根据其解剖投影部位进行多罐吸拔，如治疗肾绞痛，可于背部第十一胸椎至第二腰椎两旁吸拔数罐。

药罐法　是药物与拔罐结合的方法。分煮药罐和储药罐两种，即在拔罐时加入某些中药液。煮药罐法是将配制药物装入布袋内，系紧，放入清水内煮至适当浓度，再把竹罐投入药汁内煮 15 分钟，即可使用。按水罐法操作吸拔在施术部位，多用于风湿痛等病症。常用药物有麻黄、艾叶、羌活、独活、防风、秦艽、木瓜、川椒、生乌头、曼陀罗花、刘寄奴、乳香、没药等。储药罐法是在抽气罐内事先盛储药液（罐的 1/3 ～ 1/2），常用的药液为辣椒液、生姜汁、风湿酒等，然后按抽气法操作吸拔在皮肤上。也有在玻璃罐内盛储 1/3 ～ 1/4 的药液，然后按火罐法操作吸拔在皮肤上。常用于风湿痛、哮喘、咳嗽、感冒、溃疡病、慢性胃炎、消化不良、银屑病等。

针罐法　是针刺与拔罐结合的方法。即在针刺留针时，以针为中心拔上火罐。留罐约 10 分钟左右，待皮肤红润、充血或瘀血时，起罐后将针起出。适用于即需针刺又需拔罐者，如风湿痹证。

刺络拔罐法　又称刺血拔罐法。在施术部位的皮肤消毒后，以三棱针、皮肤针等点刺或叩刺出血，再行拔罐，使之出血，出血量视病情而定，少则几滴，多则 3 ～ 5ml。并留罐 5 ～ 10 分钟。适用于热证、实证、瘀血证及某些皮肤病，如面瘫、高热、感冒、咽喉肿痛、咳嗽、鼻炎、痤疮、颈肩腰背痛等痛证、静脉曲张、痤疮等。

适应证　拔罐疗法适用于颈椎病、腰椎间盘突出症、肩周炎、肌筋膜疼痛综合征、软组织扭伤等骨伤科疾病，感冒、头痛、咳嗽、哮喘、肺气肿、胃肠功能紊乱、胃痛、呕吐、腹痛、泄泻、面瘫、中风、失眠等内科疾病，痛经、闭经等妇科疾病，带状疱疹、荨麻疹、神经性皮炎、痤疮、湿疹等皮肤科疾病。此外还可用于防病保健、解除疲劳。

禁忌证　①头面部的鼻、眼部位，胸部的心脏搏动区、乳头、骨头突出处，血管浅显处，皮肤细薄处，有瘢痕处，皮肤松弛、褶皱较多或破溃处等不宜拔罐。②久患疾病而又身体虚弱者，全身消瘦或浮肿者，皮肤严重过敏或有广泛皮肤病者，危重病证患者等，不宜拔罐。

注意事项　①拔罐部位和穴位宜尽量选择肌肉丰满、皮肤平滑、毛发较少处，如腹、背、腰、臀、腿、肩部。②对年老体弱及精神紧张者，以卧位为宜。③拔罐的松紧程度和留罐时间宜适当。④操作时要避免直接吹风，注意保暖。⑤拔罐时尽量不要改变体位。⑥注意用火安全，防止烫伤皮肤或引起物品燃烧。⑦如起罐后发现有水泡，小的不需特别处理，但要注意保护该处避免擦破；如水泡较大，可用消毒针于水泡下方刺破，挤压出泡内液体，必要时涂抹消炎药水，敷盖消毒纱布。

(陈日新)

guāshā liáofǎ

刮痧疗法（scraping therapy）用边缘光滑的硬物器具或手指、钱币等，在体表病变部位上，反复进行刮、挤、揪、捏等刺激，以治疗疾病的方法。刮痧过程中出现的瘀血点、瘀血斑或点状出血等，称为出痧。古代医籍有对刮痧疗法的详细描述，如清·郭志邃《痧胀玉衡》："刮痧法，背脊颈骨上下，又胸前胁肋两背肩臂痧，用铜钱蘸香油刮之"，清·吴尚先《理瀹骈文》："阳痧腹痛，莫妙以瓷调羹蘸香油刮背，盖五脏之系，咸在于背，刮之则邪气随降，病自松解"等，直至今日这些方法仍在临床应用。刮痧疗法具有宣通气血，发汗解表，舒筋活络，调理脏腑功能等作用。

用具　刮痧用的硬物器具，统称为刮痧板。目前临床上用的刮痧板，大多是用水牛角或木鱼石制作，板面洁净，棱角光滑。刮痧时需要蘸上食油、凡士林、白酒或清水等液体，这些液体统称为介质，目前临床多选用液状石蜡、麻油、红花油或刮痧专用的活血剂作为介质。

种类　刮痧分为刮痧法、揪痧法、挤痧法、拍痧法等。

刮痧法　分为两种。①直接

刮痧法：在施术部位涂上刮痧介质后，用刮痧板直接按在患者特定的体表部位，从上至下，或从内至外，反复进行刮拭，出现痧痕为止。其手法有平刮、竖刮、斜刮、角刮。平刮指用刮痧板的平边，按一定方向进行较大面积的平行刮拭。竖刮指用刮痧板的平边，方向为竖直上下而进行的刮拭。斜刮指用刮痧板的平边，进行斜向刮拭。角刮指用刮痧板的棱角和边角，在体表凹陷部位刮拭，如鼻沟、耳屏、神阙、听宫、听会、肘窝、关节等处。②间接刮痧法：在患者刮拭部位铺放一层薄布，然后用刮痧板在布上刮拭，以保护皮肤。多用于儿童、年老体弱患者及高热、中枢神经系统感染、抽搐、某些皮肤病患者。

揪痧法 在施术部位涂上刮痧介质后，施术者用自己示、中指的第二指节，或示、拇指把施术部位皮肤与肌肉揪起或提扯，瞬间用力向外滑动再松开，一揪一放，反复进行，连续发出"巴巴"声响。同一部位可连续操作6~7遍，至出痧为止。

挤痧法 用拇指和示指在施术部位用力挤压，至出现小块紫红痧斑为止。

拍痧法 用虚掌拍打或用刮痧板拍打体表施术部位，一般为痛痒、胀麻的部位。

操作 首先需要确定刮拭部位，可依据患者的具体情况，辨证选取有关经脉、腧穴等部位。一般背部是最主要和常用的刮痧部位。患者取侧卧或俯卧位，或伏坐位，施术前先在皮肤表面涂以适量介质，右手持刮痧板，左手辅助配合，确定刮法的种类后，依次进行刮拭。其顺序为先头颈，后躯干，再四肢。刮拭面尽量拉长，胸、腹、肩部均由内向外，即由前、后正中线向身体两侧刮拭；其他部位，如头、颈项、背部、四肢均由上向下刮拭。刮痧时采用腕力，力量要均匀，逐渐加重，根据患者的病情及反应调整刮动的力量，以患者能耐受为度。刮时要沿同一方向进行，一般刮10~20次，约20分钟，以出痧为度。刮痧的部位凡有病源之处，轻则出现红花点，重则青紫，甚或青黑累块。发红一般无痛感，青紫或有微痛，青黑累块者有痛感，均属正常反应。

刮痧补泻 刮痧相对于刺法、灸法偏于泻，但仍存在补的作用。与刮拭力量的轻重、速度的快慢、时间的长短、刮拭的长短、刮拭的方向、配合疗法等诸多因素有关。刮拭按压力小，刮拭速度慢，刺激时间较长为补法；刮拭按压力大，刮拭速度快，刺激时间较短为泻法。选择痧痕点数量少者为补法；选择痧痕点数量多者为泻法。操作的方向顺着经脉运行方向者为补法；操作的方向逆经脉运行的方向者为泻法。刮痧后进行温灸者为补法；刮痧后进行拔罐者为泻法。补法适用于年老、体弱、久病、重病或体形瘦弱之虚证患者；泻法适用于年轻体壮、新病、急病、形体壮实的患者。平补平泻刮拭方法为按压力大，刮拭速度慢；或按压力小，刮拭速度快；或按力中等，速度适中，常用于保健或虚实兼见证的治疗。

适应证 适用于痧症，多发于夏秋两季，起病突然，微热形寒，头昏、恶心、呕吐，胸腹或胀或痛，甚则上吐下泻。如见神昏可加刮眉心、太阳穴；如胸闷、腹胀剧痛，可在胸腹部刮治；头昏脑胀，取颈背部顺刮，配合刮治或按揉太阳穴等。尚可应用于中暑、外感、肠胃道疾病、头痛、失眠、过敏性鼻炎、痛经、小儿痄证、咳嗽、肋间神经痛、肩凝症等。亦用于保健。

注意事项 刮拭时需要避风寒，冬天注意保暖，刮后宜多饮热水，以助疗效。以下情况禁用刮痧疗法：①有出血倾向性的疾病。②危重病证，如急性传染病、重症心脏病、高血压、中风等。③新发生的骨折患部。④刮治部位皮肤有溃烂、损伤、炎症。⑤年老体弱者、空腹者及妊娠妇女的腹部，妇女经期下腹部及面部。

（裴 建）

shùxué tèzhǒng liáofǎ

腧穴特种疗法（acupoint special therapy） 应用物理因素（如机械力、电、光、热、磁、声等）或化学因素（包括中药、西药等）作用于腧穴，通过经络的调节作用以防治疾病的方法。按物理因素可分为经皮穴位电刺激法、腧穴激光照射法、腧穴红外线照射疗法、腧穴微波疗法、穴位磁疗法、穴位埋线法等。按化学因素可分为穴位贴敷法、穴位注射疗法等。物理、化学混合因素的治疗方法有穴位离子透入法。

特点 ①无痛：除穴位注射疗法外，其他各种物理化学因子作用于腧穴表面，患者不会产生针刺时毫针刺入皮肤的痛感，易于接受。②无菌：物理因素一般不刺入皮肤不需消毒，无感染之患。③较为安全：不会造成内脏损伤、出血、滞针以及断针等针刺意外。③简便：各种理化因素均可进行定性定量控制，操作较为简便。

适应证 广泛应用于内、外、妇、儿、五官、骨伤、皮肤等多科疾病，不同疗法有不同的侧重。如经皮穴位电刺激法在镇痛、麻醉作用显著；穴位贴敷法可应用于预防保健；穴位埋线法多应用于慢性疾病、反复发作性疾病和减肥等；腧穴激光照射法、腧穴红外线照射疗法、腧穴微波疗法、穴位离子透入法在骨伤科、神经科应用较多。

注意事项 应用物理因素的疗法应熟知其物理特性，以正确选择适应证及部位。应用化学因素的疗法治疗剂量、时间、疗程应因人而异，避免副作用及损伤。

（裴　建）

xuéwèi zhùshè liáofǎ

穴位注射疗法 （acupoint-injection therapy）

在腧穴或阳性反应点上，注射液体药物以防治疾病的方法。又称水针疗法。阳性反应点是指脏腑病变时体表出现病理反应（如按压出现疼痛、麻木，局部表现为皮肤瘀点、白斑或凹陷、隆起，丘疹、脱屑、皮下结节、条索状反应物等）的相应穴位或部位。此法不仅对腧穴有机械刺激作用，而且还增加了药物对腧穴的刺激作用以及药物对机体的作用。

临床应用 包括常用药物、针具、穴位选择、注射剂量、操作、疗程等方面。

常用药物 凡可用于肌内注射的药液均可供穴位注射用，常用的穴位注射药物如下。①中草药制剂：如丹参注射液、川芎嗪注射液、柴胡注射液、威灵仙注射液、徐长卿注射液、清开灵注射液等。②维生素类制剂：如维生素 B_1、维生素 B_6、维生素 B_{12} 等注射液，注射用腺苷钴胺等。③其他常用制剂：抗生素类如青霉素等；糖皮质激素如泼尼松龙、复方倍他米松注射液等；营养支

持类药物如三磷酸腺苷、胎盘组织液、5% ~ 10% 葡萄糖、生理盐水等；神经营养类药物如神经生长因子等；胃肠道解痉类药物如硫酸阿托品、山莨菪碱等；局部麻醉药物如利多卡因等。

针具 可根据使用的药物、剂量及针刺的深浅使用不同规格的注射器与针头。一般可使用1ml、2ml、5ml 注射器，肌肉肥厚部位可使用 10ml、20ml 注射器。针头可选用 5 ~ 7 号普通注射针头、牙科用 5 号针头以及肌肉封闭用的长针头等。

穴位选择 选穴宜少而精，以 1 ~ 3 个腧穴为宜。为获得更佳疗效，尽量选取阳性反应点进行注射，如在背部、胸腹部或四肢的特定穴出现的条索、结节、压痛，以及皮肤的凹陷、隆起、色泽变异等，软组织损伤可选取最明显的压痛点。

注射剂量 注射剂量取决于注射部位和药物性质及浓度，应根据药品说明书规定的剂量，不能过量。小剂量注射时，可用原药物剂量的 $1/5$ ~ $1/2$。一般以穴位部位来分，耳穴可注射 0.1ml，面部每穴 0.3 ~ 0.5ml，四肢部穴位注射 1 ~ 2ml，胸背部可注射 0.5 ~ 1ml。

操作 患者取舒适体位，选择适宜的消毒注射器和针头，抽取适量的药液，在穴位局部消毒后，右手持注射器对准穴位或者阳性反应点，快速刺入皮下，然后将针缓慢推进，达到一定深度后，进行和缓提插，当产生得气感应时，进行回抽，如无回血，再将药液注入。如果推注药液较多时，可采用由深至浅，边推药液边退针，或将注射针向几个方向注射药液。

疗程 每日或隔日注射 1 次，

治疗后反应强烈者可间隔 2 ~ 3 日注射 1 次，所选腧穴可交替使用。6 ~ 10 次为 1 个疗程，疗程间休息 3 ~ 5 天。

适应证 多用于治疗内科、骨伤科、皮肤科疾病。如咳嗽、支气管哮喘、慢性咽炎、泄泻、肠炎、失眠、头痛、面神经炎、三叉神经痛、牙痛、偏瘫、痿证、痹证、腰肌劳损、腰椎病变、软组织损伤、坐骨神经痛、银屑病、神经性皮炎、带状疱疹、湿疹、过敏性皮炎等。

注意事项 ①禁针的部位及腧穴禁用，孕妇及年老体弱者慎用；孕妇的下腹部、腰骶部和三阴交、合谷穴等不宜使用穴位注射法，以免引起流产。②严格遵循无菌原则，防止感染，如注射后局部红肿、发热等，应及时处理。③注意药物的性能、药理作用、剂量、配伍禁忌、副作用、过敏反应、有效期及药液有无沉淀变质等，凡能引起过敏反应的药物必须先做皮肤过敏试验。④一般药液不宜注入关节腔、脊髓腔和血管内；注入部位应避开神经干，以免损伤神经。⑤注射后局部可能有酸胀感，4 ~ 8 小时内局部有轻度不适，最长不超过1 天。

（王麟鹏）

xuéwèi máixiànfǎ

穴位埋线法 （acupoint catgut-embedding therapy）

将可吸收性外科缝线置入穴位内，利用线对穴位产生的持续刺激作用以防治疾病的方法。穴位埋线法可柔和、长久地刺激穴位，具有微创、长效性、治疗时间短、就诊次数少的特点和疏通经络、调和气血、补虚泻实的作用。

埋针法是穴位埋线法创立的基础。20 世纪 60 年代初，出现了穴位埋藏疗法，以羊、鸡、兔的

肾上腺、脑垂体，以及脂肪、药物、钢圈、磁块等作为埋藏物，后集中使用羊肠线作为埋藏物时，演变为穴位埋线法，多用于治疗慢性疾病和虚证。20 世纪 70 年代后期，在治疗慢性疾病和虚证之外，还应用于急症、实证，病种涉及传染、内、外、妇、儿、皮肤、五官等科。埋针工具最初是由一次性无菌注射针配适当粗细的磨平针尖的针灸针改造而成，20 世纪 80 年代末，应用腰穿针改良而成埋线针具得到应用，后又研制了专门用于穴位埋线的一次性埋线针，可以将可吸收外科缝线瞬间注入穴位内。埋针工具的改进简化了埋线的操作，减少了患者的痛苦，降低了埋线后感染的机会。埋线法所用材料早期多为羊肠线，羊肠线柔韧性和可吸收性较差，组织反应较大，且吸收速度难于控制。而生物高分子材料所制 PGA 可吸收缝合线和 PGLA 可吸收缝合线，吸收性好，刺激强度和时间可控，现更多应用于临床。1991 年温木生编著的《实用穴位埋线疗法》是此疗法的第一部专著，总结了此法的经验和成果。2008 年 7 月 1 日中华人民共和国国家质量监督检验检疫总局与中国国家标准化管理委员会批准发布《针灸技术操作规范第 10 部分：穴位埋线》。穴位埋线疗法正式纳入了国家卫生系统的正规疗法。

埋线工具 ①埋线针：专用一次性无菌埋线针、套管针和腰穿针改良而成埋线针均有应用。套管针是由无菌注射针配适当粗细的磨平针尖的针灸针改造而成。②埋藏线：埋藏线常用 PGA 可吸收缝合线、PGLA 可吸收缝合线、羊肠线、胶原蛋白线等，有的将药物和埋藏线相结合制成药线进行埋藏。

操作 穴位埋线多选肌肉较丰满部位的穴位，以背腰部和腹部腧穴最常用。进行穴位埋线操作前，应根据病情需要和操作部位，选择不同种类的埋线工具和适用于埋线工具型号的可吸收性外科缝线。穴位埋线的施术方法一般有三种。

埋线针埋线法 在施术穴位旁开一定距离处选择进针点，局部皮肤常规消毒后，取适当长度的可吸收性外科缝线，一手持镊将线中央置于麻醉点上，另一手持一次性埋线针，缺口向下压线，以 15°~45°刺入，将线推入皮内。当针头的缺口进入皮内后，持续进针直至线头完全埋入穴位的皮下，再适当进针后，把针退出，用无菌干棉球（签）按压针孔止血。宜用无菌敷料包扎，保护创口 3~5 天。一次性埋线针埋线法是临床应用最为常用的方法。

套管针埋线法 对施术穴位及穴周皮肤常规消毒后，取一段适当长度的可吸收性外科缝线，放入套管针的前端，后接针芯，用一手拇指和示指固定拟进针穴位，另一手持针刺入穴位，达到所需的深度，并施以适当的提插捻转手法，当出现针感后，边推针芯，边退针管，将可吸收性外科缝线埋植在穴位的皮下组织内或肌层上、肌层内，拔针后用无菌干棉球（签）按压针孔止血。宜用无菌敷料包扎，保护创口 3~5 天。

医用缝合针埋线法 在施术穴位的两侧 1~2cm 处，皮肤常规消毒后，施行局部麻醉。一手用持针器夹住穿有可吸收性外科缝线的皮肤缝合针，另一手捏起两局麻点之间的皮肤，将针从一侧局麻点刺入，穿过肌层或皮下组织，从对侧局麻点穿出，紧贴皮肤剪断两端线头，放松皮肤，轻揉局部，使线头完全进入皮下。用无菌干棉球（签）按压针孔止血。宜用无菌敷料包扎，保护创口 3~5 天。

穴位埋线法的治疗间隔及疗程根据病情及所选部位对线的吸收程度而定，间隔时间多为 1 周至 1 个月，治疗 1~5 个疗程。

适应证 适用于部分慢性病证，如哮喘、胃炎、胃溃疡、便秘、面神经炎、月经不调、偏头痛、颈腰椎疾病、痫病、脊髓灰质炎后遗症、神经官能症、肥胖症的食欲控制等。

注意事项 ①严格无菌操作，术后 1~2 天勿污染针口，防止感染。②埋线最好埋在皮下组织与肌肉之间，肌肉丰满的部位可埋入肌层，线头不可暴露在皮肤外面。③根据不同部位，掌握埋线的深度，以免伤及内脏、大血管和神经干（不要直接结扎神经和血管），造成功能障碍和疼痛。④肺结核活动期、骨结核、严重心脏病、妊娠期、皮肤局部有感染或有溃疡时不宜埋线。⑤剩余可吸收外科缝线可浸泡在 75% 酒精中，或用苯扎溴铵处理，临用时再用生理盐水浸泡。⑥在同一穴位上做多次治疗时应偏离前次治疗的部位。⑦治疗后，如有症状减轻或短暂加重、出汗多、排尿便多、困倦等为正常反应。如过敏，埋线后局部红肿、瘙痒、发热反应，可做抗过敏处理。

（陈日新）

xuéwèi tiēfūfǎ

穴位贴敷法（acupoint sticking therapy） 将药物制成一定的剂型，贴敷在穴位上，通过药物持续刺激穴位的作用，以防治疾病的方法。是中医外治法中重要的组成部分。此法不仅可以治疗疾病，也广泛应用于预防疾病。通过穴位刺激和特定部位的药物吸收的双重作用以疏通经络、祛除病邪、调理气血，达到预防、治疗疾病与保健的目的。

起源与发展 此法起源距今已有两千多年的历史。最早的记载见于1973年中国湖南长沙马王堆汉墓出土的帛书《五十二病方》："蚖……以蓟印其中颠"，是指用生芥子捣烂成泥状，外敷在被蜥蜴咬伤者的头顶正中部（百会穴）。隋·杨上善《黄帝内经太素》："足阳明之筋……颊筋有寒则急，引颊移口，有热则筋施纵缓，不胜故僻。治之以马膏，膏其急者，以白酒和桂，以涂其缓者"，是最早的膏药使用的记载。东汉·张仲景《伤寒论》中也列举了各种贴敷方，如治劳损的五养膏、玉泉膏。晋唐时期，穴位贴敷法已广泛地应用于临床。晋·葛洪《肘后备急方》记载了不少贴敷治疗疾病的方法，如"治疟疾寒多热少，或但寒不热，临发时，以醋和附子末涂在背上"，治面瘫以"乌头研末，以鳖血调敷，待正，则即揭去"等。该书收录了大量的外用膏药，如续断青、丹参青、雄黄膏、五毒神膏等，并注明了具体的制用方法。唐·孙思邈《孙真人海上方》中用"朱甲末儿脐上贴"治小儿夜啼，并提出无病之时用青摩囟（囟）上及足。宋元明时期，穴位贴敷法不断创新、丰富，临床应用方法和理论探讨都得到了发展。穴位贴敷最先是以药物调和后直接外敷，进一步改变为将药物调和后涂抹在棉布上贴敷。宋代，《太平圣惠方》："治疗腰腿脚风痹冷痛有风，川乌头三个去皮脐，为散，涂帛贴，须臾即止"。"涂帛贴"即是将膏状的药物，涂在适当的棉布上，然后进行贴敷，这也是后世制作膏药贴的由来。《圣济总录》中指出"膏取其膏润，以祛邪毒，凡皮肤蕴蓄之气，膏能消之，又能摩之也"，初步探讨了中药贴敷的作用机制。明·李时珍《本草纲目》中也收载了不少穴位贴敷法，并广为应用。如吴茱萸贴足心治疗口舌生疮、黄连末调敷脚心治疗小儿赤眼至今仍在沿用。清代，穴位贴敷法已较为成熟，出版了多部中药外治的专著，《急救广生集》《理瀹骈文》是最著名的两部。《急救广生集》详细地记载了清代嘉庆前千余年的穴位外敷治病的经验和方法，并强调在治疗过程中应注意饮食忌宜、戒色欲等。吴尚先所著《理瀹骈文》，结合自己的临床经验，对外治法进行了理论探索和系统整理，对内病外治的作用机制、制方遣药、临床应用等，都做了较详细的论述。提出"膏药能治病，无殊汤药，用之得法，其响立应""以膏统治百病"，并依据经络理论，指出外治部位"当分十二经"，药物当置于"经络穴……与针灸之取穴同一理"等观点。书中疾病治疗都以膏药贴敷为主，配以点、敷、熨、洗、搐、擦等多种外治法，涉及内、外、妇、儿、皮肤、五官等多科病种。现代，中医学者们对历代文献记载的穴位贴敷法进行了整理、研究和考证。临床上穴位贴敷法除应用于治疗各科疾病外，亦广泛应用于预防疾病复发、增强体质。如"三伏贴"的应用，即在未发病的农历三伏天在疾病相关穴位贴敷，体现了中医"冬病夏治"的原则，用以预防如支气管哮喘、慢性支气管炎、鼻炎等疾病的反复发作或增强成人、儿童的身体素质。2008年国家标准化管理委员会发布实施国家标准《针灸技术操作规范第9部分：穴位贴敷》。

药物选择 临床上的有效方剂，一般都可以熬膏或研末用于穴位贴敷来治疗相应疾病。以下几类药物应用较多。①温肺化痰药物：如白芥子、细辛。②祛风散寒药物：如麻黄、生姜、白芷。③泄水逐饮药物：如甘遂。④开窍活络药物：如冰片、麝香。⑤活血化瘀药物：如延胡索、穿山甲。⑥温阳补肾药物：如肉桂、附子。

操作 根据患者的病证，依据辨证取穴、循经取穴、部位取穴的原则，选择贴敷的穴位，如肺俞、膻中、大椎、定喘、心俞、膈俞、膏肓和肾俞等。药物一般制作成膏状或细末，膏状无须其他溶剂，细末需选择适当溶剂，如水、白酒、醋、姜汁、蜂蜜、凡士林等。贴敷时，消毒后将药物贴敷在穴位上，并用胶布固定。刺激性小的药物每隔1~3天换药1次，不需溶剂调和的药物，可适当延长至5~7天换药1次。刺激性强的药物，应视患者的反应和发泡程度确定贴敷时间，数分钟至数小时不等。如需再次贴敷，应待局部皮肤基本恢复正常后再敷药，或改用其他有效穴位交替贴敷。

适应证 适用于感冒、支气管哮喘、慢性支气管炎、肺气肿、慢性鼻炎、鼻窦炎、慢性咳嗽、慢性阻塞性肺疾病、反复易感冒、自汗、盗汗、胸痹、不寐、眩晕、面瘫、慢性泄泻、功能性便秘、晕车晕船、恶心呕吐、胁痛、头痛、胃脘痛、遗精、阳痿、慢性炎症等内科疾病，疮疡肿毒等外科疾病，项痹、腰痛、关节肿痛、扭伤等骨伤科疾病，月经不调、痛经、子宫脱垂、乳痛、乳核等妇科疾病，小儿夜啼、食积、厌食、遗尿、流涎等儿科疾病，喉痹、牙痛、口疮等五官科疾病。尚可用于防病保健。

注意事项 ①外敷用药注意药物毒性，刺激性强、毒性大的药物贴敷时间不宜过长，穴位不宜过多。②若用膏药贴敷，在温化膏药时，应掌握好温度，以免烫伤皮肤；若用溶剂调敷药物时，应随调随用。③对胶布过敏者，可用纱布绷带固定贴敷药物。④久病体弱及婴幼儿应避免贴敷刺激性强、毒性大的药物，贴敷时间不宜过长。⑤对于残留在皮肤上的药膏等，不可用汽油或肥皂等有刺激性物品擦洗。⑥贴敷后局部如有丘疹、水泡者，须保护好贴敷面，防止继发感染。

（陈日新）

jīng pí xuéwèi diàncìjīfǎ

经皮穴位电刺激法（transcutaneus electrical acupoint stimulation）

将经皮电刺激神经疗法（TENS）与针灸穴位相结合，应用特定的脉冲电流通过穴位输入人体以达到治疗目的的方法。此法安全、无痛，亦非侵入式，是现代针灸的腧穴特种疗法之一。其应用基于脊髓闸门控制学说和针刺镇痛、针刺麻醉的研究成果。

源流 1965年英国生理学家帕特里克·戴维·沃尔（Patrick David Wall）与加拿大神经生理学家梅尔扎克（R. Melzack）提出脊髓闸门控制学说，认为中枢神经系统在接受伤害性的刺激时，根据当时中枢神经系统的功能状态，做出主动的应答；或使疼痛加重，或使疼痛减轻，而其最关键部位在于脊髓背角的第Ⅱ层，被认为是"闸门"所在。大脑的情绪活动通过下行抑制系统或下行易化系统来关闭或开放闸门，起到调控作用。闸门也可被外周刺激所影响，例如轻的触觉可以兴奋粗纤维来关闭闸门，而伤害刺激可兴奋细纤维来开放闸门。根据这一理论，可利用特定的（高频、低强度）电刺激来兴奋粗的有髓纤维，通过抑制同一节段细纤维的传入而发挥镇痛作用，并于1967年TENS开始应用于临床。1981年日本的兵头正义在TENS的基础之上，运用中国传统医学的经络学说而提出了锥形电极穴位刺激疗法。中国学者韩济生在对针刺镇痛机理的研究中发现，低频率电脉冲可刺激中枢神经系统的β-内啡肽和脑啡肽，致使其含量增高，而高频率电脉冲刺激则使脊髓中强啡肽的含量增高，据此设计并研制了韩氏穴位神经刺激仪（HANS），20世纪70年代至80年代该仪器主要应用于镇痛、麻醉领域。90年代开始应用于治疗各种慢性疾病，并用于戒毒和防复吸的治疗中。2000年以后广泛用于多科疾病。

操作 ①部位选择：按照中医学经络、脏腑学说理论，根据不同痛症疾病进行选穴。如头痛、肩痛多选用太阳、手三里、合谷、风池等；腰痛多选肾俞、大肠俞、志室、委中；下肢痛多选委中、太溪等。或依据"以痛为俞"，选用阿是穴。②放置电极。③刺激参数：HANS刺激部位的选择可以是穴位，也可以是部位，刺激参数包括低频、中频或高频电脉冲。高频电脉冲刺激主要产生同神经节段的作用；低频电脉冲刺激产生跨神经节段的作用；中频电脉冲则兼具两者的作用。④治疗时间：15~30分钟。

适应证 ①痛证：包括骨伤科、风湿科、神经科等多科疾病。各种急、慢性疼痛，如头痛、颈臂痛、背痛、腰腿痛；各种神经痛，如三叉神经痛、带状疱疹疼痛及疱疹后神经痛；肌痛；关节痛；滑囊与腱痛、残端痛、幻痛、灼性痛；外伤痛、术后及产后痛；癌肿疼痛；②麻醉：如颅脑手术、胸部手术、腹部手术等的辅助麻醉。③内科疾病：脑卒中偏瘫、功能性消化不良、便秘、呃逆、尿潴留、尿失禁。④生殖科疾病：不孕症、不育症。⑤儿科疾病：小儿大脑性瘫痪、注意缺陷障碍伴多动、自闭症。⑥精神科疾病：失眠、焦虑症、抑郁症。⑦戒断性疾病：戒毒、防复吸，戒网瘾。

注意事项 颈前区和颈两侧不宜放置电极；电流敏感、心功能不全、神志不清、植入心脏起搏器者及孕妇，禁用；诊断不清者慎用。

（陈日新）

xuéwèi cíliáofǎ

穴位磁疗法（acupoint magnetotherapy/magnet therapy）

以磁片贴敷或利用仪器产生磁场作用于经络、腧穴以治疗疾病的方法。又称磁穴疗法。现临床所用的主要有静磁法、动磁法、电磁法等。所用磁体材料有铈钴铜合金、钐钴合金、钡铁氧体锶铁氧体、铝镍钴磁钢等。一般磁场强度为100~4000高斯。穴位磁疗具有镇痛、镇静、消炎、消肿、降压、调节经络平衡的作用，且无创伤、无痛苦。

操作 静磁法磁场恒定，是将磁体贴敷或固定在穴位上。动磁法磁场强度和方向可随时变化，将旋磁机对准穴位或将磁体置于穴位表面摩擦转动。电磁法应用电磁治疗机所产生的低频交变磁场，选择合适的磁头置于穴位上进行治疗。

适应证 静磁法多用于高血压、扭伤、腱鞘囊肿等。动磁法多用于头痛、带状疱疹等。电磁法多用于支气管炎、肺炎、腰肌劳损、关节炎等。

注意事项 ①穴位磁疗法需在2天内复诊。有磁疗过敏或头晕、恶心、乏力、嗜睡、失眠等副作用严重者停用。②体质极度衰弱、高热、急性心肌梗死、急腹症、出血、脱水等急性严重疾病者及婴幼儿，禁用；皮肤破溃处、婴幼儿、孕妇下腹部及严重心脏病患者的心前区，禁用。

(陈日新)

xuéwèi lízǐ tòurùfǎ

穴位离子透入法（acupoint iontophoresis therapy）

将药物用直流电离子导入人体经络、穴位或部位，以治疗疾病的方法。

操作 直流电治疗机，是穴位离子透入法的主要器具。使用时药垫采用不加染色、吸收性能好的棉织品制成，如绒布等。电极板取质地柔软、化学性不洗染的铅质金属片，厚度为0.25~0.5cm，面积为6~12cm²。操作时，先将所用药物均匀地直接洒在药垫上，置于穴位或局部病变的皮肤表面，辅极放在颈部或腰部，然后接好两个电极板，打开直流电治疗机开关，进行透入。输出电流强度根据患者的耐受性、透入腧穴的深度以及肌肉的厚薄而灵活运用，以不引起疼痛，患者仅有针刺样感觉为宜。通电治疗时间一般为15~30分钟，每日或隔日治疗1次。

适应证 适用于骨质增生（颈、胸、腰、骶椎及跟骨）、风湿性关节炎、类风湿关节炎、高血压、神经衰弱、急性扭挫伤、急性乳腺炎、急慢性盆腔炎、鼻炎、腰肌劳损、冻伤等疾病。

注意事项 ①应用容易产生过敏的药物时，必须在导入治疗前做皮肤过敏试验。②为避免电极下的电解产物影响酸碱度，可用两个湿布衬垫，一个衬垫用药物导入液浸湿，与皮肤接触；一个衬垫用水浸湿，与电极接触。在两个衬垫之间加一层1%甘氨酸（作为缓冲液）浸湿的滤纸和绒布。为防止沾染寄生离子，每个药物衬垫需要做标记，供一种药物专用。

(陈日新)

zhēnjiǔ zhìliáoxué

针灸治疗学（subject of acupuncture and moxibustion therapy）

应用针灸防治疾病的理论及方法，探讨治疗规律的临床学科。是针灸学的重要组成部分。

简史 人类对解除病痛的需求是针灸疗法不断发展的源泉。

奠基时期 从春秋战国到《黄帝内经》（简称《内经》）成书前后，是针灸治疗学的奠基阶段。1973年中国湖南长沙马王堆汉墓出土的帛书《足臂十一脉灸经》《阴阳十一脉灸经》《五十二病方》为现存最早医学文献，其中已记载了采用灸法、砭法治疗疾病，此期多以灸法治疗为主。《内经》中已有针灸治疗的专篇记载，更在针灸治疗原则、治疗作用和选穴、配穴等方面为针灸治疗学的建立奠定了理论基础；《内经》中提到的疾病达100余种，遍及内、外、妇、儿、五官等各科。东汉·张仲景《伤寒论》中论述与针灸治疗相关的内容共有69条，并在针药结合治疗疾病方面开了先例。此段时期针灸治疗的内容尚没有成为系统，但为针灸治疗学的建立积累了重要的理论和经验。

初步分化与形成 两晋南北朝是针灸治疗学发展的重要时期。

初步分化 晋·皇甫谧《针灸甲乙经》中用1/3以上的篇幅阐述了针灸治疗疾病，是对魏晋以前针灸临床治疗经验的系统总结。书中论述了各科疾病的病因病机、证候、主治腧穴、禁忌和预后等，所述病证涉及内、外、妇、儿、五官等各科的200多种病证，有针灸处方800多个，针灸处方中的穴位选用既有单穴，也有多个穴位配合；处方特点是对某一个病症取穴较广，采用依症循经选穴和局部选穴法。以《针灸甲乙经》为代表的针灸学专著，为针灸治疗学的形成奠定了基础。

脉症辨证辨经施治的提出 晋·王叔和《脉经》首次创立了通过切脉进行脏腑、经络辨证。并主张针、灸、药结合及对于五脏病证采用四季不同的针灸治疗方法。

针灸防治急症的总结 虽然针灸用于急症的治疗，可以追溯到《史记》中记载的扁鹊用针刺三阳五会（百会）治疗虢太子的尸厥症，这是迄今为止文献记载的中国首例针灸医案；《五十二病方》《内经》中也有针灸治疗急症的记载。但是，直到晋代才有较系统的总结。晋·葛洪《肘后备急方》是一部以治疗急症为主的综合性医著，记载了大量的针灸治疗各科急症的方法，如"救卒中恶死方""救卒死尸厥方"等，涉及了中风、尸厥、心痛、霍乱、癫狂等多种临床急症。在急救方中针灸使用的次数和中药内服相当，且远高于中医的其他疗法，反映了针灸在古代急症治疗中占有重要地位。

针灸治疗外科病的发展 早在《五十二病方》《内经》等早

期文献中已有针灸治疗外科病的散在记载。现存最早的外科学专著《刘涓子鬼遗方》对于针灸向专科病治疗方向深化发展具有重要意义，如针灸治疗痈疽、发背、瘰疬、鼠瘘等。刘氏采用多种隔物灸治疗外科病，提出了当脓肿在浅表者可用排针法来破脓，如果脓肿部位深在则宜采用火针。尤其重要的是他提出了痈疽初发宜灸，脓成宜针的治疗原则，体现了中医外科治疗痈疽早期以消散为主，晚期以排脓引流为主的基本法则，这一法则为后世针灸治疗痈疽所遵从。

积累与发展期　隋至清代是针灸治疗的积累与发展时期。

隋唐时期　①针灸治疗各科疾病知识的积累：隋·巢元方《诸病源候论》在应用经络学说解释病因症状方面有独到之处，如提出的妊娠十月诊脉法，以当月何脉养之，主要在何经脉的穴位上诊察。东晋·陈延之《小品方》虽然以方药治疗为主，但亦有不少内容论述针灸治疗学。唐代，孙思邈《备急千金要方》大量收录了唐以前的针灸临床文献，并对各科疾病针灸治疗的临床经验进行总结，提出了自己的见解，对后世针灸临床影响深远。书中收录了400余条针灸治疗处方，涉及各科病证100余种，其许多针灸处方至今仍指导着临床。崔知悌《骨蒸病灸方》为灸法治疗痨病的专著。《点烙三十六黄经》主要论述了36种诸黄证候及其点烙治疗的穴位处方。王焘《外台秘要》也保存了大量的唐代以前的古籍内容，收集了各科疾病针灸治疗的方法。总之，针灸治疗各科疾病得到了进一步的发展，中风、横产等急症有了更为详细的针灸治疗方法，针灸在治疗痔疮、脚气、骨蒸等方面也有了新的进展。②保健灸法的兴起：保健灸包括预防疾病的灸法、无病或体弱的健身灸法等，早在晋代《范汪方》中就有用灸法预防霍乱的记载，在隋唐时期保健灸已经盛行。《诸病源候论》《备急千金要方》中分别论述了灸法预防新生儿口痉及疟疾等。隋唐时期提出的保健穴主要有气海、足三里，现也一直为临床所应用。③热证亦可用灸：孙思邈在临床实践中，不但用灸法治疗痈疽，也治疗已成脓者及热证，大大地丰富了灸法治疗热证的学术思想。④针灸医案的出现：隋唐以前的针灸病案屈指可数，而且均出自史书中，唐代始有医书记载针灸医案的历史，如《传信方》中记载了灸法治疗痔疮的病案；孙思邈《千金翼方》中记载了甄权的几个针灸病案；《外台秘要》中记述了张文仲灸至阴穴治疗妇人横产的著名医案，至今艾灸至阴纠正胎位不正仍为临床所遵从。

宋金元时期　宋初的医科分为方脉科、疡科和针科三科，并且已渐具备了医院的诊疗机构形式，大大促进了针灸临床的发展。金代医科已经细化为10科。以窦材、王执中、窦汉卿为代表的针灸临床学家对针灸治疗学的发展做出了突出贡献。①经脉病候的补充：元代《丹溪心法》的"十二经脉见证"对《灵枢经》的经脉病候进行了大量增补，尤其是"手足阳明合生见证"，对针灸临床具有重要的指导意义。②伤寒病针灸治疗方法的扩展：北宋·庞安时《伤寒总病论》卷六中载有"伤寒暑病通用刺法"，除收录了《伤寒论》《金匮要略》的针刺期门等7条外，补充了12条，其对伤寒门病证的针灸治疗提出了较为系统的方法，丰富了《伤寒论》的治疗方法，在临床上有重要的指导意义。刘完素对于外感中风则详细地提出了分经刺灸之法。③重视灸法助阳补肾、补益脾胃治疗疾病：宋代的窦材、许叔微，元代的王好古等都十分重视温补脾肾；王执中、李杲、罗天益、王国瑞均重视温补脾胃。④重视针灸敏感压痛点治疗疾病：王执中临证选穴非常重视疾病在人体上出现的敏感压痛点，在临床上颇有实际意义。⑤痈疽归经灸法的创立：刘完素在前人循经选穴的基础上，创立了痈疽归经灸法，他指出"凡疮须分经络部分、俞穴远近"。元·胡元庆《痈疽神秘灸经》中将发于各种部位的痈疽归于十四经，然后循经选穴施灸。这些论述对于外科病辨证归经治疗具有重要的指导意义。

明清时期　①奇经八脉辨证的完善：明代以后奇经腧穴逐渐趋于统一，众多医家对奇经的病候从临床实践中不断补充完善，奇经辨证应用于临床实践渐渐普及。清·叶天士《临证指南医案》把奇经辨证方法应用于临床，并创立了相应的治疗奇经八脉病证的理法方药。②以歌赋形式总结临床经验：针灸歌赋产生于宋代，明代达到鼎盛时期，对后世影响深远。由于其具有言简意赅、合辙押韵、琅琅上口、便于记诵的特点，对于推广、普及针灸治疗知识起到了积极作用。③针灸治疗范围进一步扩大：一大批著作对针灸临床经验进行了总结，如《普济方》卷四百一十七至四百二十四收录了各科194种病症的针灸治疗处方；《针灸大成》卷八至九分门别类地收录了大量的各科病症针灸治疗方法。尤其是针灸治疗急症和外科病的范围明显扩大。④针灸医案的积累：到元代出现了医案专著，如《罗谦甫治验案》《丹溪医案》等。至明代现存医案专著中已有汪机《石山医案》、江瓘《名医类案》等20多种，清代则近200种，其中不少载有针灸医案。中国学者通过对自春秋战国到清代的古代针灸医案521例的分析，发现涉及病症达145种，这些医案为针灸治疗学积累了重要的资料。

成熟分化与教学体系的建立 以承淡安为代表的现代针灸学家和教育家为现代针灸学科的发展做出了巨大贡献。承氏创立的中国针灸学研究社在1935年10月附设了针灸讲习所，标志着现代针灸教育体系的开始，针灸治疗学在此时已明确为一门针灸学专业学生的课程，这是针灸治疗学在现代教育中的最早独立和成熟分化。现代第一部以"针灸治疗学"命名的针灸专著为1931年6月出版的《中国针灸治疗学》，介绍了274种病证的针灸治疗方法。全国范围内针灸教育体系的建立及针灸治疗学真正形成一门完整的学科始于20世纪70~80年代。当时中医院校创建针灸系，开始对针灸学进行二级学科分化，才有了独立的针灸治疗学课程和临床教研室；全国中医药高等院校针灸专业的第1版《针灸治疗学》教材，是1985年由南京中医学院杨长森主编，为该课程的内容构架奠定了基础。近年来，针灸治疗各科疾病的机理研究、针灸治疗方案的优化研究等都取得了较大进展，现代临床研究极大地推动了针灸治疗学的发展。目前，针灸治疗学已经以一个整体学科的面貌迅速发展，成为一门较成熟的中医临床分支学科。针灸治疗学既依赖于传统的中医临床诊疗学的理论基础，又创造性地拓展了自己富有特色的学科领域，成为一门崭新的基于传统中医临床各学科之上的新学科。

研究范畴 包括治疗方式和临床应用两部分。

治疗方式 《内经》时代，针灸治疗方式仅仅限于用针（九针）或艾灸法治疗疾病，其后治疗方式不断扩大，如晋代《肘后备急方》明确提到了"指针"，宋代《针灸资生经》提出了"天灸"。随着临床实践不断深入和科学技术的发展，现代研制的激光针、电针、皮肤针、微波针及发明的穴位埋线法、离子导入法、穴位磁疗法、电热灸等新的治疗技术不断出现，现代针灸治疗方式已经包括多种外治方法，不再局限于传统的针刺和艾灸范畴。

临床应用 古代针灸治疗的临床应用范畴主要包括治疗疾病和预防保健。现代针灸治疗的临床应用范畴概述如下。

治疗疾病 针灸治疗的病证范围非常广泛。1979年世界卫生组织提出43种疾病，建议各国采用针灸治疗。中国学者杜元灏研究发现，国内临床证据显示针灸可治疗519种病证，国外采用针灸治疗有效的病证也达到了116种，国内外临床证据综合后显示，针灸可对532种病证发挥不同程度的治疗作用。各种痛证、感觉障碍、运动障碍及功能失调性病证，尤其适用针灸治疗。

防病强体 针灸具有扶正祛邪作用，可提高机体的免疫功能，增强对疾病的防御能力，调节亚健康状态，自古以来就用于增强体质和预防疾病。

针刺麻醉 目前中国已在100多种外科手术上成功地应用了针刺麻醉，其中部分手术适宜于单侧针刺麻醉，优越性较明显；有些手术则适宜于针刺麻醉和药物麻醉结合的复合麻醉，以发挥两种麻醉之长。

美容益颜 在古代应用针灸治疗面部皮肤病症已有明确记载，但运用针灸进行美容则是近年来中国、日本等国家新兴起的美容方法之一。通过针灸除皱，增加面部皮肤的红润感，消除皮肤的松弛及黑眼袋、鱼尾纹，促进下颚等面部皮肤的紧实感和恢复皮肤弹性等，延缓面部皮肤衰老、美容益颜，都是针灸美容的内容。

其他方面 在外科手术前后、肿瘤放化疗后及某些生理过程中应用针灸，是现代针灸治疗范畴扩大的重要方面。针灸可用于手术前精神紧张与焦虑，静脉复合全麻患者术后中枢抑制；手术后疼痛、胃肠道反应及各种并发症，如腹部手术后的肠麻痹、肠胀气、排尿排便困难，乳腺癌及盆腔手术后的肢体淋巴水肿等的治疗；肿瘤放化疗后毒副反应的治疗，如化疗后外周血象异常、胃肠道副反应、恶心呕吐、疲劳等；癌症的高热、潮热、疼痛等也有用针灸治疗的报道；在某些生理过程中应用针灸有很好的作用，如针灸可减轻分娩痛及其导致的不良影响，针刺可提高女性胚胎移植受孕的成功率等。

研究目标 针灸治疗疾病的疗效评价是针灸治疗学首要研究的目标之一，各科疾病非常复杂，虽然从古到今针灸治疗各科疾病积累了丰富的经验，但研究者需要应用现代科研方法，对其疗效进行科学评价，总结出更加科学的针灸适宜病证。针灸治疗方案的筛选和优化、针灸治病机理的研究、经络辨证论治体系的研究及针灸治疗学相关的科学问题都是学科研究的目标和任务。

（杜元灏）

jīngluò biànzhèng

经络辨证（syndrome differentiation based of channel theory; channel-based syndrome differentiation）

按照经脉病候临床表现特征或病变部位进行归经，以及辨别经络虚实的辨证方法。是针灸临床上独具特点的辨证方法，对针灸临床具有重要的指导意义。

源流　首见于《黄帝内经》。"凡此十五络者，实则必见，虚则必下，视之不见，求之上下，人经不同，络脉所别也"（《灵枢经·经脉》）说明根据络脉的见与不见，隆起或凹陷情况，可辨别疾病的虚实。"凡诊络脉，脉色青则寒且痛，赤则热。胃中有寒，手鱼之络多青矣；胃中有热，鱼际络赤。其暴黑者，留久痹也；其有赤有青有黑，寒热气也；其青短者，少气也"（《灵枢经·经脉》）说明通过观察络脉的色泽变化可以辨别疾病的寒热虚实。《灵枢经·经脉》中记载的十二经脉"是动病"和"所生病"及《难经》中奇经八脉的病候内容也为疾病辨证归经奠定了基础。

基本内容　主要包括辨候归经和辨位归经、辨经虚实。

辨候归经　经脉病候特征性表现主要根据《灵枢经·经脉》中记载的十二经脉"是动病"和"所生病"以及《难经》中奇经八脉的病候内容进行辨经。临床上可根据患者所出现的证候，结合其所联系的脏腑，进行辨证归经，如《灵枢经·经脉》论述手太阴肺经病候为"是动则病肺胀满，膨膨而喘咳，缺盆中痛"，即当患者临床表现为上述证候时可辨为手太阴肺经病。《素问·骨空论》曰："冲脉为病，逆气里急""督脉为病，脊强反折"，当出现上述证候时，可诊断为督脉、冲脉病证。另外，《黄帝内经》中还记载了经筋、十五络脉的病候，对于临床辨候归经具有指导意义。

辨位归经　就是按照经络循行特点，对病变部位进行辨经。如头痛，痛在前额者多与阳明经有关，痛在两侧者多与少阳经有关，痛在后项者多与太阳经有关，痛在巅顶者多与督脉、足厥阴经有关，这是根据头部经脉分布特点辨证归经。又如当下肢外侧出现疼痛、麻木时可辨为少阳经病证，后侧出现病痛时则归为太阳经病证；腰痛以脊柱正中为特点时归为督脉病证，若以脊柱两侧疼痛为主或有明显压痛点时可归为足太阳经病证。临床上部位归经的常用方法包括经络望诊、经络切诊以及经络穴位的电、热测定等。①经络望诊：通过医生直接观察经络所过部位的皮表所发生的各种异常变化，对病变进行归经的方法。经络望诊时要全面观察经络腧穴的色泽或形态变化，如色素沉着、皮疹、局部隆起、凹陷或松弛等，根据这些特征性变化所在的经脉可进行归经。②经络切诊：在经络腧穴部位上运用按压、触摸等方法来寻找局部的异常反应，如压痛、节结、条索状物或松软、凹陷等，对病变进行归经的方法。当人体出现疾病时，常在有关经络腧穴按压时出现较敏感的酸、麻、胀或痛感，甚或向远端沿经脉走行方向放射，尤其以压痛最常见，在急性疾病时，其明显程度常和病情呈正相关。皮肤下出现节结或条索状物，称为阳性反应物，反应物有多种形态，其大小数目也不同，有梭形、球形、扁平形甚或串珠形等，常是疾病的反应点或部位。经络切诊的部位通常在背部穴位、胸腹部的募穴以及四肢部位的原穴、郄穴、下合穴等。经络切诊既有助于病变的归经，又可诊察相关的脏腑病变，同时为针灸临床选穴提供直接的依据。

辨经虚实　辨别经络的虚实有助于判定机体脏腑气血及疾病等的虚实。《灵枢经·刺节真邪》说："用针者，必先察其经络之虚实。"在针灸临床上辨别经络的虚实除采用传统的方法（如观察体表脉络的虚实）外，近年来经络穴位皮肤电、知热感度测定等方法被应用于临床。穴位皮肤电测定是利用经络经穴测定仪检测腧穴部位的电参数，以判断经脉气血盛衰的方法，包括探测经络穴位皮肤导电量的变化和检测经络腧穴上引出电流的大小。测定时多选择各经的原穴，也可同时测井穴、郄穴、背俞穴或募穴。通过对所测定的数据分析，可进行经络或脏腑虚实的辨证。知热感度测定是以线香或其他热源刺激十二井穴或背俞穴以诊察疾病的方法，可测定人体腧穴对热刺激的感受度，比较左右差别，分析各经气血的盛衰。如刺激时间长而数值高时出现痛觉，一般属于虚证，反之则属于实证。如果两侧均高或均低，则提示左右经可能均虚或俱实。

总之，针灸临床上通过经络辨证为制定正确的针灸理、法、方、穴、术奠定基础，从而达到提高临床疗效的目的。

指导意义　针灸辨证以经络辨证为特点，经络辨证对疾病的病位、病性和病变经络脏腑进行分辨，从而指导针灸临床的辨证施针。

（杜元灏）

zhēnjiǔ pèixué

针灸配穴 (points combination/association for acupunture and moxibustion)

在选穴原则的基础上，根据病证的治疗需要，选择具有协同作用的两个以上的穴位配伍应用的方法。配穴方法是针灸处方的核心内容，其恰当与否，与治疗效果息息相关。针灸的选穴配穴，与中药处方有极大的相似处，必须依据患者的病情，从整体观念出发，确立恰当的治疗原则，以法统方，严谨配穴，合理选穴。临床上穴位配伍的方法多种多样，总体可归纳为经脉配穴法、部位配穴法两大类。

经脉配穴法 以经脉或经脉相互联系为基础而进行穴位配伍的方法，主要有三种。①本经远近配穴法：当某一经脉或脏腑发生病变时，即选该经脉或该脏腑的经脉腧穴进行配伍成方。如胃火循经上扰导致的牙痛，可在足阳明胃经上近取颊车，远取该经的荥穴内庭；肺病出现的咳嗽，可在手太阴肺经上近取中府配远取尺泽、太渊等。②表里经配穴法：以脏腑、经脉的阴阳表里配合关系为依据的配穴方法，即阴经病变，可同时在其相表里的阳经取穴。当某一脏腑或经脉发生疾病时，取该脏腑的所属经脉或该条经脉和其相表里的经脉腧穴配伍成方。如胆石症可选胆经的阳陵泉，同时可以选取相表里的肝经的期门。另外，原络配穴法（原穴与络穴相配伍使用的配穴方法）也是表里经配穴法中的特殊实例。③同名经配穴法：基于同名经"同气相通"的理论，手足同名经的腧穴相互配合的方法。如阳明头痛取手阳明经的合谷配足阳明经的内庭，面瘫选足阳明经的四白、颊车、地仓配手

阳明经的合谷，落枕取手太阳经的后溪配足太阳经的昆仑等。

部位配穴法 结合身体上腧穴分布的部位进行穴位配伍的方法，主要有三种。①上下配穴法："上"指腰部以上或上肢的腧穴，"下"指腰部以下或下肢的腧穴。此法就是将腰部上下，或上肢与下肢的腧穴进行配伍，在临床上应用较为广泛。如肾阴不足导致的咽痛，可上取曲池或鱼际，下取太溪或照海；胃火牙痛可上取合谷，下取内庭；阴挺（子宫脱垂）可上取百会，下取三阴交等。②前后配穴法："前"指人体躯干的前面，即胸腹部腧穴；"后"指躯干的后面，即背腰部腧穴。此法将人体前部和后部的腧穴进行配伍，在《灵枢经·官针》中称"偶刺"，常用于治疗脏腑及躯干疾病。如肝病前取期门、日月，后取肝俞、胆俞；膀胱气化不利出现的尿潴留，前取水道或中极，后取膀胱俞或秩边；肺病前取华盖、中府，后取肺俞等。临床上常见的俞募配穴法（背俞穴、募穴配合应用）就属此配穴法。③左右配穴法："左"指人体左侧的腧穴，"右"指右侧的腧穴。此法是基于人体十二经脉左右对称分布和部分经脉左右交叉的特点，将人体左侧和右侧的腧穴进行配伍。如左侧偏头痛，可选同侧的太阳、头维、风池和对侧的外关、足临泣；右侧面瘫可选同侧的太阳、颊车、地仓、颧髎和对侧的合谷。临床上常选择左右同一腧穴配合运用，是为了加强腧穴的协同作用，如胃痛可选双侧足三里，痛经选双侧的三阴交、合谷等。

上述配穴方法在临床应用时要灵活掌握，一个针灸处方中常是多种配穴方法的综合运用，配穴原则只是从理论上提供配穴的

基本思路。

（杜元灏）

zhēnjiǔ chǔfāng

针灸处方 (acupuncture prescription)

以阴阳、脏腑、经络等学说为依据，在分析病因病机、明确辨证立法的基础上，进行选穴和配穴，确立刺灸法而形成的具体治疗方案。针灸处方包括腧穴和刺灸法两大要素。

腧穴选择 腧穴是针灸处方的第一组成要素，其选择是否恰当，直接关系着针灸的治疗效果。《灵枢经·终始》："从腰以上者，手太阴阳明皆主之；从腰以下者，足太阴阳明皆主之。"可见，循经取穴是针灸处方选穴的基本法则。即本经经穴都有治疗本经、本脏、本腑及其联络部位的病症，包括局部作用和远端作用。凡腧穴都可以治疗其所在部位的病症，此为局部作用，又称近治作用；凡人体肘和膝以下的腧穴，不但可以治疗其所在部位的病变，还可以治疗本经循行相关联部位的病变，此为远端作用，又称远治作用。据此，脏腑病和经络病均可取其所属经脉上的经穴进行治疗。在这一原则指导下，常用的选穴原则有近部选穴、远部选穴、辨证选穴和对症选穴等。

近部选穴 在病变局部或临近的范围内选取相关腧穴，又称局部选穴。这一选穴原则临床应用广泛，治疗效果显著，体现了"腧穴所在，主治所在"的治疗规律。如眼部疾病取睛明，耳疾取听宫、听会，鼻病取迎香，巅顶痛取百会，胃痛取中脘等。"病在筋，调之筋；病在骨，调之骨"（《素问·调经论》）正是近部选穴的体现。当病变局部出现病痛的痛点、压痛点时，在局部选阿是穴也是常用的近部选穴方法之一。

远部选穴　在病变部位所属和相关的经络上，离病变较远的部位选取腧穴，通常以肘膝以下的穴位为主，又称远道选穴。远部选穴是针灸处方选穴的基本方法，体现了"经络所过，主治所及"的治疗规律。如胃痛取足阳明胃经的足三里，上牙痛取足阳明胃经的内庭，下牙痛取手阳明大肠经的合谷等。远部选穴是经络辨证在处方中运用的重要表现形式之一，临床应用十分广泛。尤其是运用四肢肘膝关节以下的腧穴治疗头目、五官、躯干、脏腑病证最为常用，"肚腹三里留，腰背委中求，头项寻列缺，面口合谷收"（《四总穴歌》）是经典的远部选穴歌括之一。"病在上者下取之，病在下者高取之，病在头者取之足，病在腰者取之腘"（《灵枢经·终始》），体现了远部选穴的基本原则。

辨证选穴　根据疾病的证候特点，分析病因病机进行辨证选取腧穴。临床上有些病证呈现全身症状，如发热、多汗、盗汗、虚脱、抽风、昏迷等，并无明显局限的病变部位，这时需要按照中医的基本理论，参照腧穴特性，进行辨证选穴。如肾阴不足导致的虚热、盗汗，可选肾俞、太溪以滋补肾水。对于病变部位明显的疾病，除利用近部选穴、远部选穴外，有时也可根据其病因病机而辨证选穴，这是治病求本原则的体现，如牙痛，辨证可分为风火牙痛、胃火牙痛和肾虚牙痛，根据辨证选穴，风火牙痛选风池、外关，胃火牙痛选内庭、二间，肾虚牙痛则选太溪、行间等。

对症选穴　针对疾病的特殊或主要症状选取有效的腧穴进行治疗。对症选穴属于治标的方法，但个别症状的解除可以缓解病情，为治本打下基础。应用时根据病情，制定标本缓急的治疗方案，适当地对症选穴，也是针灸处方中的重要内容。如小儿消化不良出现的纳呆、腹胀，选四缝，哮喘发作时可选定喘，虫积证可选百虫窝，落枕颈项强痛可选外劳宫等，这大部分属于特定穴的治疗特点。

刺灸法选择　刺法、灸法是针灸处方的第二组成要素，包括疗法、操作方法和治疗时机的选择。刺法、灸法是针灸疗法的技术范畴，是影响针灸疗效的关键环节，相同的选穴可因刺法灸法的不同而出现不同的治疗效果。因此，在针灸处方中必须重视刺法、灸法的标识。

疗法的选择　针对患者的病情和具体情况确立治疗方法，即在处方中必须说明治疗采用何种刺灸法，如毫针刺法、艾炷灸法、火针疗法、拔罐疗法、皮肤针法等，均应予以注明。

操作方法的选择　确立了疗法后，要对疗法的操作进行说明，如毫针刺法用补法还是泻法，艾灸用温和灸还是化脓灸等。对于处方中的部分穴位，当针刺操作的深度、方向等不同于常规方法时，尤其是某些穴位要求特殊的针感或经气传导方向、目标等，均要特别强调，准确说明。此外，尚应根据疾病的具体情况，说明针刺治疗的频率和疗程。

治疗时机的选择　当某些疾病的发作或加重呈现明显的规律性时，针灸治疗这类疾病在时间上有极其重要的意义，均应在发作或加重前实施治疗，以提高疗效。如痛经，可在月经来潮前几天开始针灸，直到经期结束为止；不孕症，可在排卵期前后几天连续针灸等，往往能收到较好的效果。治疗时机的选择，对于某些疾病尤显重要，是针灸处方中不可或缺的内容。

（杜元灏）

ànshí qǔxuéfǎ

按时取穴法（acupoint selection according to time）　根据人体气血运行与自然界阴阳消长密切相关的规律，依时辰选取腧穴治疗疾病的针灸选穴方法。又称按时选穴法。属于时间医学范畴，根据战国时期《黄帝内经》中"天人合一"的基本理论发展而来。历代医家多有阐述，并广泛运用到针灸临床治疗中。

起源　《黄帝内经》中"天人合一"的理论，揭示了自然界与人体的密切关系。《灵枢经·顺气一日分为四时》："黄帝曰：夫百病者，多以旦慧、昼安、夕加、夜甚，何也？岐伯曰：四时之气使然……春生、夏长、秋收、冬藏，是气之常也，人亦应之。以一日分为四时，朝则为春，日中为夏，日入为秋，夜半为冬。朝则人气始生，病气衰，故旦慧；日中人气长，长则胜邪，故安；夕则人气始衰，邪气始生，故加；夜半人气入脏，邪气独居于身，故甚也。"充分说明了人体气机、病邪的盛衰，与自然界的时空变化息息相关。在疾病的治疗方面，《素问·刺法论》亦有深刻阐述："木欲发郁，亦须待时，当刺足厥阴之井……火欲发郁，亦须待时，君火相火，当刺包络之荥……土欲发郁，亦须待时，当刺足太阴之输……金欲发郁，亦须待时，当刺手太阴之经……水欲发郁，亦须待时，当刺足少阴之合。"这是运用按时取穴进行针刺治疗最早的经验总结。《难经·七十四难》："春刺井，夏刺荥，季夏刺输，秋刺经，冬刺合。"这实质上是根据手足三阴经的五输穴均以井木为始，与一年的季节顺序相应而提出的季节选穴法。另外，古人认为十二经脉的气血流注有一定的时间规律，从肺经开始逐经相传，至肝经而终，再由肝经复传于肺经，流注不已，从而构成了周而复始、如环无端的循环流注系统，肺经气血流注以寅时为盛，大肠经则以卯时为盛，依次类推。这些都奠定了按时取穴法形成的理论基础。

基本方法 临床运用按时取穴法进行治疗时，除一般针灸原则外，需遵循按时选穴原则。目前常用的按时选穴法中，以时辰（一个时辰为两小时）为时间单位，且以干支纪日法记时，选穴前首先要推算出日干支和时干支，日干支按公历计算。根据所选腧穴的不同，按时取穴法可分为两类。①子午流注法：按时辰选取十二经脉的五输穴和原穴。其中按日时的天干属性取穴，且以一个时辰为取穴时间单位，十天轮遍十二经脉的五输穴和原穴者，称为子午流注纳甲法；按日时的天干属性取穴，且以24分钟为取穴的时间单位，每天轮遍十二经脉的五输穴和原穴者，称为养子时刻注穴法；按时辰的地支属性取穴，每天轮遍十二经脉的五输穴和原穴者，称为子午流注纳子法。②奇经纳卦配穴法：按时辰选取八脉交会穴。其中按九宫数取八脉交会穴者称为灵龟八法；按时干取八脉交会穴者称为飞腾八法。

临床应用 按时取穴法是临床选穴的一类方法，是时间治疗学的重要组成部分，对指导针灸临床具有重要意义。应用时，应根据患者的具体病情，结合其他选穴方法，可以提高疗效，不可拘泥于单独使用。按时取穴法在

应用时常有两种方法。①定时治疗：即首先辨别患者是何经何病，当选何穴，然后按时取穴。②按时取穴与辨证选穴相结合，可首先取当时的开穴，然后根据病情配以辨证选穴。

（杜元灏）

zǐwǔ liúzhùfǎ

子午流注法（point selection by midday-midnight flowing of qi-bloodpoint; midnight-noon ebb-flow acupoint selection）

根据中医"天人相应"的中医生理病理观，及因时制宜的治疗原则，遵循与时间相应的十二脏腑和经脉气血流注、盛衰、开阖的规律，定时选穴进行针灸的方法。按时取穴法之一。"子午"具有时辰、阴阳和方位等多种相对的含义，涉及的概念比较广泛。从时辰上分，古人将一天分为12个时辰，用子午以分昼夜，子时是夜半，午时为日中；从阴阳变化上讲，子时为阴盛之时，阴极生阳，是一阳初生的夜半，午为阳盛之时，阳极生阴，是一阴初生的日中。"流"指流动，"注"指输注，古人将人体的气血循环比喻为水流，在经脉中不停流动输注，由于一日12个时辰的阴阳消长有一定规律性，人体的气血及各种功能也随着时辰的转换发生周期性变化，故针刺治疗亦应依据气血盛衰的周期变化规律而循经取穴。此法以四肢肘膝关节以下的井、荥、输、原、经、合66个经穴为基础，以天干、地支配属五行、脏腑、经脉，以阴阳、五行配属五输穴，根据十二经脉及出井、流荥、注输、行经、入合的气血流注顺序、盛衰开阖的理论，运用年、月、日、时的干支推算出何时取何穴进行治疗。

源流 子午流注是在《黄帝

内经》"天人合一"的理论基础上发展起来的。《素问·六微旨大论》："天气始于甲，地气始于子，甲子相合，命曰发立，谨候其时，气可与期"，提出了以干支顺序纪年，形成60环周的岁次，并强调了时气与疾病治疗的密切关系。《素问·五常政大论》进一步指出"故治病者，必明天道地理，阴阳更胜，气之先后，人之寿夭，生化之期，乃可以知人之形气矣"，这些自然界与人体气机密切相关的理论，为子午流注的形成奠定了基础。子午流注、气血运行学说及《难经》对五输穴的阴阳、五行配属推动了子午流注法的进一步发展。金元时期，随着干支学说的盛行，子午流注法日趋成熟。在此基础上，金·何若愚开始将流注开阖运用到针灸治疗中，从而推动了时间医学的更大发展，子午流注法逐渐从理论走向临床实践。后世医家对子午流注法极为重视，广泛应用于临床，积累了丰富经验，其内容许多古籍文献中均有记载，首推明·徐凤《针灸大全》，其中载有"子午流注逐日按时定穴歌"等内容，对子午流注法的原理和运用进行了发挥性阐述。

基本组成 概括为天干、地支配合脏腑时辰，五输穴配合阴阳五行两大部分。

天干、地支配合脏腑时辰 天干共10个，起于甲而终于癸，即甲、乙、丙、丁、戊、己、庚、辛、壬、癸；地支共12个，起于子而终于亥，即子、丑、寅、卯、辰、巳、午、未、申、酉、戌、亥。古人将天干和地支结合，用于纪年、月、日、时，天干第一为甲，地支第一为子，干支配合后，便形成甲子、乙丑、丙寅、丁卯等，由于天干是十数，地支

是十二数，二者配合后，以六轮天干、五轮地支，便成六十环周（表1），称为一个甲子，具有周期循环的意义。①天干、地支代数分阴阳：有两方面含义。一是按代数的奇偶分阴阳，天干十数及地支十二数中分别按顺序进行代数，奇数为阳，偶数为阴（表2）。二是天干为阳，地支为阴，天干为阳主，按顺序推进；而地支为阴主，则从戌时起，按酉申未午巳辰卯寅的倒退次序与天干配合，按时选取十二经脉五输穴，详见子午流注纳甲法。②天干配属五行：天干合化五行，是根据刚柔相济的原理，按五行相生排列，是子午流注纳甲法合日互用的依据（表3）。③天干、地支配属脏腑、经脉：天干有阴阳之分，脏腑、经脉有阴阳表里关系，因此将阴干配属脏和阴经，阳干配属腑和阳经。由于天干为十数，而脏腑、经脉为十二数，在配属上将心包经及三焦经分别归属于心及小肠。《素问·脏气法时论》："肝主春，足厥阴少阳主治，其日甲乙……心主夏，手少阴太阳主治，其日丙丁……脾主长夏，足太阴阳明主治，其日戊己……肺主秋，手太阴阳明主治，其日庚辛……肾主冬，足少阴太阳主治，其日壬癸。"天干配脏腑是子午流注纳甲法的基础，在逐日开穴时，按照井、荥、输、原、经、合的流注次序，根据当时的天干，依次取所属脏腑腧穴。地支配脏腑，是以一天十二地支与脏腑相配，是子午流注纳子法的基础。人身气血运行，从中焦开始，上注于肺经，经过大肠、胃、脾、心、小肠、膀胱、肾、心包、三焦、胆、肝，再流注于肺（见十二经脉），这个流注，是从寅时开始的。由于地支配属脏腑、经脉是

将十二时辰的推移和十二经脉气血流注相结合，两者数字相等，因此次序排列固定不变（表4）。

五输穴配合阴阳五行　《黄帝内经》中提出的五输穴配合阴阳五行为后世创立子午流注法奠定了基础。"肺出于少商，少商者，手大指端内侧也，为井木……大肠上合手阳明，出于商阳，商阳，大指次指之端也，为井金"（《灵枢经·本输》）首次提出了"阴井木，阳井金"的五输穴配合阴阳五行的原则，《难经·六十四难》又做了进一步的补充。十二经脉五输穴与脏腑阴阳五行配合关系见表5。

时间干支推算方法　包括年、月、日、时的干支推算。

年干支推算法　年干支推算，天干从甲开始顺序下数，地支从

子开始顺序下数，干支配合后年干支始于甲子，按照六十环周循环。计算公式＝（当年的公元数－3）÷60＝商…（余数），余数即为年干支数。如计算2011年的干支数：（2011－3）÷60＝33……28（余数），28在六十环周中是辛卯，故2011年是辛卯年。

月干支推算法　按照阴历计算。一年有12个月，正好与十二地支相配，每年的1月均为寅，2月即为卯，依次循序类推，月与地支配合固定不变。天干与地支的配合，则需按特点记忆进行推算，"甲己之年丙作首，乙庚之年戊当头，丙辛之年庚寅上，丁壬壬寅顺行流，若言戊癸何方起，甲寅之上去寻求"。即甲年、己年的1月是丙寅，余月顺序类推。如2011年是辛卯年，1月的干支

表1　干支配合六十环周

甲子	乙丑	丙寅	丁卯	戊辰	己巳	庚午	辛未	壬申	癸酉
甲戌	乙亥	丙子	丁丑	戊寅	己卯	庚辰	辛巳	壬午	癸未
甲申	乙酉	丙戌	丁亥	戊子	己丑	庚寅	辛卯	壬辰	癸巳
甲午	乙未	丙申	丁酉	戊戌	己亥	庚子	辛丑	壬寅	癸卯
甲辰	乙巳	丙午	丁未	戊申	己酉	庚戌	辛亥	壬子	癸丑
甲寅	乙卯	丙辰	丁巳	戊午	己未	庚申	辛酉	壬戌	癸亥

表2　天干地支代数及阴阳属性

代数	1	2	3	4	5	6	7	8	9	10	11	12
天干	甲	乙	丙	丁	戊	己	庚	辛	壬	癸	甲	乙
地支	子	丑	寅	卯	辰	巳	午	未	申	酉	戌	亥

表3　天干配属五行

天干	甲	乙	丙	丁	戊	己	庚	辛	壬	癸
五行	土	金	水	木	火	土	金	水	木	火

表4　天干地支配属脏腑、经脉

天干	甲	乙	丙	丁	戊	己	庚	辛	壬	癸	甲	乙
经脉	胆	肝	小肠	心	胃	脾	大肠	肺	膀胱	肾	胆	肝
地支	子	丑	寅	卯	辰	巳	午	未	申	酉	戌	亥
经脉	胆	肝	小肠	心	胃	脾	大肠	肺	膀胱	肾	心包	三焦

即为庚寅，其余各月的干支可依次推算。

日干支推算法 由于阴历存在大小月、闰月不固定情况，而阳历除每4年有1次闰二月（为29天）外，每年的大小月都固定不变，因此通常采用阳历进行推算。平年可利用当年元旦干支代数作为基础，加上所求的日数，然后再按各月或加或减，再除干支的周转数，所得商之后的余数即为所求的日干支代数。逢闰年时，因二月多1天，故自三月起应在求出的代数上加1，即为闰年

所求日干支的代数。当年元旦的干支除参考干支分阴阳外，可在元旦干支列表中查阅（表6~7）。例如：1984年元旦（查元旦干支表）为甲午，甲的代表数是1，午的代表数是7，因为1984年是闰年，便可求出本年十二个月的第一日干支。如计算2月1日的干支，干：1+1+0＝2，为乙；支：7+1+6＝14，为丑，1984年2月1日的干支为乙丑。

时干支推算法 一日始于子时，所以时干支也从子时开始推算。由于每日子时的时干与日干

相关，即甲己起甲子，乙庚起丙子，丙辛起戊子，丁壬起庚子，戊癸起壬子。意思是甲日、己日的十二时辰，都是从甲子开始，乙日、庚日从丙子开始，丙日、辛日从戊子开始，丁日、壬日从庚子开始，戊日、癸日从壬子开始。由于时干支的推算是建立在日干的基础上，十二地支、十二时辰固定不变，每天都是从夜半子时开始。每天子时应配什么天干，可以很快推算出来。古人将一天分为12个时辰，每天24小时用十二地支来代表，每一个时

表5 五输穴与脏腑阴阳五行配合表

阳经五输穴						阴经五输穴				
经脉	井（金）	荥（木）	输（水）	经（火）	合（土）	经脉	井（木）	荥（火）	输（土）	经（金）	合（水）
胆 经（木）	足窍阴	侠溪	足临泣	阳辅	阳陵泉	肝 经（木）	大敦	行间	太冲	中封	曲泉
小肠经（火）	少泽	前谷	后溪	阳谷	小海	心 经（火）	少冲	少府	神门	灵道	少海
胃 经（土）	厉兑	内庭	陷谷	解溪	足三里	脾 经（土）	隐白	大都	太白	商丘	阴陵泉
大肠经（金）	商阳	二间	三间	阳溪	曲池	肺 经（金）	少商	鱼际	太渊	经渠	尺泽
膀胱经（水）	至阴	通谷	束骨	昆仑	委中	肾 经（水）	涌泉	然谷	太溪	复溜	阴谷
三焦经（相火）	关冲	液门	中渚	支沟	天井	心包经（相火）	中冲	劳宫	大陵	间使	曲泽

表6 公元2012~2039年的元旦干支表

闰年				平年			
年份	元旦干支	年份	元旦干支	年份	元旦干支	年份	元旦干支
2012	辛酉	2013	丁卯	2014	壬申	2015	丁丑
2016	壬午	2017	戊子	2018	癸巳	2019	戊戌
2020	癸卯	2021	己酉	2022	甲寅	2023	己未
2024	甲子	2025	庚午	2026	乙亥	2027	庚辰
2028	丙戌	2029	辛卯	2030	丙申	2031	辛丑
2032	丁未	2033	壬子	2034	丁巳	2035	壬戌
2036	丁卯	2037	癸酉	2038	戊寅	2039	癸未

表7 日干支各月加减数表

月份	1月	2月	3月	4月	5月	6月	7月	8月	9月	10月	11月	12月
	干 支	干 支	干 支	干 支	干 支	干 支	干 支	干 支	干 支	干 支	干 支	干 支
平年	减 减	减 减	加 加	加 加	减 加	加 加	减 加	加 减	减 减	加 加	加 加	加 加
	一 一	零 六	二 十	一 五	一 一	零 六	零 零	一 七	二 二	二 八	三 三	三 九
闰年						余 数 加 一						

辰便是 2 小时。子时是夜半,代表 23 点~次日凌晨 1 点钟,依此顺推。以上的时间,是以当地时间为准,因为各个地区时间有差异。1884 年国际会议制定划分时区的办法,规定每隔经度 15°算一个时区,全球分 24 个时区,把通过英国伦敦格林尼治天文台原址那条经线定为 0°经线,作为 0°中央经线,从西经 7.5°至东经 7.5°为中时区,向东划分 12 个时区,向西划分 12 个时区。地理经度和时间有特定的关系。因地球每 24 小时自转 1 周(360°),则每小时自转 360°÷24＝15°,每经度 1°时刻差为 60÷15＝4 分钟,此为地区时差计算的基础。中国使用全国统一的标准时即北京时间,但作为时空影响人体的自然变化,则应以当地时间为准,即以北京时间为基础,按照时区加以运算。例如:北京约位于东经 116°,哈尔滨是东经 126°,则两地时差为(126－116)×4＝40 分钟;成都位于东经 104°,与北京的时差为(116－104)×4＝48 分钟。另外,根据当地的经度,可将标准时间换算成当地时间,在中国区域内的换算公式为:地方时＝北京时间+4 分钟×(当地经度－116)。

(杜元灏)

zǐwǔ liúzhù nàjiǎfǎ

子午流注纳甲法 (heavenly stem-prescription of point selection)

按时辰的天干属性,与脏腑相配,每 10 天轮遍十二经脉五输穴和原穴的按时取穴法。又称子午流注纳干法。子午流注法之一。运用时应首先将患者就诊的年、月、日、时干支推算出来,结合十二经脉的流注和五输穴的相生规律依次开穴。

基本内容 包括阳进阴退、经生经、穴生穴,返本还原、逢输过原,气纳三焦,血归包络等内容。

阳进阴退 在天干配脏腑基础上,按照阳进阴退规律,开取各经井穴。这里的阳指天干,阴指地支,就是说天干为阳主,按顺序推进;而地支为阴主,则从戌时起,按酉申未午巳辰卯寅的倒退次序与天干配合。具体开穴见表 1。如甲日的甲戌时则开胆经的井穴足窍阴。需要注意的是,流注从甲日起开穴,至癸日而终,至癸日肾经开涌泉,则不按阴退的原则,而在癸亥时开涌泉。原因是每日每经值 11 个时辰,10 日值 110 个时辰,10 日应相差 10 个时辰,故不在癸丑时开穴而推后 10 个时辰在癸亥时开穴,这样使甲日戌时相交的流注循环不受影响。

经生经、穴生穴 按上述每日开取井穴之后,当日以后时辰开穴时则可按照经生经、穴生穴规律推演。阳日阳时开阳腑井穴,转注阴日,按井、荥、输、经、合次序继续开阳时。如:甲日甲戌时开胆经井穴足窍阴,下一时辰乙亥为阴时不开穴,甲日十二时辰已完,便应转注到乙日开丙子阳时,继续开小肠经荥穴前谷。阴日阴时开阴脏井穴,转注阳日,按五输穴次序继续开阴时。如:乙日乙酉时开肝经井穴大敦,下一阴时是丁亥,开心经荥穴少府,乙日十二时辰已完,便应转注丙日己丑继续开脾经输穴太白。

返本还原、逢输过原 “本”指当日的值日经,“原”指值日经的原穴。阳经在开输穴的同时,必须同开原穴,开取原穴的时间是在开取井穴后的四个时辰,例如胆经在甲日甲戌时开取井穴足窍阴,到乙日戊寅时则应开取该经的原穴丘墟。阴经每逢开输穴的同时,就要开井穴所属经脉的原穴,例如丙日己丑时开脾经的输穴太白,因为是从乙日乙酉时开肝经的井穴大敦而来,所以这时就要开肝经的原穴太冲(阴经以输穴为原穴)。

气纳三焦 三焦主持诸气,气为阳,所以凡是阳经开到合穴,下一阳时便应气纳三焦,开生我穴。这里“我”指“井”穴所属的经。例如甲日戌时开胆经井穴足窍阴,转注乙日继续开阳时,到了壬午开合穴,下一阳时甲申,便要开三焦属水的荥穴液门,因为胆属木,水生木就是生我的关系。余可类推。

血归包络 血为阴,所以凡是阴经开到合穴,下一阴时就要血归包络,开我生穴。例如乙日酉时开肝经井穴大敦,下一阴时

表 1 子午流注按时开“井穴”表

日干	甲	乙	丙	丁	戊	己	庚	辛	壬	癸
时辰	甲→ 戌…→	乙→ 酉…→	丙→ 申…→	丁→ 未…→	戊→ 午…→	己→ 巳…→	庚→ 辰…→	辛→ 卯…→	壬→ 寅…→	癸 亥
经脉	胆	肝	小肠	心	胃	脾	大肠	肺	膀胱	肾
井穴	足窍阴	大敦	少泽	少冲	厉兑	隐白	商阳	少商	至阴	涌泉

注:→阳进,…→阴退

丁亥开心经荥穴少府，转注丙日继续开阴时，到癸巳时开肾经合穴阴谷后，下一阴时己未，便要血归包络，开心包经我生穴，因肝属木，木生火，所以开心包经荥穴劳宫。余可类推。开取三焦经、心包经的五输穴都在日干重见时，也就是主经（值日经）开井穴之后的五个时辰。此外，在壬、癸日开值日经原穴时，应同开三焦经或心包经的原穴。

一、四、二、五、三、○反克取穴法　根据六甲周期，阳进阴退开井穴，阳日阳时开阳经，阴日阴时开阴经，地支顺时推进等基础，进行推算，解决癸日十时不开的不足。此法系运用反克规律推算而来（表2）。

临床应用　此法根据患者的具体病情，结合五输穴的主治作用，再按照腧穴主开的时间，定时开穴治疗。如肺经井穴少商，主治咽喉肿痛、中风不语等病证，其流注时间为辛日辛卯时，因此可约定患者在此时开穴治疗；胃经合穴足三里，主治胃痛、呕吐、腹胀、泄泻等证，其流注时间为辛日戊子时，可在此时开穴治疗。其余五输穴均可依此类推。

（杜元灏）

yǎngzǐ shíkè zhùxuéfǎ

养子时刻注穴法 （acupuncture method from energy convergence according to time intervals and generating relationship）

从"天人相应"观点出发，根据井、荥、输、原、经、合 66 个经穴的出、流、注、过、行、入的气血流注盛衰开阖，配合阴阳、五行、天干、地支等逐日按时开穴的针刺取穴方法。子午流注法之一。"养子"指五行母子相生，"时刻"指十二时辰与百刻，"注穴"是十二经气血各至本时注于所括之穴。此法首见于金·何若愚《子午流注针经》，明代之后少有应用。此法以时干为主，每一时辰相生养子五度，各注井、荥、输、经、合五穴，每穴约占 1.666666 刻，合 24 分钟开一穴，每日十二时辰开 60 穴合为百刻（加逢输过原为 66 穴）。其开穴规律是先开与本时辰相应经脉的井穴，然后根据"阳时开阳穴""阴时开阴穴"及"经生经、穴生穴"原则开本时辰其他穴（见子午流注纳甲法）。每时辰相生五经，流注五穴。凡遇阳干重见纳三焦经五输穴，阴干重见纳心包经五输穴。此法每一时辰开五穴，每日每时均有开穴，

表2　一、四、二、五、三、○反克取穴表

常　规		一	四	二	五	三	○
五输纳穴		井	经	荥	合	输	纳、归
六甲	干支	甲日，甲戌	己日，甲子	戊日，甲寅	丁日，甲辰	丙日，甲午	乙日，甲申
	穴名	足窍阴	阳辅	侠溪	阳陵泉	足临泣	液门
六乙	干支	乙日，乙酉	己日，乙亥	己日，乙丑	戊日，乙卯	丁日，乙巳	丙日，乙未
	穴名	大敦	中封	行间	曲泉	太冲	劳宫
六丙	干支	丙日，丙申	庚日，丙戌	庚日，丙子	己日，丙寅	戊日，丙辰	丁日，丙午
	穴名	少泽	阳谷	前谷	小海	后溪	中渚
六丁	干支	丁日，丁未	辛日，丁酉	庚日，丁亥	庚日，丁丑	己日，丁卯	戊日，丁巳
	穴名	少冲	灵道	少府	少海	神门	大陵
六戊	干支	戊日，戊午	壬日，戊申	辛日，戊戌	辛日，戊子	庚日，戊寅	己日，戊辰
	穴名	厉兑	解溪	内庭	足三里	陷谷	支沟
六己	干支	己日，己巳	癸日，己未	壬日，己酉	辛日，己亥	辛日，己丑	庚日，己卯
	穴名	隐白	商丘	大都	阳陵泉	太白	间使
六庚	干支	庚日，庚辰	甲日，庚午	癸日，庚申	壬日，庚戌	壬日，庚子	辛日，庚寅
	穴名	商阳	阳溪	二间	曲池	三间	天井
六辛	干支	辛日，辛卯	乙日，辛巳	甲日，辛未	癸日，辛酉	壬日，辛亥	壬日，辛丑
	穴名	少商	经渠	鱼际	尺泽	太渊	曲泽
六壬	干支	壬日，壬寅	丙日，壬辰	己日，壬午	丁日，壬申	癸日，壬戌	癸日，壬子
	穴名	至阴	昆仑	通谷	委中	束骨	关冲
六癸	干支	癸日，癸亥	戊日，癸丑	丁日，癸卯	丙日，癸巳	乙日，癸未	甲日，癸酉
	穴名	涌泉	复溜	然谷	阴谷	太溪	中冲

日日相连。

（王 舒）

zǐwǔ liúzhù nàzǐfǎ

子午流注纳子法（earthly branch-prescription of point selection）按时辰的地支属性，与脏腑相配，每天轮遍十二经脉五输穴和原穴的按时取穴法。又称子午流注纳支法。子午流注法之一。此法临床应用广泛，运用灵活简便，可根据病因、病性、病势，在相关经络经气旺盛时，灵活取用本经五输穴进行治疗。临床上常用的有两种方法。

补母泻子取穴法 以本经经脉的五行属性和五输穴的五行属性为基础，推算母子关系，按照"虚则补其母，实则泻其子"进行按时取穴（表），详见子母补泻。如手太阴肺经生病，肺属金，它的母穴是属土的太渊，子穴是属水的尺泽。如果肺经邪气实，就在肺气方盛的寅时，取尺泽行泻法；如果正气虚，则应当在肺气方衰的卯时取太渊行补法。若本经开穴时间已过，或不虚不实的

病证，可取本经同一属性的经穴，又称本穴，或取本经原穴进行治疗。例如肺经本穴为经渠，原穴为太渊。

一日六十六穴法 上述补母泻子取穴法取穴有局限，因阴经一天只能取20穴，阳经一天只能取24穴，还有22穴没有取用。根据元·窦汉卿《标幽赋》提出的"一日取六十六穴之法，方见幽微"，按十二时辰所属脏腑，阴经开井、荥、输、经、合五穴，阳经开井、荥、输、原、经、合六穴。

（杜元灏）

língguī bāfǎ

灵龟八法（eight methods of intelligent turtle） 运用古代哲学的八卦九宫学说，结合人体奇经八脉气血的会合，取其与奇经八脉相通的八个穴位（即八脉交会穴），按照日时干支的推演数字变化，采用相加、相除法按时取穴针刺的方法。又称奇经纳甲法、奇经纳卦法。按时取穴法之一。临床上常和子午流注法相辅相成，

配合应用。灵龟八法是在元·窦汉卿《针经指南》中所运用的八脉八穴（八脉交会穴）基础上发展起来的，至宋元时代干支盛行时配以八卦九宫，至明·徐凤《针灸大全》中才正式提出"灵龟八法"一词。

组成 包括九宫八卦、八脉交会穴、八法逐日干支代数及八法临时干支代数。

九宫八卦与八脉交会穴 古代天文学家将天宫以"井"字进行划分，与八卦的名称和图像相结合，形成九宫，即乾宫、坎宫、艮宫、震宫、中宫、巽宫、离宫、坤宫、兑宫九个等份。八卦是古人对自然界阴阳之象的观察方法，取天、地、水、火、风、雷、山、泽八种自然景物为象征构成。乾为天作☰形，坤为地作☷形，坎为水作☵形，离为火作☲形，巽为风作☴形，震为雷作☳形，艮为山作☶形，兑为泽作☱形，此为八卦的图像。八脉交会穴指与奇经八脉相通的十二经脉在四肢部的八个腧穴。即公孙通冲脉，

表 十二经脉补母泻子、本穴、原穴表

经脉	五行	流注时辰	病候举例	补法		泻法		本穴	原穴
				母穴	时辰	子穴	时辰		
肺	辛金	寅	咳嗽、心烦、胸满	太渊	卯	尺泽	寅	经渠	太渊
大肠	庚金	卯	牙痛、咽喉痛	曲池	辰	二间	卯	商阳	合谷
胃	戊土	辰	腹胀、腹痛	解溪	巳	厉兑	辰	三里	冲阳
脾	己土	巳	腹胀满、腹泻	大都	午	商丘	巳	太白	太白
心	丁火	午	咽干、舌痛、掌热	少冲	未	神门	午	少府	神门
小肠	丙火	未	项强、颔肿	后溪	申	小海	未	阳谷	腕骨
膀胱	壬水	申	头痛、目眩、癫疾	至阴	酉	束骨	申	通谷	京骨
肾	癸水	酉	心悸、腰痛	复溜	戌	涌泉	酉	阴谷	太溪
包络	丁火	戌	痉挛、心烦、胁痛	中冲	亥	大陵	戌	劳宫	大陵
三焦	丙火	亥	耳聋、目痛	中渚	子	天井	亥	支沟	阳池
胆	甲木	子	头痛、胁痛	侠溪	丑	阳辅	子	临泣	丘墟
肝	乙木	丑	胁痛、疝气	曲泉	寅	行间	丑	大敦	太冲

内关通阴维脉，合于心、胃、胸；足临泣通带脉，外关通阳维脉，合于目锐眦、耳后、颊、颈、肩；申脉通阳跷脉，后溪通督脉，合于目内眦、颈项、耳、肩；照海通阴跷脉，列缺通任脉，合于肺系、咽喉、胸膈。八卦各有方位，配合九宫，根据戴九履一、左三右七、二四为肩、八六为足、五十居中的九宫数字，每宫再配上奇经八脉中的一条及其配属的穴位，即成为：坎一联申脉，照海坤二五，震三属外关，巽四临泣数，乾六是公孙，兑七后溪府，艮八系内关，离九列缺主（表1）。此八穴的代表数字，在灵龟八法的推算中极为重要，运用此法时必须牢记。

八法逐日干支代数 干支代数的由来，是根据五行生成数和干支顺序的阴阳而定。五行生成数为：水，在天为一，在地为六，六一合于北；火，在天为七，在地为二，二七合于南；金，在天为九，在地为四，四九合于西；木，在天为三，在地为八，三八合于东；土，在天为五，在地为十。干支顺序的阴阳为：天干甲丙戊庚壬为阳，天干乙丁己辛癸为阴；地支子寅辰午申戌为阳，地支丑卯巳未酉亥为阴。五行生成数和干支顺序的阴阳是演算灵龟八法穴位的基本数字，日时的干支数字作为八法取穴的依据（表2）。

八法临时干支代数 每日每个时辰的干支，亦各有一个代数，也是演算灵龟八法穴位的基本数字，是推演八法必须掌握的内容（表3）。

开穴法 人每日一身周流66穴，每时周流5穴。相生相合者为开，称开穴。开穴法是将日、时的干支数字加起来，得出四个数字的和数，然后按照阳日用9除，阴日用6除的公式，所得商之外的余数，就是八卦所分配的某穴的代数，也就是当时应开的腧穴。

公式＝（日干＋日支＋时干＋时支）÷9（阳）或6（阴）＝商…（余数）

凡除尽不余，遇到这种情况，阳日作9计算，应开的是列缺；阴日则作6计算，应开的是公孙。

临床应用 灵龟八法选用的穴位只有八个，而且每次开穴仅有一个穴位，因此在临床应用时常结合其他选穴方法以提高疗效。①八穴配对选用：除选用根据公式计算所开的穴位外，可用父母、夫妻、男女、主客等八穴的配用关系进行配穴，即公孙配内关，为父母关系；后溪配申脉，为夫妻关系；足临泣配外关，为男女关系；列缺配照海，为主客关系。②定时取穴与配穴：定时选取与病情相适应的八法应开取的穴位，再配以适当的其他经穴进行治疗。如胃心胸部疾患是公孙、内关的适应证，可分别选两穴在其开穴时间进行治疗；头面之疾可分别选后溪、列缺、足临泣、照海在开穴时间定时治疗。③按时取穴与配合病穴：除选用患者就诊时间所开的八法穴外，再配合与疾病相适应的穴位进行治疗。如厥心痛，适逢丙申日己丑时，即先开公孙、内关，再配合厥阴俞、巨阙针刺，以提高疗效。④流注、八法联合应用：子午流注法、灵龟八法二者均以"时穴"为主，可联合应用，可先开八法穴，再配子午流注纳甲法按时取穴或子午流注纳子法按时取穴；也可先根据病情，预定八法开穴时间再配子午流注法定时取穴。

（杜元灏）

fēiténg bāfǎ

飞腾八法（eight methods of flight） 运用古代哲学的八卦学说，结合人体奇经八脉气血的会合，取其与奇经八脉相通的八个穴位（即八脉交会穴），按照日时干支属性，按时取穴针刺的方法。按时取穴法之一。此法首见于元·王国瑞《扁鹊神应针灸玉龙经》，目前沿用的是明·徐凤《针

表1 八卦、九宫、八穴关系表

八卦	乾	坎	艮	震	巽	离	坤	兑
九宫	六	一	八	三	四	九	二、五	七
八脉交会穴	公孙	申脉	内关	外关	足临泣	列缺	照海	后溪

表2 八法逐日干支代数表

代数	10	9	8	7
天干	甲己	乙庚	丁壬	戊丙辛癸
地支	辰戌丑未	申酉	寅卯	巳亥午子

表3 八法临时干支代数表

代数	9	8	7	6	5	4
天干	甲己	乙庚	丙辛	丁壬	戊癸	己亥
地支	子午	丑未	寅申	卯酉	辰戌	

灸大全》中记载的"飞腾八法歌"："壬甲公孙即是乾，丙居艮上内关然，戊为临泣生坎水，庚属外关震相连，辛上后溪装巽卦，乙癸申脉到坤传。己土列缺南离上，丁居照海兑金全。"其运用与灵龟八法略有不同，此法不论日干支和时干支，均以每日天干时为主，不用零余方法。在运用上每日按天干时开穴（表）。如甲己日戊辰时，即取戊干临泣穴，己巳时，即列缺；庚午时，即外关。余皆仿此。治病时先取开穴，再取配穴。如丙寅时先取内关，再取配穴公孙。

（杜元灏）

zhòngfēng

中风（apoplexy） 猝然昏仆、不省人事或不经昏仆，以半身不遂，和（或）口角㖞斜、语言不利等为主症的疾病。又称卒中、类中、击仆、大厥、偏枯。西医学的脑血管疾病，如脑梗死、脑出血、蛛网膜下腔出血等属此病范畴。

病因病机 正气不足，邪气入侵，外风引动痰湿；或肝肾阴虚，阴虚阳亢，阳化风动；或五志过极、妄自过劳，化火动风；或痰湿内蕴，热痰搏结；或气滞血瘀，均可蒙蔽清窍、窍闭神逆发为中风。此病是虚（阴虚、气虚）、火（肝火、心火）、风（肝风）、痰（风痰、湿痰）、气（气逆）、血（血瘀）六方面相互影响、相互作用的结果。以肝肾阴虚为根本，窍闭神匿、神不导气为病机关键。病位在脑，与心、肝、脾、肾相关。

辨证要点 有中经络与中脏腑之分。①辨病情之轻重：中经络者，病位较浅，病情较轻，一般无神志改变，症见半身不遂、肌肤不仁、手足麻木、口角㖞斜、语言不利或兼见头痛眩晕、面赤目红、口渴咽干、烦躁等。中脏腑者，病位较深，病情较重，主要表现为神志不清、口角㖞斜、半身不遂，常有先兆和后遗症。后遗症期可见口眼㖞斜、失语、吞咽障碍、半身不遂、肩关节痛、足内翻等一种或多种病证。②辨证之虚实：中脏腑者，尚需辨实证、虚证。突然昏仆、不省人事、两手握固、牙关紧闭、面赤气粗、喉中痰鸣、二便闭塞、舌红苔黄厚或灰黑、脉弦有力，为闭证，属实证；突然昏仆、不省人事、目合口开、鼻鼾息微、手撒遗尿、舌萎脉细弱，甚则四肢厥冷，或面赤如妆、脉微欲绝或浮大无根，为脱证，属虚证。

治疗 ①中脏腑闭证以开窍启闭为治疗原则。取穴以手厥阴经经穴和十二井穴为主。针刺主穴：取内关、水沟、十二井穴、百会、太冲。随症配穴：烦躁者加四神聪；牙关紧闭加下关、颊车；舌强不语加廉泉、金津、玉液，金津、玉液可点刺放血。②中脏腑脱证以回阳固脱、醒脑开窍为治疗原则。取穴以任脉经穴为主。针刺主穴：取内关、水沟、气海、关元、神阙、气舍。气海、关元、神阙隔姜灸、隔附子饼灸。③中经络及后遗症期以醒脑调神、疏通经络、补益肝肾

为治疗原则。针刺主穴：取内关、上星、百会、印堂、风池、完骨、三阴交。随症配穴：口眼㖞斜者加风池、太阳、下关、地仓透颊车、健侧合谷，局部阿是穴刺络拔罐；复视者加睛明、太阳；失语者加金津、玉液、通里、天柱、廉泉，金津、玉液点刺放血；吞咽障碍者加水沟、廉泉、天突；肩关节痛者加肩髃、肩髎、肩前、肩贞、肩中俞、肩外俞；上肢不遂者加极泉、尺泽、肩髃、曲池、合谷、外关、八邪；下肢不遂者加委中、阳陵泉、足三里、三阴交、太冲、昆仑；足内翻者加解溪、丘墟透照海、昆仑、筑宾；足外翻者加太溪、中封；指趾活动不利者加合谷、太冲、八邪、八风；便秘者加丰隆、左水道、左归来、左外水道、左外归来；癃闭者加秩边透水道、曲骨；小便淋漓者加关元、气海、太溪。治疗第一周可加水沟，加强醒脑作用。以上诸症可酌加电针、刺络拔罐治疗。尚可选用头针疗法：取运动区、感觉区、运感区、语言区、运用区。中风急性期若出现高热、神昏、心衰、颅内压增高、上消化道出血等，应及时抢救，综合治疗。

预防与调护 控制血压、血脂、血糖，戒烟限酒、节饮食、调情志，以预防中风的发生。头痛、头晕、肢体麻木、肢体软弱无力或语言不利者，注意分辨是否为中风先兆，应早期防治。患病卧床期间注意防止褥疮，保护呼吸道、口腔和二便通畅。患者应积极配合进行功能锻炼。

（王舒）

gāoxuèyā

高血压（hypertension） 成人（年龄≥18岁）在安静状态未服药情况下，动脉收缩压≥

表 时天干八穴八卦配合表

时辰	壬甲	丙	戊	庚	辛	乙癸	己	丁
开穴	公孙	内关	足临泣	外关	后溪	申脉	列缺	照海
八卦	乾	艮	坎	震	巽	坤	离	兑

140mmHg 和（或）舒张压≥90mmHg。按病因分类，可分为原发性高血压和继发性高血压，前者指迄今为止原因尚未阐明的高血压，又称高血压病，约占高血压的 90%～95%；后者指由某些确定的原因引起的血压升高，占高血压的 5%～10%。长期控制不良的高血压，可造成心、脑、肾、血管、视网膜等重要靶器官的功能性或器质性改变，以及脂肪和糖代谢的紊乱。

病因病机 多因情志失调，郁怒伤肝，肝阳偏亢，风阳内动；或因体质丰腴，嗜食甘肥，湿盛生痰，风阳夹痰浊上扰；或素来体质虚弱，复因思虑过度，心脾两虚，气血生化之源不足，不能上荣清窍；或因房事不节，肾阴暗耗，不能生精补益脑髓，髓海空虚所致。

辨证要点 辨病之虚实。①虚证：血压升高，兼见头晕，动则加剧，劳累即发，神疲懒言，舌质淡，脉细弱，为气血虚弱；兼见眩晕，伴头痛耳鸣，腰膝酸软，舌红少苔，脉细数，为肝肾阴虚。②实证：血压升高，兼见眩晕，伴头目胀痛，面红耳赤，烦躁易怒，舌红苔黄，脉弦数，为肝阳上亢；兼见头晕头胀，沉重如裹，胸闷多痰，肢体沉重麻木，苔腻，脉滑，为痰浊中阻。

治疗 以平肝降逆，通调气血为治疗原则。取穴以足厥阴肝经、足阳明胃经经穴为主。针刺主穴：取曲池、合谷、人迎、足三里、太冲。辨证配穴：肝阳上亢加行间、太溪；痰浊中阻加脾俞、丰隆、中脘；气血虚弱加气海、脾俞、胃俞；肝肾阴虚加太溪、肾俞。随症配穴：头晕者加百会、风池、太阳；心悸者加内关、神门。尚可选用以下疗法。

①耳针疗法：主穴取降压沟、肝、心、交感、肾上腺、缘中，配穴取枕、额、神门、皮质下，主穴每次取3～4穴，酌加配穴。②三棱针疗法：取耳尖、百会、大椎、印堂、太冲、曲池，每次取1～2穴，点刺出血3～5滴。③灸法：取百会麦粒灸，涌泉艾条灸。

预防与调护 ①保持情绪稳定，劳逸结合。②低盐、低脂饮食，戒烟限酒，坚持运动，控制体重。③定期测量血压。

（申鹏飞）

xuànyūn

眩晕（vertigo） 患者自觉头晕眼花或自身、环境的摆动、旋转的病证。又称眩冒、掉眩。眩是指眼花或眼前发黑，晕是指头晕或感觉自身或外界景物旋转，两者常同时并见，故统称为"眩晕"。可见于西医学的梅尼埃病、前庭神经炎、脑梗死、椎基底动脉供血不足、小脑病变、颅脑外伤及高血压、低血压、贫血、颈椎病等疾病。

病因病机 实者多因风、痰、火、瘀上扰，阻滞经络，脑窍失清，而成眩晕；虚者多因肝肾不足、气血亏虚而致经络失养，髓海不足，形成眩晕。此病病位在脑窍，与督脉、足少阳胆经、足太阳膀胱经关系最为密切，与肝、脾、肾相关。

辨证要点 辨眩晕性质及证之虚实。临床以虚证或本虚标实为多，多以肝肾阴虚、气血不足为本，风、火、痰、瘀为标。①虚证：眩晕动则加剧，劳累即发，面色㿠白，心悸少寐，神疲懒言，舌淡苔薄白，脉细弱，属气血亏虚；眩晕而见精神萎靡，少寐多梦，健忘，腰膝酸软，耳鸣、遗精，舌红苔白，脉细，属肾精不足。②实证：眩晕耳鸣，

头目胀痛，每因烦劳或恼怒而加重，面色潮红，急躁易怒，少寐多梦，口苦，舌红苔黄，脉弦或数，属肝阳上亢；眩晕而见头重如蒙，胸闷恶心，呕吐痰涎，食少多寐，苔白腻，脉濡滑，属痰浊中阻；眩晕而见头痛，痛有定处，兼见失眠，健忘，心悸，耳鸣耳聋，唇面紫黯，舌暗有瘀斑，脉弦涩或细涩，属瘀血阻窍。

治疗 以疏通经络，补益脑髓为治疗原则。取穴以少阳经、督脉经穴为主。针刺主穴：取风池、百会、内关、太阳。头晕眼花重者可加水沟、头维、外关。辨病配穴：梅尼埃病者加印堂、上星透百会、四神聪、听宫；椎基底动脉供血不足者加完骨、天柱；高血压病者加人迎、曲池、足三里、合谷、太冲；眼性眩晕者加睛明、四白。辨证配穴：气血亏虚加脾俞、胃俞、气海、足三里；肾精不足加肾俞、太溪、三阴交；肝阳上亢加合谷、太冲；痰浊中阻加中脘、足三里、丰隆；瘀血阻窍加血海、三阴交、阴陵泉。尚可选用以下疗法。①头针疗法：取晕听区。②灸法：百会、涌泉、内关、关元、足三里。麦粒灸百会，余穴艾条灸。③耳针疗法：取肾上腺、皮质下、枕、脑、神门、额、内耳，每次取3～5穴，毫针刺、埋针或王不留行贴压。

预防与调护 保证睡眠充足、生活规律、环境安静，适当体育锻炼，忌油腻饮食等有助于预防眩晕发作。

（张春红）

tóutòng

头痛（headache） 患者自觉头部疼痛的病症。可见于感冒、高血压病、原发性头痛（如偏头痛、紧张性头痛、丛集性头痛）、继发

性头痛（如缘于头颈部血管病变的头痛、缘于非血管性颅内疾病的头痛）等疾病。

病因病机 头为诸阳之会，清阳之府；督脉，手、足三阳经和足厥阴肝经均循行于头面。因此，因各种外感和内伤因素导致头部经络功能失常、气血失调致脉络不通或脑窍失养，均可导致头痛。

辨证要点 ①辨经络归属：后枕痛属太阳头痛；侧头痛属少阳头痛；前额痛属阳明头痛；巅顶痛属厥阴头痛；首如裹，头部沉坠箍胀而痛属太阴头痛。②辨外感、内伤：外感头痛症见痛连项背，恶寒，脉浮紧，属风寒头痛；头痛而胀，甚头痛欲裂，发热或恶风，面红目赤，脉浮数，属风热头痛；头痛如裹，肢体困倦，苔白腻，脉濡，属风湿头痛。内伤头痛症见头痛目眩，心烦易怒，舌红苔黄，脉弦数，属肝阳上亢头痛；头痛伴眩晕耳鸣，神疲乏力，腰膝酸软，属肾虚头痛；头痛头昏，面色苍白无华，心悸，舌淡，脉细，属血虚头痛；头痛昏蒙，胸脘痞闷，呕吐痰涎，苔白腻，脉滑，属痰浊头痛；头痛迁延日久，或头有外伤史，痛有定处如锥刺，舌质暗，脉细涩，属瘀血头痛。

治疗 以通经活络止痛为治疗原则。取穴以足厥阴肝经、足少阳胆经经穴为主。针刺主穴：局部取风池、头维透率谷、太阳、阿是穴，远端取足临泣、太冲、合谷。阿是穴或太阳穴可三棱针点刺放血。如疼痛程度重或头痛发作与情志因素相关，可加内关、水沟。辨经络配穴：太阳头痛加天柱；少阳头痛加完骨、丝竹空、外关；阳明头痛加阳白、攒竹、内庭；厥阴头痛加百会；太阴头

痛加丰隆。辨证配穴：外感头痛加列缺；肝阳上亢头痛加太溪；肾虚头痛加肾俞、悬钟；血虚头痛加脾俞、足三里；痰浊头痛加中脘、丰隆；瘀血头痛加血海。尚可选用耳针疗法：取耳穴额、枕、颞、皮质下、脑、神门，每次取2～3穴，毫针刺、埋针或王不留行贴压。头痛病因复杂，治疗应首先明确病因。

预防与调护 避风寒，调节情志，规律的生活起居等有助于预防头痛发生。头痛急性发作期，应适当休息，不宜食用炸烤辛辣食物。同时限制烟酒，保证环境安静，有助于缓解头痛。

（王 舒）

miàntān

面瘫（facial palsy；facial paralysis） 以突然发生一侧口眼㖞斜、额纹消失、闭目露睛、鼓腮示齿、漱口漏水为主症的疾病。又称卒口僻、口眼㖞斜。西医学的特发性面神经麻痹（又称面神经炎或贝尔麻痹）、拉姆齐·亨特综合征等属此病范畴。

病因病机 正气不足，络脉空虚，外邪乘虚侵入面部，痹阻经气，尤其是阳经经筋，使面部经筋失于濡养，肌肉纵缓不收而致口眼㖞斜。病位在面部，与阳明、太阳经筋相关。

辨证要点 以口眼㖞斜为主要病症特点。通常急性发作，常在睡眠醒来时发现一侧面部肌肉板滞、麻木、瘫痪，额纹消失，眼裂变大，露睛流泪，鼻唇沟变浅，口角下垂歪向健侧，病侧不能皱眉、蹙额、闭目、露齿、鼓颊；部分患者初起时有耳后疼痛，还可出现患侧舌前2/3味觉减退或消失，听觉过敏等症状。辨病之虚实和病程：初期以实为主，后遗症期以虚为主。部分患者病

程迁延日久，可因瘫痪肌肉出现挛缩，口角反牵向患侧，甚则出现面肌痉挛，形成"倒错"现象。

治疗 以祛风牵正，活血通络为治疗原则。取穴以手足阳明经经穴为主。针刺主方一：局部取风池、翳风、下关、阳白四透（透上星、头维、攒竹、丝竹空）、攒竹、太阳透地仓、地仓透颊车、颧髎，远端取合谷、太冲。针刺主方二：经筋排刺，沿阳明经筋走行排刺。在以上两组主方基础上均可应用刺络拔罐：取阳白、太阳、下关、翳风，每日取1穴。随症配穴：闭目露睛加睛明、四白；口㖞难正加水沟、承浆；口苦、耳鸣加外关、率谷；病久体虚加足三里。尚可选用以下疗法。①皮肤针疗法：取阳白、四白、地仓、颊车等或沿阳明经筋叩刺。②穴位割治疗法、穴位贴敷法、穴位埋线法等均可应用。

预防与调护 可以进行瘫痪侧肌肉皱额、闭眼、吹口哨、示齿等动作练习，并可配合自我按摩、热敷等，以促进病情恢复。发病后，角膜长期外露易导致眼内感染，故应减少用眼，外出时戴墨镜，睡觉时可戴眼罩或盖纱布保护。

（张智龙）

miàntòng

面痛（facial pain） 以眼、面颊部出现放射性、烧灼样抽掣疼痛为主症的病症。又称面风痛、面颊痛、颔痛、颊痛、目外眦痛。西医学的三叉神经痛属此病范畴。

病因病机 多与外感邪气、外伤等因素有关。风寒或风热之邪侵袭阳明、太阳经脉，气血运行不畅；或外伤，或久病成瘀，导致气滞血瘀，经脉不通，而发面痛。病位在头面部，与手、足

三阳经密切相关。

辨证要点 发作前无先兆，发作突然，历时数秒，疼痛如电击样、针刺样、烧灼样、刀割样，发作间歇期间正常。发作部位多为单侧，以面颊、上颌、下颌及舌部最明显，面部常有一到数个触发点，可因说话、进食、刷牙、洗脸等日常活动而诱发。①辨病变部位：眼部痛主要属足太阳经病证，为三叉神经第一支；上颌、下颌部痛，主要属手、足阳明和手太阳经病证，上颌部痛为三叉神经第二支，下颌部痛为三叉神经第三支。②辨外感、外伤：面部有感受风寒史，痛处遇寒则甚，得热则轻，鼻流清涕，苔白，脉浮紧，为风寒证；痛处有灼热感，流涎，目赤流泪，苔薄黄，脉数者，为风热证；有外伤史，或病程日久，舌暗或有瘀斑，脉涩者，为气血瘀滞。

治疗 以疏通经络，祛风止痛为治疗原则。取穴以手足阳明经和足太阳膀胱经经穴为主。针刺主方一：局部取攒竹、四白、下关、地仓，远端取合谷、风池。按部位配穴：眼部痛加丝竹空、阳白、外关；上颌部痛加颧髎、迎香；下颌部痛加承浆、颊车、翳风、内庭。辨证配穴：风寒者加列缺；风热者加曲池、尺泽；气血瘀滞者加太冲、三阴交。针刺主方二：按三叉神经位置取穴。主穴取下关、四白、风池、翳风。眼部痛加攒竹、太阳；上颌部痛加颧髎；下颌部痛加颊车、迎香；痛点刺络拔罐。尚可选用耳针疗法：取面颊、颌、额、神门穴，毫针刺、埋针或王不留行贴压。对继发性三叉神经痛需查明原因，针对病因治疗。

预防与调护 ①注意起居有常，不要睡卧当风。②饮食宜清淡，忌生冷辛辣烟酒。③注意休息，避免过劳。④注意调节情志，保持心情舒畅，避免情绪激动。

（王 舒）

xiétòng

胁痛（hypochondriac pain） 以一侧或两侧胁肋部疼痛为主要表现的病症。可见于西医学的急慢性肝炎、胆囊炎、胆石症、肋间神经痛等疾病。

病因病机 足厥阴肝经布两胁。因饮食不节、情志失调、强力负重等致肝胆失于疏泄，气机不畅，瘀血停滞，脉络痹阻；或因耗血伤阴，脉络失养，均可导致胁痛。

辨证要点 ①辨气血：胀痛多属气郁，且疼痛游走不定，时轻时重，症状轻重与情绪变化有关；刺痛多属血瘀，且痛处固定不移，疼痛持久不已，局部拒按，入夜尤甚。②辨虚实：虚证多为阴血不足，脉络失养，症见其痛隐隐，绵绵不休，病程长，来势缓，舌红少苔，脉细数。实证中以气滞、血瘀、湿热为主，多病程短，来势急，症见疼痛剧烈而拒按，脉实有力。

治疗 以疏肝利胆，通经止痛为治疗原则。取穴以足厥阴肝经、足少阳胆经经穴为主。针刺主穴：取肝俞、期门、阳陵泉，阿是穴刺络拔罐。辨证配穴：虚证加肝俞、肾俞、期门、三阴交；肝气郁结加太冲；气滞血瘀加三阴交；肝胆湿热加支沟。尚可选用以下疗法。①皮肤针疗法：用皮肤针轻轻叩刺胁肋部痛点及第七至十胸椎夹脊穴，并加拔火罐，适用于瘀血疼痛。②耳针疗法：取肝、胆、胸、神门，毫针浅刺或王不留行贴压。③穴位注射疗法：取针刺主穴2个，或取相应节段夹脊穴，针刺后有明显针感

后将药液注入穴位。胆石症或胆道蛔虫病而致胁痛剧烈者，需要采取其他必要的治疗方法。

预防与调护 饮食有节，情志平和是预防和调护本病的关键。

（卞金玲）

yāotòng

腰痛（lumbago） 腰部一侧或两侧或腰脊正中疼痛的病症。又称腰脊痛。可见于西医学的腰椎间盘病变、腰肌扭挫伤、慢性腰肌劳损、腰背筋膜炎、强直性脊柱炎等疾病。

病因病机 风寒湿热等邪气痹阻经脉，或跌仆闪挫，败血瘀结于脉络，致腰部经络失调，气血运行不畅，不通则痛；肾虚精亏，腰府失于濡养，不荣则痛。病位在腰，与足少阴、足太阳经关系最为密切。

辨证要点 ①辨病程：外感、急性者起病急，病程短，痛势明显，痛无休止，常伴有外感之邪的相兼症状；外伤者起病急，刺痛明显，痛处固定，腰部活动受限，不可俯仰转侧，常有外伤史；内伤、慢性者起病慢，病程长，时痛时止，酸痛明显，或腰部隐痛或沉重不适，常伴有脏腑虚损症状。②根据疼痛性质辨寒热虚实：腰痛遇寒则重属寒，逢热则重属热，劳累加重属虚；腰痛拒按多实，喜按多虚；痛无休止多实，时痛时止多虚。③辨病位归属：腰痛牵及背部，病在太阳经；腰痛不可俯仰，病在少阳经；腰痛不可转侧，病在阳明经；腰痛牵及脊柱，病在少阴经；腰痛牵及少腹与胁肋，病在太阴经；腰痛牵及阴器，病在厥阴经。

治疗 以调神导气、通络止痛为治疗原则。取穴以足太阳膀胱经、足少阳胆经及督脉经穴为主。针刺主穴：取阿是穴、内关、

神门、肾俞、腰阳关、志室、命门、委中、阳陵泉。①随症配穴：急性两侧腰痛者加腰痛点、扭伤穴（于手三里周围取压痛点）；急性腰扭伤者加水沟、委中、攒竹放血，或取局部压痛点施以阻力针法；骨伤者刺大杼；腰肌劳损者可沿足太阳膀胱经两侧，取1~2穴，以三棱针挑刺放血。②辨证配穴：风寒掣痛加灸或拔罐、走罐；实热切痛加大椎、曲池、合谷或刺络放血；湿浊重痛加阴陵泉、丰隆；肾虚加太溪、三阴交；气滞胀痛加支沟、阳陵泉、太冲；瘀血刺痛加膈俞、血海、地机或刺络放血。

预防与调护 ①长期坐位工作者，需注意桌椅高度，定时改变姿势。弯腰劳动者，定时伸腰活动。②避风寒湿邪。③剧烈运动前，要做充分的准备活动，注意腰部保护。④加强腰背及腹部肌肉的锻炼，如太极拳、八段锦、小燕飞、游泳等。

（张智龙）

yāo-tuǐtòng

腰腿痛（pain in lower extremities and waist）

腰部一侧或两侧疼痛、牵涉下肢麻木、放射性疼痛为主症的病症。又称坐臀风、坐骨风、腿股风。可见于西医学的坐骨神经痛、腰椎间盘突出症、腰椎关节病变、脊椎疾病等。

病因病机 因风寒湿热等邪气痹阻经脉，或跌仆闪挫，败血瘀结于脉络，致腰部经络失调，气血运行不畅，"不通则痛"；肾虚精亏，腰府失于濡养，"不荣则痛"。病位在腰，与足少阴肾经、足太阳膀胱经关系最为密切。

辨证要点 辨病之寒热、虚实：下肢冷痛，得热则舒为风寒；下肢灼热，遇热则甚为风热；下肢困重，阴雨天气则痛剧为风湿，

其证多属实；下肢轻度萎缩，麻木疼痛，其证多属虚，常见慢性反复发作。

治疗 以通络止痛为治疗原则。取穴以足太阳膀胱经经穴为主。针刺主穴：取委中、环跳、肾俞、大肠俞、腰夹脊、飞扬、承山、阳陵泉。辨证配穴：痛甚加水沟；风寒掣痛加灸风市、风池或拔罐疗法；实热切痛加刺络放血；瘀血刺痛加阿是穴、血海、地机，加刺络放血；湿浊重痛加阴陵泉、丰隆；肾虚加太溪、三阴交。

预防与调护 ①保持良好的坐姿，勿长久坐位，注意运动前准备活动有助预防腰腿痛。②初期可卧床休息，患病期间不时变换体位，避免长久坐位、站立或行走。③注意保暖。④坐卧具软硬适度。⑤治疗期及恢复期运动要量力而行，以适度、耐受为原则，并加强腰背肌力量锻炼，以防复发。

（张智龙）

chànzhèng

颤证（tremor syndrome）

以头部或肢体摇动颤抖，不能自制为主要临床表现的病证。又称震掉、颤振、震颤。轻者表现为头摇动或手足微颤，重者可见头部震摇，肢体颤动不止，甚则肢节拘急，失去生活自理能力。可见于西医学的帕金森病、舞蹈病、手足徐动症、肝豆状核变性、小脑病变的姿位性震颤、特发性震颤、甲状腺功能亢进、一氧化碳等化学物质中毒等。

病因病机 因年老精亏，肝肾不足，脑髓经筋失养；或阳亢化风，经筋失任；或情志失调，气机郁滞，血行不畅，机体失去濡养；或思虑太过，伤精耗血，脑髓经筋失养；或脾失健运，聚湿生痰，阻滞经络，经筋不任；或劳役失当，耗伤阴血，虚风内动，经筋失养都可导致颤证。颤证以本虚标实为主。病位在脑，涉及肝、肾、脾。

辨证要点 辨证之虚实。①虚证：肢体颤动，手足蠕动，颧红潮热，伴头晕目眩，心烦不寐，舌红苔少而干，为阴虚动风；颤动日久，步态不稳，形体消瘦，头晕耳鸣，急躁易怒，腰膝酸软，舌暗红苔少，脉弦细，为肝肾阴虚；颤动日久，筋脉拘紧，行步慌张，神呆懒言，肢体乏力，少气自汗，面色无华，舌淡少苔，脉细无力，为气血两虚。②实证：肢体颤动，筋脉拘挛，胸闷脘痞，头晕吐涎，舌淡苔腻，脉弦滑，为风痰阻络。

治疗 以培元固本，益髓补脑，息风止颤为治疗原则。取穴以任脉、足阳明胃经经穴为主。针刺主穴：取关元、天枢、中脘、百会、四神聪、风池、足三里、合谷、太冲。辨证配穴：痰热动风加中脘、阴陵泉；瘀血阻络加血海、委中；肝肾阴虚加肝俞、肾俞；气血亏虚加气海、膈俞。随症配穴：僵直者加筋缩、期门、大包；震颤甚者用大椎深刺，不留针；汗多者加肺俞、脾俞、复溜；便秘者加天枢、腹结、气海；舌体颤动者加廉泉、承浆。尚可选用以下疗法。①头针疗法：选顶中线、顶颞后斜线、顶旁1线、顶旁2线或舞蹈震颤控制区、运动区。②耳针疗法：取皮质下、心区、缘中、神门、枕、颈、肘、腕、指、膝、踝、趾等，每次取2~3穴，毫针刺、埋针或王不留行贴压。

预防与调护 ①注意精神调养，避免不良精神刺激，起居有节，饮食清淡，劳逸适度。②可

配合理疗，鼓励患者量力活动。晚期患者应加强护理，加强营养，预防并发症。③注意环境因素，避免一氧化碳、锰、汞、氰化物的侵害。

（杨骏）

bìzhèng

痹证（arthralgia syndrome；bi syndrome） 以肢体肌肉、筋骨、关节发生酸痛、麻木、重着、屈伸不利，甚或关节红肿灼热疼痛等为主症的病证。西医学的结缔组织病、骨与关节疾病，如风湿性关节炎、类风湿关节炎、强直性脊柱炎、骨性关节炎、痛风等属此病范畴。

病因病机 正气不足，卫外不固是内在因素；长期在潮湿、寒冷的环境，感受外邪是外在因素。风、寒、湿等邪气，在人体卫气虚弱之时，侵入机体经络，留于关节，导致经脉气血闭阻不通而致痹。病位初起在经、络、筋，日久在关节。

辨证要点 辨风、寒、湿、热痹：有关节疼痛，但无局部红肿灼热，为风寒湿痹，其中关节疼痛游走不定，属风邪偏胜，为行痹；关节痛剧，疼痛不移，属寒邪偏胜，为痛痹。关节酸痛重着，肌肤不仁，属湿邪偏胜，为着痹。关节红肿热痛为热痹。病程日久，常出现痰瘀痹阻与肝肾亏虚夹杂之证。

治疗 以调神导气，通络止痛为治疗原则。取穴以局部腧穴和手厥阴心包经、手少阴心经经穴为主。针刺主穴：取水沟、内关、神门、阿是穴。①辨证配穴：行痹加风门、风市、膈俞、血海；痛痹加肾俞、关元，压痛点刺络放血或辅以灸法；着痹加足三里、阴陵泉；热痹加大椎、曲池。②辨部位配穴：痹在下颌关节者

加下关、翳风、合谷；痹在颈、胸椎关节者加风池、完骨、天柱、夹脊；痹在肩关节者加肩髃、肩贞、肩中俞、肩外俞、臂臑、天宗；痹在肘关节者加曲池、小海、肘髎、手三里；痹在腕关节者加外关、阳池、阳溪、腕骨；痹在掌指关节者加八邪、合谷、后溪；痹在腰椎关节者加大肠俞、命门、八髎、委中；痹在骶髂关节者加关元俞、小肠俞、白环俞、环跳、秩边；痹在髋关节者加环跳、阳陵泉、髋关节围刺；痹在膝关节者加鹤顶、犊鼻、膝眼、曲泉、委中；痹在踝关节者加解溪、商丘、丘墟、昆仑、太溪、申脉、照海；痹在跖趾关节加公孙、太冲、足临泣、八风。

预防与调护 ①适当体育运动，增强体质。②注意适应气候季节变化，避寒就温，注意关节的保暖。③病情较重，行走不便者，应防止跌仆。④长期卧床者，要经常变换体位，防止褥疮。⑤久病患者，培养愉悦情绪，保持乐观心境有利于疾病的康复。

（张智龙）

wěizhèng

痿证（flaccidity；wei syndrome） 肢体筋脉弛缓，软弱无力，甚至不能随意运动，日久出现肌肉萎缩的病证。又称痿躄。以下肢多见，可见于西医学的多发性神经炎、脊髓病变、重症肌无力、肌萎缩侧索硬化、周期性瘫痪、肌营养不良、癔症性瘫痪、外伤性截瘫和表现为软瘫的中枢神经系统感染后遗症等疾病。

病因病机 因外感温热毒邪，五志过极、郁而化火消铄肺津；或湿热之邪蕴结阳明；或肝肾精血亏虚而致筋脉失于濡润，肌肉弛纵不收，发为痿证。病位在筋脉肌肉，与肺、脾胃、肝、肾

相关。

辨证要点 辨证之虚实。①虚证：病情渐进发展，肢体弛缓，肌肉萎缩明显，多为内伤饮食或劳倦，致脾胃虚弱或肝肾阴虚。肢体痿软无力，甚则肌肉萎缩，伴神疲气短、食少便溏，舌淡苔白，脉细缓，为脾胃虚弱；肢体痿软失用，肌肉萎缩，形瘦骨立，伴腰膝酸软、眩晕耳鸣、阳痿带下，舌红少苔，脉细数，为肝肾亏虚。②实证：起病急，病情发展较快，肢体力弱，肌肉萎缩不明显，多为外感温热毒邪或湿热之邪，属实证。肢体迟缓无力，伴发热、咽痛、皮肤干燥，或热病后出现痿躄，大便干燥，小便短黄，舌红苔黄，脉细数，为肺热津伤；肢体逐渐痿软无力，下肢为重，麻木不仁，或足胫热，伴身体困重、胸脘痞闷、小便短赤涩痛，舌红苔黄腻，脉濡数，为脾胃湿热。痿证以虚为主，或本虚标实。

治疗 以濡养筋脉，疏通经络为治疗原则。取穴以手足阳明经经穴、夹脊穴为主。针刺主方一：上肢取肩髃、曲池、外关、合谷、颈胸段夹脊穴；下肢取环跳、髀关、伏兔、足三里、阳陵泉、三阴交、解溪、腰夹脊穴。可加电针。针刺主方二：上肢肌肉萎缩配手阳明经排刺；下肢肌肉萎缩配足阳明经排刺。可加电针。辨证配穴：脾胃虚弱加太白、中脘、关元；肝肾亏虚加肝俞、肾俞、悬钟、太溪；肺热伤津加尺泽、肺俞、二间；湿热袭络加阴陵泉、内庭、脾俞。尚可选用以下疗法。①头针疗法：上肢取顶颞前斜线中2/5、顶旁2线；下肢取顶颞前斜线上1/5、顶中线、顶旁1线。留针期间配合患肢的活动。②穴位注射疗法：以维生

素 B_1 或维生素 B_{12} 或当归注射液，取主穴 2~4 个，进行穴位注射治疗。③皮肤针疗法：沿足太阳膀胱经、手足阳明经循经和夹脊穴与萎缩肌肉局部叩刺。

预防和调护 ①急发患者，应加强护理，密切观察病情变化，若出现神志昏迷，呼吸、吞咽困难等症，及时采取抢救措施。②卧床患者应保持四肢功能体位，以免造成足下垂或内翻，必要时可用护理架及夹板托扶。③注意患肢保暖，避免冻伤和烫伤，预防褥疮。④加强营养，节房事。⑤加强心理调护，积极配合治疗。

（张智龙）

wúmàizhèng

无脉症（pulseless disease） 多处动脉搏动减弱或消失的病症。与《黄帝内经》中的"臂厥""骭厥"相类似。发病年龄多在 25~40 岁，女性发病率较高。多发于上肢，活动时可出现肢体乏力。西医学的多发性大动脉炎属于此病范畴。

病因病机 因正气不足，外邪入侵经脉，使气血受损，气虚血滞，瘀血内停，经脉痹阻而发病，并可累及脏腑，引起脏腑病变。

辨证要点 ①辨实虚：疾病早期多属实证，症见肢体疼痛，厥冷，寸口或解溪、冲阳脉微；病久多属虚证，症见肢体麻木，厥冷，并出现心悸，气短，目慌，头眩。②辨病位：手太阴肺经之臂厥，可见寸口脉微弱或消失，上肢无力而厥冷，爪甲无华，面色㿠白，气短喘喝；手少阴心经之臂厥，则寸口脉及神门脉微弱或消失，上肢无力而厥冷、唇冷淡白，时心悸、头晕目眩；足阳明胃经之骭厥，则人迎脉、气冲脉、跌阳脉微弱或消失，双下肢厥冷痿躄，不任步履，舌淡苔白。

治疗 以理气活血，舒经通络为治疗原则。取穴以循经取穴为主。上肢无脉针刺主穴取太渊、内关、人迎。下肢无脉针刺主穴取气冲、委中、解溪、冲阳。随症配穴：头痛甚加风池；视力减退加睛明、攒竹；心前区痛、胸闷加心俞；咳喘少气加膻中、肺俞。尚可选用梅花针治疗：上肢沿手三阴经在上肢的循行路线叩刺；下肢沿足阳明胃经、足少阳胆经、足太阴脾经在下肢的循行线叩刺。此病病情发展缓慢，早期针灸治疗能取得较好疗效，随着病情发展，动脉壁结缔组织增生，血管内血栓形成而闭塞，则针灸疗效欠佳。

预防与调护 注意肢体保温，进行适量活动，有助于提高疗效。

（申鹏飞）

léinuòbìng

雷诺病（Raynaud disease） 支配周围血管的交感神经功能紊乱导致肢端小动脉痉挛，从而引起手或足部一系列皮肤颜色改变的综合征。又称肢端动脉痉挛病、雷诺综合征、雷诺现象。常于寒冷或情志刺激时发病，表现为肢体，尤其是手指或足趾呈现明显苍白，发作缓解后转变为青紫，局部有发凉、麻木感或感觉减退，数分钟后变潮红、有烧灼感。以上肢为主，女性居多。

病因病机 寒湿之邪，客于经脉，气滞血凝，阳气不能通达四末；或肝郁气滞，抑郁不乐，以致条达失司，脉络痹阻，气血运行失调，发为此病。

辨证要点 辨证之虚实。①虚证：四肢末端皮色苍白，发凉，伴有肢端胀痛，气短懒言，神疲乏力，脉细弱无力，舌质淡，有齿痕，苔薄白，为气虚寒盛；肢端冰冷，苍白如蜡状，握摄无

力，肿胀麻木，精神萎靡，面色不华，畏寒喜暖，脘腹胀满，舌体胖大，舌质淡，苔白，脉沉细，为阳虚寒凝。②实证：肢端出现持续性青紫、发凉、胀痛、麻木，遇寒凉更甚，指趾端肌肤可出现瘀点或跌阳脉减弱或消失，胁肋胀痛，心烦易怒，情绪不稳或猜疑抑郁，舌紫暗或有瘀斑，脉沉迟或沉涩，为气滞血瘀；肢端干枯，皮肤干燥，肤质或萎缩或肥厚，指甲呈纵向弯曲、畸形，指垫消瘦，末节指骨脱钙，指端阴疽疡溃，延及指下，引起指甲和甲床分离，疼痛剧烈，甚则坏疽，舌紫暗而淡，边有瘀斑，脉沉涩，为阳气虚弱，血脉瘀阻；指趾肿胀、疼痛、灼热，热盛肌腐则肢端发生溃疡，甚或发生局部坏疽，发红肿胀，皮肤破溃，夜间疼痛难忍，溲赤便结，舌红绛，苔黄腻，脉弦滑或弦细数，为瘀血蕴结，毒邪化热。

治疗 以活血通脉，温经止痛为治疗原则。取穴以局部腧穴和足阳明胃经经穴为主。针刺主穴：上肢病变取内关、曲池、外关、合谷、八邪；下肢病变取足三里、三阴交、悬钟、血海、太冲。针、灸并用。尚可选用穴位注射疗法：选用丹参注射液或维生素 B_1 或当归注射液，取患肢 2 个穴位交替轮流注射。

预防与调护 ①避免情绪激动，戒烟。②保持皮肤清洁，避免寒冷及创伤，若患处有溃疡或坏疽时，必要时配合药物熏洗和外敷。③室内保持温暖，定期消毒。④若兼见发热、恶寒、身痛等全身症状时，应及时控制感染和对症治疗。

（申鹏飞）

niǔzhuǎnxìng jīzhānglì zhàng'ài

扭转性肌张力障碍（torsion

spasm）以躯干或（和）四肢发作性肌张力扭转性增高为主症的锥体外系疾病。又称扭转痉挛、畸形性肌张力障碍。属中医学痉病、颤证、瘛疭范畴。

病因病机 外感主要因风、寒、湿、热之邪侵袭，邪滞筋脉而身形拘急，或发热动风而致抽搐强直。内伤主要因气血不足，筋脉失养而发痉。因痰热、瘀血致痉，在外感或内伤病证中均可见到。病位在脑，与肝、肾、脾相关。

辨证要点 辨证之实虚。①实证：四肢抽搐扭曲，颈项强急，甚至角弓反张。伴头昏，胸闷，呕恶痰涎，舌淡，苔白腻，脉滑或弦，为风痰犯脑；伴急躁易怒，舌绛少苔，脉弦细数，为肝热动风；伴头痛如刺有定处，形体消瘦，舌质紫暗，边有瘀斑，脉细涩，为瘀血阻络。②虚证：四肢抽搐扭曲，颈项强急，甚至角弓反张。伴头目昏眩，自汗，神疲短气，舌淡，脉弦细，为气血亏虚；伴头痛眩晕，口舌干燥，舌光绛无津，脉细弦，为肝肾亏虚。

治疗 以柔肝息风、舒筋通络为治疗原则。取穴以足厥阴肝经、少阳经、阳明经经穴为主。针刺主穴：取百会、风池、太冲、合谷、外关、神门、内关、足三里、三阴交、阳陵泉。辨证配穴：风痰犯脑加丰隆、阴陵泉；肝热动风加水沟、涌泉、十宣、大椎；瘀血阻络加血海、地机；气血亏虚加脾俞、胃俞、中脘、气海；肝肾亏虚加关元、太溪、肝俞、肾俞。

预防与调护 ①此病有遗传因素，避免近亲结婚，携带者可通过基因检测等方法，预防患儿出生。②早期诊断、早期治疗、加强临床护理，提高生活质量。

（杨　骏）

duōfāxìng yìnghuà

多发性硬化（multiple sclerosis）

以中枢神经系统白质脱髓鞘性变化为特征的自身免疫性疾病。属中医学中风、痿证范畴。

病因病机 因湿热、血瘀等痹阻经络；或肝、脾、肾气血亏虚致经脉、脑髓失养，均可引发肢体痿软。与肾、肝、脾相关。

辨证要点 辨证之实虚。①实证：肢体痿软不用或麻木偏瘫，视物不清，失语，身重面黄，胸脘痞闷，小便色黄，舌苔黄腻，脉滑数，为湿热阻络；四肢痿软，手足麻木不仁，视物不清，甚则失明，唇紫舌青，舌质暗或有瘀点，苔薄白，脉细涩，为瘀阻脉络。②虚证：头晕，视力下降，面色无华，纳差食少，腹胀便溏，四肢无力，舌质淡，苔薄白，脉细弱无力，为肝脾两虚；视物不清，或有复视，四肢痿软，全身乏力，面色苍白，小便频数，不畅或失禁，舌质淡，苔薄白，脉沉细，为肾气不足；急躁易怒，言语不清，视物昏花，头晕耳聋，腰膝酸软，步态不稳，形体消瘦，舌质红，苔薄黄，脉细数或弦细，为阴虚阳亢。

治疗 以通督调神，调补脾肾为治疗原则。取穴以手厥阴心包经、阳明经、督脉经穴以及夹脊穴为主。针刺主方一：内关、水沟、百会、神庭、合谷、太冲、三阴交、太溪、足三里。针刺主方二：夹脊穴。辨证配穴：湿热阻络加曲池、阴陵泉清利湿热；瘀阻脉络加血海、气海、膈俞活血通络；肝脾两虚加肝俞、脾俞补益肝脾；肾气不足加关元、肾俞补益肾气；阴虚阳亢加太溪、行间。随症配穴：肢体瘫痪者加相应患肢局部穴位；言语障碍者加哑门、通里、廉泉；口眼㖞斜

者加地仓透颊车、迎香、阳白、四白；视物不清者加睛明、球后、光明；情感障碍者加神门、四神聪；尿潴留或尿失禁者加关元、中极。尚可选用头针疗法：取足运感（双）、运动区上1/5、生殖区、平衡区、视区。

预防与调护 ①增强体质，清淡饮食。②调节情志，避免不良的精神刺激。③避免过度疲劳、感染、外伤等触发因素。

（杨　骏）

jīwěisuō cèsuǒ yìnghuà

肌萎缩侧索硬化（amyotrphic lateral sclerosis）

累及上运动神经元（大脑、脑干、脊髓），又影响到下运动神经元（脑神经核、脊髓前角细胞）及其支配的躯干、四肢和头面部肌肉的慢性进行性变性疾病。又称渐冻人症。属中医学痿证、瘖痱范畴。

病因病机 先天禀赋不足，肾元亏损、精血衰惫、脾胃亏虚、化源不足致筋骨、肌肉等失去濡养而致病。脾肾亏虚为本，风动、痰阻、血瘀为标，病位在肺、脾、肝、肾。

辨证要点 临床常表现为上、下运动神经元合并受损的混合性瘫痪，以慢性、进行性随意肌麻痹为特征。通常以手肌无力、萎缩为首发症状，一般从一侧开始，再波及对侧，随病程发展出现上、下运动神经元合并受损症状，一般上肢的下运动神经元受损较重，肌张力可增高，腱反射可活跃，并有病理反射。临床主要辨其虚实及脏腑。①虚证：起病缓慢，渐见肢体痿软无力，时好时差，甚则肌肉萎缩，神倦，气短自汗，面色少华，舌淡，苔白，脉细缓，为脾胃虚弱；肢体软弱，肌肉萎缩，神疲纳少，头昏耳鸣，腰膝酸软，形寒肢冷，舌质淡，脉沉

细,为脾肾亏虚;病久肢体痿软不用,肌肉萎缩,形瘦骨立,腰膝酸软,头晕耳鸣,或二便失禁,舌红绛,少苔,脉细数,为肝肾亏虚。②实证:肢体逐渐痿软无力,下肢为重,麻木不仁,或发热,小便赤涩热痛,舌红,苔黄腻,脉濡数,为湿热内蕴;四肢痿软,麻木不仁,肌肤甲错,时有拘挛疼痛感,舌质紫暗,苔薄白,脉细涩,为瘀血阻络。

治疗 以补益脾胃,通督调阳为治疗原则,取穴以阳明经经穴和夹脊穴为主。针刺主穴:取百会、风府、夹脊、脾俞、胃俞、肾俞、丰隆、解溪。①按部位配穴:上肢加肩髃、臂臑、手三里、合谷;下肢加髀关、梁丘、上巨虚。②辨证配穴:脾胃虚弱加中脘、章门、内关;脾肾亏虚加气海、关元、足三里、三阴交;肝肾亏虚加血海、足三里、三阴交、太溪;瘀血阻络加膈俞、血海;湿热内蕴加大椎、曲池、外关、合谷、内庭。

预防与调护 ①功能训练是此病调护的关键,包括主动运动和被动运动。②也可以根据病情,选用相应的按摩、导引等传统锻炼方法及生活作业训练方法。③饮食调护重在增加营养,增强体质。同时防止感染。

(杨 骏)

gān dòuzhuànghé biànxìng

肝豆状核变性(hepatolenticular degeneration,HLD)

铜代谢障碍导致脑基底节变性和肝功能损害的常染色体隐性遗传病。又称威尔逊病、韦斯特法尔-斯特伦佩尔(Westphal-Strumpell)假性硬化。主要病理改变是豆状核变性及肝硬化。属中医学痉病、颤证、黄疸范畴。

病因病机 此病属于先天禀赋不足,肾精素亏,精不化血,精血两虚,筋脉失养乃至火生风动,铜毒内聚,肝胆湿热内蕴。病性为本虚标实,病脏在肝、肾,涉及脑髓、心、脾。以肝肾阴虚、气血不足为本,肝风、邪热、痰浊、瘀血为标。病变初起病情轻,以肝风、邪热、痰瘀等标象突出,晚期则正气大衰,先天后天俱损。

辨证要点 ①主症:进行性加重的锥体外系症状、角膜色素环、肝硬化、精神症状及肾功能损害。②辨虚实:四肢震颤,甚则双手不能持物,步态不稳或缓慢,运动时加重,睡眠中消失,舞蹈徐动,筋脉拘急扭转,舌强语謇,吞咽困难,头晕目眩,健忘多梦,咽干口燥,胫酸膝痛,五心烦热,颧红盗汗,男子腰酸遗精,女子月经初潮较迟或量少色红,渐至经闭,或腹如大鼓,腹壁青筋暴露,面色黧黑,齿鼻衄血,小便短少,舌质红或绛,少苔或苔白,脉弦细或细数,为肝肾阴虚;头及四肢不自主震颤,站立不稳,肢体强直,言语不清,纳谷不香,大便稀溏,面色苍白,表情呆板,或肝脾胀大,腹痞如鼓,舌体胖大,舌质淡红,苔薄白,脉细数,为脾肾阳虚;腹膨隆,少尿,双手抖动扭曲,肝脾胀大,腹痞如鼓,皮肤黄如烟熏,遍身不泽,时而张翼摇摆,难以持物及书写,智能减退,苔薄白,脉细,为肝郁脾虚;头身困重,身热不扬,动摇不灵或四肢抖动,拘急挛缩,胸腹痞闷,纳呆呕恶,流涎,口苦口臭,或面目肌肤发黄,色泽鲜明如橘或如烟熏,大便不调,小便黄赤,或腹大坚满,胁下痞块,下肢浮肿,舌红苔黄腻,脉弦滑而数,为湿热内蕴。

治疗 以补肾益气,息风舒筋为治疗原则。取穴以任脉、督脉、足少阳胆经、足少阴肾经经穴为主。针刺主穴:取关元、中脘、天枢、百会、风池、三阴交、太溪。①辨证配穴:脾肾阳虚加命门、足三里,命门可加灸;肝郁脾虚加脾俞、足三里、公孙、行间;湿热内蕴加曲池、外关、阴陵泉、足三里、丰隆、内庭、合谷。②随症配穴:精神障碍、智力减退者加水沟、印堂、神门、心俞、四神聪;流涎、吞咽困难者加天突、廉泉、膻中、内关。

预防与调护 不宜进食动物内脏、鱼虾海鲜和坚果等含铜量高的食物。

(杨 骏)

yānwùbìng

烟雾病(moyamoya disease)

以双侧颈内动脉末端及其大分支血管进行性狭窄或闭塞,且在颅底伴有异常新生血管网形成为特征的血管闭塞性疾病。又称脑底异常血管网病。属中医学中风范畴。

病因病机 因素体禀赋不足,肝肾阴虚致浮阳上越;或脾胃虚弱致痰湿内停;或情志失常致肝郁化火生风,风、痰浊、火上扰脑窍发为此病。病性为本虚标实,以禀赋不足、肝肾阴虚、脾胃虚弱为本,风痰瘀火为标。病位在脑,涉及肝、脾、肾。

辨证要点 起病年龄为5岁和40岁左右的双峰分布,其临床表现主要分为出血和缺血两大类,儿童患者以缺血为主要临床表现,成年患者缺血与出血概率表现基本相同。患者常以中风形式起病,可出现不同程度的偏瘫,或左右两侧相继出现瘫痪,可伴有失语、饮水呛咳、吞咽困难、智能减退、痴呆、癫痫发作、头痛及短暂性脑缺血发作等。按照病症严重程度分为中经络和中脏腑两种。辨病情轻重及虚实。①中经络：偏瘫或双侧瘫痪，舌强语謇，口角㖞斜。兼见面红目赤，眩晕头痛，心烦易怒，口苦咽干，舌红或绛，苔黄或燥，脉弦有力，为肝阳暴亢；肢体麻木或手足拘急，头晕目眩，苔白腻或黄腻，脉弦滑，为风痰阻络；肢体软弱，麻木，手足肿胀，面色淡白，气短乏力，心悸自汗，舌暗，苔白腻，脉细弦，为气虚血瘀；肢体麻木，心烦失眠，眩晕耳鸣，手足拘挛或蠕动，舌红，苔少，脉细数，为阴虚风动。②中脏腑：神志恍惚，迷蒙，嗜睡或昏睡，甚者昏迷，半身不遂。兼见神昏，牙关紧闭，口噤不开，肢体强痉，为闭证；面色苍白，瞳神散大，手撒口开，二便失禁，气息短促，多汗腹凉，脉散或微，为脱证。

治疗 ①中经络以醒脑调神，疏通经络为治疗原则。取穴以手厥阴心包经、督脉经穴为主。针刺主穴：取内关、百会、印堂、风池、三阴交。治疗第一周可加水沟，加强醒脑调神作用。辨证配穴：肝阳暴亢加太冲、太溪；风痰阻络丰隆、合谷；气虚血瘀加气海、血海、足三里；阴虚风动加太溪、风池。随症配穴：口角㖞斜者加颊车、地仓；上肢不遂者加肩髃、极泉、尺泽、手三里、合谷，加电针；下肢不遂者加环跳、阳陵泉、悬钟、委中、太冲，可加电针；头晕者加风池、完骨；足内翻者加丘墟透照海。②中脏腑以醒脑开窍，启闭固脱为治疗原则。取穴以手厥阴心包经、督脉经穴为主。针刺主穴：取内关、水沟。辨证配穴：闭证加十二井穴、太冲、合谷，十二井穴用三棱针点刺出血；脱证加

关元、气海、神阙，关元、气海用艾炷灸法，神阙用隔盐灸。

预防与调护 ①出现蛛网膜下腔出血时，不能移动患者，避免咳嗽等增加胸腹腔压力的动作。②注意休息和瘫痪肢体的功能锻炼。③加强营养，给予高蛋白质高维生素饮食。④儿童勿喝生水，勿到疫水中玩水、洗澡等，防范钩端螺旋体病。

（杨 骏）

wànxiàchuí

腕下垂（wrist drop） 手指不能伸直，腕关节不能背伸，兼见上肢麻木，或有疼痛的病症。患者在前臂伸直时，可见腕、手指及大拇指不能主动伸直和外展；或嘱患者两手伸直，手掌合拢，然后令其两腕相贴分开两手，可见一侧手指不能向外离开，而沿着对侧手掌向下滑落，西医学的桡神经麻痹属于此病范畴。

病因病机 各种外因所致肢体局部气血运行失畅，经络痹阻，经筋失于濡养发为此病。

辨证要点 辨证之虚实。疼痛不显，腕指无力，或见肌肉萎缩，舌淡苔白，边有齿痕，脉浮缓，为虚证；疼痛剧烈，活动受限，舌暗红，边有瘀点，脉弦紧，为实证。

治疗 以行气活血，疏通经络为治疗原则。取穴以局部腧穴或循经取穴为主。针刺主穴：取极泉、曲池、阳溪、合谷、外关、阳池。或沿损害神经的支配部位的萎缩肌肉围刺、排刺。在治疗过程中，配合主动或被动伸肘、伸腕及伸指运动，后期可采用特殊支架锻炼以增强肌力。

预防与调护 保持肢体功能位置，加强肢体功能活动，以利于恢复。

（申鹏飞）

zúxiàchuí

足下垂（foot drop） 患者坐位，两下肢自然悬垂，足处于跖屈位且完全不能主动背屈与内、外翻的病症。多见于西医学的坐骨神经麻痹和腓总神经麻痹，前者所致，足趾既不能背屈，也不能跖屈；后者所致，足趾可跖屈。尚可见于西医学的脊髓灰质炎、进行性肌营养不良、低钾型周期性瘫痪与下肢瘫痪等疾病。

病因病机 因外伤后气血瘀滞，致经脉受损，或筋肉失养，发为此病。

辨证要点 辨病之实虚。①实证：多为疾病早期，足踝疼痛，活动受限，或见拘挛、僵硬，舌暗红，边有瘀点，脉沉紧。②虚证：多为疾病后期，疼痛不明显，踝趾无力，或见肌肉萎缩，肌肤不仁，麻木，舌淡苔白，边有齿痕，脉浮缓。

治疗 以活血化瘀，疏通经脉为治疗原则。取穴以局部腧穴、阳明经经穴为主。针刺主穴：取委中、解溪、丘墟、商丘，膝下阳明经筋排刺，僵硬肌肉局部围刺，加刺络拔罐，虚证可加灸。

预防与调护 保持肢体功能位置，加强肢体功能活动，以助恢复。

（申鹏飞）

xīnjì

心悸（palpitation） 自觉心中悸动、惊惕不安，甚至不能自主的病症。又称惊悸、怔忡。西医学的冠状动脉粥样硬化性心脏病、风湿性心脏病、高血压性心脏病、肺源性心脏病、心脏神经症、贫血、甲状腺功能亢进等疾病可出现心悸。

病因病机 心主血脉、主神志，突受惊恐或劳倦过度，或素体虚弱，心虚胆怯，或心血不足，

心失充养，或水饮内停，心阳不振，或痰热上扰，心气不宁等均可导致心悸的发生。病性多虚实夹杂但以虚为主。

辨证要点 辨病情轻重及虚实。

辨病情轻重 因惊恐劳累而发，时作时止，全身状况较好，病情较轻，称为惊悸；与惊恐无关，终日悸动不安，稍劳则甚，全身状况较差，其症较重，称为怔忡。

辨虚实 ①虚证：若心悸因惊恐而发，悸动不安，气短自汗，神倦乏力，少寐多梦，舌淡，苔薄白，脉弦细，属心虚胆怯；若心悸不安，失眠健忘，面色㿠白，头晕乏力，气短易汗，纳少胸闷，舌淡红，苔薄白，脉弱，属心脾两虚；若心悸不宁，思虑劳心尤甚，心中烦热，少寐多梦，头晕目眩，耳鸣口干，面颊烘热，舌质红，苔薄黄，脉细弦数，属阴虚火旺；若心悸伴胸闷气短，畏寒肢冷，头晕，面色苍白，舌淡胖，苔白，脉沉细迟或结代，属心阳虚弱。②实证：若心悸怔忡，胸闷心痛阵发，或唇甲紫暗，舌质紫暗或有瘀斑，脉细涩或结代，属心血瘀阻；若心悸怔忡不已，胸闷气喘，咳吐大量泡沫痰涎，面浮足肿，不能平卧，目眩，尿少，苔白腻或白滑，脉弦滑数疾，属水气凌心。

治疗 以补益心气，安神定志为治疗原则。取穴以手少阴心经、手厥阴心包经经穴及脏腑背俞穴、募穴为主。针刺主穴：局部取心俞、巨阙，远端取神门、内关。①辨证配穴：心虚胆怯加胆俞；心脾两虚加脾俞、足三里；心血瘀阻加膻中、膈俞、血海；水气凌心加脾俞、肾俞、阴陵泉；心阳虚弱加厥阴俞、足三里、气

海。②随症配穴：善惊者加大陵；自汗气短甚者加足三里、复溜。尚可选用耳针疗法：取心、小肠、皮质下、交感、胸、肺、肝，毫针刺、埋针或王不留行贴压。

预防与调护 保持环境安静，充分休息，避免精神刺激，少食辛辣刺激食物，戒烟酒。

（王 舒）

bùmèi

不寐（insomnia） 经常不能获得正常睡眠的病症。轻者入睡艰难，时寐时醒，或寐后易醒，醒后难以入睡，重者彻夜不眠。可见于西医学的失眠、神经衰弱、围绝经期综合征、抑郁症、焦虑症、贫血等疾病。

病因病机 因外感时邪，或七情内伤，郁久化火，扰乱心神而致不寐；或因饮食不节，损伤脾胃，气机升降逆乱，上扰神明而致不寐；或因思虑过度，或大病久病，耗气伤血，气血两虚，心神失养而致不寐。病位在心，与肝、脾、肾密切相关。

辨证要点 辨病之虚实。①虚证：多属阴血不足，责在心、脾、肝、肾。心烦、惊悸，难以入睡，或睡后易醒，舌红苔白，脉弦细，为心肾不交；神疲乏力，虚烦不眠，纳差，便溏，舌淡苔白，边有齿痕，脉沉迟，为气血两虚。②实证：多因肝郁化火，食滞痰浊，脾胃不和。失眠，烦躁，易怒，两胁胀痛，舌红苔白，脉弦数，为心肝火旺；胃脘胀痛，饮食不下，辗转难眠，舌淡苔腻，脉沉，为脾胃失和。

治疗 以安神、镇静、宁心为治疗原则。取穴以手少阴心经、足太阴脾经经穴为主。针刺主穴：取神门、三阴交、四神聪、安眠（位于颈部，翳风、风池两穴连线的中点），可加电针。辨证配穴：

心肾不交加肾俞、太溪；气血两虚加脾俞、肾俞、足三里；心肝火旺加行间、风池、阳陵泉；脾胃失和加脾俞、足三里。尚可选用以下疗法。①耳针疗法：取心、肾、脑、皮质下、神门、枕，毫针刺、埋针或王不留行贴压。②皮肤针疗法：自项至腰部督脉和足太阳膀胱经背部第一侧线，用梅花针自上而下叩刺，叩至皮肤潮红为度。③拔罐疗法：自项至腰部足太阳膀胱经背部侧线，用火罐自上而下行走罐，以背部潮红为度。

预防与调护 调节情志、规律生活、适当体育锻炼等可有助睡眠。

（卞金玲）

xiōngbì

胸痹（chest obstruction） 以胸部发作性憋闷、疼痛为主要表现的病证。又称心痛、厥心痛、真心痛、心胃痛。轻者偶发短暂轻微的胸部沉闷或隐痛；重者疼痛剧烈或呈压榨样绞痛，常伴有心悸、气短、呼吸不畅，甚至喘促、惊恐不安、面色苍白、冷汗自出等。可见于西医学的冠状动脉粥样硬化性心脏病、心绞痛、心肌梗死、心包炎、二尖瓣脱垂综合征、病毒性心肌炎、心肌病、慢性阻塞性肺气肿等疾病。

病因病机 因正气亏虚、痰浊、气滞、寒凝等致心脉痹阻不畅，发为胸痹。病位在心，与手少阴心经、手厥阴心包经密切相关，涉及肝、脾、肾三脏。

辨证要点 辨证之实虚。①实证：胸闷痛，气短喘促，咳嗽，痰多黏腻色白，舌苔白腻，脉濡缓，为痰浊内蕴；胸痛如刺，或绞痛阵发，胸闷短气，心悸，唇紫，舌质暗，脉细涩或结代，为瘀血痹阻。②虚证：胸痛彻背，

心悸，胸闷短气，恶寒肢冷，受寒加重，舌苔白滑，脉沉迟，为胸阳不振。

治疗 以通心阳，益心气为治疗原则。取穴以手厥阴心包经经穴为主。针刺主穴：取内关、郄门、膻中。辨证配穴：痰浊内蕴加足三里、丰隆、中脘、肺俞；血瘀痹阻加血海、膈俞；胸阳不振加灸肾俞、神阙、关元。尚可选用以下疗法。①耳针疗法：取胸、心、肺、交感、神门、肾、脑、屏间、下脚端、胃，每次选用3~5个穴位，毫针刺。②穴位贴敷法：取膻中、心俞、内关、鸠尾。药物按乌头5、姜黄10、血竭5、胡椒1、三七3、桂枝5、麝香0.1、川芎5、薤白10的比例，制成每张重1.5g的小药膏备用。亦可用其他活血止痛药膏贴敷。

预防与调护 ①避风寒，避免劳累和情绪激动。②戒烟限酒，低盐、低脂饮食，保持大便通畅。

（卞金玲）

yùzhèng

郁证（depressive syndrome）以心情抑郁、情绪不宁、胁肋胀痛、易怒善哭及咽中如有异物梗阻、失眠等为主要表现的病证。可见于西医学的神经衰弱、围绝经期综合征、抑郁症、焦虑症、癔症等疾病。

病因病机 因肝气郁结，肝郁化火；或思虑伤脾，脾失健运，湿浊内生；或心神失养；或心脾两虚；或肝肾不足等导致气机郁滞，发为此病。病位在肝，与心、脾、肾相关。

辨证要点 辨证之实虚。①实证：情志抑郁，胸胁胀痛，脘闷嗳气，时太息，舌苔薄白，脉弦，为肝气郁结；急躁易怒，胸胁胀痛，头痛目赤，口干而苦，舌红苔黄，脉弦数，为气郁化火；精神抑郁，胁肋胀满，咽中如有物梗，吞之不下，咯之不出，苔白腻，脉弦滑，为痰气郁结。②虚证：精神恍惚，心神不宁，多疑易惊，悲忧善哭，喜怒无常，或时时欠伸，或手舞足蹈，舌淡，脉弦，为心神失养；多思善疑，头晕心悸，失眠健忘，神疲纳差，面色不华，舌淡苔薄，脉细，为心脾两虚；情绪不宁，五心烦热，心悸，盗汗，两目干涩，口咽干燥，舌红少苔，脉细数，为肝肾阴虚。

治疗 以疏调气机，醒神开窍，补血安神为治疗原则。取穴以手少阴心经、手足厥阴经及督脉经穴为主。针刺主穴：取内关、水沟、太冲、四神聪、足三里、三阴交。辨证配穴：肝火亢盛加行间、侠溪；痰气郁结加丰隆、阴陵泉；心神失养加神门、心俞；心脾两虚加心俞、脾俞、足三里；肝肾阴虚加肝俞、肾俞、太溪；肝气郁结加期门。尚可选用耳针疗法：取心、神门、交感、肝，毫针刺、埋针或王不留行贴压。

预防与调护 ①正确对待工作和生活中遇到的各种困难，保持乐观心态，避免忧思郁怒，预防情志内伤。②重视郁证患者的心理疏导，加强交流和沟通。③规律生活，劳逸结合，适当参加体力劳动和体育锻炼。

（卞金玲）

diānkuáng

癫狂（manic-depressive syndrome）以精神失常为主要表现的病证。包括癫证和狂证。癫证以沉默痴呆、神情淡漠、语无伦次、静而多喜为特征；狂证以喧扰不宁、躁妄打骂、动而多怒为特征。二者在症状上不能截然分开，又能相互转化，故癫狂并称。

可见于西医学的精神分裂症、躁狂抑郁性精神病、反应性精神病等疾病。

病因病机 ①癫证：因思虑太过，所愿不遂，致肝失调达，脾失健运，痰涎内生，日久则气滞痰结，蒙蔽心窍，发为癫证。②狂证：因忧思恼怒，怒则伤肝，肝失调达，气机郁滞，郁久则化火，火热炼液为痰；或忧思伤脾，脾失健运也可生痰，痰热互结，上蒙清窍，发为狂证。另外，气机郁滞亦可导致血瘀，痰火瘀血相结，蒙蔽心窍亦可发病。癫证属阴，狂证属阳，二者可相互转化。癫证日久，郁而化热不得宣泄，亦可转为狂证；狂证日久，邪热发散，渐而转为癫证。

辨证要点 辨癫、狂及证之实虚。①癫证：精神抑郁，表情淡漠，沉默，多疑，妄想，语无伦次，悲泣无常，甚则妄见妄闻，动作离奇，不知秽洁，苔腻，脉滑，为实证；久则气血亏耗，惊悸失眠，迷惘呆钝，饮食减少，面色少华，舌质淡，脉细弦，为虚证。②狂证：面色垢赤，喧扰不宁，打人毁物，多怒，甚则赤身露体，不避亲疏，登高而歌，狂乱不可制约，舌苔黄腻，脉象滑数，为实证；久则郁火伤阴，烦躁善惊，少寐，形瘦身倦，舌红少苔，脉细数，为虚证。

治疗 以理气化痰，养血宁心为治疗原则。取手厥阴心包经、手少阴心经经穴以及背俞穴为主。针刺主穴：取心俞、肝俞、脾俞、巨阙、神门、太冲、丰隆、内关、中脘、三阴交，可加电针。辨病配穴：癫证加百会、四神聪；狂证加上星、水沟。尚可选用以下疗法。①耳针疗法：取神门、枕、心、胃、脑，毫针刺、埋针或王不留行贴压。②头针疗法：取运动区、感觉区、足运感区。

预防与调护 ①早期发现、早期治疗。②提高服药依从性。③避免不良刺激，注重心理疏导。

（卞金玲）

xiánbìng

痫病（epilepsy） 以僵仆抽风、间歇性发作为主要表现的神志异常的病证。又称痫证，西医学称癫痫。因发作时患者偶有惊呼类似羊鸣，故俗称羊痫风、羊癫疯、羊角风。

病因病机 多与先天因素有关，胎儿时期感受惊恐，胎元受损，或父母本患痫病，禀赋而来。亦有肝肾亏耗，阴不敛阳，阳生风动，痰蒙清窍，闭阻经络；或跌仆撞击，或产程婴儿头部受损，致使气血瘀阻，脉络不和而发病。

辨证要点 主症：突然昏仆，神志丧失，口吐涎沫，口噤牙紧，两目上视，手足抽搐，角弓反张，口中如作猪羊牲畜叫声，并呕吐或二便失禁，苏醒后遗留面色苍白、精神疲倦、头痛眩晕、周身酸楚等症。①辨病情轻重：癫痫发作无定时，数日或数月一发，甚至一日数发，发作次数稀疏者病情轻，发作次数频繁者病情重。每次发作持续数十分钟至数小时方能苏醒者，称为大发作；症状轻微，几分钟内即能苏醒者，称为小发作。②辨病之虚实：发病初期以实证为主，发病后期为虚证或本虚标实证。实证：发病前常有眩晕、头昏、胸闷、乏力、痰多、心情不悦，发作时可出现各种证候。症见突然跌倒，神志不清，抽搐吐涎，或伴尖叫与二便失禁，或短暂神志不清，双目发呆或精神恍惚而无抽搐，舌质红，苔白腻，脉多弦滑有力，为风痰闭阻；症见昏仆抽搐，吐涎或有吼叫，平时急躁易怒，心烦失眠，咳痰不爽，口苦咽干，便秘溲黄，目赤，舌红，苔黄腻，脉弦滑而数，为痰火扰神；症见头晕头痛，痛有定处，常伴单侧肢体抽搐，或一侧面部抽动，颜面口唇青紫，舌质暗红或有瘀斑，舌苔薄白，脉涩或弦，为瘀阻脑络。虚证：反复发病，神疲乏力，心悸气短，失眠多梦，面色苍白，体瘦纳呆，大便溏薄舌质淡，苔白腻，脉沉细而弱，为心脾两虚；癫痫频发，神思恍惚，头晕目眩，两目干涩，面色晦黯，耳轮枯焦不泽，健忘失眠，腰膝酸软，大便干燥，舌质淡红，脉沉细而数，为心肾亏虚。

治疗 发作期应以醒脑开窍定痫为治疗原则。针刺主穴：取内关、水沟、风府、大椎、后溪、申脉；长强、鸠尾、阳陵泉、筋缩；头维透率谷、百会透强间；交替使用。间歇期以安神息风为治疗原则。针刺主穴：取上星透百会、四神聪、风池、合谷、太冲、头维透强间。尚可选用以下疗法。①头针疗法：取运动区、感觉区。②穴位埋线法：取大椎、哑门、神门。③耳针疗法：取心、胃、脑点、额、神门、脑干、皮质下、枕，毫针刺、埋针或王不留行贴压。

预防与调护 调节情志，保持心情舒畅，多食酸性食物及豆类谷类食物，低盐，避免过量饮水。

（卞金玲）

chīdāi

痴呆（dementia） 由于脑功能障碍而产生的获得性和持续性智能障碍综合征。又称痴证、呆病。表现为不同程度的记忆、语言、视空间功能、人格异常及认知（概括、计算、判断、综合和解决问题）能力的降低，常常伴有行为和情感的异常，这些功能障碍导致病人日常生活、社会交往和工作能力明显减退。主要包括血管性痴呆、阿尔茨海默病、脑外伤、脑炎、一氧化碳中毒等疾病亦可出现痴呆。

病因病机 虚者因肝肾亏虚、气血不足致脑府失养，神机失用，发为此病；实者因痰湿、瘀血致阻塞脑窍，脑失所养，神机失用，发为此病。病位在脑，病变脏腑主要涉及心、肝、脾、肾四脏。

辨证要点 以呆傻愚笨为主症。①辨证之轻重：神清淡漠，寡言少语，反应迟钝，记忆减退等，病情较轻；神情呆滞，言辞颠倒，行为怪僻，记忆障碍，智力减退，生活不能自理等，病情较重。②辨证之虚实：伴头晕，手足发麻，震颤，失眠懒惰思卧，腰酸骨软，步行艰难，舌质红，苔薄白，脉沉细弱，为肝肾亏虚；伴面色淡白，气短乏力，舌淡，苔白，脉细弱无力，为气血不足；伴脘腹胀满，不思饮食，口多涎沫，头重如裹，倦怠思卧，舌胖嫩而淡、边有齿痕，苔白腻，为痰浊蒙窍；伴善惊易恐，肌肤甲错，双目晦暗，口干不欲饮，或肢体麻木，言语不利，舌质紫暗、有瘀点或瘀斑，脉细涩，为瘀血阻络。

治疗 以醒脑开窍，填精补髓为治疗原则。取穴以督脉，心、肝、脾、肾四脏相关经脉经穴为主。针刺主穴：取内关、水沟、风池、完骨、天柱、百会、四神聪、神门、三阴交、肾俞、太冲、丰隆，可加电针。辨证配穴：肝肾亏虚加肝俞、太溪；气血不足加足三里、脾俞、胃俞；痰浊闭窍加中脘、阴陵泉；瘀血阻络加膈俞、血海。尚可选用头针疗法：取额中线、顶中线、枕上正中线针刺。

预防与调护 ①避免近亲结婚，注意妊娠期健康，避免产伤。②规律生活，低脂饮食，戒烟限酒。③及早诊断、及早治疗，可延缓进程。④可进行日常生活能力训练、认知功能训练等相关训练。⑤患者常合并有抑郁症、精神行为异常等。后期生活自理能力减退或丧失，与外界接触能力丧失，需加强护理。⑥注意继发的肺部感染、尿路感染等的治疗。

（卞金玲）

yìzhèng

癔症（hysteria） 由明显精神因素如重大生活事件、内心冲突、情绪激动、暗示或自我暗示，作用于易病个体所导致的以解离和转换症状为主的精神疾病。属于中医学百合病范畴。多于青壮年期发病，起病突然，可有多次发作，尤多见于女性。此病特征为丧失了对过去的记忆、身份意识、即刻感觉以及身体运动控制四个方面的正常整合。

病因病机 多因七情内伤，气郁化火，耗伤气阴；或病愈体虚，津血未充，气阴未复，致心神失养，发为此病。

辨证要点 辨证之虚实。①虚证：心悸不宁，善惊易恐，面色少华，头晕目眩，神倦，气短，少寐，多梦，舌质淡红，脉细弱、无力，为心脾两虚；久则郁火伤阴，烦躁善惊，少寐，形瘦神倦，舌红少苔，脉细数，为阴虚火旺。②实证：嗳气泛酸，善怒，少寐，多烦，伴胁痛，口苦，舌苔薄黄，脉弦数，为肝郁气滞；素体痰盛，痰气郁结，躁狂多动，面色垢赤，喧扰不宁，多怒，无理争辩，舌苔黄腻，脉滑数，为痰火上扰。

治疗 以醒脑开窍为治疗原则。取穴以手厥阴心包经、督脉经穴为主。针刺主穴：取内关、水沟、风府。辨证配穴：心脾两虚加心俞、脾俞、足三里；阴虚火旺加太溪、太冲、心俞；肝气郁滞加合谷、太冲；痰火上扰加中脘、外关、合谷、丰隆。

预防与调护 ①有创伤经历的幼儿，早期进行心理干预有助于预防此病发生。②改善人际关系和具有暗示性、情感性、自我中心性、表演性、幻想性等特征的人格，有助于预防此病复发。

（申鹏飞）

gǎnmào

感冒（common cold；cold） 以风邪为主的外邪，侵犯机体卫表所致的外感病证。俗称伤风。以头痛、鼻塞、流涕、咳嗽、恶寒、发热、周身不适等为主要临床表现。病情较重并在一个时期内广泛流行者，称为时行感冒。此病一年四季均可发生，尤以秋、冬两季气温骤变时为多。西医学的普通感冒、急性上呼吸道感染和流行性感冒属此病范畴。

病因病机 机体卫气不固，腠理疏松，外邪乘虚从口鼻或皮毛而入，首伤肺卫，致卫阳被遏，营卫失和，肺气失宣，发为此病。以风邪为主，每与当令之气（寒、热、暑湿、燥）或非时之气（时行疫毒）夹杂为患。病位在肺卫。

辨证要点 ①辨病情轻重：病程短，症状轻，多为普通感冒，为轻症；虚人易感邪，多在时疫流行期，病程长，症状重，有传染性，多为时行感冒，为重症。②辨实虚、寒热：实证有风寒、风热、暑湿之分；本虚标实证有气虚、阳虚、阴虚之分。实证：恶寒重，发热轻，或无发热，无汗，喷嚏，鼻塞声重，痰液清稀，肢体酸重，苔薄白，脉浮紧，为风寒感冒；恶寒轻，发热重，有汗，鼻塞浊涕，咯痰稠或黄，咽喉肿痛，口渴，苔薄黄，脉浮数，为风热感冒；头重如裹，胸闷纳呆，或身热不扬，胸闷泛恶，舌苔黄腻，脉濡数，为暑湿感冒。虚证：兼见咳痰无力，倦怠乏力，气短懒言，舌淡苔白，脉浮无力，为气虚感冒；发热轻微，面色㿠白，四肢不温，舌淡胖苔白，脉沉细无力，为阳虚感冒；鼻咽干燥，干咳少痰，心烦口渴，手足心热，舌红少苔，脉细数，为阴虚感冒。

治疗 以宣肺解表为治疗原则。取穴以手太阴肺经、手阳明大肠经及督脉经穴为主。针刺主穴：取大椎、风池、合谷、列缺，大椎可拔罐或刺络放血。辨证配穴：风寒加风门，肺俞；风热加曲池、尺泽、鱼际；暑湿加中脘、阴陵泉、足三里；气虚加足三里、气海；阳虚加关元、命门；阴虚加肺俞、太溪。随症配穴：鼻塞者加迎香；头痛者加印堂、太阳；咽喉疼痛者加少商；咳嗽者加列缺；呕吐者加中脘、内关；泄泻者加天枢、足三里。

预防与调护 ①加强体育锻炼，增强体质。②非感冒期，可艾灸足三里增强体质，预防感冒发生。③患病期间注意休息，多饮水，饮食宜清淡。④时行感冒患者，应予积极恰当治疗，避免继续传染。

（王 舒）

késou

咳嗽（cough） 肺气上逆发出的声音和咳痰症状的总称。有声无痰为咳；有痰无声为嗽；声痰并见并称咳嗽。咳嗽是肺脏疾病的主要症状之一，有外感和内伤之分。可见于西医学的上呼吸道感染、急慢性支气管炎、支气管扩张、肺炎、肺结核等疾病。

病因病机 风、寒、燥、热等外感因素，或痰湿、气郁化火、气阴亏虚等内伤因素，致肺气宣降失司，肺气上逆而致咳嗽。

辨证要点 根据咳嗽声音、时间和兼证，辨证之外感、内伤、虚实、寒热。①外感咳嗽：病程较短，起病急，分风寒、风热咳嗽。咳嗽声重，咽喉作痒，咳痰色白、稀薄，伴有恶寒发热，无汗，鼻塞流涕，舌苔薄白，脉浮紧，为风寒咳嗽；咳痰色黄、黏稠，身热头痛，汗出恶风，苔薄黄，脉浮数，为风热咳嗽。②内伤咳嗽：起病缓慢，病程较长。咳嗽痰多，咳声重浊，咳痰色白、黏稠，胸闷纳差，舌苔白腻，脉濡滑，为痰湿侵肺；气逆咳嗽，引胁作痛，痰少而黏，面赤咽干，苔黄少津，脉弦数，为肝火灼肺；干咳，咳声短，以午后、黄昏为剧，少痰，或痰中带血，潮热盗汗，形体消瘦，神疲乏力，舌红少苔，脉细数，为肺阴亏虚。

治疗 外感咳嗽以疏风解表，宣肺止咳为治疗原则。取穴以手太阴肺经经穴为主。针刺主穴：取列缺、合谷、肺俞、外关。配穴：风寒加风门；风热加大椎；头痛者加风池。内伤咳嗽以肃肺理气，止咳化痰为治疗原则。取穴以手太阴肺经、足太阴脾经经穴为主。针刺主穴：取太渊、肺俞、三阴交。辨证配穴：痰湿侵肺加丰隆、阴陵泉；肝火灼肺加行间、太冲；肺阴亏虚加膏肓、足三里。随症配穴：咽喉干痒者加照海；咳逆咯血者加孔最。尚可选用以下疗法。①皮肤针疗法：取项后、背部第一胸椎至第二腰椎两侧足太阳膀胱经。外感咳嗽者叩至皮肤隐隐出血，内伤咳嗽者叩至皮肤潮红。②拔罐疗法：

取肺俞、风门、膏肓，留罐。或膀胱经走罐，痰热盛取肺俞刺络放血。③穴位贴敷法：取肺俞、膏肓、大椎、大杼、身柱、定喘、天突、中府、膻中，以化痰类药物制成膏药贴敷。适用于内伤咳嗽者。④耳针疗法：取肺、脾、肝、气管、神门，每次取2～3穴，毫针刺或王不留行贴压。

预防与调护 ①注意保暖，平素加强体育锻炼，预防感冒。②发病后忌食辛辣、厚味或生冷食物，戒烟限酒。

（王　舒）

xiàochuǎn

哮喘（asthma） 以突然发作的呼吸急促，喉间哮鸣，甚则张口抬肩，不能平卧为主要表现的反复发作性疾病。又称喘鸣、鸣息、呷嗽、哮吼。哮喘是一种常见的反复发作性疾病，哮与喘是两个症状：喉中有鸣声者为哮；呼吸困难，张口抬肩者为喘。一般二者同时发病，故合称为哮喘。西医学的支气管哮喘、慢性哮喘性支气管炎、肺炎、肺气肿及心脏病等可见此证。

病因病机 外感邪气、情志、饮食、劳累、肺脾肾虚等引发内伏宿痰，致气逆痰阻，气道壅塞，痰气相搏，遂哮喘发作。病位在肺，与脾、肾密切相关。

辨证要点 ①辨病证之实虚、寒热、脏腑：发作期以实证为主，缓解期以虚证为主。实证：喉中哮鸣有声，胸膈满闷，咳痰稀白，面色晦滞，或有恶寒、发热、身痛，舌质淡，苔白滑，脉浮紧，为发作期的冷哮；喉中哮鸣如吼，气粗息涌，胸膈烦闷，呛咳阵作，痰黄黏稠，面红，伴有发热，心烦口渴，舌质红，苔黄腻，脉滑数，为发作期的热哮。虚证：自汗畏风，常易感冒，每因气候变

化而诱发，发病前喷嚏频作，鼻塞流清涕，舌苔薄白，脉濡，为缓解期的肺气亏虚；平素痰多，倦怠无力，食少便溏，每因饮食失当而引发，舌苔薄白，脉细缓，为缓解期的脾气亏虚；平素气息短促，动则为甚，腰酸腿软，耳鸣，不耐劳累，下肢欠温，小便清长，舌淡，脉沉细，为缓解期的肾气亏虚。②辨经络：虚损亦常相兼而见。如突然发作，胸闷气促，喉中痰鸣，张口抬肩，鼻翼煽动，为邪在手太阴肺经；若哮喘久病不愈，现肺肾虚损之证候，病邪不仅在肺经，也与肾经密切相关。

治疗 实证以利气定喘为治疗原则。取穴以手太阴肺经、任脉经穴及相应背俞穴为主。针刺主穴：取天突、膻中、列缺、肺俞、定喘，定喘可刺络拔罐。辨证配穴：冷哮加合谷、风门；热哮加合谷、大椎、尺泽。虚证以补益肺脾肾，止哮平喘为治疗原则。取穴以手太阴肺经、足少阴脾经经穴和背俞穴为主。针刺主穴：取膏肓、定喘、肺俞、肾俞、足三里、太渊、太溪，可加灸。辨证配穴：脾气亏虚加脾俞、太白、丰隆；肾气亏虚加关元、气海、气海俞；血瘀加血海、三阴交、曲池、内关、膈俞；有过敏史者加天枢、曲池。尚可选用以下疗法。①穴位贴敷法：取肺俞、膏肓、膻中、定喘，以理气定喘药物做成膏药贴敷。②穴位埋线法：取肺俞、定喘、膻中，三角针埋线。③耳针疗法：取平喘、下屏尖、肺、神门、皮质下，每次取2～3穴，毫针刺或王不留行贴压。

预防与调护 ①防寒保暖，避免吸入具有刺激性的气体、冷空气、灰尘等。②避免接触动物

毛屑、螨虫、花粉等过敏源。③忌食烟酒、刺激性食物、易致过敏的食物（如蟹、虾）。④适当进行体育锻炼，但避免参加剧烈运动，防止过度疲劳。

（王 舒）

wèitòng

胃痛（stomachache） 以上腹部近心窝处疼痛为主要表现的病证。又称胃脘痛、心痛、胃心痛、心腹痛。其疼痛可突然发作，亦可缓慢发病。疼痛性质多见胀痛、隐痛、刺痛、灼痛等。痛时可牵连胁背，或兼见胸脘痞闷、恶心呕吐、纳差、嗳气、泛酸、嘈杂等，甚者久病损及胃络，出现呕血、黑便等。西医学的急慢性胃炎、消化性溃疡、胃神经症、胃下垂、胃癌等可有此证。

病因病机 外感寒邪，内侵于胃，或过食生冷，寒凝则胃失温煦；饮食不节，或过食肥甘等伤及胃气，胃气不和；情志不遂，肝气犯胃，则胃络不通；劳倦过度、久病脾胃受伤等，导致脾阳不足，中焦虚寒，或胃阴受损，失其濡养；均可致胃失和降，而出现胃痛。病位在胃，与肝、脾关系密切。

辨证要点 根据疼痛性质和兼证辨其实虚。一般病久，隐痛喜按，痛有休止，舌淡苔白，脉缓者，多虚证；新病，暴痛，痛势剧烈，痛而拒按者，属实证。虚证和实证中又有脏腑阴虚、寒热、气滞血瘀之不同。①实证：口淡不渴，遇寒则痛甚，得温而舒者，为寒；胃脘灼痛，遇热则痛甚，得寒则痛减，口干口苦者，为热；胀痛无定处，时痛时止，与情志因素有关，脉弦者，多为气滞；久病刺痛，痛有定处，舌质紫暗或有瘀斑，脉涩者，多为血瘀。②虚证：隐痛喜暖，伴泛

吐清水，大便溏薄，手足欠温，舌淡苔薄，脉虚弱者，为脾胃虚寒；灼热隐痛，嘈杂不舒，伴咽干口燥，大便干结，舌红少苔，脉细数，为胃阴不足。

治疗 以健脾和胃，化瘀止痛为治疗原则。取穴以足阳明胃经、任脉、足太阳膀胱经经穴为主。针刺主方一：足三里、左梁门、左天枢、关元、中脘、血海。针刺主方二：膈俞、肝俞、胆俞、脾俞、肾俞、夹脊穴。辨证配穴：寒邪犯胃加胃俞；饮食停滞加下脘、梁门；肝气犯胃加太冲、阳陵泉；瘀血阻络加地机；脾胃虚寒加关元；胃阴不足加三阴交、内庭。尚可选用以下疗法。①耳针疗法：取胃、脾、肝、神门、交感、皮质下，毫针刺或王不留行贴压。②皮肤针疗法：用皮肤针中度或轻重度刺激脊椎两侧。重点叩打第五至十二胸椎两侧、颌下部、胸锁乳突肌、上腹部、剑突下、中脘、内关、足三里、肋弓缘密刺2~3行，以及阳性反应点。③雷火神针：治疗虚寒型胃痛，取神阙、足三里（双）、中脘。

预防与调护 此病病程长，常反复发作，故应加强调护。合理饮食、规律生活和精神调摄有助于预防胃痛的发生和避免反复发作。①养成良好的饮食规律，定时用餐，勿过饥、过饱，忌食生冷，避免进食浓茶、咖啡和辛辣食物。②规律起居，戒烟酒。③保持心情舒畅，避免精神紧张和情绪过度激动。④慎用对胃有刺激的药物。⑤当胃痛出现呕血或黑便时，或出现胃穿孔等急腹症时，必须及时就诊。

（熊 杰）

fùtòng

腹痛（abdominal pain） 胃脘以

下，耻骨毛际以上部位发生疼痛的病症。西医学的急慢性肝胆胰腺炎、胃肠痉挛、不完全性肠梗阻、结核性腹膜炎、腹型过敏性紫癜、肠易激综合征、消化不良性腹痛、肠粘连、肠道寄生虫、痢疾、霍乱、输尿管结石等疾病可见此证。

病因病机 感受外邪、饮食不节、情志失调、阳虚脏寒等原因，使腹部脏腑气机阻滞，气血运行不畅，经脉痹阻，不通而痛；或脏腑经脉失于温养，不荣而痛。病位在腹，有脐腹、胁腹、小腹、少腹之分，病变涉及肝、胆、脾、肾、膀胱、大小肠等。

辨证要点 ①辨腹痛部位：大腹疼痛多为脾胃大小肠病；脐周疼痛，多为虫积；胁腹与少腹部疼痛，多为厥阴肝经病；小腹疼痛多为膀胱病变。②根据腹痛性质辨其虚实寒热：绵绵作痛，喜揉喜按，为虚痛；痛势急剧，痛时拒按，按则加重，腹胀恶食，得食则甚，为实痛；腹痛拘急，疼痛暴作，痛无间断，遇冷痛剧，得热则减，为寒痛；腹痛急迫，痛处灼热，时轻时重，腹胀便秘，得凉痛减，为热痛；腹痛胀满，痛处不定，嗳气矢气则胀痛减轻，为气滞痛；腹部刺痛，固定不移，痛无休止，按之加重，入夜尤甚，为血瘀痛；脘腹胀满，嗳气频作，嗳后稍舒，便后痛减，为伤食痛。

治疗 以通腑调气，缓急止痛为治疗原则。取穴以足阳明胃经经穴为主。针刺主穴：取中脘、天枢、关元、足三里。辨证配穴：虚者加脾俞、胃俞；寒滞痛加神阙灸；湿滞痛加阴陵泉、公孙；气机郁滞加太冲、阳陵泉；瘀血痛加膈俞、合谷、血海、三阴交；食滞痛加下脘、内庭；胆绞痛加胆俞、日月、阳陵泉。尚可选用

耳针疗法：取腹、大肠、小肠、神门、脾、肝、交感，每次取2~3穴，毫针刺、埋针或王不留行贴压。

预防与调护 ①避风寒、饮食有节，保持心情舒畅有助于预防部分腹痛的发生。②剧烈腹痛或痛不止者，应及时探查病因，及时处理。③对伴有面色苍白、冷汗淋漓、肢冷、脉微者，应注意脉象、血压及心率的变化，以防厥脱证的发生。

（张春红）

ǒutù

呕吐（vomiting） 由于胃失和降、气逆于上，迫使胃中之物从口中吐出的病症。以有声无物谓之呕，有物无声谓之吐，因二者常同时出现，故合称为呕吐。呕吐在临床中经常是多种疾病的一个症状，西医学急慢性胃炎、胃黏膜脱垂症、贲门痉挛、幽门梗阻、肠梗阻、胃神经症、肝炎、胆囊炎、胰腺炎、酒精或药物中毒、偏头痛、神经性贪食症、心因性呕吐、尿毒症、颅脑疾病及一些急性传染病等疾病均可出现此症。

病因病机 外感六淫，内伤饮食，情志失调，脾胃虚弱等均可导致胃失和降，胃气上逆，发生呕吐。病位在胃，与肝、脾有密切关系。

辨证要点 根据呕吐的发作及兼证，辨证之虚实。①虚证：多因脾胃运化功能减退所致，发病缓，病程长，呕吐时作时止，量不多，伴有倦怠乏力，脉弱。兼有食欲不振，食入难化，恶心呕吐，胃脘痞闷，大便不畅，属脾胃气虚；饮食稍多则呕吐，时作时止，伴面色少华，倦怠乏力，四肢不温，大便溏薄，属脾胃阳虚；呕吐反复发作，时作干呕，

或仅唾涎沫，伴咽干口燥，胃中嘈杂，饥而不欲食，属胃阴不足。②实证：多因外邪、饮食、七情所伤，发病较急，病程较短，呕吐物多酸臭、量多，脉实有力。兼有发热恶寒，头身疼痛，属外邪犯胃；脘腹胀满，嗳气厌食，得食愈甚，吐后反快，大便或溏或结，气味臭秽，属食滞内停；头眩心悸，胸脘痞闷，不思饮食，或呕而肠鸣有声，属痰饮内阻；胸胁胀满，每因情志不遂而加重，属肝气犯胃。

治疗 以调神理气，和胃止呕为治疗原则。取穴以足阳明胃经、任脉经穴为主。针刺主穴：取内关、中脘、足三里、天枢、上巨虚。辨证配穴：外邪犯胃加外关、大椎；食滞内停加梁门、天枢、下脘；痰饮内阻加丰隆、公孙；肝气犯胃加太冲、期门；脾胃气虚加脾俞、公孙；脾胃阳虚加关元、神阙；胃阴不足加脾俞、三阴交。寒证及虚证可加灸。尚可选用以下疗法。①耳针疗法：取胃、贲门、幽门、十二指肠、胆、肝、脾、神门、交感，每次取2~4穴，毫针刺、埋针或王不留行贴压。②穴位贴敷法：取神阙、中脘、内关、足三里，切2~3分厚生姜片如硬币大，贴于穴上。

预防与调护 ①以易消化、清淡饮食为主，少食多餐。②注意精神调摄，保持心情舒畅。③适当进行体育锻炼，增强抵抗力。④需及早诊断，对因治疗。

（张春红）

ènì

呃逆（hicup；hiccough） 以胃气上冲、喉间呃呃连声，声短而频，令人不能自制为主要表现的病证。古称哕、哕逆，俗称打嗝。可见于西医学的单纯性膈肌痉挛、

胃肠神经症、食管癌、胃炎、胃扩张、肝硬化晚期、脑血管病、尿毒症等疾病，胃、食管手术后亦可出现呃逆。

病因病机 饮食不当，情志不舒，正气亏虚，或突然吸入冷空气均可致胃失和降，胃气上逆，动膈冲喉而引发呃逆。

辨证要点 根据呃逆声音辨证之虚实。①虚证：呃声低沉无力，气不得续，脘腹不适，喜暖喜按，体倦肢冷，食少便溏，舌淡苔白，脉沉细，为脾胃虚寒；呃声急促而不连续，口干舌燥，烦渴，大便干结，舌红少苔，脉细数，为胃阴不足；呃声低长，时断时续，体虚脉弱，伴形寒肢冷，腰膝酸软，为肾不纳气。②实证：呃声洪亮，连续发作，脉弦有力，伴恶心、头目昏眩，为气逆痰阻；呃声沉缓有力，得热则减，遇冷加重，伴胃脘不适，苔白脉缓，多为胃寒气逆；呃声洪亮，声高短促，伴口臭烦渴，多喜冷饮，便秘溲赤，苔黄脉大，多为胃肠积热；呃逆连作，多因抑郁恼怒而发，脘胁胀满，嗳气频频，苔薄，脉弦，为肝气犯胃。

治疗 以降逆止呃，宽胸利膈为治疗原则。取穴以足阳明胃经、手厥阴心包经经穴为主。针刺主穴：取内关、天突、膈俞、中脘。膈俞温灸或刺络拔罐，咽后壁点刺。顽固性呃逆者加水沟。辨证配穴：脾胃虚寒加足三里，中脘加灸；肾不纳气加关元、命门、太溪；气逆痰阻加太冲、阴陵泉；胃寒气逆加梁门、气海，或加灸法；胃热加曲池；肝气犯胃加太冲、行间。尚可选用以下疗法。①耳针疗法：取耳中、胃、神门、肝、心，每次取2~3穴，毫针刺、埋针或王不留行贴压。②指压疗法：取翳风、攒竹、内

关、天突，任取一穴，重力按压，同时令其屏住呼吸，常能即刻止呃。

预防与调护 ①缓慢进食，进食时避免寒冷空气刺激。②保持精神舒畅。③积极治疗原发病。

（张春红）

xièxiè

泄泻（diarrhea）

以大便次数增多、便稀或完谷不化，甚至如水样为主要表现的病症。又称泄、下利、腹泻。西医学的急性痢疾、急性胃肠炎、慢性结肠炎、肠易激综合征、吸收不良综合征、肠道肿瘤、肠结核等疾病可见此症。

病因病机 感受外邪，饮食所伤，情志不调，禀赋不足及久病脏腑虚弱等致脾虚湿盛，脾胃运化功能失调，肠道分清泌浊、传导功能失司而发生泄泻。泄泻病位主要在肠，主病之脏属脾，与肝、肾密切相关。

辨证要点 ①辨轻重缓急：急性泄泻发病急骤，病程较短，多以湿邪为主；慢性泄泻病程较长，迁延不愈，每因饮食不当或劳倦过度即复发，多以脾虚为主；泄泻反复不愈，每因情志不遂而复发，多为肝郁克脾；五更泄泻伴腰酸肢冷，多为久病及肾或肾阳不足；轻者饮食尚好，津液损伤不明显，泄泻次数不多；重者泄泻频作，或久泻滑脱，不纳饮食，津液耗损，甚至有亡阴亡阳之变。②辨寒热虚实：粪便清稀如水，完谷不化，为寒证；粪便黄褐味臭，肛门灼热，泻下急迫，口渴喜冷饮，为热证；病程较长，腹痛不甚，喜按，小便如常，口不渴，为虚证；病势急骤，脘腹胀满，腹痛拒按，泻后痛减，小便不利，为实证。

治疗 以健脾和胃、除湿理肠为治疗原则。取穴以足阳明胃

经经穴、背俞穴为主。针刺主穴：取天枢、大肠俞、上巨虚、足三里、脾俞。辨病配穴：急性痢疾加曲池、内关、关元；急性胃肠炎加关元、梁门、胃俞；慢性结肠炎加关元、梁门、三阴交、胃俞。辨证配穴：脾胃虚弱加气海；肾阳亏虚加肾俞、命门、关元；湿热中阻加合谷、内庭、阴陵泉；食停肠胃加下脘、建里、内庭；肝气乘脾加期门、太冲。尚可选用以下疗法。①耳针疗法：取大肠、小肠、交感、肺、神门、直肠下段，每次取2～3穴，毫针刺、埋针或王不留行贴压。②拔罐疗法：取天枢、关元、足三里、大肠俞、小肠俞，留罐。取脾俞、胃俞，走罐。

预防与调护 ①平时注意饮食卫生及消毒，养成饭前便后洗手的习惯。②勿暴饮暴食、饮食不规律。③勿食不洁食物，慎食生冷或刺激性食物。④发病期间忌食生冷、辛辣、油腻之品，饮食宜清淡。

（张春红）

lìjí

痢疾（dysentery）

以腹痛腹泻，里急后重，排赤白脓血便为主要表现的肠道传染性疾病。又称肠澼、赤沃、大肠泄、小肠泄、下利、大瘕泄、滞下。多发于夏秋季节。西医学的细菌性痢疾、阿米巴痢疾可见此证。

病因病机 外感湿热时邪或时行疫毒，内伤饮食而致邪蕴肠腑，气血壅滞，传导失司，脂络受伤而成痢。病位在肠，与脾、胃、肾密切相关。

辨证要点 ①辨实虚：初期多为实证。疫毒内侵，毒盛于里，下痢紫鲜脓血，壮热口渴，更甚者津液耗伤，四肢厥冷，神志昏蒙，或神昏不清，呕吐频繁，舌

质红绛，舌苔黄燥，脉滑数或微细欲绝，为疫毒痢；疫毒上冲于胃，胃气逆而不降，下痢而不能进食，或下痢呕恶不能食，成为噤口痢；腹痛阵阵，痛而拒按，便后腹痛暂缓，痢下赤白脓血，黏稠如胶冻，腥臭，肛门灼热，小便短赤，舌苔黄腻，脉滑数，为湿热痢；腹痛拘急，痢下赤白黏冻，白多赤少，或纯为白冻，里急后重，脘胀腹满，头身困重，舌苔白腻，脉濡缓，为寒湿痢。下痢日久，可由实转虚或虚实夹杂，寒热并见。腹部隐痛，缠绵不已，喜按喜温，痢下赤白清稀，无腥臭，或为白冻，甚则滑脱不禁，肛门坠胀，便后更甚，形寒畏冷，四肢不温，食少神疲，腰膝酸软，舌淡苔薄白，脉沉细而弱，为虚寒痢；痢疾迁延日久，正虚邪恋，下痢时发时止，腹胀食少，倦怠怯冷，常遇饮食不当、受凉、劳累而发，发时大便次数增多，大便经常或间有赤白黏冻，舌质淡苔腻，脉濡软或虚数，为休息痢。②辨伤气、伤血：下痢白多赤少，湿邪伤及气分；赤多白少，或以血为主，热邪伤及血分。

治疗 以通腑除滞为治疗原则。取穴以足阳明胃经、足太阴脾经经穴为主。针刺主穴：取天枢、上巨虚、足三里、阴陵泉。辨证配穴：寒湿痢加中脘、关元；湿热痢加曲池、合谷、内庭；疫毒痢加大椎、中冲、水沟、十宣，十宣可点刺放血；噤口痢加内关、中脘；休息痢加脾俞、胃俞、神阙，可加灸。随症配穴：虚寒痢久痢脱肛加气海、百会；发热加大椎。疫毒痢病情急重，需采取综合治疗措施；急性细菌性痢疾发病期间应进行床边隔离。

预防与调护 ①对于具有传染性的细菌性及阿米巴痢疾，应

采取积极有效的预防措施，从控制传染源、切断传播途径和增进人体抵抗力三方面着手，以控制痢疾的传播和流行，如做好水、粪的管理，饮食管理，消灭苍蝇等。在痢疾流行季节，可适当食用生蒜，亦可用马齿苋、绿豆适量，煎汤饮用，对预防感染可能有一定作用。②痢疾患者，须适当禁食，待病情稳定后，予清淡饮食为宜，忌食油腻荤腥之品。

（孟智宏）

biànmì

便秘（constipation） 以大便秘结不通，排便周期长、时间长；或虽有便意，但排出困难为主要表现的病证。多见于西医学的功能性便秘、肠易激综合征、肠炎恢复期、直肠及肛门疾病、药物性便秘、某些内分泌及代谢性疾病。

病因病机 饮食不节，情志失调，外邪犯胃，禀赋不足等导致燥热内结，或气滞不行，或阴寒凝滞，或气血阴阳不足等，均可引起腑气不通，传导失司而为便秘。与胃、脾、肾关系密切。

辨证要点 辨寒热虚实：大便艰涩，便难腹冷，为寒凝；粪质干结，腹满口苦，为热结；粪质不干，欲便不出，便下无力，为气虚；便结如球，腹无所苦，为阴血不足；粪质干结不甚，排出不畅，为气滞。

治疗 以调和脾胃，宣通腑气为治疗原则。针刺主穴：局部取天枢、左水道、左归来、左外水道、左外归来；远端取丰隆、足三里、上巨虚。随症配穴：腹中冷痛，大便艰涩不易排出者加气海、关元，针后加灸；有便意，努责乏力者加脾俞、胃俞；腹胀、便秘口干者加合谷、内庭；老年、体虚便秘者可温灸神阙、气海、

关元。尚可选用耳针疗法：取大肠、直肠下段、交感、小肠、神门，每次取 2~3 穴，毫针刺、埋针或王不留行贴压。

预防与调护 合理饮食，荤素搭配，多食富含纤维素的蔬菜，少食辛辣油炸食物。加强运动。养成定时排便的习惯。

（张春红）

wèixiàchuí

胃下垂（gastroptosis） 胃张力减弱，站立时胃的下缘达盆腔，胃小弯弧线最低点降至髂嵴连线以下。与中医学胃缓、胃痞等相关。

病因病机 先天禀赋不足；或饮食不节，过度劳倦，生育过多等致中阳不振，脾胃虚弱；或因情志不遂，肝失疏泄，横伐脾土，致胃体升降失常，均可导致中气下陷，升举无力，造成胃下垂。病位在脾胃，与肝、肾相关。

辨证要点 辨病证之虚实。在脾胃者以虚为主，与肝胆相关者以实为主。主症：胃脘胀满，进食或长时间站立时加重，平卧则减轻。①虚证：伴形体消瘦，神疲倦怠，纳呆，舌淡苔薄白，脉细弱者，为脾虚中气下陷；伴胃痛喜温，得寒加重，肢冷便溏，舌淡苔白，脉濡弱者，为脾胃虚寒；胃脘隐痛坠胀，咽干口燥，舌红少津，脉细数，为胃阴亏虚。②实证：脘腹坠胀，发病与情志有关，脉弦，为肝气犯胃。

治疗 以补益中气，升阳举陷为治疗原则。取穴以督脉、足阳明胃经经穴为主。针刺主穴：取百会、足三里、中脘、胃俞提托、左梁门、左天枢、左幽门透左肓俞。辨证配穴：脾虚中气下陷加脾俞、气海、关元；脾胃虚寒加隔附子饼灸关元、神阙。胃阴亏虚加关元、三阴交、太溪；

肝气犯胃加阳陵泉、支沟、太冲；兼血瘀加中极、血海、地机；痰浊较甚加丰隆、阴陵泉。同时，尚可选用夹脊刺（第九至十二胸椎）。

预防与调护 ①养成良好的饮食习惯，定时定量，少食多餐，细嚼慢咽。②戒烟酒，禁肥甘、辛辣刺激之品。③胃下垂患者容易发生便秘，而便秘又会加重胃下垂程度，因此需要积极预防便秘。④加强腹肌锻炼，并保持乐观情绪。

（张智龙）

xiāokě

消渴（consumptive thirst） 以多饮、多食、多尿、形体消瘦，或尿有甜味为主要表现的病证。又称消瘅、消中。西医学的糖尿病及糖尿病并发症（如糖尿病酮症酸中毒、糖尿病肾病、糖尿病冠心病、糖尿病周围神经病变等）属此病范畴。

病因病机 有禀赋不足、饮食不节、情志失调、劳欲过度四个方面。先天禀赋不足是引起消渴的重要内在因素，脾虚湿盛是消渴的易患因素，长期饮食不节，或情志失调，房劳过度，均可直接或间接地影响到脾胃，导致脾胃虚弱，升降运化失常，出现多饮、多食、多尿、形体消瘦的症状。久治不愈，由脾虚及肾，而致机体气化不利，代谢失调，痰浊湿毒等代谢产物不能及时排出体外，因痰致瘀而发生尿浊和水肿，若痰湿、瘀血阻滞于心脉、脑脉、眼脉、足、宗筋，则发为胸痹、中风、雀目、痈疽、阳痿等病证。与肺、脾胃、肾相关。

辨证要点 ①辨病位：以口渴多饮为主者为上消，属肺燥；以多食善饥为主者为中消，属胃热；以多尿为主者为下消，属肾

虚。②辨本证与并发症：一般以本证为主，并发症为次，但亦有少数患者本证不明显，临床表现以并发症为主，此时须仔细辨别，切不可只顾并发症，而忽略本证。多饮、多食、多尿、形体消瘦是消渴本证的基本临床表现，而并发症又有其特殊的临床表现，如中风、胸痹、尿浊、水肿、泄泻、坏疽、四肢麻木及目盲等病症。

治疗 以健脾化湿，清热润燥，补肾滋阴为治疗原则。取穴以手足阳明经和足少阴肾经经穴为主。针刺主穴：取中脘、曲池、合谷、足三里、丰隆、三阴交、太溪、照海、太冲。辨证配穴：上消症显者加肺俞、脾俞、列缺、尺泽；中消症显者加内庭、脾俞、胃俞；下消症显者加气海、关元、命门、肾俞。随症配穴：水肿加关元、气海、阴陵泉；血瘀、皮肤瘙痒加血海、地机；视物模糊加睛明、光明、太阳；口干加金津、玉液；上肢麻木、疼痛加肩髃、外关；下肢麻木、疼痛加风市、阳陵泉、解溪；大便秘结加天枢；癃闭加关元、中极。

预防与调护 注意早期防治。①限制淀粉类、油脂的摄入，忌食糖类，宜以适量米、麦、杂粮，配以蔬菜、豆类、瘦肉、鸡蛋等，定时定量进餐。②戒烟酒、浓茶及咖啡等。③控制体重。④劳逸结合，生活规律，注意调节情志。

(张智龙)

lóngbì

癃闭（retention of urine; urinary retention; uroschesis） 以小便量少，点滴而出，甚至小便闭塞不通为主要表现的病证。病情有缓急之分，病势缓，小便不利，涓滴而下者谓之"癃"；病势急，小便不通，欲溲而不下者谓之"闭"。癃病日久可发为闭，二者

紧密相连。西医学的膀胱括约肌痉挛、神经性尿闭、尿道结石、尿道肿瘤、尿道损伤、尿道狭窄、老年性前列腺增生症、前列腺肥大、脊髓炎等疾病均可出现癃闭。

病因病机 湿热秽浊之邪上犯膀胱，或湿热毒邪犯肺，水道通调失司，或饮食不节致脾胃运化功能失常，阻滞于中，下注膀胱，或情志不调致肝气郁结，疏泄失司，或痰瘀积块内生，尿道阻塞，或久病体虚致脾肾阳不足等原因，均可导致膀胱气化失司，水道闭遏不通，发为癃闭。病位主要在膀胱，与肺、脾、肾、肝密切相关。

辨证要点 ①辨证之虚实：虚证多责之脾、肾阴阳虚衰。时欲小便而不得出，或量少而不爽，气短，语声低微，小腹坠胀，精神疲乏，食欲不振，舌质淡，脉弱，属脾气不升；小便不利或点滴不爽，排出无力，面色㿠白，神气怯弱，畏寒怕冷，腰膝冷而酸软无力，舌质淡，苔白，脉沉细而弱，属肾阳衰惫。实证多为肺热、湿热、肝郁、浊瘀所致。小便不利或点滴不通，咽干，烦渴欲饮，呼吸急促或咳嗽，苔薄黄，脉数，属肺热壅盛；小便点滴不通，或量少而有灼热短赤，小腹胀满，口苦口黏，或渴不欲饮，或大便不畅，舌质红，苔黄腻，脉数，属膀胱积热；小便不通，或通而不爽，胁腹胀满，心烦善怒，舌红，苔薄黄，脉弦，属肝郁气滞；小便点滴而下，或尿如细线，甚则阻塞不通，小腹胀满疼痛，舌紫暗或有瘀点，脉细涩，属尿道阻塞。②辨病情之轻重：水聚膀胱，小便闭塞不通为急证；小便量少，点滴能出，无水积聚膀胱者为缓证；由"癃"转"闭"病势加重，由"闭"转

"癃"病势减轻。

治疗 以调神通闭，利尿为治疗原则。取穴以任脉经穴为主。针刺主穴：取内关、水沟、秩边透水道、中极、归来、关元。辨证配穴：脾肾阳虚加肾俞、脾俞、三阴交；肺热壅盛加合谷、鱼际；膀胱积热加阴陵泉、膀胱俞、复溜；肝郁气滞加太冲、合谷。随症配穴：尿道阻塞者加中封、血海；横贯性脊髓损伤或不完全脊髓损伤者在损伤平面上一个椎体行夹脊刺，并加刺八髎（上髎、次髎、中髎、下髎，左右共八穴）。

预防与调护 ①锻炼身体，增强抵抗力。起居有规律，避免久坐少动。忌肥甘、辛辣、酒；忌憋尿，忌纵欲过度。避风寒、湿热之气。保持心情舒畅，避免思虑过度、愤怒抑郁有助于预防癃闭。②老年人应尽量减少使用抗胆碱类药，以避免癃闭的发生。③积极治疗原发病，尿潴留患者导尿须严格执行规范操作，避免感染。④保留导尿管的患者应经常保持会阴部卫生，多饮水。患者可自动排尿时，应尽快拔除导尿管。

(张春红)

yángwěi

阳痿（sexual impotence; impotence） 男子在性刺激下持续地不能达到或维持足够硬度的阴茎勃起以完成满意性交的疾病。又称阴痿、筋痿。为男性性功能障碍常见病之一。西医学的性神经衰弱、内分泌机能紊乱、生殖器官神经性损害、睾丸疾病等均可出现阳痿。

病因病机 命门火衰、房劳过度、恐惧、肝郁不舒、思虑过度、劳倦伤心、湿热下注等致宗筋失养所致。病位在宗筋，与肾、

肝、脾、心相关。

辨证要点 辨证之虚实。①虚证：阴茎勃起困难，或举而不坚，时有滑精，头晕耳鸣，面色㿠白，腰膝酸软，夜尿清长，畏寒肢冷，舌淡白，脉细弱，为肾阳不足；阳痿不振，心悸易惊，胆怯多疑，夜多噩梦，常有被惊吓史，苔薄白，脉弦细，为惊恐伤肾；阳痿不举，失眠多梦，心悸自汗，神疲乏力，食少纳呆，面色无华，舌淡，苔薄白，为心脾两虚。②实证：阳事不起，或起而不坚，心情抑郁，胸胁胀痛，脘闷不适，食少便溏，苔薄白，脉弦者，为肝郁气滞；阴茎痿软，阴囊潮湿，瘙痒腥臭，睾丸坠胀作痛，小便赤涩灼痛，肢体困倦，泛恶口苦，舌红苔黄腻，脉滑数，为湿热下注。

治疗 以通调气机，温肾壮阳为治疗原则。取穴以任脉、督脉经穴为主。针刺主穴：取中极、关元、命门、神庭、印堂、足三里、三阴交。辨证配穴：肾阳不足加气海、肾俞、太溪、太冲，可灸；惊恐伤肾加百会、四神聪、神门、肾俞；心脾两虚加神门、脾俞、胃俞；肝郁气滞加太冲、阳陵泉、支沟、肝俞、神门、志室；湿热下注加中脘、阴陵泉、蠡沟、丰隆、膀胱俞。随症配穴：失眠或多梦者加内关、神门、心俞；食欲不振者加中脘、公孙。尚可选用以下疗法。①电针疗法：取中极、次髎、命门、肾俞、太溪。②穴位注射疗法：取长强、肾俞、关元、中极、三阴交，穴位注射复方丹参注射液、当归注射液等。

预防与调护 ①注重心理调适，解除焦虑情绪，消除恐惧心理。②房事有度，劳逸结合。③戒食辛辣肥甘，戒烟酒以免助湿生热。④勿滥用壮阳之品，以免加重病情。

（张智龙）

tòngjīng

痛经（dysmenorrhea） 以月经期前后或月经期中发生的周期性小腹疼痛或痛引腰骶为主要表现的病证。又称经来腹痛、经行腹痛、经期疼痛、少腹坚痛、月水来腹痛。分原发性痛经（生殖器官无器质性病变者）与继发性痛经（因生殖器官器质性病变所引起的痛经，如子宫内膜异位症、子宫腺肌病、急慢性盆腔炎、妇科肿瘤、子宫颈狭窄及阻塞等）。

病因病机 月经与冲任二脉及胞宫的周期性生理变化密切相关。由于督、任、冲三脉皆"起于胞中，同出会阴"，因此寒湿、气郁等致胞宫内气血运行不畅，不通则痛，或气血不足、肝肾不足等致胞宫失于濡养，不荣则痛，均可导致痛经。病位在胞宫、冲脉、任脉，与肝、肾关系密切。

辨证要点 根据疼痛性质，月经量、色，辨病证之实虚。①实证：腹痛在经前或经期，疼痛剧烈，拒按，经色暗红或紫黑，质稠或有血块，下血后疼痛缓解，多属实证。经前伴乳房胀痛，舌有瘀斑，脉细弦，为气滞血瘀；腹痛有冷感，得温热疼痛可缓解，苔白腻，脉沉紧，为寒湿凝滞。②虚证：腹痛在经后，隐隐作痛，少腹柔软喜按，月经色淡、质稀、量少，多属虚证。平素面色苍白或委黄，倦怠无力，经来头晕眼花，心悸，舌淡，舌体胖大边有齿痕，脉细弱，为气血不足；经来后腰膝酸软，头晕耳鸣，视物不清，舌红苔少，脉细，为肝肾不足。

治疗 ①实证以理气化瘀、调经止痛为治疗原则。取穴以任脉、足太阴脾经经穴为主。针刺主穴：取中极、地机、三阴交、太冲。辨证配穴：气滞血瘀加血海；寒湿凝滞加关元、归来。②虚证以益气补血为治疗原则。针刺主穴：取关元、气海、三阴交、足三里。辨证配穴：气血不足加脾俞、胃俞；肝肾不足加肝俞、太溪、肾俞。虚证可加用灸法。尚可选用以下疗法。①经皮穴位电刺激法：取穴同针刺取穴，采用高频电刺激进行治疗（疼痛发作时）。②耳针疗法：取内生殖器、交感、皮质下、内分泌、神门、肝、肾、腹，每次选2～4穴，毫针刺、埋针或王不留行贴压。③皮肤针疗法：下腹部任脉、肾经、胃经、脾经、腰骶部督脉、膀胱经、夹脊穴从上至下进行叩刺。④穴位贴敷法：取神阙或关元，以理气化瘀、调经止痛药物做成膏药贴敷。

预防与调护 ①注意经期卫生。②经期注意保暖，忌食寒凉、生冷、刺激性食物。③平素注意调畅情志，避免肝气郁结。

（方剑乔）

yuèjīng bùdiào

月经不调（menstrual disorders） 以月经周期紊乱，经色、经量、经质异常改变，及伴有明显不适症状为主要表现的病证。月经周期紊乱包括月经先期、月经后期、月经先后无定期。临床称月经先期为"经早"，月经后期为"经迟"，月经先后无定期为"经乱"。经量的改变包括月经过多、月经过少；同时尚有经期延长、经间期出血等变化，均属于月经不调的范畴。西医学的月经频发、功能失调性子宫出血、慢性盆腔炎、子宫肌瘤、子宫肥大症等原因引起的月经异常，均属于此病范畴。

病因病机 正常月经是在肾气盛、天癸至、任通冲盛、气血充沛、脏腑功能协调、胞宫功能正常的基础上发生的，涉及冲、任二脉及肝、脾、肾三脏。各种原因引起的脏腑功能失常、气血失调、胞宫冲任损伤等均可致月经不调。

辨证要点 辨月经先期、后期或无定期的虚实。①月经先期：常见原因有气虚和血热。经期提前，月经量多或少，色黯淡，质稀，伴头晕耳鸣，神疲肢倦，舌淡苔薄白，脉缓或沉细，为气虚。经期提前，月经量多或少，经色红，质稠或有血块，伴手足心热，咽干口燥，舌红苔少，脉细数，为阴虚；伴口渴喜冷饮，大便秘，舌红苔黄，脉滑数，为血热；伴乳房、胁肋胀痛，口苦咽干，舌红苔黄，脉弦数，为肝郁化热。②月经后期：常见原因有血虚、血寒、肾虚、气滞和痰湿。经期推后，量少，色淡质稀，伴头晕耳鸣、腰酸腿软，舌暗淡苔薄白，脉沉细，为肾虚；伴面色委黄或苍白，心悸失眠，舌淡苔薄白，脉细无力，为血虚；伴小腹冷痛，舌淡苔白，脉沉迟无力或沉紧，为血寒。经期延后，量少，经色黯红或有血块，伴小腹胀痛，精神抑郁，舌淡苔薄白，脉弦，为气滞。经期延后，量少，色淡质黏，伴脘闷恶心，带下量多，舌淡胖苔白腻，脉滑，为痰湿内阻。③月经先后无定期：常见原因有肾虚、脾虚和肝郁气滞。经期或提前或延后，量少，色淡质稀，伴头晕耳鸣、腰酸腿软，舌暗淡苔薄白，脉沉细，为肾虚；经期或提前或延后，量多，色淡质稀，伴纳少食呆，舌淡苔薄白，脉缓，为脾虚；经期或提前或延后，量少或多，经色黯红或有血块，伴乳房、胸胁胀痛，精神抑郁，舌淡苔薄白，脉弦，为肝郁气滞。

治疗 以调气理血，平衡冲任为治疗原则。针刺主方：取三阴交、关元、归来、子宫。辨证配穴：①月经先期：血热加曲池或行间；气虚加足三里、脾俞。②月经后期：血虚加血海、膈俞；血寒加灸气海、命门；肾虚加肾俞、太溪；气滞加期门、太冲；痰湿加足三里、丰隆、天枢。③月经先后无定期：肾虚加肾俞、太溪；脾虚加足三里、脾俞；肝郁气滞加期门、太冲。随症配穴：月经周期紊乱伴月经量多、经期延长者加灸隐白，伴胸胁胀痛者加支沟、阳陵泉。尚可选用以下疗法。①耳针疗法：取皮质下、内生殖器、内分泌、肾、肝、脾，毫针刺或王不留行贴压。②皮肤针疗法：取背腰骶部夹脊穴、下腹部任脉、肾经、脾胃经、下肢足三阴经叩刺。

预防与调护 ①注意经期卫生，少进生冷及刺激性饮食。②调摄情志，避免精神刺激。③经期适当减轻体力劳动强度。

(方剑乔)

jīngbì

经闭（amenorrhea） 发育正常的女子，年龄超过18岁而不见月经来潮；或已形成月经周期，但又连续中断6个月以上的病证。又称闭经、月水不通、经水断绝。前者称原发性闭经，后者称继发性闭经。妇女因妊娠、哺乳，或进入更年期，月经停闭不行，为生理性停经，属正常的生理想象，不属于病态。

病因病机 月经的正常来潮以肾气盛、天癸至为根本，有赖于后天脾胃健运、化生气血充养胞宫，并以肝气调达、冲任气血条畅为经血按时而下的必备条件。

因此，凡是引起肝、脾、肾脏腑功能失调或冲任、胞宫功能下降，或破坏它们之间功能协调的原因，都可导致经闭。

辨证要点 辨证之虚实。虚证多由血枯气虚，肝肾不足，冲任不调致使经水枯竭，无以时下；实者多由气滞血瘀，或痰湿、寒邪阻于胞宫致经行受阻。①虚证：月经超龄未至，或经期错后，经量逐渐减少，终至经闭，属血枯经闭。伴头晕耳鸣，腰膝酸软，口干咽燥，手足心热，舌红苔少，脉细数，为肝肾不足；伴头晕目花，心悸怔忡，神疲肢倦，食欲不振，面色委黄，舌淡苔薄白，脉细弱，为气血亏虚。②实证：以往月经正常，骤然经闭不行，伴有腹胀痛等，属血滞经闭。伴情志抑郁，或烦躁易怒，胸胁胀满，小腹胀痛拒按，舌质紫暗或有瘀斑，脉沉弦，为气滞血瘀；伴带下量多，形体肥胖，或面浮肢肿，头晕目眩，胸脘满闷，苔腻，脉滑，为痰湿阻滞；伴小腹冷痛拒按，得热则缓，形寒肢冷，面青，苔白，脉沉迟，为寒凝。

治疗 虚证以养血调经，补益肝肾为治疗原则。取穴以任脉、足太阳膀胱经经穴为主。针刺主穴：取关元、气海、足三里、肝俞、脾俞、肾俞。实证以理气活血，化湿通经为治疗原则。取穴以任脉、手足阳明经、足太阴脾经经穴为主。针刺主穴：取中极、归来、血海、合谷、太冲、丰隆。可加用电针或穴位埋线法，虚证和寒湿凝滞者可于局部施以灸法。尚可选用以下疗法。①耳针疗法：取内分泌、内生殖器、肝、肾、皮质下、神门，毫针刺、埋针或王不留行贴压。②皮肤针疗法：取腰骶部相应背俞穴及夹脊穴、下腹部任脉、肾经、胃经、脾经、带脉等从上而下循经叩刺。针灸疗法对西医学的卵巢早衰、多囊卵巢综合征所致闭经疗效较好，可采用针灸结合中药的综合疗法；低频电针疗法对多囊卵巢综合征所致闭经效果较佳。临床上引起闭经的原因复杂，由各种原因引起的继发性闭经应首先针对原发疾病进行治疗。

预防与调护 ①注意情绪调节，保持乐观豁达心态。②加强体育锻炼，增强体质。③劳逸结合，生活起居有规律。

（方剑乔）

bēnglòu

崩漏（metrorrhagia and metrostaxis） 以妇女不规则（非周期性）子宫出血为主要表现的病证。发病急骤，大量出血，暴下如注者为"崩"。又称崩中、经崩。病势缓，出血量少，淋漓不尽者为"漏"。又称漏下、经漏。二者在疾病的发展过程中常相互转化，故临床以"崩漏"并称。西医学的无排卵型功能失调性子宫出血、生殖器炎症和某些生殖器肿瘤引起的不规则阴道出血属此证范畴。

病因病机 肾虚、脾虚、血热、血瘀和七情失调等致冲任损伤，不能制约经血，经血从胞宫非时妄行，可发为此病。涉及冲、任二脉及肝、脾、肾三脏。

辨证要点 辨证之虚实。①实证：经血暴下不止或淋漓不尽，血色深红或紫红，质稠，多属实证。血色深红，质黏稠，气味臭秽，伴口干喜饮，舌红苔黄，脉滑数，为实热；伴带下量多臭秽，阴痒，苔黄腻者，为湿热下注；伴烦躁易怒，小腹胀痛，苔薄白，脉弦，为气郁；淋漓不断，或时来时止，经色黯有块，小腹刺痛拒按，下血后疼痛减轻，舌质暗有瘀点，脉涩，为血瘀。

②虚证：经血暴下不止或淋漓不尽，色淡质稀，多属虚证。血色黯淡质稀，伴面色委黄，神疲乏力，纳呆便溏，舌质淡而胖，苔白，脉沉细无力，为脾虚；血色淡红，伴少腹冷痛，腰膝酸软，舌淡苔白，脉沉细而迟，为肾阳虚；下血量少，色鲜红，伴头晕耳鸣，心烦不寐，舌红少苔，脉细数，为肾阴虚。

治疗 实证以通调冲任，祛邪固经为治疗原则。取穴以足太阴脾经、任脉经穴为主。针刺主穴：取关元、公孙、三阴交、隐白。辨证配穴：血热加血海；湿热加阴陵泉；气郁加太冲；血瘀加地机。虚证以调补冲任，益气固经为治疗原则。取穴以任脉、足太阴脾经、足阳明胃经经穴为主。针刺主穴：取气海、三阴交、足三里、隐白。辨证配穴：脾气虚加百会、脾俞、胃俞；肾阳虚加肾俞、命门；肾阴虚加然谷、太溪。可加用灸法。尚可选用以下疗法。①耳针疗法：取内生殖器、皮质下、内分泌、肾、肝、脾，毫针刺或埋针，左右两耳交替使用。②三棱针疗法：在腰骶部督脉或膀胱经上寻找反应点，用三棱针挑刺治疗。

预防与调护 出血期要避免过度疲劳和剧烈运动，不宜冒雨涉水，出血多时宜卧床休息，或住院治疗。暴崩虚脱者，要绝对卧床休息，观察脉搏、血压等情况。

（方剑乔）

dàixiàbìng

带下病（morbid vaginal discharge） 妇女阴道分泌物增多，色、质、气味异常，或伴全身及局部症状的病证。健康女子随着发育成熟，阴道内有少量无色无味的黏性分泌物，以润泽阴道，此为生理性带下。在月经期前后、月经期中及妊娠期分泌物量可稍有增多。若带下量多，色、质、味发生异常，同时伴有局部，或全身症状者，则为病理性带下，严重者尚可见黄带、赤带。西医学的阴道炎、子宫颈炎、附件炎、盆腔炎、内分泌失调、妇科肿瘤等疾病可见此证。

病因病机 带脉起于季胁，围绕腰部一周；冲任督三脉同起于胞中，皆络于带脉。饮食不节、劳倦过度或思虑过多，肝气乘脾致脾虚湿盛，流注下焦；或肝经湿热下注；或湿毒之气乘虚内侵胞宫；或肾气不足、肾阴偏虚等均可损伤任、带，带脉失约，任脉不固，湿浊下注前阴、胞宫，发为此病。主要与带脉、任脉密切相关，与脾、肾二脏相关。

辨证要点 辨证之实虚。①实证：带下量多色黄，质稠黏，如脓如涕，气秽臭，伴阴中瘙痒，小腹满痛，小便短赤，身热，口苦咽干，舌红，苔黄，脉滑数，为湿热下注；其中带下量多，质稠，色黄绿如脓或浑浊如米泔，或脓血杂见，恶臭难闻，为湿毒下注。②虚证：带下量多色白或淡黄，无臭味，质清稀如涕，伴面色委黄，食少便溏，神疲乏力，舌淡，苔白腻，脉濡弱，为脾虚湿盛；带下色白，量多，质清稀，绵绵不断，伴头晕耳鸣，小腹冷痛，腰部酸痛，小便频数清长，夜尿频多，大便溏薄，舌淡，苔薄白，脉沉，为肾虚。

治疗 以固摄带脉，利湿化浊为治疗原则。取穴以足少阳胆经、任脉、足太阴脾经经穴为主。针刺主穴：取带脉、中极、白环俞、阴陵泉。辨证配穴：湿热下注加中极、水道、次髎，带脉；脾虚加气海、足三里、三阴交；

肾虚加关元、肾俞、太溪；脾肾亏虚可于足三里、关元、气海及背俞穴加灸。尚可选用以下疗法。①拔罐疗法：湿热下注者可取腰骶部八髎、十七椎刺络拔罐。②灸法：取关元、气海、子宫、气穴，悬起灸。③穴位注射疗法：取子宫、八髎、中极、水道、气冲、白环俞、膀胱俞、血海、三阴交，以鱼腥草、红花、当归注射液或抗生素进行注射治疗或予三棱针刺络拔罐。④耳针疗法：取内生殖器、内分泌、膀胱、三焦、脾、肾、肝，毫针刺、埋针或王不留行贴压。

预防与调护 节房事，注意经期及产褥期的卫生，分娩时避免宫颈裂伤，保持外阴清洁。

(方剑乔)

bùyùnzhèng

不孕症（infertility；sterility） 育龄妇女，未避孕，配偶生殖功能正常，同居 1 年以上而未怀孕；或末次妊娠后，未避孕 2 年以上未怀孕的病证。前者为原发不孕，中医称全不产、无子。后者为继发不孕，中医称断绪。

病因病机 冲、任、督三脉皆起于胞中，冲、任气血的充盈及正常运行与女性经、孕、带、产密切相关。各种外感和内伤因素导致肾精亏虚，胞宫虚寒；或肝气郁结，气血淤滞于胞宫；或脾失健运，痰瘀互阻于胞脉，均可致不孕。肾精亏虚、冲任失调为病机关键，与肝、脾、肾相关。

辨证要点 辨病证之虚实。虚证多为肾气亏虚，实证多为肝气郁结或痰瘀互阻。①虚证：婚后不孕，面色晦黯，性欲淡漠，伴月经后期，量少色淡，带下清稀，小便清长，大便不实，舌淡苔白，脉沉细或沉迟，为肾虚。②实证：多年不孕，精神抑郁，烦躁易怒或紧张，伴经期先后不定，经前乳房胀痛，痛经，经血量少色黯或夹有血块，舌质暗红或有瘀斑，苔薄白，脉弦，为肝气郁结；婚后久不受孕，形体肥胖，经期延迟，月经量少甚或闭经，伴带下量多，头晕心悸，口腻纳呆，大便溏薄，舌胖色淡，苔白腻，脉滑，为痰瘀互结。

治疗 实证以理气化痰，行瘀通络为治疗原则；虚证以补益肝肾，温通胞脉为治疗原则。针刺主穴：局部取关元、子宫、次髎，远端取三阴交、背俞穴。实证以针刺为主；虚证针灸并用。辨证配穴：肝气郁结加刺太冲、阴廉、曲泉；痰瘀互结加刺阴陵泉、丰隆、膈俞；肾虚胞寒加灸肾俞、命门、神阙；冲任血虚加灸气海、血海。临床在辨证配穴基础上，可针对不孕病因进行随症配穴：排卵障碍和输卵管功能障碍所致的不孕症，重用局部腧穴的关元、中极、大赫、子宫、卵巢穴等，以针刺、电针、艾灸为主，刺激量宜大，同时可配合具有清热解毒作用的药物进行穴位注射法、穴位埋线法治疗；运用辅助生殖技术者，在胚胎移植当天进行针灸治疗可提高胚胎存活率；慢性附件炎所致的不孕症加三阴交、血海、足三里；免疫性不孕者加肾俞、关元、命门、三阴交、足三里。尚可选用耳针疗法：取内生殖器、皮质下、肾、肝、内分泌，每次取 2~4 穴，埋针或王不留行贴压，两耳交替进行。

预防与调护 治疗期间需调节情志，注意经期卫生。禁烟、酒及辛辣、萝卜等食品，多食纤维素食物，保持每日大便通畅。在药物和针灸治疗同时需配合房事节制，节欲、蓄精，在排卵前停房事，排卵后行房事。

(方剑乔)

tāiwèi bùzhèng

胎位不正（abnormal fetal position） 妊娠后期发现胎位成枕后位、臀位、横位等异常的情况。又称胎位异常。是造成难产的常见因素。正常胎位为枕前位，异常胎位以臀位多见。胎位不正可以通过定期产前检查，及早发现和纠正。

病因病机 气血虚弱或气滞血瘀，使胎气失和而致胎位不正。妇人以血为本，孕妇气血充沛，气机通畅则胎位正常，若孕妇体虚，正气不足，无力转胎；或孕妇情志抑郁，气机不畅，胎儿不得回转，均可导致胎位不正。与肝、脾、肾相关。

辨证要点 临床上多无自觉症状，可通过妊娠后期腹壁或肛门检查而发现。临床主要辨别虚实。虚者多为气虚，实证多为气滞。伴有精神疲倦，气短懒言，小腹下坠，面色㿠白，舌淡，苔白，脉滑缓，属气虚型；伴有胁肋胀痛，时轻时重，精神抑郁，胸闷嗳气，苔薄微腻，脉弦滑，属气滞型。

治疗 以调理胞宫气血，矫正胎位为治疗原则。针刺主穴：取至阴，艾条灸、艾炷灸或隔姜灸，单穴或配合三阴交、合谷使用。辨证配穴：气虚加足三里、太溪，气滞加期门、太冲。每次灸 15~20 分钟，每天 1~2 次，至胎位转正为止。艾灸至阴矫正胎位成功率较高，并可减少外部倒转术、剖宫术的实施和缩宫素的使用。除艾灸及针刺至阴外，还可进行激光照射治疗。

预防与调护 妊娠期加强营养，保持心情舒畅。适度运动，加强腹肌的锻炼。定期产前检查，早发现、早治疗。

（方剑乔）

zhìchǎn

滞产（prolonged labor） 分娩时子宫收缩不能逐渐增强，第一产程（分娩开始至宫口完全张开的过程）时间超过 24 小时的病证。古称难产、产难、子难。产力异常、产道异常和胎儿发育异常、胎位不正以及精神紧张、过度疲劳、内分泌失调及药物影响等均可导致滞产。

病因病机 冲、任、督三脉皆起于胞中，冲、任气血的充盈及正常运行与女性生产功能有关。产妇气血充沛，气机通畅则分娩顺利；任何原因导致的气血失调均可致滞产。

辨证要点 ①虚证：临产浆水已下，胎儿久久不能娩出，腹部隆起不明显或隆起时间较短，阵痛不明显，伴面色苍白、神惫气弱，舌淡，苔薄白，脉虚大或沉细者，为产力不足、子宫收缩无力，属气血虚弱证。②实证：临产浆水已下，胎儿久久不能娩出，腹部持续隆起而不松软，阵痛剧烈，伴面色晦黯，烦躁不安，精神紧张，胸脘胀闷，时欲泛恶，舌质暗红，脉沉实者，为子宫收缩不协调，属气滞血瘀证。

治疗 以调理气血，行滞催产为治疗原则。针刺主方一：针刺合谷、三阴交、至阴，三阴交、合谷可加电针治疗，或选用合谷、三阴交以缩宫素进行穴位注射。辨证配穴：气血虚弱加足三里、太溪，可加灸；气滞血瘀加太冲、次髎、昆仑。针刺主方二：至阴、合谷、气海、关元、上髎、次髎、三阴交、复溜，温和灸，灸至娩下胎儿为止；或神阙隔盐灸 5~7 壮。尚可选用耳针疗法：选内生殖器、子宫、肾、皮质下、交感，

毫针中度刺激，直至胎儿娩出为止。

预防与调护 临产前应避免紧张情绪，注意适当休息与睡眠，保持充沛精力，适度锻炼可预防滞产。

（方剑乔）

rǔshǎo

乳少（agalactia；hypogalactia） 产后乳汁分泌甚少，甚至全无的病证。又称缺乳、乳汁不足、乳汁不行、泌乳障碍。不仅出现于产后，亦可出现在哺乳期。

病因病机 乳汁由气血化生，资于冲任，赖肝气疏泄与调节。素体脾胃虚弱或年岁已高，气血虚衰，或妊娠期、产后调摄失宜，导致气血不足，乳汁生化无源；或产后为七情所伤，肝气郁结，痰气壅阻于乳络，乳汁运行受阻，均可导致乳少。在经络循行方面，胃经过乳房，有"乳头属肝，乳房属胃"之说，故此病主要与肝、胃有关。

辨证要点 根据乳房有无胀痛、乳汁稀稠程度、全身症状与舌脉分辨虚、实。产后没有乳汁分泌，或分泌量过少，乳房柔软，乳汁清稀，伴面色少华，神疲乏力，食少便溏，舌淡，少苔，脉虚细，属气血不足；若在产褥期、哺乳期乳汁正行之际，乳汁分泌减少或全无，乳房胀硬或疼痛，乳汁浓稠，伴胸胁胀闷，情志抑郁，甚至身有微热，舌红，苔薄黄，脉弦，为肝气郁滞。

治疗 以调理气血，疏通乳络为治疗原则。取穴以足阳明胃经经穴为主。针刺主穴：取少泽、乳根、膻中。少泽作为治疗乳少的经验穴，单独针刺或电针即可起效。辨证配穴：气血不足加足三里、脾俞、胃俞、乳根、膻中加灸；肝气郁滞加期门、太冲、

内关。随症配穴：食少便溏者加中脘、天枢；失血过多者加肝俞、膈俞；胸胁胀满者加期门；胃脘胀满者加中脘、足三里；乳行不畅者于少泽三棱针点刺出血。尚可选用以下疗法。①皮肤针疗法：取乳房局部及背俞穴（肺俞至三焦俞）循经进行叩刺。②耳针疗法：选胸、内分泌、交感、肝、脾，毫针刺、埋针或王不留行贴压。

预防与调护 哺乳期应心情舒畅，避免过度疲劳，保证充足睡眠，掌握正确哺乳方法，多食高蛋白流质食物。

（方剑乔）

yíniào

遗尿（enuresis） 5 岁以上儿童不能从睡眠中醒来而反复发生的无意识排尿行为。又称遗溺，俗称尿床。轻者数日遗尿一次，重者每夜自遗。若长期不愈，可使儿童智力、体质、身心健康受到影响。西医学的夜尿、尿失禁、尿崩症可参照此证治疗。

病因病机 脾肺不足，先天不足，或下元虚冷，导致肺、脾、肾三脏脏腑功能失调；或因湿热下注膀胱，不能通调水道，膀胱气化功能失调，闭藏失职，不能制约水道而导致遗尿。病位在膀胱，与脾、肾、肺关系密切。

辨证要点 辨证之虚实寒热。①虚寒者病程长，体质弱，尿频清长，舌质淡，苔薄滑，或舌有齿印，舌体胖嫩，兼见面白神疲，纳少乏力，肢冷自汗，大便溏薄，反复感冒等。②实热者病程短，体质尚壮实，尿量少、色黄，舌质红，苔黄，兼见面红唇赤，性情急躁，头额汗多，睡眠不宁，大便干结等。

治疗 以温补脾肾，益气固摄为治疗原则。取穴以任脉经穴

为主。针刺主穴：取关元、中极、膀胱俞、三阴交、百会。辨证配穴：肺脾气虚加肺俞、脾俞、足三里；下焦湿热加曲骨、阴陵泉。尚可选用以下疗法。①皮肤针疗法：取夹脊穴、气海、关元、中极、膀胱俞、八髎，轻叩，使皮肤微微潮红，也可叩刺后加拔火罐，隔日1次。②耳针疗法：取肾、膀胱、皮质下、尿道区、敏感点，每次取2~3穴，毫针刺、埋针或王不留行贴压。③头针疗法：取额旁3线、顶中线进行针刺。④穴位注射疗法：取会阴，以维生素B₁注射液等注射治疗。

预防与调护 ①遗尿一般病程较长，对患儿要耐心教育引导，切忌打骂、责罚，鼓励患儿消除怕羞和紧张情绪。②勿使患儿白天活动过度，睡前饮水过多。③夜间尿湿后要及时更换裤褥，保持外阴部干燥及清洁。④自幼儿开始培养按时和睡前排尿的良好习惯。

(熊 杰)

jīngfēng

惊风（infantile convulsion） 以四肢抽搐、口噤不开、角弓反张，甚则神志不清为主要表现的病证。又称惊厥。小儿时期常见的一种急重病证，根据临床表现分为急惊风和慢惊风两类。西医学的高热惊厥、急性中毒性脑病、各种颅内感染、食物或药物中毒等出现的惊厥属于急惊风范畴；痉挛证、大脑发育不全、各种脑炎、脑膜炎恢复期出现的惊厥属于慢惊风范畴。

病因病机 心主惊，肝主风。小儿脏腑娇嫩，形气未充，易化火动风，导致惊风。外感六淫、疫毒之邪，易从热化，热极化火，火盛生痰，内陷心包，引动肝风；或乳食不节，胃肠积滞，痰浊内生，郁而化热，热极生风，痰火湿浊互结，蒙蔽心包，引动肝风；或暴受惊恐，神明受扰，肝风内动，均可致急惊风。急惊风是痰、热、惊、风的相互影响，互为因果。病位主要在心、肝。慢惊风多因暴吐、泻，或喂养不当等致中焦受损，土虚木旺，肝亢风动；或因脾肾素虚，复因误服寒凉等致脾阳不足，阴寒内盛，脾虚及肾，脾肾阳虚而虚风内动；或因急惊风或温热病后，迁延日久，耗伤肾阴，肝木失养，水不涵木，阴虚风动。病位在肝、脾、肾，多以虚为主。

辨证要点 辨病程及证之外感、内伤、虚实寒热。①急惊风：多发病急暴，病势凶猛，痰、热、惊、风四证并出。猝然发病，神志昏迷，项背强直，四肢抽搐，两目上视，角弓反张，或发热，舌红苔黄或黄腻，脉数有力且弦，为外感惊风；猝然发病，呕吐腹泻，腹痛便秘，大便腥臭夹有脓血，神昏惊厥，舌红苔黄腻，脉滑数，为痰热惊风；猝然抽搐，频作惊惕，面色时青时赤，发热轻，睡眠不安，四肢不温，头项强直，不省人事，舌淡苔白，脉多数乱，为惊恐惊风。②慢惊风：多起病缓慢，病程较长，多属虚证，有虚热，也有虚寒。当辨寒热虚实、病变脏腑。面色苍白或萎黄，精神萎倦，四肢发冷，舌淡苔薄，为虚寒；虚烦疲惫，面色潮红，身热消瘦，舌红苔少，为虚热；身热起伏不定，口渴心烦，胸闷气粗，泛吐痰涎，苔黄腻，为虚中夹实。形神疲惫，面色萎黄，肢体抽搐，大便稀溏，为病在肝、脾；面色苍白，囟门低陷，四肢厥冷，手足蠕动，大便清稀，舌淡，脉细无力，为病在肝、脾、肾。

治疗 急惊风以清热开窍，豁痰镇惊为治疗原则。取穴以任脉、手厥阴心包经、足厥阴肝经经穴为主。针刺主穴：取水沟、中冲、合谷、太冲。可选耳背暴露的静脉血管用三棱针刺破出血。辨证配穴：外感时邪加外关、风池；痰热内蕴加中脘、丰隆；暴受惊恐加印堂、承浆。慢惊风的治疗以健脾益肾，息风镇惊为治疗原则。取穴以任脉、督脉、足阳明胃经经穴为主。针刺主穴：取印堂、筋缩、气海、肾俞、足三里、太冲。尚可选用以下疗法。①耳针疗法：取心、肝、神门、皮质下、枕，毫针强刺激或王不留行贴压。②皮肤针疗法：取神庭、百会、大椎、身柱、筋缩、命门、夹脊穴、膀胱经背俞穴、关元、足三里，用皮肤针叩刺至皮肤略红。

预防与调护 ①平时加强体育锻炼，提高抗病能力。②避免时邪感染，注意饮食。③有高热惊厥史的患儿，在外感发热初起时，要及时降温，服用止痉药物。④抽搐发作时，首先将患儿放平，头侧卧解松衣领，并用多层纱布包裹的压舌板放于上下齿之间，以防咬伤舌体，牙关紧闭者用开口器缓缓撑开，切忌用力撬开。⑤保持呼吸道通畅，痰涎壅盛者随时吸痰；同时注意给氧。⑥对长期卧床患儿，要经常改变体位，必要时可垫海绵垫褥或气垫褥等，经常用温水擦澡、擦背或用温热毛巾行局部按摩，防止褥疮。

(熊 杰)

jīzhì

积滞（infantile food retention syndrome） 小儿内伤乳食，停聚中焦，气滞不行，积而不化导致的脾胃病证。又称食滞、伤食。伤于乳者又称乳积，伤于食者又称食积（参见中医儿科学卷乳积、食积）。以不思乳食、食而不化、脘腹胀满，呕吐，大便溏薄或秘结酸腐为主要临床表现。儿童时期各年龄段皆可发病，以婴幼儿多见。西医学的小儿消化不良性疾病属于此病范畴。

病因病机 喂养不当、乳食不节，或嗜食生冷、质硬难消化之物致脾胃受纳运化失职，乳食停滞不化；或因先天脾胃虚弱，脾运化失常，腐熟运化不及，乳食不消，停聚中焦，而成虚中夹实的积滞。病位在脾胃。

辨证要点 根据病史、伴随症状及病程长短辨其实虚、寒热。多属实证，但若患儿素体脾气虚弱，可呈虚实夹杂证。积滞内停，又有寒化或热化的演变。初病脘腹胀痛拒按，哭闹不安，多属实证；病程较长，脘腹胀满喜按，神疲形瘦，多属虚中夹实证。若素体阳虚，贪食生冷致脘腹胀满，喜温喜按，面白唇淡，四肢欠温，大便溏稀，小便清长，舌淡苔白腻，多属寒证；若素体阴虚，喜食肥甘辛辣之品，致不思乳食，脘腹胀满或疼痛，得热则甚，遇凉稍缓，口气秽浊，嗳腐吞酸，面赤唇红，烦躁易怒，大便秘结，手足脘腹灼热，舌红苔黄腻，多属热证。

治疗 以消食导滞，健脾和胃为治疗原则。取穴以足阳明胃经经穴为主。针刺主穴：取足三里、中脘、天枢、气海、四缝。辨证配穴：乳食内积者加建里、胃俞；积滞化热者加曲池、大椎；寒证及虚证可加灸中脘。随症配穴：烦躁者加神门；脾虚夹积者加脾俞、胃俞；脘腹胀痛者加太冲；呕吐者加内关。尚可选用以下疗法。①皮肤针疗法：取脾俞、胃俞、足三里、合谷、三焦俞，

轻轻叩打。②耳针疗法：取胃、大肠、神门、交感、脾，每次取3~4穴，用王不留行贴压，左右交替，每日按压3~4次。③捏脊疗法（参见中医儿科学卷捏脊疗法）：取督脉进行捏脊。

预防与调护 ①提倡母乳喂养，乳食有节制，做到"乳贵有时，时贵有节"。同时培养正常的饮食习惯，多吃清淡、易消化的食品，不宜过食油腻、生冷及甜食，更不要乱服滋补品。②养成定时排便习惯，保持大便通畅。③食积呕吐者可禁食3~6小时，腹胀者可揉摩腹部，便秘者可予蜂蜜20~30ml冲服，严重者可给予开塞露外导。④细心观察儿童的饮食、二便等，及早发现问题，及早处理。若治疗不及时，可转化为疳证，从而影响小儿的生长发育。

（熊 杰）

dànǎoxìng tānhuàn
大脑性瘫痪（cerebral palsy）
发育中的胎儿或婴幼儿脑部非进行性损伤所致的一组持续存在的中枢性运动和姿态发育障碍、活动受限的症候群。简称脑瘫。大脑性瘫痪的运动障碍常伴有感觉、知觉、认知、交流和行为障碍，以及癫痫和继发性肌肉、骨骼问题。属中医学五迟、五软范畴。

病因病机 先天禀赋不足；或母孕时患病、药物损害等不利因素遗患胎儿，致使脑髓未满，脏气虚弱，筋骨肌肉失养；亦有产程损伤，或新生儿护理不当；或平素乳食不足，哺养失调；或体弱多病，或大病之后失于调养，致脾胃亏损，脑髓失养，精血不能充及四肢百骸，肌肉失养，致使生长发育障碍。

辨证要点 辨证之脏腑。发育迟缓，神情呆滞，面色无华，

肢体瘫软或筋脉拘急，屈伸不利，舌淡苔白，脉弦细，为先天不足，肝肾亏损。四肢痿软，智力低下，言语迟缓，神情呆滞，面色苍白，口角流涎，神疲食少，舌淡苔少，脉细弱，为心脾两亏。

治疗 以滋补肝肾，补益心脾为治疗原则。取穴以督脉、足太阳膀胱经、足阳明胃经经穴为主。针刺主穴：取百会、四神聪、足三里、三阴交、夹脊。辨证配穴：肝肾亏虚加肝俞、肾俞、太溪，或灸足踝；气血亏虚加脾俞、心俞、中脘，或灸心俞、脾俞。随症配穴：上肢瘫痪者加肩髃、曲池、合谷、外关、内关；下肢瘫痪者加环跳、阳陵泉、悬钟；言语迟钝者加通里、廉泉、照海、哑门。尚可选用以下疗法。①耳针疗法：取心、肾、肝、脾、皮质下、脑干，每次取3~4穴，用王不留行贴压，每日按压3~4次。②头针疗法：取顶中线、顶旁1线、顶颞前斜线、额中线、枕下旁线；留针同时配合肢体功能康复训练。

预防与调护 ①勿近亲结婚，注意家族遗传史。②孕妇避免感染、外伤及放射线照射，定期查体，不滥服药物加强营养。③合理喂养婴儿，注意防治中枢神经系统感染、中毒、头部外伤、严重窒息、心跳停止、持续惊厥、颅内出血及各种急性脑病。④对患儿进行早期、及时、长期、正规的功能锻炼，并加强智力训练。

（熊 杰）

zhùyì quēxiàn zhàng'ài bàn duōdòng
注意缺陷障碍伴多动（attention deficit hyperactivity disorder）
与年龄不相称的注意力易分散，注意广度缩小，不分场合的过度活动，情绪冲动并伴有认知障碍和学习困难，智力正常或接近正常

的儿童时期行为障碍性疾病。又称儿童多动综合征、儿童多动症。是儿童时期较常见的行为异常性疾病。好发年龄 6~14 岁，男孩多于女孩。属于中医学瘛疭范畴。

病因病机　先天禀赋不足，肾精亏虚则精血不足；或产时、产后损伤；或后天养护不当，病后失养，忧思惊恐过度等，导致阴阳失调、元神失养，发为此病。与心、肝、脾、肾关系密切。与遗传、环境、产伤等有关。

辨证要点　此病多本虚标实，阴虚为本，阳亢、痰浊、瘀血为标；疾病过程中也可有湿热、瘀血等兼证出现。①辨虚实：多动任性，易于激动，口干喜饮，胸闷脘痞，唇红口臭，小便黄赤混浊，舌苔黄腻，为实证，多为湿热内蕴，痰火扰心。多动多语，神思涣散，动作笨拙，遇事善忘，思维较慢，形瘦少眠，面色少华，为虚证：伴面黄不泽，身疲乏力，纳呆便溏为气虚；伴易怒，五心烦热，口干唇红，颧红盗汗为阴虚；有产伤、脑外伤，伴舌紫面黯，脉涩，为正虚夹瘀或痰瘀互结。②辨脏腑：肝阳亢盛，易于冲动，好动不静，容易发怒，常不能自控者在肝；肾精不足，脑髓不充，学习成绩低下，记忆力欠佳，或有遗尿，腰酸，乏力者在肾；心气不足，注意力不集中，情绪不稳定，昏聩不明，多梦烦躁者在心；在脾者，脾失濡养，则兴趣多变，做事有头无尾，脾虚肝旺又可增加多动与冲动的发生。③辨病情轻重：阴亏不甚，阳亢亦微，仅有注意力不集中，小动作多，大便干燥，盗汗，舌红，病情较轻；阴液亏损，阳气过亢，则易于冲动，多动不静，不能自控，并有五心烦热，烦躁易怒等，病情较重。

治疗　以滋肾填精，调督息风为治疗原则。取穴以督脉、任脉、手厥阴心包经、足少阴肾经经穴为主。针刺主穴：取印堂、上星透百会、内关、水沟、太溪、足三里。随症配穴：注意力不集中者加百会、三阴交；活动过多者加安神、安眠、心俞；情绪不稳，烦躁不宁者加太冲、神庭、照海。年龄较大的患儿可加用电针。尚可选用以下疗法。①皮肤针疗法：取背部夹脊穴、膀胱经、督脉，叩至皮肤潮红为度，心俞、肾俞、大椎等穴要重点叩刺。②耳针疗法：取神门、交感、脑，健忘多梦加心、肾，食欲不振加脾，急躁易怒加肝，浅刺不留针或王不留行贴压，每日按压不少于 3 次，左右耳交替。

预防与调护　①禁止近亲婚配。②加强围生期保健，防止妊娠期疾病及产伤。③保持和谐的家庭氛围，进行恰当的教养。④重点人群加强宣传，提高家长、老师对此病症状的识别水平，早期筛查。⑤合理安排作息时间，养成良好的生活及学习习惯。⑥对待患儿要循循善诱，耐心教导，进行正确的心理疏导，切勿歧视、打骂、在精神上施加压力，以免引起对立情绪。

（熊　杰）

dīngchuāng

疔疮（hard furuncle）以初起形小根深，根脚坚硬如钉为主要表现的急性化脓性疾病。好发于头面部和手足部。根据发病部位和形状不同，名称不同。发于人中，称为人中疔；发于虎口，称为虎口疔；发于下唇，称为下唇疔；发于鼻部，称为鼻疔；发于指端，称为蛇头疔；发于四肢，称为红丝疔；发于风府或哑门穴，称为对口疔。西医学的急性甲沟炎、脓性指头炎、急性淋巴管炎等属此病范畴。

病因病机　多与肌肤不洁、肌肤损伤、火毒侵袭及饮食不节有关。嗜食辛辣油腻、膏粱厚味或时常酗酒，引起脏腑积热，热毒自内外发于肌肤；或肌肤不洁，刺伤肌肤，感染邪毒，蕴蒸肌肤，发为此病。若毒邪盛则流窜经络，邪入营血，内攻脏腑则属危候。

辨证要点　辨顺逆轻重。疔疮初起，形状如粟粒，根结坚硬如钉，形已成疮，四周白色，不肿或肿势局限，红肿焮热，微痒不甚疼痛；或已溃出脓，疮外高肿，肉色鲜明，根内红活，渐平，伴头痛疲倦，畏寒微热，二便正常为顺。初起时，似疔非疔，四边疮根平塌、浸肿者逆；未发前先作寒热，恶心不食，后出疮如蚊迹蚤斑，或青紫黑泡，软陷无根，腐烂深孔，气粗足冷者逆；疮形似鱼脐，顶凹灰白，软浸相兼，脉细身冷者逆。症见疮形低陷，皮色紫滞，根盘散漫，疮头破而无脓或但流血水，伴高热寒战，甚则神昏谵语，四肢搐搦，舌红绛，苔黄燥，脉洪数，此为火毒内攻危证，称为疔疮走黄。

治疗　以清热解毒，消肿止痛为治疗原则。取穴以督脉、手阳明大肠经经穴为主。针刺主穴：取身柱、灵台、合谷、委中。按部位配穴：生于头面口唇者加曲池、商阳；生于背部者加肩井、大椎、少海、足临泣，大椎可刺络拔罐；生于指端者加外关、曲池；生于拇指端者加血海、解溪。红丝疔者，挑破红丝疔的两头，再循其上，排数针，使出少许恶血；疔疮走黄者，加十宣、水沟、大椎。可寻找背部脊柱两旁有丘疹样突起处，用三棱针挑刺。此外尚可选用隔蒜灸。

预防与调护 ①疔疮初起（尤其是头面部危险三角区），切忌挤压、挑刺，患部不宜针刺和拔罐。②红肿发硬时忌手术切开，以免引起扩散感染。③如已成脓，应予外科处理。④疔疮走黄，病情凶险，须积极抢救。⑤忌食鱼、虾等腥发之物及辛辣厚味，戒烟酒，保持心情舒畅。

（熊 杰）

dāndú

丹毒（erysipelas）

以患部皮肤突然发红，色如涂丹，灼热疼痛，传变迅速为特征的传染性皮肤病。好发于颜面和小腿部，其中发于头面者称抱头火丹；发于腿胫者称流火；发于躯干者称为内发丹毒；游走全身者称为赤游丹。

病因病机 皮肤外伤后加之刺伤、抓伤、虫咬、皮裂、足癣等感染邪毒所致，或因外感湿热、瘟毒之邪，内有蕴热，内外合邪而发。病机主要在于毒热入于血分。

辨证要点 根据发病部位辨其性质。发于头面者，多兼风热或毒热亢盛；发于胁下、腰胯部位者，多夹肝胆火；发于下肢者，多夹湿热之邪。

治疗 以清热凉血为治疗原则。针刺主穴：取阿是穴。红肿处周围围刺6~7针，可加刺络拔罐。辨证配穴：外感蕴毒加风池、大椎、曲池、合谷、委中；肝郁化火加大椎、风池、支沟、阳陵泉、行间；湿毒内盛加曲池、足三里、血海、阴陵泉。尚可选用以下疗法。①三棱针疗法：取阿是穴、血海、隐白、委中，以三棱针或员利针在患处红肿部位刺5~6处。②火针疗法：严格消毒，在病变四周均匀取3~5个穴位，以24号火针刺入，深度一般要达肌层。针灸治疗此病可以结合外

用药物，如金黄散、双柏散用水或蜜调制，冷敷，每日1~2次，可增强疗效。病情严重者应及时予抗生素控制感染，并给予相应的支持疗法。

预防与调护 急性期患者应卧床休息，如下肢发病者，宜抬高患肢，可减轻症状。忌烟酒及辛辣、鱼腥食品。

（石 现）

zhàsāi

痄腮（mumps）

以耳后、下腮部肿胀疼痛伴发热为特征的急性传染病。又称颌肿、鸬鹚瘟、蛤蟆瘟。以冬、春季为发病高峰，呈流行或散发，好发于5~9岁儿童。西医学的流行性腮腺炎属此病范畴。

病因病机 内有积热蕴于足阳明胃经，外感风温疫毒之邪，从口鼻而入，引动伏热，上攻面颊，壅阻于少阳、阳明经脉，邪毒与气血相搏，结于腮部，可见耳下腮颊肿胀疼痛。少阳与厥阴互为表里，足厥阴肝经"过阴器抵小腹"。邪重可内传足厥阴肝经和手厥阴心包经。

辨证要点 ①辨表里：初期见有腮部肿痛，伴发热，微恶风寒，头痛，全身肌肉酸痛或咽部微红肿痛，舌边尖红，苔薄白或薄黄，脉浮数，为湿毒在表；双侧或单侧腮部肿胀灼热，疼痛拒按，咽部红肿疼痛，壮热，头痛，大便干结，尿少色黄，舌红苔黄或腻，脉滑数，为热毒炽盛。②辨经脉：感邪较重，若男性多伴一侧或两侧睾丸肿胀疼痛，女性多伴一侧或两侧小腹掣痛，甚则寒战高热，舌红苔黄腻，脉弦数，为邪内传足厥阴肝经、肝经郁热；突然高热，剧烈头痛，颈项强硬，甚则昏迷，抽搐，舌红苔黄，或舌绛少苔，脉

大而数或细数，为邪毒炽盛，内陷心包。

治疗 以清热解毒，通络止痛为治疗原则。针刺主穴：取颊车、翳风、外关、合谷。辨证配穴：热毒炽盛加大椎、曲池、中渚、足临泣；肝经热郁加大敦、曲泉、归来；邪毒内陷心包加劳宫、百会、十宣。随症配穴：头痛者加风池、太阳；咽痛者加少商、商阳；睾丸肿痛者加太冲、曲泉；项强者加天柱、列缺、大杼。尚可选用以下疗法。①灯火灸：取角孙穴，适用于轻症儿童。②三棱针疗法：取耳尖、委中、太阳、商阳，点刺。若出现脑膜炎、脑膜脑炎等严重并发症时，应尽快采取综合措施。

预防与调护 ①隔离痄腮患者为主要预防措施，至腮腺肿大完全消退后数日为止。②治疗期间应卧床休息，多饮开水，饮食宜清淡，忌食辛辣、刺激性的食物。③腮部肿痛者可用青黛散醋调外敷或冷敷局部，并发睾丸炎者可用丁字带将阴囊托起，局部间歇冷敷。

（杨 骏）

rǔyōng

乳痈（mammary abscess）

以乳房内结块，红肿胀痛，乳汁排出不畅，伴有发热为特征的病证。又称吹乳、乳毒、妒乳。好发于产后2~4周内的初产妇。发生于哺乳期者称外吹乳痈；发生于妊娠期者称内吹乳痈。西医学的急性乳腺炎属此病范畴。

病因病机 足阳明胃经行至乳房，足厥阴肝经至乳下贯乳房。产后忧思恼怒，肝郁化火；或恣食辛辣厚味，湿热蕴结于胃经；或因乳头破裂，外染邪毒入侵乳房，均可导致乳络闭阻，郁而化热，积脓成痈。

辨证要点 辨疾病发展阶段及虚实。初期患侧乳汁瘀积结块，乳房局部皮色不变或微红，肿胀热痛，伴发热、微恶寒、纳差，舌红苔黄，脉数，为气滞热壅；疾病发展，邪热内侵，可见壮热，乳房肿块逐渐增大，皮肤灼热焮红，触痛明显，持续性疼痛加剧，甚如刀割，伴高热、口渴、大便秘结，舌红苔黄腻，脉洪数，为热毒炽盛；乳房肿痛减轻，但疮口脓水不断，脓汁清稀，愈合缓慢，或乳汁从疮口溢出形成乳漏，伴全身乏力、面色少华、饮食减少，舌淡苔薄，脉弱无力，为正虚邪恋。

治疗 以清热散结，通乳消肿为治疗原则。针刺主穴：取膻中、乳根、期门、肩井、阿是穴，阿是穴可隔物灸。随症配穴：乳房胀痛甚者加少泽、足临泣；恶寒发热者加合谷、外关、曲池；烦躁口苦者加行间、内关。辨证配穴：气滞热壅加合谷、内关、太冲、曲池；热毒炽盛加曲池、大椎、内庭、膈俞，大椎、膈俞刺络拔罐；正虚邪恋加足三里、三阴交、脾俞、胃俞。溃脓期应考虑转外科治疗。

预防与调护 ①保持乳头卫生，养成良好的卫生习惯，定时哺乳。②每次哺乳要将全部乳汁排空，勿使乳汁滞留。③饮食应清淡，忌辛辣油腻之品。④保持心情舒畅。

(杨 骏)

rǔpǐ

乳癖（lump in breast；hyperplasia of mammary gland；nodules of breast） 以乳房疼痛、肿块为特征的疾病。西医学的乳腺增生属此病范畴。

病因病机 忧郁思虑，肝失条达，致气机郁滞；心脾郁结，气血失调，致痰湿阻滞；或冲任失调，肝肾阴虚，致经脉失养。

辨证分型 辨证之虚实。①实证：乳房肿块和疼痛随喜怒消长，伴急躁易怒，胸闷胁胀，心烦，口苦，经行不畅，舌淡苔薄黄，脉弦滑，为肝郁气滞；乳房肿块坚实，胸闷不舒，恶心欲呕，头身困重，舌淡苔腻，脉滑，为痰湿阻络；②虚证：乳房肿痛在经前加重，经后缓解，伴腰酸乏力，神疲倦怠，月经失调，色淡量少，舌淡苔薄白，脉沉细，为冲任失调。

治疗 以理气宽胸，散结化滞为治疗原则。取穴以足阳明胃经、足厥阴肝经经穴为主。针刺主穴：取膻中、乳根、天宗、屋翳、期门。辨证配穴：肝郁气滞加太冲、阳陵泉；痰湿阻络加中脘、足三里、阴陵泉；冲任失调加关元、气海、肝俞、肾俞。尚可选用以下疗法。①皮内针疗法：取屋翳，颗粒型皮内针埋针。②耳针疗法：取乳腺、垂体、卵巢、肝、内分泌，每次取 3～5 穴，毫针中度刺激或王不留行贴压。

预防与调护 ①保持情绪愉悦、控制脂肪摄入等有助于预防乳癖发生。②及时治疗月经失调及子宫、附件的慢性炎症。③少数病例有恶变的可能，必要时应及时进行手术治疗。

(杨 骏)

fēngzhěn

风疹（rubella；German measles） 自觉异常瘙痒，皮肤上出现红色或白色、片状风团块为主要表现的疾病。又称风痧、瘾疹。土风疮、水疥、细皮风疹的描述也与之相似。是一种常见的过敏性皮肤病，因其时隐时现，遇风而起，故名风疹。西医学的荨麻疹属此病范畴。

病因病机 外感风寒，营卫不和，则表虚卫外之气不固，风寒之邪客入腠理而发；或风热之邪入侵，遏于肌肤，蕴于血分而发；或饮食不节，致肠胃不和，蕴湿生热，复感风邪，郁于肌肤而发；或昆虫叮咬、虫毒内侵，邪毒郁遏血分而发；或病久不愈，热伤阴血，致血虚风燥而发。病位在肌肤腠理。

辨证要点 以异常瘙痒，皮肤出现成块成片的风团为主要症状。发病迅速，皮疹呈疏散分布，高起皮肤，边界清楚，此起彼伏，疏密不一，或红色或白色，消退后不留疹迹。辨证之外感、内伤、寒热实虚：皮疹色白，遇冷或风吹加剧，得热则减轻，形寒怕冷，四肢不温，苔薄白或薄白而腻者，为风寒外袭；风团色红，遇热加剧，得冷则减轻，发热恶风，咳嗽，肢体酸楚，呼吸困难，苔薄黄，脉浮数者，为外感风热；风团色红，成块成片，脘腹疼痛，恶心，呕吐，便秘或泄泻，苔黄或黄腻，脉滑数者，为胃肠积热；风疹反复发作，午后或夜间加剧，心烦少寐，口干，手足心热，舌红少苔，脉细数无力者，为血虚风燥。

治疗 以疏风清热，调和营卫为治疗原则。取穴以手阳明大肠经、足太阴脾经经穴为主。针刺主穴：取曲池、合谷、血海、委中、膈俞。辨证配穴：外受风邪加外关、风池；胃肠积热加足三里、内庭；血虚风燥加地机、三阴交。随症配穴：腹痛者加天枢；呼吸困难者加天突；心中烦躁者加曲泽、委中；恶心呕吐者加内关。尚可选用以下疗法。①三棱针疗法：沿脊椎旁开左右2寸，用三棱针点刺，出血为度，后闪火拔罐，或三棱针点刺耳背静脉，令血自然流出。②耳针疗法：取荨麻疹区、肺、神门、肾上腺、交感，埋针，对于急性发作者，可用 26 号针重刺激。③皮肤针疗法：取夹脊、风池、血海、曲池，以皮肤针叩刺。

预防与调护　①忌食膏粱厚味、鱼虾。②注意避风寒。③保持室内外清洁卫生，避免猫、狗等宠物毛发刺激。④加强锻炼，提高免疫力。

（熊　杰）

shénjīngxìng píyán
神经性皮炎（neurodermatitis）

以皮肤苔藓样变和瘙痒为主要表现的慢性皮肤病。又称慢性单纯性苔藓。好发于颈部、肘关节伸侧、腘窝、股部及腰骶处。属于中医学牛皮癣、顽癣、摄领疮范畴。

病因病机　风、湿、热外袭，蕴结于皮肤；或因情志内伤，郁而化热，伏于营血，血热生风化燥致肌肤失养，均可导致此病。

辨证要点　根据病程及皮损性质辨证之实虚。主症：皮损发于颈后及两侧、肘、腘窝、腰骶、腕、踝等部位，甚则泛发于头面、躯干、四肢，初起为粟粒大扁平丘疹，融合成片，边界清楚，日久呈苔藓样变，自觉阵发性瘙痒；患处经搔抓后出现不规则的三角形或多角形扁平丘疹，皮肤增厚，皮纹加深，呈苔藓状，肤色变褐，皮损干燥，有碎小鳞屑。①实证：阵发性瘙痒可因情绪波动而加剧，越搔越痒，皮损加重。多伴心烦、失眠、口苦。若病程较短，局部皮损密集为成片丘疹，可见有部分皮损潮红、湿润、糜烂、血痂，苔薄黄，脉濡数，为风湿化热。②虚证：病程较长，皮疹干燥、脱屑、形如牛皮，或伴有头晕目眩，苔薄，脉细，为血虚风燥。

治疗　以清热解毒，养血活血为治疗原则。取穴以局部阿是穴及手阳明大肠经、足太阴脾经经穴为主。针刺主穴：取风池、大椎、血海、曲池、阿是穴，阿是穴围刺。辨证配穴：风湿化热加合谷、阴陵泉、井穴点刺放血；血虚风燥加太冲、膈俞、足三里、三阴交。按病变部位配穴：颈项部加列缺、委中、天柱、肩井；肘弯部加曲泽、内关；腘窝部加殷门、承山；上眼睑加丝竹空、阳白、攒竹；大腿内侧加三阴交、地机；背部加与皮损部位相应的夹脊穴；腰部加肾俞、委中。尚可选用以下疗法。①皮肤针疗法：叩刺阿是穴（即皮损部位）。②耳针疗法：取交感、肺、肝、脾、神门、皮损相应部位的敏感点，每次取 3~5 穴，毫针中度刺激或王不留行贴压。③艾卷灸法：小块肥厚皮损者，做艾卷灸。

预防与调护　①保持心理健康、心情愉快。②忌食鱼虾及辛辣刺激食物，多食蔬菜、水果。③忌烟酒。④避免局部刺激，如穿化纤衣物、汗水浸湿、感染病灶等。⑤勿过度劳累，保持良好睡眠。⑥皮损处避免搔抓和热水烫洗。⑦皮疹痊愈后仍需巩固治疗一个阶段，以防复发。

（孙　华）

shédān
蛇丹（herpes zoster）

以突发簇集状水泡呈带状分布的皮疹，并伴有烧灼刺痛为主要表现的病证。又称蛇串疮、蛇窠疮、蜘蛛疮、火带疮、缠火腰丹，西医学称带状疱疹。多发生于腰腹、胸背及颜面部。

病因病机　肝郁化火，肝胆热盛或胃肠湿热，复感火热时邪，客于少阳、带脉等经脉，发为蛇丹。

辨证要点　多发于躯干、胸腹某一侧，常发于胁腰间，次发于颜面，灼热疼痛，簇泡累累如串珠，或破溃、糜烂，形如束带。邪客于少阳，则发于胁肋；客于带脉，则发于腰。

治疗　以清热解毒利湿为治疗原则。针刺主穴：取阿是穴、外关、合谷、侠溪、曲泉。阿是穴围刺、局部刺络拔罐或病位两端各一处刺络拔罐，并可施温和灸。配穴：发于颜面者加曲池、内庭；烦躁易怒者加太冲；发热者加大椎。尚可选用以下疗法。①皮肤针疗法：在皮损周围或与病灶相关的脊神经根所分布区域叩刺。②耳针疗法：取相应敏感点、肺、肝、脑、神门，每次取 3~5 穴，毫针中度刺激或王不留行贴压。

预后与调养　忌食辛辣、鱼腥之品，宜食清淡水果、蔬菜。保持皮肤清洁、干燥，防止摩擦搔破而感染。

（石　现）

biǎnpíngyóu
扁平疣（flat wart；verruca plana）

由人类乳头瘤病毒感染引起，颜面、手背、前臂等处皮肤浅表处长出良性小赘生物的病毒性皮肤病。可通过直接接触传染，亦可通过污染物间接传染。属中医学扁瘊、疣目范畴。

病因病机　十二皮部与经络、脏腑联系密切。正气不足，气血失和，腠理不密，复感风热湿毒邪，凝聚肌肤；或血虚肝失所养，肝虚血燥，内动肝火，以致气血凝滞，郁于肌肤而成；或气血虚弱，经脉不通，津液不行等，均易导致此病。

辨证要点　根据病程及兼证辨病证之实虚。主症：颜面、手背等处散在或密集分布米粒至芝麻粒大的扁平丘疹或隆起，色淡红或淡褐或暗褐或正常肤色，表面光滑发亮，呈圆形、椭圆形或多角形，边界清楚，可因搔抓呈线状排列。一般无自觉症状，偶有痒感，病程缓慢，有时可自愈。①实证：伴口渴或渴不欲饮，食纳无味，大便不爽或不成形，舌质淡红或红，舌体胖，边见齿痕，苔腻，脉滑或沉滑，为风热毒蕴；伴心烦易怒，口干，便秘，尿黄，舌质红，苔薄白或白，脉弦或滑，为肝郁痰凝。②虚证：病期日久，可伴乏力，气短，食少，便秘或便溏，舌质淡或淡暗，苔白或少苔，脉沉细或沉滑细，为气虚。

治疗 以清热解毒，散结消疣为治疗原则。取穴以阿是穴及手阳明大肠经、足太阴脾经经穴为主。针刺主穴：取阿是穴、支正、曲池、合谷、中渚、血海、三阴交。阿是穴或母疣（最先长出或体积最大者）围刺或艾灸。辨证配穴：风热毒蕴加风池、商阳；肝郁痰凝加行间、丰隆；气虚加脾俞、足三里。尚可选用以下疗法。①耳针疗法：取肺、神门、交感、内分泌、脾、肾上腺、皮质下、面颊、额、三焦，每次选3~5个穴位，用王不留行贴压，两耳交替。②三棱针疗法：取少商、商阳、关冲。③其他方法：如针刺配合外涂鬼白毒素酊治疗扁平疣，或针刺配合超声导入复方5-氟尿嘧啶液治疗扁平疣，也可采用针刺轻轻刺破疣体，边刺边涂利巴韦林注射液的方法。

预防与调护 治疗期间局部皮肤发红，瘙痒明显，往往是转愈的征兆，应坚持治疗。避免摩擦或挤压疣体，以防感染。加强营养，多食高蛋白及营养丰富的食物，忌食辛辣刺激性食物。加强心理护理和健康指导。

（孙 华）

báibǐ

白疕（psoriasis） 以红色丘疹，或斑块上覆有多层银白色鳞屑为主要表现的慢性复发性炎症性皮肤病。俗称牛皮癣、松皮癣，西医学称银屑病。好发于四肢伸侧、头皮和背部，严重时可泛发全身，并可出现高热、脓疱、红皮病样改变及全身大小关节病变。男女老幼皆可患病，但以青壮年为多，男性略多于女性，具有一定的遗传倾向，多于冬季发病或加重，夏季则有减轻。

病因病机 七情内伤，气机壅滞，郁久化火，毒热蕴伏营血；或因饮食失节，脾胃失和，郁滞蕴热，复感风热毒邪，均可致气血凝结，肌肤失养而发病。或病久阴血耗损，气血失和，化燥生风，或经脉阻滞，致气血凝结，肌肤失养而反复发作。

辨证要点 皮疹发生及发展迅速，皮损色鲜红，多为点滴状，鳞屑不能掩盖红斑，伴剧痒，口干舌燥，心烦易怒，大便干燥，小便黄，舌质红，苔白或黄，脉弦滑或数，为血热内蕴；皮损有糜烂，鳞屑呈乌褐色，油腻状，多发于腋窝、乳房下及会阴等处，可伴口苦咽干，胸腹胀满，食欲不振，小便黄，舌质红，苔黄腻，脉弦滑或数，为湿热内蕴；病程长，斑片鲜红或紫红，鳞屑较多，瘙痒较剧，伴有抓痕血痂，舌红，苔少，脉弦数，为风热血燥；病程长，皮损暗红色，呈肥厚的片状，舌质紫暗或见瘀点瘀斑，脉涩或沉缓，为气滞血瘀。

治疗 以清热凉血，养血为治疗原则。取穴以阳明经、足太阴脾经经穴为主。针刺主穴：取风池、曲池、合谷、内关、足三里、三阴交。辨证配穴：血热内蕴加外关、大椎；湿热内蕴加蠡沟、阴陵泉；风热血燥加太溪、照海；气滞血瘀加膈俞、血海。尚可采用以下疗法。①拔罐疗法：取大椎、陶道为主穴，用三棱针点刺，出血为度，后闪火拔罐，令血自然流出。上臂加曲池；腰以下加肾俞；臀以下加新环跳穴（尾骨尖旁开3寸处）；大腿以下加血海、梁丘、阳陵泉；颈项病变加翳明；颜面病变加听宫前（听宫穴前1寸）；头部加百会、四神聪、上星、头维及皮损周围部。三棱针点刺，除头部外加拔罐。②头针疗法：取双侧感觉区上2/5或相应部位之感觉区。适用于七情内伤致病者。③皮肤针疗法：取病变局部、夹脊穴、背俞穴、八髎穴及背部阳性反应点处。对病变局部角化程度严重者采用重刺。

预防与调护 此病易反复发作。注意以下几点可预防加重或复发，延长缓解期。①保持良好心态。②保持良好的生活习惯、不嗜烟酒。③适当地进行体育锻炼，提高身体素质。④预防感冒、上呼吸道感染。

（卞金玲）

cuóchuāng

痤疮（acne） 好发于颜面、前胸、后背等皮脂腺丰富部位的慢性毛囊皮脂腺炎性疾病。又称面疱、肺风粉刺，俗称青春痘。易形成粉刺、丘疹、脓疱、脓肿及瘢痕，少数患者终生留有瘢痕。

病因病机 外感风热；脾胃湿热；或日久则热毒阻滞经络，生痰生瘀；或冲任失调，均循经上扰面、胸、背部，发为痤疮。

辨证要点 根据痤疮形色、兼证辨其热、湿、痰、瘀或冲任失调。主症：多发于男女青春期之面部及胸背部，伴有皮脂溢出。初起在毛囊口呈现小米粒大小红色丘疹，亦可演变为脓疱，此后可形成硬结样白头粉刺或黑头粉刺，严重者可形成硬结性囊肿。面部潮红，丘疹色红，或伴痒痛，或有脓疱，伴口渴喜饮，大便秘结或干燥难解，小便黄赤，舌红，苔薄黄，脉弦数，为肺经风热；颜面皮肤油腻不适，颜色较暗，皮疹红肿或呈结节脓疱，痒甚，口干，便秘尿黄，舌质红，苔黄腻，脉滑数，为肠胃湿热；面色晦黯，皮疹暗红，以结节、囊肿、瘢痕为主，反复发作，舌质暗红，苔黄腻，脉弦滑，为血瘀痰结；面色潮红，丘疹色淡红，伴色素沉着，舌淡苔白或舌质红有瘀斑、瘀点，每逢月经前症状明显加重，月经来潮症状就减轻，伴痛经，经行血块，量少，月经紊乱，经前乳房胀痛，脉沉细或脉细滑，为冲任失调。

治疗 以清热解毒，化瘀散结为治疗原则。取穴以手足阳明经经穴为主。针刺主穴：取阿是穴、阳白、颧髎、印堂、承浆、下关、地仓，配合循经远取合谷、曲池、内庭。主穴每次取 3～5 个。辨证配穴：肺经风热加大椎、肺俞、风门、尺泽、少商；肠胃湿热加脾俞、天枢、三阴交、阴陵泉；血瘀痰结加丰隆、阳陵泉、血海；冲任失调加肝俞、肾俞、三阴交、血海、关元。尚可选用以下疗法。①三棱针疗法：在背部脊柱两侧至腋后线范围内寻找类似丘疹，稍凸起于皮肤，针帽大小，呈灰白、棕褐、暗红或浅红色，压之不褪色的反应点，即为挑刺点，以明显灰白色或棕褐色的效果最佳。②拔罐疗法：取肺俞、胃俞、脾俞，点刺或叩刺出血。③耳针疗法：取面颊、神门、内分泌、肝、脾、胃、肺、耳尖，每次选 3～5 个穴位，用王不留行贴压，两耳交替。

预防与调护 ①注意皮肤清洁，慎用粉底霜和油性化妆品。②劳逸结合，保证足够睡眠。③禁止用手挤压患部，以免扩散，或愈后留有凹陷性瘢痕。④饮食宜清淡，多饮水，多吃蔬菜、水果，忌食辛辣、肥甘厚味、煎烤之品，保持大便通畅。

（孙 华）

bāntū

斑秃（alopecia areata） 局部头发突然呈斑块状脱落的病证。俗称鬼剃头、脱发。严重时可发展成全秃，多见于青壮年。属中医学油风范畴。

病因病机 发为血之余，肝藏血，肾藏精，精血不足则发无生长之源。过食辛辣，或情志不遂，抑郁化火致血热生风；或情志抑郁，肝气郁结，久劳、久病入络致血瘀毛窍；或气血虚弱，风邪乘虚而入；或肝肾不足，均可令头发不得濡养而导致脱发。

辨证要点 根据既往史、病程、兼证等辨病证之实虚。主症：头部毛发干焦，或成片脱落，脱发边界清楚，皮红光亮，痒如虫行，严重者则头发或全身毛发全部脱落。多伴有情志不舒、头晕目眩、夜寐梦多、失眠、腰背酸痛、遗精滑泄、阳痿、口干等症。①实证：脱发迅速，伴情志不遂，善太息，抑郁多怒，胸胁胀满，舌质红，苔黄、脉弦数，为血热生风；头发呈斑块脱落，久则全秃，脱发前有头痛、偏头痛或外伤史，头皮刺痛，舌暗或有瘀斑，脉涩而有力，为血瘀毛窍。②虚证：脱发多在久病或产后，渐进性加重，面色苍白，失眠多梦，经少或经闭，舌质淡，苔白，脉细弱，为血虚生风；头发枯黄或发白，病程日久，脱发广泛，头昏耳鸣，腰酸腿软，失眠目眩，舌淡，少苔，脉沉细，为肝肾亏虚。

治疗 以养血活血，滋补肝肾为治疗原则。针刺主穴：取阿是穴（脱发区）、百会、血海、风池、太冲、足三里、太溪、三阴交，脱发区梅花针叩刺。辨证配穴：血热生风加神门、行间；血瘀毛窍加合谷、膈俞、大椎；血虚生风加气海、脾俞、胃俞；肝肾亏虚加肾俞、关元。根据脱发部位归属经脉配穴：额上者加内庭；巅顶者加太冲；两侧者加外关；脑后者加后溪。配合生姜涂抹脱发局部或隔姜灸。

预防与调护 ①注意劳逸结合，保持心情舒畅，生活规律。②忌食辛辣食品，多吃蔬菜、水果。③避免用碱性强的物品洗头，不滥用护发用品，尽可能少用电吹风和染发。④可结合食疗，如百合、莲子、酸枣仁、枸杞子粥等。精血不足的患者多食用含有蛋白的补精益血的食品，如海参、黑芝麻、核桃仁等。

（孙 华）

yīng

瘿（goiter） 以颈前结喉两侧肿大或结块为主要表现的病证。又称瘿瘤，俗称大脖子。瘿，是石瘿、肉瘿、筋瘿、血瘿、气瘿的统称。西医学的单纯性甲状腺肿、甲状腺腺瘤、甲状腺囊肿、甲状腺炎及甲状腺功能亢进（简称甲亢）属此病范畴。

病因病机 因居住地区饮用水质过偏，损伤脾胃，湿聚痰凝；或情志不畅，忧恚郁结，气滞痰凝；或素体阴虚，炼液成痰，气滞痰凝；遂成气、痰、瘀三者互结于颈部而发为瘿。

辨证要点 辨病证之虚实：精神抑郁，胸闷胁痛，吞咽不爽，胃纳不佳，餐后饱胀或有恶心，消瘦乏力，大便溏薄，双目突出，甲状腺肿大，舌质淡胖，可有齿痕，苔薄白、腻，脉弦细或细滑，为气滞痰凝；心烦失眠，心悸怔忡，腰酸乏力，怕热多汗，面红升火，急躁易怒，手指震颤，多食易饥，口渴，消瘦，舌质偏红，脉弦数或细数，为阴虚火旺；形体消瘦，神疲乏力，怕热多汗，心悸怔忡，腰膝酸软，甲状腺肿大，舌质红，苔薄黄，脉细数，为气阴两虚。

治疗 以疏肝解郁，行气化痰为治疗原则。取穴以局部腧穴，任脉、阳明经经穴为主。针刺主穴：取瘿肿局部、天突、膻中、合谷、足三里、三阴交、丰隆。辨证配穴：气滞痰凝加太冲、内关；阴虚火旺加太溪、复溜、阴郄；气阴两虚加关元、照海。随症配穴：声音嘶哑加扶突、廉泉；烦躁多汗加复溜；心悸加内关、神门；目睛外凸加丝竹空、攒竹、风池。甲状腺明显肿大而出现压迫症状时可考虑手术治疗。甲亢危象时，须采取综合抢救措施。

预防与调护 ①在疾病流行地区，除改善水源外，应食用碘化食盐做集体性预防，食用至青春期以后。②平时多食海带、紫菜等含碘食物，尤其在妊娠期和哺乳期。③保持心情舒畅，避免忧思郁怒。

(孟智宏)

chángyōng

肠痈（acute appendicitis） 以转移性右下腹疼痛，多伴有明显压痛、反跳痛为主要表现的急性外科病证。可发于任何年龄，多见于青壮年。西医学的急性阑尾炎、慢性阑尾炎属此病范畴。

病因病机 饮食不节，暴饮暴食，或过食油腻、生冷不洁之物，损伤肠胃，湿热内蕴于肠间；或因饮食后剧烈运动，导致气滞血瘀、肠络受损；或因寒温不适，跌仆损伤，情志不畅等，导致肠腑气血壅滞，血腐肉败而成痈肿。病位在大肠。

辨证要点 辨病证之轻重。腹痛腹胀，开始在上腹部或脐周，逐渐转移至右下腹，疼痛程度也逐渐加剧，部位固定且拒按，轻度反跳痛，伴发热，恶心呕吐，舌红苔白腻，脉弦紧，为气滞血瘀；右下腹疼痛加剧，固定不移，可触及包块，有明显压痛和反跳痛，发热口干，脘腹胀满，便秘溲赤，舌红苔黄腻，脉弦滑数，为瘀滞化热；疼痛剧烈，可遍及全腹，弥散性压痛及反跳动痛明显，可触及界限不甚清晰的包块，壮热，恶心呕吐，小便短赤，舌红绛而干，苔黄腻，脉洪数，为热盛酿脓。

治疗 以理气散结，逐腐通肠为治疗原则。取穴以经外奇穴、阳明经经穴为主。针刺主穴：取阑尾、天枢、上巨虚、曲池、足三里。辨证配穴：气滞血瘀加合谷、三阴交、内关；瘀滞化热加大肠俞、曲池、合谷；热盛酿脓加大肠俞、支沟。随症配穴：发热者加内庭、大椎；恶心呕吐者加上脘、内关；腹胀者加大肠俞、天枢；便秘者加腹结、支沟。尚可选用耳针疗法：取阑尾、大肠、新阑尾点，点刺，或用王不留行贴压，两耳交替。

预防与调护 ①避免饮食不节和食后剧烈运动。②养成规律性排便习惯。③驱除肠道内寄生虫，预防肠道感染。④患病初期，应清淡饮食和半流质饮食。⑤对于重证或已化脓、穿孔者，须转

外科手术治疗。并发腹膜炎者应给予流质饮食或禁食。

(杨 骏)

zhìchuāng

痔疮（hemorrhoid） 肛门内外出现小肉状突出物，以肿痛、瘙痒、便血等为主要症状的反复发作的慢性外科病证。又称痔。肉状突出物称为痔核。临床根据痔核发生的位置，分为内痔、外痔、混合痔。

病因病机 劳倦过度，久坐久立；或胎产过多，中气不足；或负重远行等，致气虚下陷，肛周气血郁滞，久而发为痔疮；或饮食不节，膏粱厚味，辛辣酒醇过量，脏腑气机失和，湿热蕴积，气血下行，下注肛门发为痔疮。病位在肛门内外，与胃、肠关系密切。

辨证要点 辨证之实虚。①实证：痔面鲜红或青紫色，肛门重坠，时有肿胀、疼痛，常因便秘摩擦出血，兼见口渴，苔黄腻，脉数，为湿热蕴结于下。②虚证：痔病日久，肛区重坠不适日甚，时发出血，量多，伴乏力，纳呆，面色委黄，大便不爽，舌淡，脉沉弱，为气虚下陷。

治疗 实证以清热、利湿、化瘀为治疗原则。取穴以足太阳膀胱经经穴为主。针刺主穴：取次髎、长强、承山、二白、曲池、会阳。虚证以益气升陷为治疗原则。取穴以督、任二脉经穴为主。针刺主穴：取百会、神阙、关元俞、膈俞、二白，神阙可隔姜灸。尚可选用以下疗法。①挑刺法（见三棱针疗法）：挑治部位为第七胸椎以下腰背部的异常反应点，即所谓痔点，痔点类似丘疹，颜色异于肤色，或红或暗红或棕红色，按之色不褪，选靠近肛门、脊柱及最明显者加以挑治。在痔

点平行脊柱纵行深入 1mm 挑断白色纤维状物，挤出血或黏液。②点刺法：取龈交，以三棱针点刺放血 1 滴即可。亦可用小剪刀或手术刀将其结节剪掉或切除，并使出血少许即可。③穴位注射疗法：取龈交、长强、会阳、会阴，穴位注射新斯的明、当归注射液等。

预防与调护 ①注意劳逸结合并加强提肛运动，养成定时大便的习惯以减少痔疮的发生。②治疗期间避免过劳、过久站立，保持大便通畅，减少腹压，可提高疗效。③平日多饮温水，多食新鲜水果、蔬菜，忌食辛辣刺激性食物，预防复发。

（石 现）

làozhěn
落枕（stiff neck）

以颈项部突然强痛、活动受限为主要特征的病症。多于晨起时发现，颈项强直，左右转侧困难，局部酸痛，并有压痛，但无红肿。轻者 4～5 日自愈，重者可延至数周不愈。

病因病机 睡眠姿势不当，或枕头高低不适，引起颈部气血不和，筋骨濡养失调，又复感风寒湿邪，导致经气痹阻，筋脉拘急而致病。

辨证要点 主要辨别病症所在的经络。落枕属太阳和少阳经筋证。若痛在项背，头部俯仰受限，项背部压痛明显者，病变以督脉、太阳经为主；若痛在颈、臂、颈部，不能左右回顾和向两侧偏斜，颈的侧部压痛明显者，病变以少阳经为主；兼见恶风畏寒者，为风寒袭络；兼见颈部扭伤者，为气血瘀滞。

治疗 以活血通络，祛风止痛为治疗原则。取穴以局部腧穴、八脉交会穴为主。针刺主穴：取大椎、阿是穴、颈夹脊、后溪、

悬钟。大椎、阿是穴、颈夹脊可刺络拔罐。配穴：病及督脉、太阳经者加风府、天柱、肩外俞；病及少阳经者加风池、肩井；向肩胛区放射痛者加天宗、秉风。尚可选用以下疗法。①皮肤针疗法：叩刺颈项强痛部位及肩背部压痛点。②耳针疗法：取颈、颈椎、神门，点刺，或用王不留行贴压，两耳交替。

预防与调护 ①保持正确的睡眠姿势。②枕头高低适中，枕于颈项部。③注意颈部保暖。④不要长时间伏案工作，注意劳逸结合。

（申鹏飞）

xiàngbì
项痹（neck impediment）

以颈项部疼痛、麻木，或连及肩臂，或伴有头晕、耳鸣等为主要临床表现的症候群。西医学的颈椎病属此病范畴。

病因病机 项部感受风寒，痹阻经脉；或劳作过度、外伤，损及筋脉，气滞血瘀，不通则痛；或年老肝血亏虚、肾精不足，致筋骨失养，不荣则痛。

辨证要点 ①辨经络归属：后项部疼痛者，属太阳经；后项正中疼痛者，属督脉；颈项侧后方疼痛者，属少阳经；颈项侧部疼痛者，属阳明经。②辨病证之虚实：畏风恶寒，遇风寒痛增，得温痛减，为风寒内侵；有颈部外伤或劳作过度史，痛如针刺，疼痛拒按，为气滞血瘀；劳累加重，或伴头晕目眩，四肢乏力，为肝肾不足。

治疗 以通经止痛为治疗原则。取穴以局部腧穴、三阳经经穴为主。针刺主穴：局部取双侧颈夹脊、阿是穴、风池，远端取合谷、落枕、后溪。辨证配穴：风寒内侵加大椎、合谷、列缺；

气滞血瘀加膈俞，阿是穴和膈俞刺络放血；肝肾不足加肝俞、肾俞、太溪、悬钟。辨经络配穴：属太阳经者加申脉；属督脉者加天柱；属少阳经者加外关；属阳明经者加合谷。随症配穴：眩晕、头痛者加百会、四神聪；恶心、呕吐者加中脘、内关；上肢麻痛者加合谷、手三里、外关、养老。尚可选用拔罐疗法。①刺络拔罐法：取局部阿是穴、颈夹脊以三棱针点刺，拔罐。②走罐法：沿颈部、肩部走罐。

预防与调护 ①选用适合的枕头，高度以压缩后略高于自己拳头 10～15cm 为宜。②注意保持正确的睡眠姿势。③避免长期伏案或低头工作，并注重颈部保健。

（石 现）

jiānníngzhèng
肩凝症（periarthritis）

以肩关节周围酸重疼痛，肩关节各个方向主动和被动活动度降低为主要表现的粘连性关节囊炎。又称漏肩风、冻结肩、五十肩。影像学检查除骨量减少外无明显异常。西医学的肩周炎属此病范畴。

病因病机 手三阳经及手太阴经分别循行于肩前、肩外、肩后及肩内侧，肩部感受风寒，气血闭阻；或劳作过度、外伤，损及筋脉，气滞血瘀；或年老气血不足，筋脉失养，皆可使肩部筋脉气血不利，不通则痛或不荣则痛。

辨证要点 ①辨病程：早期以疼痛为主，后期以功能障碍为主。早期单侧肩部酸痛，偶见两侧同时受累，其痛可向颈部和上臂放射，或呈弥散性疼痛。静止痛为此病的特征，表现为日轻夜重，晚间常可痛醒，晨起肩关节稍活动后疼痛可减轻。肩关节活动明显受限，局部按压出现广泛

性压痛。后期疼痛程度减轻，而功能障碍加重，活动明显受限。②辨经络：疼痛以肩前外部为主者，为手阳明经证；以肩外侧为主者，为手少阳经证；以肩后部为主者，为手太阳经证；以肩前部为主者，为手太阴经证。③辨实虚：有明显感受风寒史，遇风痛增、得温痛减者，为外邪内侵；肩部有外伤或劳作过度史，疼痛拒按者，为气滞血瘀；肩部以酸痛为主，劳累加重，或伴头晕目眩，四肢乏力者，为气血虚弱。

治疗 以通经活络，行气活血止痛为治疗原则。取穴以局部阿是穴及手阳明大肠经、手少阳三焦经、手太阳小肠经经穴为主。针刺主穴：取肩髃、肩髎、肩贞、肩前（垂臂，腋前皱襞头上1.5寸）、阿是穴，施阻力针法，即令患者做疼痛的动作，在维持最疼痛的姿势中，寻找其最痛点，然后在这个穴位或痛点下针，在行手法的同时，让患者重复做上述最疼痛的动作，直到疼痛消失或缓解为止。辨经络配穴：手阳明经者加合谷；手少阳经者加外关；手太阳经者加后溪；手太阴经者加尺泽。远端穴位行针配合主动运动患侧肩关节。辨证配穴：外邪内侵加合谷、风池；气滞血瘀加内关、膈俞；气血虚弱加足三里、气海。尚可选用以下疗法。①耳针疗法：取肩点透刺达颈椎点，留针期间嘱患者主动运动患肩。②针刀疗法：根据功能受限情况取穴。

预防与调护 ①勿上肢固定过久、肩部活动过少或过量，注意肩部保暖，有助于预防肩凝症的发生。②疾病早期或治疗间期应鼓励患者忍痛进行适量自主运动。

（石　现）

肘劳（elbow strain）　以肘部疼痛、关节活动障碍为主要表现的病证。多见于长期从事旋转前臂和屈伸肘关节工作者。西医学的肱骨外上髁炎（俗称网球肘）、肱骨内上髁炎（俗称高尔夫球肘）和尺骨鹰嘴滑囊炎（俗称学生肘、矿工肘）属此病范畴。

病因病机 肘关节长期劳作，以致劳伤气血，血不荣筋，筋骨失却濡养，不荣则痛；或因肝肾不足，气血虚弱，复感风寒湿邪，瘀阻经脉，不通则痛。

辨证要点 ①主症：临床症状可逐渐出现，开始在做某一动作时，肘外侧疼痛，不能提取重物，休息后缓解，日久疼痛变为持续性，有时向前臂或上臂放射，甚至持物掉落，在前臂旋前伸肘时，疼痛剧烈。②辨病证之实虚：此病初起多属实证，多因过度劳累，风寒侵袭或急性扭伤，气血凝滞，引发疼痛；久病则气血虚弱，伤部更易感受风寒湿邪，气血不和，痹阻脉络，故而发生疼痛。

治疗 以舒筋和血，通络止痛为治疗原则。取穴以手阳明大肠经经穴为主。针刺主穴：取肘髎、曲池、手三里、合谷、阿是穴。阿是穴可做多向透刺，可加灸。尚可选用以下疗法。①针刀疗法：取阿是穴，用针刀松解肱骨外上髁、肱骨内上髁部位肌腱附着点的粘连。②火针疗法：以火针刺阿是穴。

预防与调护 ①避免肘部长期反复做同一动作，身体虚弱者提重物量力而行。②运动时注意运动动作的规范性，注意肘部保护。③治疗期间，终止相关运动及减少肘部活动。

（石　现）

扭伤（sprain）　以局部肿胀、疼痛和关节活动受限为主要表现的关节部软组织损伤性的外科病证。其特征为四肢关节、筋脉肌肉受外来暴力撞击、强力扭转、牵拉压迫，或不慎跌倒闪挫等引起损伤，而无骨折、脱臼、皮肉破损。根据不同的关节和部位，分为踝扭伤、腰扭伤、肘扭伤、膝扭伤等。西医学的四肢关节或躯体的软组织损伤属此病范畴。

病因病机 剧烈运动、负重不当、跌倒闪挫、牵拉及过度扭转等原因，使关节超越正常活动范围，引起筋脉及关节损伤，气血壅滞于局部，经气运行受阻，而致局部肿胀疼痛，甚至关节活动受限。

辨证要点 辨扭伤之部位。扭伤部位疼痛，关节活动障碍，或患部出现肿胀、皮下瘀血、压痛。扭伤多发于腕、踝、腰、肘、膝、颈等关节，肩、髋关节次之。气血瘀滞，经脉气血运行受阻，不通则痛。不同扭伤部位取相应不同穴位治疗。

治疗 以行气活血，通经止痛为治疗原则。取穴以局部腧穴和阿是穴为主，可施阻力针法，即令患者做疼痛的动作，在维持最疼痛的姿势中，寻找其最痛点，然后在这个痛点下针，在行手法的同时，让患者重复做上述最疼痛的动作，直到疼痛消失或缓解为止。久病针后可加灸。按部位配穴：颈部加风池、绝骨、后溪；肩部加肩髃、肩贞、阳陵泉、条口透承山；肘部加曲池、少海；腕部加外关、液门、阳池、对侧相应压痛点；腰部加水沟、委中、阿是穴；髋部加内膝眼、外膝眼、足三里、膝阳关；踝部加解溪、丘墟、对侧相应压痛点。尚可选

（石　现）

用以下疗法。①穴位注射疗法：取压痛点、扭伤局部，可选用当归注射液等注射。②耳针疗法：取皮质下、患部相应点、神门，毫针中度刺激，捻针时让患者同时运动受伤的患部关节。

预防与调护 急性扭伤可采取相应的制动、抬高患肢或固定，以利于损伤组织修复；慢性损伤应动静结合，积极进行功能锻炼，以促进功能恢复。

（石 现）

jiànqiào nángzhǒng

腱鞘囊肿（thecal cyst；tendon sheath cyst；ganglion cyst） 关节囊周围结缔组织退变，致关节附近或腱鞘内长出囊性肿物的病症。囊肿内含无色透明或橙色、淡黄色的浓稠黏液，多发于腕背和足背部。属中医学筋结、筋瘤范畴。

病因病机 多因患部关节过度活动、反复持重、经久站立等，劳伤经筋，外伤筋膜，以致气津运行不畅，水液积聚于骨节经络而成。

辨证要点 囊肿生长缓慢，圆形，直径一般不超过2cm。也有突然发现者。少数可自行消退，也可再长出。部分患者除局部肿物外，无自觉不适，有时有轻度压痛。多数患者有局部酸胀或不适，影响活动。检查时可摸到一外形光滑、边界清楚的圆形包块，表面皮肤可推动，无粘连。囊肿多数张力较大，肿块坚韧，少数柔软，但都有囊性感。囊肿的根基固定，几乎没有活动。

治疗 以活血散结，疏调经筋为治疗原则。针刺主穴：取阿是穴（囊肿顶部）。①刺法：常规消毒阿是穴，如囊肿较小，直接针刺；囊肿较大者，可用注射器先吸尽囊内容物再针刺。针刺方法分为两种：扬刺，正中刺入一针，从囊肿四周对称地向中央刺入囊内；恢刺，用28号1.5寸毫针，对准囊肿顶部直刺。针尖刺破囊壁达囊中后，呈45°及75°分别向四周来回点刺，针刺深度以刺破四周囊壁为度，可加灸。起针后用力挤压囊肿，使之破裂。宜局部做加压包扎。②三棱针疗法：对单房性者在囊肿最高点用三棱针垂直刺入；对多房性者，在每个结节状的最高点垂直进针。进针后将三棱针向四周做旋转式深刺，勿用力过猛，以免剧痛，出针后及时用两拇指在针眼周围挤压以出尽内容物为止，加压包扎。以后每天在针刺部位（加固部位）艾灸。③火针疗法：选用由钨锰合金冷拔而成的专用火针。首先在腱鞘囊肿部位及其周围常规消毒，然后点燃酒精灯，术者右手持火针，置火针于酒精灯火焰的外上1/3处，左手拇、示指挤住囊肿，将内容物推至一边，避开血管，使囊肿突起。针体加热至通红，然后迅速将针刺入囊肿内部（以达囊肿基底部为度），随即将针迅速拔出。根据囊肿大小每平方厘米可散刺2~4针。两手持干棉球在针孔周围挤压，放出胶状液体，挤压干净，用酒精棉球拭干消毒。火针治疗后，嘱患者两日内囊肿局部不沾水，避免针孔感染。其他方法治疗无效时，可手术切除腱鞘囊肿。

预防与调护 避免过量的手工劳动方式，保持正确的工作姿势，避免关节的过度劳损，定时休息。

（石 现）

mùchìzhǒngtòng

目赤肿痛（red，swollen，and painful eye） 以白睛红赤肿痛、羞明流泪为主要表现的病证。又称风热眼、天行赤眼、暴风客热，俗称红眼病。多发于春夏季，多具有传染性和流行性。西医学的流行性出血性结膜炎、急性卡他性结膜炎、流行性角结膜炎、睑缘炎等疾病属于此证范畴。

病因病机 目为肝之窍；阳明、太阳、少阳、足厥阴经脉均循行目系。多因外感时疫热毒，风热毒邪侵犯目窍，阻滞经气；或肝胆郁热、过食辛辣刺激之品而致胃火上冲，肝胆胃火旺盛，循经上扰于目系，灼伤血络，使目络气血壅滞，导致此证。

辨证要点 根据兼证辨病证之表里。主症：眼睛红肿，有异物感或烧灼感，怕光，疼痛，流泪，晨起双眼常被分泌物黏着。①表证：白睛红赤，沙涩灼热，羞明流泪，眵多清稀，头胀痛，舌红，苔薄白或薄黄，脉浮数，为风热外袭。②里证：白睛红赤，胞睑肿胀，羞明刺痛，眵多胶结，重者白睛点状或片状溢血，黑睛生星翳，头痛心烦，口渴引饮，溲赤便结，舌红，苔黄，脉数，为热毒炽盛；目赤肿痛，视物不清，迎风流泪，眼涩难睁，烦热口渴，两胁胀痛，大便秘结，舌质红，苔黄，脉弦数或滑数，为肝胆胃热。

治疗 以疏风散热，泻火解毒为治疗原则。取穴以手阳明、足太阳、少阳、厥阴经经穴为主。针刺主穴：取攒竹、瞳子髎、睛明、太阳。辨证配穴：风热外袭加风池、曲池、合谷；热毒炽盛加大椎、行间；肝胆胃热加阳陵泉、内庭、太冲。尚可选用以下疗法。①三棱针疗法：以三棱针点刺耳尖或耳背小静脉出血；或在两肩胛之间找丘疹样反应点挑治，或在大椎及其旁开0.5寸处、上眼睑等处选点挑治。②拔罐疗法：取太阳穴点刺出血后拔罐。③耳针疗法：取眼、目1、目2、耳尖、肝，毫针刺或王不留行贴压。

预防与调护　此病为眼科常见的急性传染病，常可引起流行，日常需注意用眼卫生。治疗期间应注意休息，睡眠要充足，减少用眼。忌发怒，忌食辛辣、煎炸、烧烤及腥发之物，戒烟酒。

（孙　华）

jiǎnxiànyán

睑腺炎（hordeolum；stye）　以胞睑生出小疖肿，形似麦粒，红肿疼痛为主要表现的病证。又称麦粒肿，俗称针眼。多生于一眼，以青少年多见。

病因病机　风热外袭，客于胞睑，或过食辛辣煎炸刺激性食物，脾胃积热，热毒上攻胞睑，使营卫失调，气血壅滞，热盛肉腐，酿成疖疮；或脾胃虚弱，余邪未清，蕴伏之热，邪夹风上扰而致病。

辨证要点　根据病程、兼证辨实虚。主症：初期为上下眼睑之间生粟粒起尖，微痒伴微肿，形如麦粒。继而红肿热痛加剧而拒按。以眼睑缘局限性红、肿、硬结、热、痛为特征，常出现白睛局部水肿。轻者数日内可消散，重者红肿范围扩大。部分患者伴有颌下或耳前淋巴结肿大。①实证：局部微有红肿痒痛，伴头痛、发热、全身不适等，舌苔薄白，脉浮数，为风热外袭；局部红肿，硬结较大，灼热疼痛，伴口渴喜饮，便秘溲赤，苔黄，脉数，为热毒上扰。②虚证：反复发作，但诸症不重，纳呆神疲，面色不华，舌质淡红，苔薄白，脉沉细，为脾胃虚弱。

治疗　以泻火解毒，活血散结为治疗原则。取穴以局部腧穴

和足阳明胃经经穴为主。针刺主穴：取攒竹、睛明、丝竹空、瞳子髎、鱼腰、四白、承泣、太阳、合谷、曲池。根据睑腺炎的部位，取3~5穴。辨证配穴：外感风热加风池；热毒上扰加大椎、内庭；脾胃虚弱加足三里。尚可选用以下疗法。①三棱针疗法：取耳尖或耳背小静脉、背部尤其肩胛间区反应点、膏肓穴，以三棱针点刺出血。②拔罐疗法：取太阳穴点刺出血后拔罐。③耳针疗法：取眼、耳尖、肝，毫针刺或王不留行贴压。

预防与调护　①保持眼部清洁卫生，切忌用手揉搓眼睛。②治疗期间饮食宜清淡，忌食辛辣、煎炸、刺激食品，多食蔬菜水果，保持大便通畅。③避免熬夜及过度疲劳。④避免使用他人毛巾、化妆品等，以免交叉感染。

（孙　华）

jìnshì

近视（myopia）　以视近清楚、视远模糊为特征的眼病。又称近觑、觑觑眼，俗称近视眼。

病因病机　肝藏血、开窍于目，足厥阴肝经上目系；肾藏精，精生髓，精血同源；手少阴心经系目系，脾胃为气血生化之源。因此近视的发病多因肝肾精血亏虚，心脾阳气不足，脏腑功能失常以致目系失养，功能减退；或先天禀赋不足，加之用眼太过，目系劳损，经络气血凝滞所致。病位在目，与肝、肾、心、脾四脏相关。

辨证要点　根据兼证辨其脏腑。视近怯远，头晕耳鸣，目眩，夜眠多梦，腰膝酸软，脉弦细，为肝肾阴虚；视近清楚，视远模糊，全身无明显不适，或见面色㿠白，心悸神倦，舌淡红，脉弱，为气血亏虚。

治疗　以行气通络，舒筋明目为治疗原则。取穴以眼睛局部腧穴、足少阳胆经经穴和背俞穴为主。针刺主穴：取睛明、承泣、攒竹、鱼腰、丝竹空、四白、太阳、风池、肝俞、肾俞。每次取3~5穴。辨证配穴：肝肾阴虚加光明、太溪、太冲；气血亏虚加足三里、血海、三阴交。随症配穴：视物不清加光明、养老；心悸不宁加心俞、内关、神门。尚可选用以下疗法。①耳针疗法：取眼、神门、心、肝、肾、眼区、目1、目2、脑等，每次取3~5穴，毫针刺或王不留行贴压。②头针疗法：取双侧枕上旁线（视区）针刺。③皮肤针疗法：叩刺眼周相应穴位、大椎、风池、膈俞、肝俞、脾俞、肾俞，以叩刺部位皮肤潮红并有轻度出血点为宜（眼区穴位尽量不要出血）。

预防与调护　注意用眼卫生，养成良好的用眼习惯，坚持做眼保健操，定期检查视力。

（孙　华）

shìshénjīng wěisuō

视神经萎缩（optic nerve atrophy）　以视力功能损害和视神经乳头苍白为特征的慢性眼底病。致盲率较高。视网膜、视神经的炎症、退变、缺血及外伤、遗传等因素，眶内或颅内占位性病变的压迫，其他原因所致的视神经盘水肿、青光眼等均可引起视神经萎缩。属中医学青盲、视瞻昏渺范畴。

病因病机　肝藏血、开窍于目，足厥阴肝经上目系；肾藏精，精生髓，精血同源；手少阴心经系目系，脾胃为气血生化之源。因此当以上经脉失调，精、气、血衰少，目系缺少濡养；或精气不畅，脉道瘀阻，不能运精于目，均可导致此病。病位在目，与肝、

肾、心、脾四脏相关。

辨证要点 根据视神经乳头颜色、性质辨病证之虚实。视力下降，视野缩小，视神经乳头颜色变浅或苍白，多为肝肾不足，气血亏虚，为虚证。视神经乳头颜色蜡黄，边界不清，血管变细，多为肝郁气滞血瘀，为实证。

治疗 以补益肝肾，通络明目为治疗原则。取穴以眼睛局部腧穴及足少阳胆经经穴为主。针刺主穴：取睛明、球后、承泣、太阳、攒竹、百会、风池、光明、太冲、太溪。辨证配穴：肝肾亏虚加肝俞、肾俞；气血不足加脾俞、膈俞、三阴交、足三里；气血瘀滞加膈俞、血海、三阴交。尚可选用头针疗法：取双侧枕上旁线（视区）针刺。

预防与调护 ①炎症、外伤、视网膜病变、视神经病变、压迫性病变、糖尿病、维生素 B 缺乏等均可导致视神经萎缩，注意原发病的治疗。②视神经萎缩难以痊愈，但残余神经纤维可恢复或维持功能，因此应鼓励患者坚持治疗。

（孙 华）

ěrmíng

耳鸣（tinnitus） 自觉耳中鸣响而周围环境中并无相应声源的病证。其鸣响或如蝉鸣、笛声高音调，或如机器轰鸣、吹风样的低音调。西医学的神经性耳鸣、梅尼埃病、听神经瘤、传导性聋、感音神经性聋、老年聋、耳毒性聋、噪声性聋、中耳炎及糖尿病、动脉硬化、高血压或过嗜烟酒等疾病，均可出现耳鸣。

病因病机 耳为宗脉之所聚，手少阳三焦经、足少阳胆经循行均"从耳后，入耳中，出耳前"；肾精充养于耳，与耳鸣的发生亦密切相关。因此，风热、郁火、痰湿等不得宣泄，郁闭清窍；或肝肾亏虚，脾胃虚弱等原因致耳脉不得濡养，皆可出现耳鸣。病变在耳，与肝、脾、肾三脏关系密切。

辨证要点 根据耳鸣特征、兼证辨证之虚实、表里。①虚实：耳鸣卒发，间歇发作，鸣声高亢，多为实证；徐缓而发，久而不愈，声低，多为虚证；青壮年而兼有热象，多为实证；中老年形衰体弱，身无热象，多为虚证；嗜食烟酒，痰火素盛，多为实证。②表里：有表证者伴发热恶寒，头痛头胀，为风热；伴头胀口苦，目赤，为肝胆内热火盛；伴耳部堵闷，胸痞纳呆，呕逆哕恶，苔腻，脉缓，为湿浊内盛；伴健忘失眠，眩晕，头晕耳聋，腰酸肢软，齿摇发脱，遗溺，为肝肾亏损；伴劳累则甚，纳食减少，气短神疲，为脾胃虚弱。

治疗 以平肝泻火，通利耳窍为治疗原则。取穴以手足少阳经经穴为主。针刺主穴：局部取翳风、风池、耳门、听宫、听会，远端取外关、中渚、侠溪。辨证配穴：风热加合谷；肝胆热盛加太冲、足临泣；湿浊内盛加丰隆、水分；肝肾亏虚加肾俞、肝俞、膏肓；脾胃虚弱加足三里、中脘。可加电针。尚可选用耳针疗法：取神门、皮质下、内耳、肝、肾、胆，毫针刺或王不留行贴压。

预防与调护 ①积极防治引起耳鸣的各种疾病。避免使用耳毒性药物，若因病情需要必须使用，应严格监测听力变化。②平时避免噪声刺激，保持心情舒畅，同时注意饮食有节制，生活规律。

（孙外主）

ěrlóng

耳聋（deafness） 听力降低或听觉丧失的病症。又称不聪。可见于西医学的传导性聋、感音神经性聋、混合性聋、内耳非炎症性疾病、中毒、传染病、外伤等疾病。临床上，耳聋与耳鸣可单独出现、先后发生，亦常同时并见。二者症状表现虽有不同，但病因病机、辨证要点、治疗、预防与调护基本一致，详见耳鸣。

（孙外主）

yátòng

牙痛（toothache） 各种原因引起的牙齿疼痛。又称齿痛。为口腔疾病的常见症状。可见于西医学的龋齿、牙髓炎、根尖周炎和牙本质过敏等疾病。

病因病机 头为诸阳之会，手足三阳经均上行于头面，手阳明大肠经、足阳明胃经分别入下齿、上齿；肾主骨，齿为骨之余，因此牙痛主要与手足阳明经和肾经有关。风热之邪外袭阳明；或胃腑积热，胃火循经上炎；或肾阴不足，虚火上升，均可引起牙痛。多食甘酸，口齿不洁，垢秽蚀齿亦可作痛。

辨证要点 辨证之经络归属及外感、内伤。①辨经络：上牙痛属足阳明胃经的病变，下牙痛属手阳明大肠经病变。②辨外感、内伤：牙痛发作急骤，疼痛剧烈，牙龈红肿，喜凉恶热，伴发热，口渴，舌红，苔薄黄，脉浮数，为风火牙痛；牙痛发作疼痛剧烈，牙龈红肿出血，遇热疼痛加重，伴口臭，尿赤，腹胀便秘，舌红，苔黄腻，脉洪数或滑，为胃火牙痛；牙痛隐隐，时作时止，午后或夜间加重，伴牙龈萎缩，牙根松动，舌红，少苔或无苔，脉细数，为肾虚牙痛。

治疗 以通络止痛为治疗原则。取穴以手足阳明经经穴为主。针刺主穴：局部取颊车、下关，远端取合谷。辨证配穴：风火牙痛加外关、风池；胃火牙痛加内庭、二间；肾虚牙痛加太溪、行间。辨经络配穴：上牙痛取足阳明胃经内庭、厉兑；下牙痛取手阳明大肠经合谷、二间。尚可选用耳针疗法：取上颌、下颌、神门、上屏尖、牙痛点，毫针刺或王不留行贴压，两耳交替。

预防与调护 注意口腔卫生，积极防治口腔的其他疾病。

（方剑乔）

bíyuān

鼻渊 （acute and chronic sinusitis）

以鼻流浊涕、鼻塞不通、嗅觉减退或丧失为主要表现的病证。又称脑漏、脑崩、脑泻。西医学的鼻炎、鼻窦炎、鼻道恶性肿瘤、鼻窦恶性肿瘤等疾病可见此证。

病因病机 肺开窍于鼻，手足阳明经脉循行"上挟鼻孔""起于鼻""下循鼻外"，足阳明经筋"下结于鼻"，胆经与脑相连。故外邪侵袭、脾胃二经蕴热、肝胆火逆于上等原因，均可侵犯鼻窍而致鼻渊。素体肺气不足，卫阳不固；或劳逸失度，脾肺受损，则反复外感，邪气留恋，病情缠绵。严重者郁热久而化毒，变为危候。

辨证要点 辨证之实虚。①实证：鼻塞脓涕，伴发热，头痛，咳痰，咽肿痛或音哑，脉浮数，为风热郁肺；头重头昏，痰多，脘满，口黏腻，苔厚腻湿滑，为痰浊上逆，清阳不升；头痛而胀，涕稠而浊，耳鸣目胀，口苦口干，舌赤，脉弦数，为肝胆火逆于上。以上多属实、热之证。②虚证：若病后失治、误治，迁延日久，则涕液黏黄或白而稀薄，间或见有血丝，为邪气内侵伤及血络；五心烦热，鼻塞，鼻干，舌赤少津或有纹裂，脉弦细数，为虚热；若日久鼻塞，脓血浊涕，

不闻香臭，鼻腔变形，为肿瘤或为恶性之变。

治疗 实证以清热，宣肺，通窍为治疗原则。取穴以手太阴肺经、足阳明胃经经穴为主。针刺主穴：取风池、攒竹、迎香、尺泽。辨证配穴：风热在表加太渊、合谷；痰浊上逆加眉冲、少商（刺血）、上星；肝胆火逆加上星、行间、足临泣。虚证及症状缓解期以养肺，益气，清窍为治疗原则。取穴以足太阳膀胱经、足阳明胃经经穴为主。针刺主穴：取肺俞、膏肓、攒竹、迎香。辨证配穴：虚热加尺泽、照海；肺气虚加百会、足三里。尚可选用耳针疗法：取神门、脑、鼻、肺、额、咽喉等，毫针刺或王不留行贴压。

预防与调护 ①加强体育锻炼，增强体质，预防感冒。②保持鼻腔清洁和鼻道通畅。鼻腔有分泌物时，切忌用力擤鼻。③及时治疗鼻腔的急性炎症。④游泳时避免跳水和呛水。

（孙外主）

yānhóu zhǒngtòng

咽喉肿痛 （sore throat；swelling and pain of throat）

以咽喉一侧或两侧红肿疼痛，吞咽不适为主要表现的病证。西医学的咽炎、喉炎、扁桃体炎等疾病可见此症。

病因病机 风热、风温之邪外袭，热邪上壅结于咽喉，或内热火毒上炎而发肿痛。病位在咽喉，与肺、胃、肾三脏相关。

辨证要点 辨证之表里、急性慢性。①辨表里：咽喉肿痛，伴发热恶寒，头痛咳嗽，咽痛咽哑，苔薄白或兼黄，脉浮数，为肺卫表证；发热不恶寒反恶热，头痛头晕，口干口渴，咽峡红肿疼痛或有白色脓点，尿赤便秘，苔黄厚，脉滑数，为肺胃郁热。

②辨急性、慢性：急性者多为外邪或内外合邪，见有高热、口干口渴，咽峡红肿热痛，舌赤苔厚，脉洪数，为火热炽盛；慢性者以虚热为主，常有反复发作，冬春尤甚，见口干渴而夜甚，咽哑干咳少痰，舌赤少苔而干，脉细数，为阴虚火热。

治疗 以清热解毒利咽为治疗原则。取穴以手太阴肺经、手阳明大肠经经穴为主。针刺主穴：取风池、曲池、合谷、少商，少商可刺络放血。随症配穴：全身性毒热较甚者加大椎、商阳，可刺络放血；便秘者加上巨虚、下巨虚；胃火上炎加支沟、内庭、关冲，关冲可放血；虚火上炎去合谷，加太溪、照海、列缺。尚可选用耳针疗法：取咽喉、扁桃体、肺、胃、大肠、脾、肾等，毫针刺或王不留行贴压。

预防与调护 发病期间多食清淡、果菜之品，多饮水，忌煎炸燥热食品。

（孙外主）

kǒuchuāng

口疮 （oral ulcer）

以口腔内（舌、唇内、两颊内及上腭）黏膜上有溃疡点，并伴有灼性痛为主要表现的病证。又称口疳、疳疮、赤口疮。西医学的溃疡性口炎、复发性口疮属此病范畴。

病因病机 感受温热之邪，耗气伤津，致肺金受损；或饮食无节，嗜辛辣燥热之品，致心脾内热蕴积；或病后阴血竭伤，素体津血亏虚，阴液不足，致虚火上炎，均可循经上逆，发于口内，成为口疮。病位在口腔，与心、脾、肾三脏密切相关。

辨证要点 根据溃疡形色辨证之实虚。①实证：口疮发生于火热之季，多为外邪火热之气伤津；溃疡点周围红肿，或融合成

红色小片，并有灼性痛，碍于饮食，伴有口腻，口臭，尿赤便燥，舌赤，苔黄或腻，脉沉数有力，多为心脾积热。②虚证：溃疡点较少，不红肿而疼痛较轻，或反复发作，缠绵难愈，伴口舌干燥，咽干而痛，心烦寐少，舌红少津，甚则有纹裂，脉细数，为阴虚火旺。

治疗 以清热降火为治疗原则。取穴以手厥阴心包经、手阳明大肠经经穴为主。针刺主穴：取劳宫、大陵、金津、玉液、合谷。辨证配穴：外邪火热加列缺；心脾积热加内庭、四缝，四缝点刺出血；阴虚火旺加太溪、照海、阴郄、关冲，关冲点刺出血。尚可选用耳针疗法：取口、舌、内分泌、扁桃体、脾、胃、神门，毫针刺或王不留行贴压。

预防与调护 ①平时注意饮食合理，避免油腻、肥厚、温燥及煎炸食品。②注意口腔卫生。③保持情绪稳定。④保证充足睡眠。⑤注意对消化道疾病的治疗。⑥对大而深且长期不愈的溃疡，应警惕癌症。

（孙外主）

gāorè

高热（high fever） 体温升高达到或超过39℃的急性病证。西医学的急性感染、急性传染病、寄生虫病、中毒、风湿热、结核、恶性肿瘤均可有高热。中医学的大热、壮热、身大热与此证相关。

病因病机 外邪郁于肌表，腠理闭塞邪不得出，正气拒邪外出；或邪入少阳，热郁半表半里，正邪相争，发为高热；或因阳热炽盛，外不得散，内不得泄，郁蒸于里；或因湿热之邪胶结难解，交蒸郁积，隐伏于里；疮疡肿毒，蕴积不散，腐肌败肉，毒火亢盛亦可发为高热。

辨证要点 根据发热特点和兼证辨病邪性质及病位。①辨病邪：夏天、高温环境下作业见有高热症状者为暑热；病程相对较长，蕴结不解而化火，为感受温热邪气，或四时感受外邪；病情多急，且有流行病史燔于气分或内陷营血，为感受戾气温邪疫毒。②辨病位：高热初现，伴有头身疼痛，鼻塞咽痛，咳嗽痰稠等症，病多在肺卫，为风热表证；如高热持续，汗出，烦渴引饮，小便黄赤，大便秘结，病位在气分；高热持续发展，夜间加重，并现斑疹隐隐，或见血证，甚者神昏谵语，抽搐，为热入营血。

治疗 以清热泻火，凉血解毒为治疗原则。取穴以督脉、手阳明大肠经经穴及十二经脉井穴为主。针刺主穴：大椎、十二井穴（十二经脉的井穴的总称）或十宣、曲池、合谷、委中。十二井或十宣点刺放血，大椎刺络拔罐。辨证配穴：风热表证加尺泽、鱼际；气分热盛加内庭、丰隆；热入营血加血海、委中、阴郄。随症配穴：神昏谵语加水沟、素髎；抽搐加太冲、阳陵泉。尚可选用以下疗法。①拔罐疗法：沿督脉、足太阳膀胱经走罐。②耳针疗法：取耳尖、耳背静脉，三棱针点刺出血。③刮痧疗法：取督脉、足太阳膀胱经或颈、腋、胸、肘、膝窝以刮痧板刮至红、紫色为度。

预防与调护 ①注意补充水分。②可用冰袋外敷头、腋、股骨沟等部位施物理降温。③注意饮食清淡、富于营养而易消化。④密切观察病情变化，及时采取必要的措施。

（孙外主）

chōuchù

抽搐（convulsions） 以四肢肌肉不随意的抽动，或兼有口噤不开、两眼上翻、项背强直，甚至昏迷为特征的病证。又称痉病。可见于高热、痫病、癫症、破伤风、惊风、颅脑外伤、脑肿瘤、流行性脑脊髓膜炎、流行性乙型脑炎、继发于各种传染病的脑膜炎等。

病因病机 高热伤津，风火相煽，或热入营血，血热炽盛引动肝风，发为抽搐；或肝肾阴虚，津血衰少，血不荣筋，虚风内动，发为抽搐。

辨证要点 辨证之实虚。①实证：起病急骤，四肢抽搐，颈项强直，口噤不开，角弓反张，伴有头痛神昏，有汗或无汗，舌红苔黄，脉洪数，属热极生风；壮热烦躁，昏迷惊厥，喉间痰鸣，牙关紧闭，或口吐白沫，二便失禁，舌红苔厚腻，脉滑数，属痰热化风；高热不退，头晕胀痛，口噤不开，肢体挛急，角弓反张，心烦躁扰，甚至神昏谵语，斑疹隐现，舌红绛苔黄燥，脉弦数，为热入营血。②虚证：手足抽搐抖动，眼睑或面肌抽动，露睛，形体消瘦，精神疲乏，头晕目眩，自汗气短，纳呆，不发热，咽干口燥，舌淡少津，脉细无力，属血虚生风。

治疗 以息风止痉为治疗原则。取穴以督脉、足厥阴肝经经穴为主。针刺主穴：取大椎、太冲、合谷、阳陵泉。随症配穴：烦躁神昏者加内关、水沟；口噤不开者加下关、颊车；角弓反张者加后溪、筋缩；腓肠肌痉挛者加承山。辨证配穴：热极生风加十二井穴、内庭；痰热化风加尺泽、二间；热入营血加劳宫、曲泽、血海、膈俞；血虚生风加足三里、血海、三阴交、肝俞、脾俞。尚可选用耳针疗法：取神门、皮质下、脑干、肝，毫针刺或王不留行贴压。

预防与调护 ①全身性发作时应使平卧软床、侧头，上下齿压消毒纱布垫，防止咬伤舌体，宽松衣带，保持呼吸通畅。②高热而抽搐者，应加强降温措施，加强护理。③缓解期针对病因治疗。

（孙外主）

hūnjué

昏厥（syncope） 突发短暂的、自限性的意识丧失。又称晕厥。可见于西医学的血管迷走性晕厥、情境性晕厥、直立性晕厥、心律失常相关性晕厥、心脏缺血性相关晕厥、心血管性晕厥等。

病因病机 暑湿等外邪、情志过极或内伤痰、火、风、热，致气机逆乱，蒙蔽心神；或气血不足，心神失养，均可造成昏厥。

辨证要点 根据兼证辨证之外感、内伤及虚实。主症：猝发昏眩，一过性昏厥，一般平卧后可自行清醒，醒后常有神情淡漠、身体倦怠、气短自汗，移时可愈。若时值夏暑之时，伴身热汗出，谵妄呕逆，舌赤而干，脉浮大而数，为暑厥证；伴呼吸气粗，牙关紧闭，脉弦有力，为气厥实证；昏厥伴痰声辘辘，呼吸气急，呕吐痰沫，苔腻脉滑，为痰厥实证；昏厥伴面赤身热，胸盈仰息，躁扰不安，舌赤，脉洪大，为热厥证；伴面色苍白，肢冷汗出，气息微弱，肢体萎软，脉代结，为气血不足或心阳衰微之虚厥证。

治疗 以开窍醒神，调畅气机为治疗原则。取穴以任脉、手阳明大肠经、足厥阴肝经经穴为主。针刺主穴：取水沟、合谷、太冲。辨证配穴：暑厥、热厥加曲池、十宣、十二井穴，十宣、十二井穴刺络放血；气厥加内关、支沟；痰厥加中脘、丰隆；因气

血虚而厥加百会、气海，气海可灸；心阳衰微加内关、神阙，神阙可灸。尚可选用耳针疗法：取神门、心、肺、皮质下、脑，毫针刺或王不留行贴压。

预防与调护 ①发病后应使平卧（或头低足高）侧头、保温（暑、热厥除外）、宽松衣带，保持环境安静。②平时应避免情志过度、过度疲劳、过饥、过饱及长时间日照下工作。③老年者体位变换时要缓慢。

（孙外主）

xūtuō

虚脱（collapse） 以突然发生面色苍白、精神淡漠，或昏迷不醒、肢冷汗出、血压下降为特征的急性危重病证。又称脱证。虚，即正气虚衰；脱，指人体津、液、气、血、精、神的严重耗损或急性丢失。可见于西医学的创伤性休克、心源性休克、失血性休克或多器官功能衰竭、循环衰竭等危重病证。

病因病机 邪毒内陷，真阳耗竭；或亡津失血，真阴耗竭；或内虚外感，伤津耗气，皆可致气机逆乱，血运行失常，阴阳之气不相维系而发脱证。

辨证要点 辨证之阴阳。发热，面白颧红，汗出气促，心悸心慌，舌淡萎软而干，脉微细无力，为阴脱证；额汗面白，周身湿凉，畏寒肢冷，呼吸浅促，舌淡而白，脉浮大无力或无根，是阳气浮越、耗散之象，为阳脱证。脱证恶性转化则出现亡阴证和亡阳证。面色苍白，畏寒肢冷，息微而冷，冷汗淋漓，尿便清冷，脉沉欲绝，为亡阳证；唇红舌干，额头微热，身汗黏滞，烦躁不安，手足尚温，脉细数无力，为亡阴证；由于阴竭于内，阳无所附，很易转化为阴阳俱亡之证，则见

神昏肢冷，肌肤湿冷，气息微弱，二便失禁，呼吸短促或深长，脉微欲绝或结、代、促脉。

治疗 以回阳，敛阴，固脱为治疗原则。取穴以任脉、督脉经穴为主。针刺主穴：取气海、关元、水沟、内关，气海、关元可灸。辨证配穴：阴脱及亡阴加心俞、神门、三阴交；阳脱及亡阳加素髎、百会、膻中；阴阳俱亡加百会、神阙、太渊、足三里，神阙、足三里可灸。

预防与调护 此证属危重急症，需配合西医的急救措施，如吸氧、输血、输液、强心、兴奋呼吸中枢、解毒等措施，并密切观察。症状稳定后应对因治疗。

（孙外主）

dǎnjiǎotòng

胆绞痛（biliary colic） 以猝发右上腹部绞痛、拒按并放射至右肩胛部为主要表现的急性腹痛病证。每发于饱餐、油腻、酗酒或情志不舒之后。多伴有恶心、呕吐、吐出苦水，部分患者可出现黄疸和高热。西医学的急慢性胆囊炎、胆石症、胆道蛔虫病等疾病可见此证。属中医学胁痛范畴。

病因病机 情志不舒，疏泄失职，肝气郁结；或外感湿热，郁于少阳；或饮食膏粱厚味，湿热交结，传化不利；或食入不洁食物，虫积胆内，皆可导致经脉或腑气阻塞不通而猝发胆内剧痛。

辨证要点 根据兼证辨气郁、湿热或结石、虫积。常因恼怒而发，游走胀痛，胸闷善怒，脉弦有力，为肝气郁滞；素日厌食油腻，或食后即痛，发作时其痛如刺、如灼、如绞，伴发热恶寒，口苦恶心，尿赤，苔黄腻，脉弦数，为肝胆湿热；突然发生的右上腹绞痛，呈阵发性加剧，同时

向右肩或胸背部放射，伴恶心及呕吐，为结石；多发于儿童，曾有嗜食、偏食习惯及便检虫卵或吐蛔、排蛔史，发作时常可在剑突下或右上腹触及虫团蠕动，其痛呈"钻顶感"，舌苔多厚腻，脉滑数有力，为虫积。

治疗　以疏利肝胆，通腑行气为治疗原则。取穴以足少阳胆经、足厥阴肝经的背俞穴、募穴为主。针刺主穴：取期门、肝俞、胆俞、日月。辨证配穴：肝气郁滞加支沟、中脘、太冲；肝胆湿热加阴陵泉、三阴交、行间；结石及虫积加阳陵泉、丘墟、下巨墟。尚可选用耳针疗法：取神门、肝、胆、交感、大肠，毫针刺或王不留行贴压。

预防与调护　①忌酒，忌食油腻肥厚之品，注意饮食卫生。②疼痛发作期应除外其他急腹症，密切观察患者病情变化。③缓解期针对病因治疗。

（孙外主）

shènjiǎotòng

肾绞痛（renal colic）

突然发生腰肾区剧痛，并沿输尿管向髂窝、会阴、阴囊及大腿内侧放射的急性病证。可见于西医学的泌尿系结石（肾、输尿管、膀胱）或血块、脓栓、瘤栓阻塞输尿管等疾病。与中医学腰痛、血淋、石淋、砂淋相关。

病因病机　下焦湿热或痰热久蕴，气滞血瘀，炼液成石所致。

辨证要点　根据兼证辨病证之实虚。主症：猝发腰及小腹绞痛，放射至前阴甚至腹股沟及下肢内侧，痛不可忍，伴面白汗出，恶心呕吐，辗转不宁，甚为痛苦。疼痛呈持续性或间歇性，并可见血尿或脓尿，有排尿困难或尿流中断现象。急性发作时常伴有恶心呕吐，大汗淋漓，面色苍白，

辗转不安等症状，严重者可致昏厥。待排出尿液及沙石，疼痛始可缓解。①实证：尿如膏脂，伴有发热，尿急，口干口渴，舌赤腻黄苔，为湿热交结蕴郁毒热；见血性尿液，是伤及血络则成血淋之证。②虚证：尿痛已久，伴排尿无力，小便断续，甚则点滴而下，神疲懒言，舌质淡，苔薄白，脉弦紧，为肾气不足。

治疗　以清化通淋，排石止痛为治疗原则。针刺主穴：取太溪、肾俞、膀胱俞、三阴交、中极、秩边透水道。辨部位配穴：上尿道结石者加志室、京门、天枢；中、下尿道结石者加曲骨、中极、水道。随症配穴：腹部急痛者加水沟；血尿者加血海、膈俞；发热者加曲泉、行间；恶心呕吐者加内关、中脘、足三里；肾气不足加命门、关元。尚可选用耳针疗法：取神门、肾、膀胱、交感、尿道、腹股，毫针刺或王不留行贴压。

预防与调护　泌尿系结石与饮食结构有关。食物中的动物蛋白、海产品增多，纤维素减少，可造成肾结石。大量饮水（每天2000ml）可减少尿中晶体形成。适当运动有助于减少结石发生。

（孙外主）

mànxìng pílào zōnghézhēng

慢性疲劳综合征（chronic fatigue syndrome）

以长期极度疲劳为主要表现的全身性非特异性综合征。属中医学虚劳、郁证、瘦症、脏躁、脾胃内伤病等病证范畴。

病因病机　先天禀赋不足，素体虚弱，或劳倦过度，久病失养等积劳内伤，形神过度耗伤，导致脾失健运，元气亏损，气血生化不足，致使脏腑机能衰退所致。与心、肝、脾、肾（脑）的

功能失调有关。

辨证要点　症状大多是无法客观量化的主观感觉，如头痛、咽喉痛、肌肉疼痛及神经精神症状、睡眠障碍等。但有四个识别特征：①症状呈持续性。②有明显的疾病表现。③出现的一些症状在临床中很难遇到（如精神错乱、短期记忆力丧失）。④很少有症状被客观证实。其基本特征为新发生的、持续性或反复发作的虚弱性疲劳，持续时间大于6个月，卧床休息不能缓解，而各项体格检查及实验室检查没有明显的异常发现。多为虚证，或本虚标实、虚实夹杂。

治疗　以益气补血，通调气机为治疗原则。针刺主穴：取五脏背俞穴、风池、完谷、天柱、百会、四神聪、印堂、膻中、气海、关元、足三里、三阴交，可艾灸，气虚明显者加温针灸。配穴：头痛者加太阳或风池；咽痛者加合谷或曲池；关节痛者加阿是穴；肝郁加太冲或期门；肾虚加太溪或肾俞；脾虚加中脘或脾俞。尚可选用以下疗法。①拔罐疗法：沿背部足太阳膀胱经的循行路线从上至下拔罐，采用闪罐或走罐法。②耳针疗法：取神门、交感、内分泌、皮质下、枕，另依据辨证配以心、肝、脾、肾、胃等穴，毫针刺或王不留行贴压。③皮肤针疗法：叩刺背俞穴。

预防与调护　此病重在预防。①身心放松，工作放松，充足睡眠，适量运动，饮食调理。②注重适时的心理辅导，特别是对于高危人群而言，应避免长时间劳累和精神负担过重。③调整生活习惯，尽可能戒烟、戒咖啡，少吃甜食，多吃新鲜蔬菜、补充嗜酸菌。必要时可服用复合维生素以促进人体代谢碳水化合物、脂

肪、蛋白质。

(熊 杰)

戒断综合征 (abstinence syndrome; withdrawal syndrome)

jiéduàn zōnghézhēng

反复地、往往长时间和（或）大剂量使用某种精神活性物质后，停用或减量时发生的组合不同、严重程度不同的一组症状。可能伴有生理紊乱症状。包括酒精戒断综合征、镇静剂戒断综合征、阿片类药物戒断综合征等。此处重点介绍阿片类药物戒断综合征。

病因病机 阿片辛香、苦、涩、性温，功能行气止痛、涩肠止泻、敛肺止咳。多服久用使机体热毒内蕴、伤阴耗气，致清窍蒙蔽、脏腑虚损，发为此病。疾病后期可致气阴两脱、气虚阳微。与肝、肾、心、脑密切相关。

辨证要点 主症：戒断综合征一般在停用后 8~12 小时出现。最初表现为哈欠、流泪、流涕、出汗等类似感冒的症状，随后各种戒断症状陆续出现，包括瞳孔扩大、打喷嚏、起鸡皮疙瘩、寒战、震颤、厌食、恶心呕吐、腹痛、腹泻、全身骨骼肌肉酸痛及肌肉抽动、骨中蚁走虫爬感、软弱无力、失眠易醒、心跳加快、呼吸频率和深度增加、血压升高、猫抓心感、情绪恶劣易激惹、烦躁不安、抑郁、蜷曲身体、体重下降等，还伴有强烈的心理渴求。这些戒断症状通常在 36~72 小时之间达到高峰。辨虚实及病程：此病症状多样，其证候有热毒证、血瘀证、气郁证、气虚证、血虚证、阳虚证、阴虚证等，临床单纯证候少，多为多个证候的组合，寒、热、虚、实错综夹杂。病发之初，邪盛为主，邪正相争，表现为实多虚少；邪正相争既久，病邪留滞，生痰成瘀，则邪实与正虚并重，虚实夹杂；随着病程的延长，耗伤气血，阴损及阳，则以虚为主，实为次。

治疗 ①以醒脑开窍，补益正气，行气活血，戒除毒瘾为治疗原则。取穴以手厥阴心包经、督脉经穴及夹脊穴为主。针刺主穴：取内关、人中、神门、劳宫、四神聪、夹脊穴、合谷、足三里、三阴交、太冲、太溪。气虚明显者加温针灸。夹脊穴可加电针。配穴：头痛者加太阳、风池；咽痛者加合谷、曲池；关节痛者加阿是穴；肝郁加期门、行间；肾虚加肝俞、肾俞；脾虚加中脘、脾俞、胃俞；极度烦躁者加中冲、劳宫或十宣、大椎。尚可选用以下疗法。①耳针疗法：取三焦、内分泌、卵巢、皮质下、盆腔，王不留行贴压。②拔罐疗法：在背部沿足太阳膀胱经的循行线从上至下施以闪罐或走罐法。

预防与调护 重视预防，认识吸食毒品的危害性，增强全民抗毒意识。设置专门戒毒医疗机构，对参加戒毒者做好充分的思想工作、鼓励增强信心，予以相应治疗措施，使其尽快摆脱毒瘾，完全康复。对已经戒毒者要预防复吸。

(熊 杰)

术后切口疼痛 (postoperative incision pain)

shùhòu qiēkǒu téngtòng

由外科手术引起的伤口处疼痛。由于手术切口时对神经末梢的机械性损伤，或手术部位创伤后的痛觉向周围组织扩散，导致切口部位发生疼痛。

病因病机 由于金刃所伤，阻滞经脉，气滞血瘀，不通则痛；术后正气亏损，或脏腑功能低下，致阴阳气血亏虚，机体脉络失于温养、濡润，不荣则痛。

辨证要点 辨疼痛之虚实、表里：阴阳气血亏虚所致者，多属里、属虚，常见慢性迁延发作；施术损伤脉络，气血瘀滞所致者，多属表、属实。

治疗 以调经止痛为治疗原则。针刺主穴：取阿是穴、足三里、气海、关元。按切口部位配穴：心胸部切口加内关；肚腹部切口加足三里；上肢部切口加曲池；下肢部切口加肩井；腰背部切口加委中；胁肋部切口加支沟。可加电针。尚可采用耳针疗法：取肺、内分泌、神门、相应的反应点，毫针刺或王不留行贴压。

预防与调护 加强患者对术后疼痛、止痛药，以及疼痛评估方法的认识，可使其对术后疼痛有控制感，消除其恐惧、焦虑和无助感，对疼痛控制的效果有重要作用。

(张智龙)

术后胃肠功能紊乱 (postoperative gastrointestinal dysfunction)

shùhòu wèi-cháng gōngnéng wěnluàn

以手术后腹胀腹痛、恶心呕吐、排气排便困难，或腹泻等为主要表现的病证。为普通外科手术后常见的并发症。与中医学痞证、痞满、胃痞、反胃、呃逆、呕吐、噎膈、腹痛、腹胀、鼓胀、积聚、便秘、虚劳等病证相关。

病因病机 术前术后禁食，后天生化乏源；术中失血破气，耗伤阴液；术后卧床制动，久卧伤气，脾胃受损，运化失司；或手术破坏了人体气机的正常运行，使肝的疏泄、脾的运化、脾胃的升降功能失调，腑气下行不畅，湿热瘀毒等病理产物堆积，致腑气不通，发为此病。病位在脾与胃肠，与肝相关。

辨证要点 此证虚实夹杂，术后以气血津液亏虚为本，以气滞血瘀、腑气不通、痰湿热毒为标。虚在脏，脏气运化无权；实在腑，腑气壅塞不畅。

治疗 以通腑降逆，调和气血为治疗原则。取穴以足阳明胃经、足太阴脾经经穴为主。针刺主穴：取中脘、天枢、支沟、太冲、足三里、阴陵泉、三阴交。按手术部位配穴：胃手术加梁门、太白；肝胆手术加胆囊穴、肝俞、胆俞、阳陵泉、期门。随症配穴：尿潴留加气海、关元、中极；发热加曲池、大椎、耳尖放血；呃逆、呕吐加内关、大陵、印堂、丝竹空、攒竹。

预防与调护 ①医护人员应密切观察，及早发现胃肠功能紊乱征象，应主动询问患者的自觉症状，多听诊肠鸣音。②给予患者恰当的心理干预，使患者积极配合康复治疗。

（张智龙）

fàng-huàliáo fǎnyìng

放化疗反应（adverse reactions of radiochemotherapy）

肿瘤患者接受放化疗后出现的局部或全身的不良反应。常见的局部反应有：白细胞减少和血小板减少的骨髓抑制反应；恶心、呕吐、厌食、腹泻等消化道反应；尿频、尿急、尿痛、血尿等泌尿系反应；脱毛、皮炎、溃疡、斑疹、脱屑等皮肤反应；充血、水肿、溃疡、假膜、出血等黏膜反应。全身症状如乏力、头晕、失眠、脱发等。

病因病机 放射及化学疗法对人体的气血、脏腑是一种外源性损伤，致使脏腑气血损伤，尤其肾精亏虚、脾胃失调；癌毒内蕴与脾肾亏虚致气滞血瘀；虚与毒瘀共同作用，引发此病。

辨证要点 辨脏腑气血盛衰：面颊潮红，烦热盗汗，口干咽燥，心悸失眠，舌红绛，脉细数，属阴虚内热；喜暖恶寒，四肢不温，食欲不振，完谷不化，食入即泻，舌淡苔白，脉沉细数，

属脾肾阳虚；头晕目眩，疲乏无力，腰膝酸软，口咽干燥，舌淡少苔，脉沉细数，属肝肾两虚；面色委黄，身体衰弱，心悸气短，头晕眼花，恶寒发热，大便带血，恶心呕吐，食欲不振，脉细弱，属气血双亏。

治疗 以扶正固本，补益脾肾为治疗原则。取穴以足阳明胃经、任脉、足少阴肾经经穴为主。针刺主穴：取足三里、中脘、三阴交、太溪。随症配穴：白细胞减少者加关元、气海；恶心、呕吐者加上脘、商丘、公孙；尿频、尿急者加水道、归来、气海。辨证配穴：阴虚内热加太溪、曲池；肝肾两虚加肝俞、肾俞、膏肓、太溪；气血不足加心俞、脾俞、神阙、关元、隔姜灸。尚可采用耳针疗法：取耳穴胃、肝、脾、交感、皮质下、神门，每次取2~3穴，毫针刺、埋针或王不留行贴压。

预防与调护 加强营养饮食，少食多餐。注意休息，适度活动。改善生活环境，多晒太阳。调整心态，积极面对。

（张春红）

féipàngzhèng

肥胖症（obesity）

以体内脂肪增加，使体重超过标准体20%或身体质量指数（BMI）大于24的病证。BMI＝体重（kg）／［身高（m）］^{2}。由食物摄入过多或机体代谢的改变而致体内脂肪积聚过多，造成体重过度增长，并引起人体生理病理改变。如无明显病因可寻者称单纯性肥胖；具有明确病因者称为继发性肥胖。临床上所称的肥胖症大多指前者，包括肥胖本身的症状和肥胖并发症的症状。早期表现仅仅是体重增加、外形改变。不同类型的肥胖，脂肪分布也不同。随着肥胖严重

程度的加重，可渐渐出现各种临床异常的表现，引起高血压、糖尿病、冠心病、高脂血症、睡眠呼吸暂停、抑郁症等，以及其他包括肿瘤、不育症、结石等与寿命、生活质量直接相关的疾病。

病因病机 多由饮食不节，喜食肥甘厚腻，致脾气不运，湿邪内生，久而成痰，阻塞经脉，气机不运，神失调摄，阳气内闭而引起。

辨证要点 根据兼证辨病证之虚实：形体肥胖，身体困倦，乏力懒言，舌淡苔白边有齿痕，脉濡缓，为脾虚湿阻；形体肥胖，素体阳盛，嗜食辛辣，少食蔬菜，大便干燥，舌苔黄燥，脉滑实，为胃肠实热；形体肥胖，两胁胀满，口苦，嗳气，舌红苔白，脉弦，为肝气郁结。

治疗 以益气健脾，清热祛湿为治疗原则。取穴以任脉、阳明经经穴为主。针刺主穴：取中脘、天枢、丰隆、足三里、曲池、百会、神门。辨证配穴：脾虚湿阻加阴陵泉、三阴交、脾俞；胃肠实热加内庭、曲池、小海、二间、上巨虚；肝气郁结加太冲、期门、膻中、支沟。辨病配穴：如性腺机能不足为主者，重点加刺胸部、腰部、小腿内侧；因肝脏疾患引起者，重点加刺后颈、骶部、肝区、上腹部；因妇科疾患引起者，重点加刺腰、骶部、腹股沟、带脉区。尚可选用以下疗法。①耳针疗法：取外鼻（饥点）、胃、小肠、大肠、三焦、内分泌。胃肠腑热加直肠、心、膀胱；脾肾两虚加肾；肝郁气滞加肝、皮质下、子宫、卵巢、胆、内生殖器；肾元不足加肾、肾上腺。毫针刺、埋针或王不留行贴压。②皮肤针疗法：取脊柱两侧、上下腹部及小腿前部和两侧、颌

下部、足三里、三阴交、中脘、内关、大椎。③拔罐疗法：取督脉、膀胱经拔罐、走罐。

预防与调护　饮食起居要规律，避免暴饮暴食，适当进行身体锻炼。保持情绪稳定，有助于防治肥胖症。重度肥胖者需要配合节食。

（中鹏飞）

shíyàn zhēnjiǔxué

实验针灸学（subject of experimental acupuncture and moxibustion）

运用现代科学技术和试验方法研究针灸作用的基础、规律、效应及机制的一门学科。是沟通针灸学和现代科学的桥梁，是针灸学的重要组成部分。实验针灸学的创立是针灸学发展的必然规律，标志着针灸学进入现代科学技术领域的新阶段，使几千年从临床实践基础上发展起来的针灸学进入到一个新的历史发展阶段。

简史　学科的建立和发展，大致经历了以下几个阶段。①萌芽阶段：20世纪上半叶，随着西医学涌入中国，已有少数学者结合西医学知识，从生理、病理角度解释针灸作用的原理，实验针灸学开始萌生。②奠基阶段：1949~1965年，从事针灸实验研究的人员不断增多，研究机构陆续设立，经络实质研究列入了中国自然科学发展规划的重点项目。针灸治病原理、针刺镇痛、针刺麻醉及经络实质的研究全面展开。这一时期为实验针灸学的奠基阶段。③学科雏形的建立：1966~1979年，不断有相关研究成果的著作及论文发表。1979年6月在北京召开了第一届全国针灸针麻会议，会议收到论文534篇。会议后出版了《针灸针麻研究》《针灸研究进展》《现代经络研究文献综述》等著作，系统总结了针灸临床及经络、腧穴、脏腑相关、针刺镇痛和针刺麻醉等实验研究成果，表明以现代科学技术和实验方法研究、发展针灸学术理论的实验针灸学这一新学科已渐趋形成。④学科创建：1981年天津中医学院在卫生部中医司召开的"中医学院针灸系教学计划及教材建设座谈会"上，首次提出了"实验针灸学"教学大纲，并于1983年正式作为课程开课，在全国针灸教学界引起重大反响。随后，国家教育委员会将实验针灸学的教学计划正式列入国家教育纲要中。1986年由汤德安主编的第一部专著《实验针灸学入门》系统地总结了30余年针灸研究的成果，首次成就了实验针灸学的学科体系。随后于1986年10月在上海成立了中国针灸学会实验针灸专业委员会。1994年由林文注、王佩主编的《实验针灸学》教材出版问世，标志着学科的成熟与建立。

基本任务　实验针灸学是传统针灸学术理论在现代化发展过程中分化成熟起来的，是针灸学科新的分支和重要组成部分。实验针灸学的研究方法主要是实验。实验是人类认识客观世界，探索客观规律的重要实践。在实验中，通过有目的和有计划的观察、对照、比较、分析，能够得到通常在自然条件下难以得到的经验、认识或方法技术，大大缩短了人们认识未知事物的周期，加快了人类认识客观规律的进程。实验针灸学的建立，不断充实和发展了针灸学理论，揭示了针灸作用的原理和规律，在促进针灸向现代化发展的过程中，显示出了强大的生命力。如果说传统针灸学主要研究和探讨针灸"如何"治病的问题，那么实验针灸学则侧重于研究和探讨针灸"为什么"能治病的问题。其主要研究内容是针灸对机体的作用，影响针灸作用的因素和针灸作用效应的机制等，这是针灸作用原理的基本课题。

研究范畴　针对人体或动物，从整体、系统、器官、组织、细胞以及分子等不同水平，运用物理、化学、数学等科学技术手段，研究经络、腧穴的结构与功能，刺灸方法量学规范，针灸作用的效应机制，影响针灸作用的因素等。

研究目标　阐明针灸作用基础、作用规律、针灸效应及机制，充实、发展针灸理论，有效指导临床实践，提高临床疗效，促进针灸学科的创新和发展。

（唐　勇）

xúnzhèng zhēnjiǔxué

循证针灸学（evidence-based acupuncture and moxibustion）

运用循证医学的原理与方法指导针灸临床实践、医疗决策和科学研究，为针灸诊断、防治、康复及其他决策建立提供最佳证据的学科。循证医学是慎重、准确和明智地应用所能获得的最好研究证据来确定患者的治疗措施。是20世纪90年代初在临床医学实践中发展起来的新兴临床学科。其对国家的卫生决策、医疗实践、医疗保险、医药科研、医学教育等方面产生的影响越来越大。将循证医学的学术思想、研究方法与针灸学研究相结合，有利于针灸临床疗效的客观评价。

简史　20世纪90年代以前，针灸临床证据主要来自针灸医师的临床观察和经验积累。90年代以后，针灸研究者开始运用临床证据评价金标准——随机对照试验方法产生新的证据。随着随机对照试验的增多，系统评价被运用于评价针灸临床研究，并从中发掘了针灸治疗化疗后恶心、呕吐、关节炎、下背痛等高质量的研究证据。2000 年后，越来越多的临床随机对照试验研究结果报道，推动了针灸现代临床证据的不断积累和证据强度的提高。2006 年，循证针灸学正式被提出。2007 年，数据挖掘方法被引进古代和现代针灸文献中的证据挖掘。2009 年，《WHO 西太区循证针灸临床实践指南（草案）》项目"针灸治疗抑郁症、带状疱疹、中风后吞咽困难、偏头痛、贝尔面瘫 5 种疾病的临床实践指南"编制完成；同年，中国针灸学会循证针灸专业委员会成立和《循证针灸学》专著出版，至此，循证针灸学学科建立。

研究范畴 ①运用系统评价、数据挖掘等证据评价和挖掘方法，从古代、现代针灸文献中发掘证据、评价证据。②运用临床证据产生方法——前瞻性随机对照试验等临床试验方法，产生新的高质量临床证据。③通过出版、培训、继续教育等形式，将证据提供给医生、患者，医生可以根据最佳证据、自身经验和患者具体情况，科学、合理地使用最佳证据，令患者充分受益于科学的针灸临床证据。

研究目标 促进针灸临床研究方法学的进步和临床研究的规范；为针灸学的医疗实践提供规范、高质量、最佳的证据，科学评价和展示针灸疗效；进一步提高针灸的临床疗效、扩大应用范围；促进针灸学学科和学术发展。

（唐 勇）

zhēncì shǒufǎ liàngxué

针刺手法量学（quantitation of the needling manipulation） 研究

和确定针刺过程中对机体的最佳治疗剂量的理论。针刺是通过对机体特殊部位，如经络、腧穴、经筋、皮部等的刺激，影响和调节机体自身平衡，达到防治疾病的作用。在这一过程中，一切影响针刺对机体刺激的因素均归属于手法量学范畴。

简史 历代有很多著作都有关于针刺手法量的描述。如《灵枢经·九针十二原》记载以"气至"为有效量的标准："针刺而气不在，无问其数，刺之而气至，乃去之，勿复针"，并被确认为"气至而有效"，"气速效速，气迟效迟"（《金针赋》）。再如捻转补泻量学的要求，分别有"男外女内"（《难经·七十八难》）、"迎夺右而泻凉，随逢左而补暖"（《标幽赋》）、"左转从子能外乃主阳，右转从午能内行主阴"（《针灸大成》），以及临床医家总结的拇指向前为补，拇指向后为泻；捻转幅度小、用力轻为补，捻转幅度大、用力重为泻等，但关于量的描述多较为模糊，缺乏规范性操作，后学者难以掌握或重复，并没有明确提出针刺手法量学的概念。20 世纪 70 年代，针刺手法量学理论由天津中医药大学石学敏在系统总结文献和临床醒脑开窍针刺法治疗中风的基础上率先提出。对针刺手法四大要素的科学界定，使针刺治疗由定性的补泻上升到定量的水平。

基本内容 针刺手法量学明确了针刺作用力方向、大小、施术时间及两次针刺间隔时间为针刺手法量学的四大要素。在水沟、内关、三阴交等穴位操作针刺手法量学参数规范的系列研究基础上，逐渐形成针刺手法量学体系。捻转手法四大要素量学规范内容如下。①作用力方向：以任督二

脉为正中线，机体左侧顺时针，右侧逆时针捻转用力为补法；反之，机体左侧逆时针，右侧顺时针捻转用力为泻法。②作用力大小：小幅度（捻转幅度 < 90°）、高频率（120 ~ 160 次/分钟）为补法；大幅度（捻转幅度 > 180°）、低频率（40 ~ 60 次/分钟）为泻法。③持续施术时间：捻转手法持续施术时间 1 ~ 3 分钟为最佳参数。④两次针刺间隔时间：针刺治疗作用一般在机体内存留 6 ~ 8 小时后开始衰减，24 ~ 48 小时基本恢复到针前水平。截至 2011 年，中风、椎基底动脉供血不足、无脉症、支气管哮喘、冠心病、胆石症、高血压、习惯性便秘、颈椎病及腰椎间盘突出症等病症的针刺手法量学规律已被系统总结并在临床实践中推广。

（唐 勇）

zhēnjiǔ shùjù wājué

针灸数据挖掘（data mining in acupuncture and moxibustion） 将数据挖掘技术应用于针灸领域，挖掘出针灸治疗规律的研究方法。从大量的、不完全的、有噪声的、模糊的、随机的数据集中识别有效的、新颖的、潜在有用的知识以及最终可理解的模式，称为数据挖掘。数据挖掘方法自 2006 年始在针灸研究中有所应用。2006 年，上海市针灸经络研究所研制了古代针灸临床文献信息库和中国现代针灸信息数据库，为针灸数据挖掘提供了重要素材。2009 年，针灸数据挖掘系统 V1.0 申请计算机软件著作权。偏头痛、功能性消化不良、癫痫等疾病的选经用穴规律及针刺手法参数数据挖掘研究相继进行。2010 年，《针灸数据挖掘与临床决策》专著出版。针灸数据挖掘现已应用到多疾病、多方向的临床研究之中。

数据挖掘的研究方法有机器学习、数理统计、神经网络、数据库、模式识别、粗糙集、模糊数学等相关技术。针灸数据挖掘的研究步骤为针灸数据库建立、数据预处理、数据挖掘策略选择、结果分析与解释。研究内容包括四方面。①疾病研究：临床治疗疾病的处方特点、刺灸方法规律、选经规律、选穴规律、腧穴使用规律、腧穴配伍规律。②腧穴研究：腧穴疾病谱、腧穴效应特异性规律。③针刺手法：针刺手法与效应的关系，针刺手法的筛选、测定。④名老中医经验总结：名老中医的处方特点、配穴规律。

数据挖掘在针灸领域的应用有利于继承、学习古代、现代针灸文献知识，提炼针灸研究结果，总结针灸治疗规律，有效地进行临床决策，并启发新的思路、方法。目前，由于针灸数据挖掘起步较晚，尚存在文献数据量庞大、挖掘方法较为单一、数据质量参差不齐等问题，需要不断探索新的分析内容、分析方法，完善相关平台建设，为针灸循证研究及临床提供更多的支撑。

(唐 勇)

zhēnjiǔ línchuáng yánjiū zhǐnán
针灸临床研究指南 （guidelines for clinical research on acupuncture）

1995 年由世界卫生组织（WHO）西太区颁布，用于指导针灸临床试验的指南性文件。阐述了针灸临床研究方法设计和实施的规范。WHO 西太区事务地区委员会为了加强针灸的临床研究和促进针灸的合理使用，于 1985 年正式通过一项关于传统医学的决议，承认包括针灸在内的一些传统医学疗法，可以纳入国家的卫生战略规划，并且敦促各成员国制定有关传统医学研究、培训及情报信息各方面的项目计划。1987 年该委员会通过另一项决议，重申草药医学与针灸的价值，并且敦促各成员国根据其各自的具体需求与情况建立或进一步发展有关传统医学尤其是草药与针灸方面的项目。WHO 的科研组在日内瓦开会，建议由 WHO 出面健全强化针灸研究方法的规范，以确保研究结果的质量可以被接受。1994 年 6 月 WHO 西太区办事处在日本青森市举行会议，诞生了《针灸临床研究指南》（简称《指南》）；1995 年该指南作为 WHO 地区出版物（西太区系列第 15 号）出版，基本内容包括总论、术语解释、目的与目标、总体考虑、研究方法和《指南》的使用六个部分。此指南为针灸临床研究提供了基本原则与可用性标准，对促进高质量针灸临床具有重要的指导价值。

(唐 勇)

zhēn-yào jiéhé
针药结合 （combination of acupuncture and medicine）

针灸与药物结合。又称针灸方药并用、针药合用。针药并用，自古有之。如《黄帝内经》中，"微针治其外，汤液治其内"（《素问·移精变气论》）；"当今之世，必齐毒药攻其中，石针艾治其外"（《素问·汤液醪醴论》）。唐·孙思邈《备急千金要方》将针药结合运用，作为"良医"判断标准："若针而不灸，灸而不针，皆非良医也；针灸不药，药不针灸，亦非良医也；知针知药，固是良医。"20 世纪，随着西医学知识的传播和进入，针药结合的范围逐渐从与中药的结合拓展到了与西药结合，并开展了药物穴位注射、针刺药物复合麻醉等临床实践。

针药结合主要有三个目的。①协同增效：通过针灸与药物的结合使用，发挥各自的优势、特色，促进症状快速缓解或疾病迅速治愈。②缓解毒副作用：在药物治疗过程中，合用针灸以减少药物剂量，在保证临床疗效的前提下，减轻、缓解或延缓药物的毒副作用，有利于疾病长期、有效的治疗。③形成新方案：从针灸和药物理论层次的逐渐融合思考和实践，形成临床治疗的新方案。

(唐 勇)

jiǎzhēnjiǔ
假针灸 （sham acupuncture）

在针刺临床试验研究中，用其他器具代替、模拟针刺，或用非腧穴或非疾病治疗腧穴进行针刺，以作为针灸效果的对照。此方法所得的资料，用于研究穴位特异性或针灸疗效时的判断依据。针灸临床实践规范化、标准化是当前世界范围内的需求。临床研究的三大基本原则为随机、对照、盲法，三者的正确运用是取得科学的、具有高度证据性结论的关键因素。因此，在针灸疗效的临床研究中，设立假针灸作为安慰对照有一定的必要性。1995 年，世界卫生组织（WHO）西太区系列第 15 号出版物《针灸临床研究指南》提出"假针灸"的定义：对于所治疗的病情不适宜的针灸方法，包括一些微针疗法。

设立方法 假针灸的设立，应用较为广泛的有以下几种。①假穴针刺对照：以临近针刺穴位附近非穴为对照点，针刺深度与刺激手法与治疗组相同。此法需选择针刺穴位非同一神经节段分布区域，蒙蔽性较好，可行性较高，但不能排除产生生理效应，适用于无针灸经验患者及穴位特异性研究。②假穴浅刺：在临近穴位的非穴浅刺入皮下，其后不再施以任何手法，刺激轻微，以求针刺可能产生的效应最小化。蒙蔽性较好，刺激量相对较小，不能排除产生生理效应，适用于深刺、浅刺疗效差别明显的疾病。③非病证治疗穴位对照：采用对所观察疾病无治疗作用的穴位作为对照，针刺深度与刺激手法与治疗组相同。蒙蔽性好，可行性较低，需在传统针灸理论指导下使用，适用于穴位特异性研究和无针灸经验患者。④非刺入法安慰针刺：以牙签或安慰针具代替针具针刺穴位或非穴位。牙签使用是以牙签按压穴位或非穴位，安慰针具目前最常用的是 Streitberger 和 Park 两种回缩针，其针头为钝形，进针时仅轻刺皮肤表面，但不刺入皮肤。蒙蔽性较好，刺激量小，无针眼，但不能应用于所有部位，适用于即时评价，患者看不到的部位和无针灸经验患者。⑤模拟经皮电刺激神经疗法：用无输出的神经刺激电针仪来进行治疗，患者并没有接受到什么电刺激，而电针仪看起来却在工作。蒙蔽性较差，无刺激量，适用于即时评价和无针灸经验患者。

存在问题 理想的安慰针刺对照是针刺没有治疗作用的部位；安慰针刺没有或几乎没有特定治疗作用；受试者不能察觉安慰针刺与治疗针刺的差别。但在临床实践中，真正的针刺安慰治疗难以做到。上述方法均存在局限性，如由于阿是穴对疼痛治疗的广泛应用，临近假穴对照法尤其不适于对疼痛的研究；假穴浅刺法可信度高，难点是临近穴位的假穴定位标准不统一，且浅刺本身就是一种针刺方法；经络不只经脉，还有络脉和皮部等，所谓非穴有

可能仍存在治疗作用；非病证相关穴位对照法难点在于非病证相关穴位的选择标准；不刺入皮肤的安慰针具可信程度存有争论，且在国内难以实施；模拟经皮神经电刺激患者不能感受到假电针法的电流，无肌肉跳动，可信度也存在争议且难以实施。由此可见，很难在保证蒙蔽性的同时保证最小的生理效应和临床可行性。

探索与思考 针对假针灸设立的局限性，学者们进行了更多有益的探索和思考。如在头痛的研究中，研究者将 30 个"非头痛相关穴"根据上、下肢分布部位进行编号（上肢 11 个，下肢 19 个）。利用统计分析软件将 30 个安慰穴，按上肢 2 个下肢 3 个为一组，随机抽取 5 组安慰穴组合，作为对照组处理方法。也有学者认为针灸的原理与药物作用机制有着相当明显的区别，其研究有效性的方法和侧重点应该有所不同。许多实验研究表明：针刺穴位可激活机体多系统、多组织、多靶点，并且随刺激方式的不同，同穴位的刺激可能产生不同的效果。用功能性磁共振成像观察针刺对大脑功能效应的研究发现，针刺任何体表穴位都会对大脑内多部位、不同神经元区域产生广泛的影响。因此，与作用于神经、精神系统的化学药物仅作用于单一脑内受体不同，针刺对大脑系统的作用是多方面的，是对机体多系统的功能调整或引起相关中枢多水平重新整合的一系列改变，这一过程亦有控制情绪、精神活动的神经中枢的参与，亦即安慰效应。所以传统西方药物学临床研究设计的对照组不完全适用于针灸临床研究。2000 年世界医学大会修订的《进行人体生物医学研究的伦理道德原则》指明：测

试一种新疗法时，应以当时最有效的方法作为对照，虽然并不排除使用安慰剂对照，但仅用于未有有效治疗方法的对照。这一原则适合于在设计针刺临床研究时参考。针刺临床研究对假针灸仍需要继续探索，但不应以传统安慰或假针刺的反应作为结论的绝对依据。建立更加科学完善、适合中国国情、并能得到国际认可的针灸对照试验对照组方法，是设计更科学的针刺临床对照试验亟待解决的关键问题。

（唐 勇）

fēijīng fēixué

非经非穴（non-channel and non-point） 位于经络循行路线外，与传统记载或中华人民共和国国家标准 GB/T12346—2006《腧穴名称与定位》不重合的刺激点。主要用于经穴效应特异性研究，选取的合理性决定了对照的有效性和试验结果的真实性、准确性。选取方法主要有以下几种。①在经穴旁开选取：在人体经穴旁开 0.5~4cm 范围内选取，易于理解且选取较方便。②在两经脉之间中点选取：能更准确地规定非穴不在经脉循行上，且是距两经脉之间最远的一点。此法在临床定位上没有经穴旁开选取定位方便。③在远端选取：包括两种方法，一是在距所选经穴较远的部位选取，定位命名描述以经穴旁开距离描述，便于临床进行定位操作；二是选用几个点作为非经非穴，与选用的经穴距离较远，定位描述方法以解剖术语进行描述，便于临床定位。

非经非穴对针灸临床评价和阐述经穴特异性的针灸理论有着重要的意义，但选取方法尚无公认的统一标准，亟待制定，以便更好地促进针灸学术国内外的合

作和交流，推进针灸理论的进一步发展。

（唐 勇）

jīngluò xiànxiàng

经络现象（channel/meridian phenomenon）

机体沿经脉循行路线检测到的生理、病理现象。这些现象是在长期临床实践基础上总结出来的，是人体功能调节规律的高度概括。两千多年来的临床实践已经证明了依据经络理论治疗疾病的有效性以及针感沿着经络路线传播的客观事实。但在人体体表是否存在经脉及其相应的结构和功能，是经络研究中争论的焦点问题。经络现象的研究，阐明了经络物理性存在的实质，揭示了经络现象背后起支配作用的科学规律，是经络学说和描绘经络循行线路的重要依据。经络现象包括主观经络现象和客观经络现象。

主观经络现象 ①循经感传：用针刺、艾灸或其他方法刺激穴位使人体出现酸、麻、胀、痛等特殊感觉，并从受刺激的穴位开始，基本沿古典医籍记载的经脉路线传导的现象。简称感传。感传路线与经脉主干循行路线基本相符，但也有一定差异。在不同的个体、经脉、线段常发生偏离，表现为不及、超过、窜行或不循经等。四肢部基本一致，躯干部常有偏离，头面部则变异较大。感传的速度大多数较周围神经传导速度慢，每秒数毫米至数厘米不等，一般为每秒1～10cm，但个体差异较大。可出现速度减慢或停顿。感传宽度通常呈带状，一般为0.5～5.0cm。感传具有双向性和可阻滞性。当感传沿经脉达到所属络的脏腑器官时，可诱发相应脏腑器官功能发生明显变化。②循经感觉障碍：沿着经脉循行路线自发出现的疼痛、异常感觉或其他感觉障碍，是病理状态下自发出现的一种经络现象。包括感觉过敏和感觉迟钝，以循经性疼痛最为常见。表现为抽痛、灼痛、钝痛或压痛，亦可表现为麻木。其他感觉障碍尚有循经麻、酸、热、冷、水流感、气流感和蚁行感等，尤以麻感较多。出现频率最高的经脉是膀胱经，其余依次是大肠经、督脉、胃经和胆经。分布呈线（带）状，宽度在0.3～3cm，当深入体腔时则范围增宽，并趋于弥散。多数出现于经脉全程，有的仅见于经脉行程一部分，亦有窜经现象。一般每日发作1次至数次，但也有日发10余次，或数日或数月才发作1次者。发作时从某一恒定的始发点开始循经扩延一定距离，扩延速度为每秒10～40cm，或者更慢。每次发作的持续时间短者数分钟，长者数小时。少数患者，发作时可有精神障碍、内脏危象或其他反应，这些症状多在发作停止后3～4小时消失。当感觉障碍发作时在始发点或扩延路线施压艾灸或压迫，可阻止其发作。

客观经络现象 ①循经皮肤病：某些遗传因素或内、外环境刺激所致沿经脉循行路线出现呈带状的皮肤损害。简称皮损。可分为先天性和后天性两种。先天性循经皮肤病包括各种痣、汗孔角化病、鳞状毛囊角化病、单纯性血管瘤等，呈带状循经排列。后天性循经皮肤病包括神经性皮炎、扁平苔藓、湿疹、过敏性紫癜、硬皮病、银屑病、线状色素沉着、带状疱疹、皮下脂肪萎缩等。循经感传显著程度以肾经最为多见，其次为大肠经、肺经、心经、小肠经、心包经和膀胱经，胆经、胃经、三焦经及督脉、任

脉少见。可单经出现或多经并发。绝大多数循经皮损宽度都在1cm以下，呈带状。在多数情况下，皮损间断分布，并不连续。循经皮肤病与相关内脏的病变可能有联系。②循经性神经血管反应：在某些循经感传显著的受试者身上，针刺时常伴随感传出现红线、白线、红疹、皮丘带和皮下出血等现象。其中以红线、白线为多。这类反应持续时间短，大多可自行恢复，无明显后遗症。红线出现之前，感传经过的部位常伴有痒、凉、麻木、酸胀和疼痛等感觉。一般只出现在感传线上的某一段，很少通达全程。出现后持续时间不等，短者十几分钟，长者数小时。③循经生物物理特征：包括循经低电阻性、循经声波传导性、循经红外辐射轨迹、循经同位素迁移现象和循经肌电现象等。

（唐 勇）

jīngluò zhěnduàn

经络诊断（channel/meridian diagnostics）

通过望诊、切诊，或测定、分析经络和（或）腧穴的异常变化以诊断疾病的方法。"夫十二经脉者，内属于腑脏，外络于肢节"（《灵枢经·海论》），说明了人体经络是沟通脏腑和体表的通路。传统的经络诊断方法是根据病证表现，以及望、闻、问、切后做出诊断。自20世纪50年代起，检测仪也开始应用于经络诊断中，通过声、光、电等物理性探测，收集相应的病证指标，以诊断疾病。经络诊断方法主要包括四个方面。

病证诊断 根据《灵枢经·经脉》记载的十二经脉、奇经八脉、十五络脉的证候进行分析，结合脏腑、八纲理论推究病机，并判断病变性质和邪正盛衰情况，对病证进行归经，分经辨证论治。

如慢性支气管炎，其主要症状为咳嗽有痰，伴或不伴喘息，与《灵枢经·经脉》肺经病候"是动则病肺胀满，膨膨而喘咳"及肾经病候"咳唾则有血，喝而喘，坐而欲起"类似，故诊为肺经和肾经病变，临床治疗可以取肺经和肾经。

经络望诊 通过肉眼观察，获取经络循行路线上发生的皮肤色泽改变、瘀点、丘疹、脱屑、肌肉隆起或凹陷等异常形态变化信息以进行诊断。如双眼红赤多为肝火亢盛，耳部形态、色泽的变化可以反映相应脏腑的情况等。

经络切诊 包括寸口脉、人迎脉、趺阳脉、太溪脉的切诊和其经络分部的切诊。寸口脉属手太阴肺经循行部位，《素问·经脉别论》曰："脉气流经，经气归于肺，肺朝百脉，输精于皮毛。毛脉合精，行气于府。府精神明，留于四藏，气归于权衡。权衡以平，气口成寸，以决死生。"可见，切寸口脉可以诊断全身的病变。人迎脉多用以了解阳经病证的虚实，趺阳脉用以了解阳明经盛衰，太溪脉用以了解肾脏的盛衰。经络分部的切诊是用切按、循摄等方法在经络、腧穴部位寻找异常变化，获取受压处酸麻、胀、痛、感觉过敏，或经络循行路线上出现的板硬、松软、凹陷、隆凸、皮下空泡、结节或条索状物等信息以进行诊断。如阳明头痛在阳白有压痛，太阳头痛在天柱有压痛。

仪器检测 运用各种仪器探测经络循行路线上声、光、电、磁、热等各种异常变化，建立起客观指标，辅助经络、脏腑病变定位。如经穴皮肤电阻测定，可测定健康人与疾病患者皮肤电阻率的差异，或患者左右侧电阻率差异，或特定穴的电阻特异性，以提示与病变相关的脏腑、经络、腧穴。如皮肤温度测定，可应用红外线热像仪对人体经络、腧穴进行观察，建立健康人的红外热像图，观测患者与健康人的差异，或患者自身某部位、某穴位温度与周围的差异或左右不对称，以提示病变相关的脏腑、经络、腧穴。如利用人体冷光信息观测患者与健康人的差异，观测患者病理发光信息点，以提示病证的存在。现代仪器检测的临床运用，不仅丰富了经络诊断方法的内容，同时也提高了经络诊断的准确率，并使之更加规范化。

（唐 勇）

jīngluò jiǎshuō

经络假说（channels hypothesis）

为阐释经络的实质而提出的各种学说。包括神经系统学说、体液学说、能量学说、筋膜学说等。对经络实质的研究，是生命科学重大理论课题之一。不同时代、不同学者提出了各种不同的假说，期望以假说为先导，逐步认识、回答经络实质是什么的问题。日本学者大久保运斋在19世纪《针治新书》中最早提出"经络活动是自主神经活动尤其是交感神经活动"的观点。20世纪50年代起，北京医学院（现北京大学医学部）的学者根据针灸机制、经络现象和条件反射循经泛化等实验结果，认为经络是中枢神经系统功能联系的通路，提出经络-皮层-内脏相关说。哈尔滨医科大学研究人员认为经络与神经体液调节相关。1963年，平壤医科大学金凤汉在《朝鲜医学科学院杂志》（《Journal of the DPRK Academy of Medical Sciences》）上发表题为"On the Kyungrak System"（论经络系统）的论文，称找到了经络，并将其发现的结构称为"凤汉小体"和"凤汉小管"，但是这个结果没有被其他国家的科学家所证实。20世纪60年代，中国学者胡翔龙提出经络是特殊结构基质相对独立系统假说。1977年，新西兰大学学者托马斯提出，经络是机体中一种新的网状管道结构，它既非神经，又非血管，而是与神经、血管、淋巴管和结缔组织及一些感受器密切相关的"自身原位丛"。1981年，他进一步指出，"自身原位丛"是人体生物进化过程中留下的残迹，针刺原位丛，局部会产生内啡肽、血管活性物质等化学物质。1977年，中国学者汪桐提出经络实质二重反射假说，该假说认为针刺穴位一方面可以通过中枢神经系统引起反射效应（即长反射）；另一方面，由于局部组织损伤而产生的一些酶化学物质作用于游离神经末梢，引起一系列短反射，从而出现各种循经的经络现象。1978年，中国学者孟昭威通过经络传感速度与神经、内分泌调节机体的反应速度比较分析，提出第三平衡学说，认为神经纤维的传导速度约每秒1~100米，调节机体快速平衡和内脏活动的平衡；内分泌的调节速度以分钟计算，担负全身慢平衡；经络的传感速度介于两者之间，是协调体表与内脏之间的未知系统，它与现代生理学中已知的神经系统和内分泌系统协作，共同完成全身平衡调节的功能。1980年，中国学者张保真提出轴索反射接力联动假说，认为穴位中的感觉神经末梢受到各种形式的刺激发生兴奋，神经冲动即向中枢传导至该轴索分支的分岔处，然后返转逆向，沿其另一分支传向皮肤，在此分支终末处释放出扩张血管或其他的效应物质，使皮肤的小动脉扩张、微血管的通透性提高，并使接近此分支终末的肥大细胞进入活跃状态，小动脉扩张形成潮红，微血管通透性升高形成风团。由穴位直接刺激引起的，和由轴索反射引起的肥大细胞活动改变了中间物质的成分和含量，这些中间物质能将信息从一个神经元的轴索终末传递到下一个神经元的轴索终末，它们包括从上一轴索终末放出的递质，存在于微环境中的各种生物活性物质或电解质，也包括构成荷电基质的大分子物质。主要由于中间物质导电能力的增强，激动皮肤中按经络路线特定排列、与上一神经元末梢重叠分布的下一个神经元轴索终末，产生兴奋，促使下一神经元进行轴索反射。反射的结果同样形成相应区域的潮红或风团，同样增强中间物质的导电能力。如此一个接一个地传下去的潮红或风团就从局部延伸成为跨过若干个皮节的红线和（或）皮丘带。1981年，中国学者季钟朴提出经穴-脏腑相关假说，认为古人所说的经络就是指人体的神经和循环两大系统，前者为联系系统，后者为运输系统。1995年，中国学者林文注提出循经感传的脊髓脑干神经网络假说，认为：脊髓后角胶状质区和低位脑干存在与体表经络相对应的、多突触的、高度并联及互联的神经网络链。在下行抑制减弱或下行易化增强、神经网络链兴奋性提高、适当的穴位刺激或穴位传入纤维敏感性提高的条件下，脊髓脑干神经网络链内可产生具有循经感传基本特征的兴奋扩布。这种兴奋扩布，一方面通过相应节段胶状质区的突触三联体等接替，给相应节段的脊髓束神经元传向丘脑和大脑皮

质感觉区，产生循经感传的感觉；另一方面接替给相应节段的脊髓前角或侧角的有关神经元产生循经肌电、循经的神经血管反应和改变相应脏腑的功能活动反应。另外还有细胞通讯说、生物场说、筋膜学说、有序态毛细血管网络假说等。

经络假说总体可分为三类。①经络是以神经系统为主要基础，包括血管、淋巴系统等已知结构的人体功能综合调节系统。②经络是独立于神经、血管、淋巴系统等已知结构之外（但又与之密切相关）的另一个功能调节系统。③经络可能是既包括已知结构，也包括未知结构的综合功能调节系统。对经络实质的研究呈现多学科、多领域的发展态势，涉及物理、神经生理、生物化学、分子生物学等多个学科领域。学科之间相互协作，临床研究、实验研究与理论研究相结合，早日实现"经络实质"研究的突破。

（唐 勇）

xuéwèi xíngtài

穴位形态（acupoint morphology）

通过解剖学、组织学、组织化学、物理学等多学科的研究方法，研究穴位的结构特征和空间关系。穴位是脏腑、经络气血聚集于体表的特定部位，是针灸的刺激点，是内脏生理功能和病理变化的感受点和反应点，即腧穴。但穴位内部的形态和组织结构一直是科学研究工作者的重要课题。

20世纪50年代起，研究者陆续采用解剖学、组织学、计算机断层扫描、三维重建等方法开展了穴位形态的研究。研究发现，全身361个腧穴中，205穴靠近神经主干，其中104穴靠近皮神经主干，122穴靠近深部神经主干；58穴靠近动脉主干；87穴靠近浅

静脉干。断面层次解剖发现，人体腧穴55%位于肌肉群上，62.5%在肌肉分界处有神经干支进入的部位，37.5%位于肌肉、肌腱之中或其起止点上。不同部位的穴位形态结构略有差异，但主要是和神经、血管、淋巴管、肌肉、肌腱等组织关系密切。穴位区神经干支、神经束、神经支和游离神经末梢或各种感受器、毛细血管、肥大细胞等比非穴位区丰富。有学者认为穴位不是由一种组织结构组成，而是由神经、血管及淋巴管等多种组织共同构成的一个多层次的空间结构，即穴位是"立体构筑"的。穴位有其自身的三维空间，穴位定位是体表皮肤标示点，而真正的穴位不是一个点，也不是一个面，而是一个三维空间的"区"，即"穴区""穴道"，可能有其角度、方向、深度和空间度。在过去的几十年间，大量的学者对穴位的结构做了深入探索，研究的方向大致为组织形态结构、解剖层次结构和三维立体结构等。但是在生理状态下均没有发现穴位区和非穴区有明显的组织形态或解剖层次上的明显差异性。现代研究证实，在病理情况下，穴位是处于激活状态的。如人体内脏局部损伤或出现疾病时，相应皮肤穴区反映强弱和穴位敏感点面积大小的变化，与相应病损严重程度有着密切关系。围绕"穴位是什么"，国内外学者已开展了大量的研究工作。从早期对穴位大体解剖结构的观察，逐渐转向穴位微观组织形态的研究。从对大范围穴位理化特性（声、光、电、磁、热、湿度、离子浓度等特性）的探测，逐渐转向对常用特定穴物质基础（功能细胞、化学分子）的研究。从穴位的组织结构到理

化特性，从生理状态到病理表现，穴位研究不断结合着当时先进的检测技术，对表征穴位特异性的指标不断探寻，于是出现了穴位与神经组织相联系、穴位的感受器理论、穴位与肌梭分布有关等假说。面对纷呈的研究结果，提出了穴位是"神经血管以及多种组织参与的复合立体结构"这一无可奈何的观点。这些研究取得了一些有意义的成果，但有进展却无实质性突破，研究结果尚不能科学地阐释穴位的本质。

（唐　勇）

xuéwèi gōngnéng

穴位功能（acupoint function）

穴位的作用。穴位（即腧穴）是人体脏腑经络气血输注于体表的特殊部位。《灵枢经·九针十二原》记载："五脏有疾，当取之十二原……五脏有疾也，应出十二原，十二原各有所出，明知其原，观其应，而知五脏之害矣。"可见，穴位既是疾病的反应点，又是针灸治疗的刺激点。穴位具有反映病证和感受刺激两个主要功能。

反映病证　通过感觉异常、组织形态改变、生物物理特性改变来判定机体病变的性质和部位。①部位：穴位病理反应主要集中发生在背俞穴、募穴、原穴、郄穴，及其他特定穴和个别经外反应点（阿是穴），在耳郭则出现在与患病脏腑有联系的耳穴反应区。②形式：一为感觉异常。脏腑病变时，穴位处表现为痛觉过敏、麻木等病理反应。痛觉过敏是最为常见的感觉异常，即穴位处出现疼痛或按压时出现明显的疼痛，其程度因病情而异。压痛的穴位有时还有酸、麻、胀等异常感觉。二为组织形态改变。脏腑病变时，穴位局部表现为皮肤瘀点、白斑、丘疹、脱屑或凹陷、隆起、皮下硬结、条索状反应物等病理反应。三为生物物理特性改变。脏腑病变时，穴位处电学特性、光学特性等生物物理特性改变，如相应穴位的电阻变化、红外辐射光谱变化。③相对特异性：穴位病理反应在体表的分布区域和部位与患病脏腑之间有一定对应关系。如胃病患者在胃俞的反应远较肝病患者多而明显，心脏病患者以心经腧穴或心俞为主要反应点。穴位病理反应的性质、强弱常随病情变化发生相应变化。病变轻时阳性反应的穴位数量少，结节性病理反应质地较软；病变加重时阳性反应的穴位增多，结节质地较硬。

感受刺激　穴位感受刺激，并将外界刺激转化成有效的生物信息。①感受多种刺激：穴位皮下及深部组织的痛、温、触、压觉等感受器，能感受不同的针灸刺激，如毫针的机械刺激、艾灸的温度刺激、电针的电流刺激、磁穴疗法的磁场刺激、推拿按摩的触压刺激等。穴位感受到刺激后，通过体内的传导和响应，最终产生治疗效应。②不同穴位感受器的阈值不同：艾灸所兴奋的感受器阈值较高，手法行针次之，电针较低。③穴位感受器对不同刺激有不同的适应性：即当一恒定强度的刺激作用于感受器时，虽然刺激仍在继续作用，但感受器对刺激的敏感性会逐渐降低，发送冲动的频率会逐渐减弱，感觉也随之减弱。如穴位对电针刺激适应相对较快，对毫针的机械性刺激适应相对较慢。单调重复的电脉冲易使穴位产生适应，而频率、节律和振幅不断变化的复合波较难产生适应。④针感的形成：针刺刺中穴位感受器，引起感受器兴奋，针刺信息由外周传入神经通路进入中枢，经中枢整合调制后，一方面形成患者的酸、麻、重、胀、痛、凉、热、蚁走感、触电感等感觉，另一方面通过脊髓 γ-传出系统随躯体神经到达相应支配区穴位下的肌梭，引起梭内肌收缩和肌电发放，以及局部肌纤维收缩，后者经针柄传于施针者指下，从而形成沉紧的手下感觉。

（唐　勇）

xuéwèi tàncè

穴位探测（acupoint detection）

应用检测技术客观显示生理及病理条件下，穴位具有的生物物理特性并辅助诊断疾病的方法。穴位探测以穴位电学特性研究最为广泛、深入。穴位光学特性的探测作为无损的方法，部分探测技术已应用于临床。

电学探测　包括穴位电阻（导电量）探测和电位探测。20世纪 70 年代，有学者运用水平排列的多头探测电极，分别固定在穴位与非穴位处，结果发现，约有 70% 的穴位表皮电位高于非穴位表皮电位；也有学者发现，穴位比其周围组织的温度高 0.5～1℃。随后，由于皮肤电位测定稳定性较差，技术和方法难度大等缺陷，电位探测逐渐向皮肤电阻测定过渡；穴位温度探测也逐步从温度计测量过渡到红外热像技术、液晶显像方法等。数十年的研究结果表明，经穴具有低电阻、高电位的电学特征，根据这一特征，研究者研制开发了多种经络穴位探测仪。目前在国内应用比较广泛的是经穴电阻探测仪。其原理是一定电流通过电表，连接于人体，电流量大则该区域为低电阻点，反之，为高电阻点。可以反映出经穴和非经穴的电学特征差异。进食、排尿、妊娠、季节、昼夜节律等是皮肤导电量变化的影响因素。探测仪可应用于以下三方面。①腧穴定位：探测仪测得的穴位电阻值较非穴位电阻值要低。就穴位电阻值而言，一般头面部较低，躯干部次之，手足末端较高；而躯干部又是胸部比腹部低，背部比骶部低；在四肢部则是上肢低于下肢，并有向心脏和头部逐渐增高的趋势。②显示针感：在针刺得气状态下，经穴处皮肤电会产生相应的改变，而非经穴的皮肤电变化不明显。提示皮肤电的变化可视作针刺得气的客观指标，可作为对临床疗效判定，观察或检测某些效应指标的依据。③反映病理：当脏腑处于病理状态时，常会在其相关经脉的穴位处出现皮肤电的变化，是脏腑-经穴相关的客观现象。因此，可以通过经穴皮肤电测值的偏低、偏高和左右失衡等变化，分析判别其病位之所在，以此作为辅助诊断疾病的一种方法。同时，也可以从经穴皮肤电变化的规律，辅助决定针刺取穴的最佳处方，从而提高临床疗效。

光学探测　①被动式探测：生物超弱发光是生物体特有的普遍现象，是生物体内分子跃迁时向外辐射能量，反映了生命过程的特征。检测经脉腧穴上光子自发辐射和人体的红外辐射，可以显现人体经脉的光学轨迹特性，了解腧穴特征，从整体反应机体脏腑的健康状态和进行疾病特征分析，是当前医学影像技术诊断疾病的一种新方法。如红外热像检测技术已应用于对健康人的查体、辅助部分疾病诊断及疾病特征的分析中。②主动式探测：以激光照射穴位，根据光波沿机体的传输特性，探测穴位与非穴的差异，经脉与非经脉的差异。

（唐　勇）

xuéwèi tèyìxìng

穴位特异性 (specificity of acupoint)

穴位与非穴位，或与其他穴位在针刺效应上存在特异性差异，即穴位对其相应脏腑功能具有的独特作用。

穴位（经穴）特异性是中医针灸理论的重要组成部分，既是经络理论研究的切入点，又是针灸临床合理选穴配方以提高疗效的关键。穴位特异性理论源于《黄帝内经》，如《灵枢经·九针十二原》："五脏有疾当取之十二原……五脏有疾也，应出十二原，十二原各有所出，明知其原，观其应，而知五脏之害矣。"21世纪初德国开展了一项前瞻性、多中心、随机、双盲、平行对照临床试验，研究针刺对偏头痛的预防作用，结果认为传统针刺、假针刺和标准治疗对偏头痛的预防作用没有差别。由此引发了全世界范围内对穴位特异性的探讨、研究。中国在"973科研计划"等重大项目的资助下，进行了穴位特异性的多年研究，实验结果显示：某一穴位在形态结构、生物物理、病理反应、临床效应等方面与其周围的非穴位、其他穴位比较，具有相对特异性差异。经穴效应具有循经特异性及相对特异性，其特异性的发挥与经穴功能状态、针刺频率、针刺持续时间及针刺深度等因素相关。

穴位生理及病理特异性　穴位结构具有相对特异性。穴位功能是动态的，在机体病理情况下可发生改变（见穴位形态、穴位功能）。穴位的功能状态是穴位发挥特异性的基础。如对健康受试者和冠心病患者手三阴经原穴在 $1.5 \sim 16\mu m$ 光谱范围内的红外辐射进行检测，通过光谱形态分析和点值比较后发现，健康受试者两侧同名穴位红外辐射强度均无显著性差异，而冠心病患者大陵、神门穴则出现了显著性差异。

穴位效应特异性　体现在穴位与非穴位比较的效应特异性、不同经脉经穴的效应特异性及同一经脉不同经穴的效应特异性。

循经特异性　临床研究显示，针刺治疗急性偏头痛即时效应优于非经非穴针刺，其优势特别体现在针刺后2小时和4小时，并且在防止头痛复发或加重方面效果明显，经穴组的总体疗效评价比非经非穴具有明显优势。针刺本经（少阳经）特定穴、本经非特定穴、他经（阳明经）特定穴和非经非穴治疗偏头痛的长期疗效研究显示，在4个时点评价头痛天数、头痛次数、头痛强度分级、视觉模拟评分（VAS评分）、头痛伴随症状天数、综合计分、精神状态问卷（MSQ等指标），3个经穴组均优于非经非穴组，3个经穴对偏头痛的疗效也均优于非经非穴，少阳经穴（特定穴和非特定穴）在改善头痛影响工作学习天数上显著优于阳明经特定穴，且少阳经特定穴组在头痛强度分级、VAS评分、综合计分等指标上显著优于阳明经特定穴，少阳经特定穴组在头痛强度分级、VAS评分、综合计分等指标方面显著优于少阳经非特定穴。基础研究发现，针刺足三里与非穴（足三里外侧旁开 $2 \sim 3cm$）在大脑中引起的广泛的持续效应类型有显著差异，尤其在边缘系统和脑干，同时有研究显示针刺足三里可引起较广泛大脑皮层、脑干及小脑等区域的脑区低频振幅（ALFF）增高，且ALFF增高的范围和幅度较非穴（足三里外侧旁开 2~3cm）明显。

相对特异性 治疗功能性消化不良的临床研究显示，在症状改善和生活质量改善方面，胃经特定穴组显著优于其他经穴组和非经非穴组。针刺治疗痛经的临床研究显示，3 个观察时点，三阴交即时镇痛效应、累积镇痛效应和持续镇痛效应均显著优于悬钟与非穴，证实了三阴交调控胞宫效应的相对特异性。针刺治疗偏头痛的临床研究显示，少阳特定穴、少阳非特定穴和阳明经特定穴治疗偏头痛疗效均优于假针刺组，而 3 个治疗组之间却无明显差异。通过观察同种刺激参数下针刺不同穴位（内关、尺泽、水沟、三阴交、委中及非穴）对脑缺血模型大鼠脑血流量的影响，发现醒脑开窍针刺法主穴中只有水沟和内关对脑缺血模型大鼠脑血流量的改善作用最为显著，其他 3 个主穴亦有改善作用，5 个穴位均优于非穴。

影响因素 针刺操作方式是经穴在临床上发挥疗效的重要因素之一，同时也是影响经穴特异性的关键因素。如针刺频率、针刺持续时间、针刺深度等。基础研究显示，水沟、内关和非穴施以 3 次/秒、持续时间 5 秒的针刺干预。结果与未针刺组比较，3个针刺组脑血流量、微血管数量增加明显，微血管管径有相对收缩趋势。3 个针刺组间，水沟组和内关组比非穴组血流量增多明显，以轻微扩张微血管管径为主，同时水沟组还可增加微血管数，在促进脑微血管新生方面水沟穴作用强于内关穴。而在 2 次/秒、持续时间 5 秒的针刺参数下，内关组、委中组与非穴组比较有明显差异，而水沟组无明显差异。表明不同刺激参数下，穴位特异性的表现程度具有差异性。因此，寻找最佳针刺参数，应全面考虑针刺频率、针刺持续时间、针刺深度等参数的相互影响、共同作用。

临床研究要点 ①临床试验设计：国内外研究经穴效应特异性的临床随机对照试验主要有效力试验和效果试验两种。中国主要采用效力试验。国外开展的一些临床研究中，有的采用效果试验，既与常规治疗比较，又同时对比假针刺的效果；有的认为经穴特异性临床研究为探讨"针刺经穴是否存在特异性临床效应"而采取效力试验是最恰当的，并为尽可能排除混杂因素，保证结果的真实性有必要采用标准化治疗作为干预措施。②对照组设立：国外的经穴效应特异性研究中，用于作为经穴针刺对照的方法多为假针灸，如非经非穴、浅针刺和安慰针刺，几乎很少涉及不同经穴之间的比较，如同一条经脉的不同经穴，或不同经脉相同属性的经穴。这三类对照方法均有值得商榷的地方。非穴的选择是难点，经络不只有经脉，还有络脉和皮部等，所谓非穴有可能仍存在治疗作用；浅针刺本身就是一种治疗方法，存在治疗作用；对针刺有一定认识或曾接受过针刺治疗的患者，安慰针刺难以实现。且假针灸对照组设立的统一标准还需进行探索。

（唐 勇）

jīngxué-zàngfǔ xiāngguān

经穴-脏腑相关（links between acupoint and organ） 经穴与脏腑存在的联系。脏腑生理状态可反映到体表的相应经穴，病理改变时在相应经穴处可表现出特定的症状和体征；刺激体表的经穴可以调节机体生理和病理状态下相应的脏腑，这是经络学说的核心内容之一。是指导针灸医疗实践的重要理论基础。

经穴与脏腑的相关性，临床主要表现在两个方面：一是经穴反映脏腑病证，包括感觉异常、组织形态改变、穴位生物物理特性的变化等形式（见穴位功能）。二是刺激经穴可以调节脏腑功能。已有的临床研究结果显示：①经穴对脏腑调节存在特异性。一是经穴较非穴对脏腑调节存在特异性。如国家 973 计划项目对偏头痛、功能性消化不良、原发性痛经、急性脑梗死的研究共纳入 2429 例的多中心、随机对照试验研究，其结果较肯定地回答了经穴比非穴存在明显的效应特异性。二是本经穴较他经穴对相应脏腑调节存在相对特异性，本经穴之间对脏腑的调节强度有差异。如手少阴心经穴位以治疗心脏疾患为主，足阳明胃经穴位以治疗胃肠疾患为主。②经脉对脏腑调节存在相对性。一是一条经脉（穴）对多脏（腑）的调节作用，如手厥阴心包经内关穴以治疗心脏疾患为主，也可以治疗呕吐、呃逆、胃运动障碍等胃肠疾患。二是多条经脉对同一脏腑的调控作用，如足阳明胃经"属胃，络脾"、足太阴脾经"入腹，属脾，络胃"、手太阴肺经"还循胃口，上膈属肺"、手太阳小肠经"循咽下膈，抵胃"、足厥阴肝经"抵小腹，挟胃"，5 条经脉的循行直接过胃腑。另外，足少阳胆经也有健脾和胃的功效，手阳明大肠经是足阳明胃经的同名经，也与胃有关。因此，针对胃部病证，足阳明胃经经穴有主要治疗作用，他经某些经穴也有一定作用或辅助作用，如公孙、内关等。

经穴-脏腑相关的机制研究，包括以下几个方面。

神经节段机制 神经节段支配观点认为，体表（穴位）和内脏器官以神经节段支配为中心，并经过躯体神经和内脏神经联系成一个表里相关、内外统一的整体，使体表的经穴和内脏的脏腑联系起来。当某些内脏器官病变时，在体表一定区域可以产生疼痛或感觉过敏，称为牵涉痛。比较牵涉痛部位与经脉循行路线发现，有些牵涉痛的放射方向与有关经脉一致。如心绞痛的放射方向是从心前区沿左上肢尺侧放射到小指尖，与心经循行路线相似。肺部疾患与肺经，肾脏疼痛与肾经等也存在一致性。分析任脉、督脉、胃经、膀胱经、肾经和脾经位于颈部、上胸部、下胸部和腰骶部经穴的主治病证和人体躯干部穴区的主治病证也可发现其有明显的神经节段性。节段理论可以解释同经异治与异经同治，但不能解释远道取穴，如"上病下治与下病上治"，也不能解释耳穴、头穴的治疗作用和某些体穴的全身性治疗作用。

中枢神经机制 中枢神经机制认为经脉、穴位和脏腑传入信息在各级中枢会聚。会聚-投射学说认为内脏感觉传入与被牵涉的皮肤区域的传入，在中枢内会聚到同一神经元，继而投射到大脑皮质。其会聚部位为脊髓、延髓、脑干网状结构、下丘脑以及大脑皮质等各级中枢，这些部位都存在着既受到来自内脏传入信息的影响又受到自体表（皮肤和肌肉）传入信息影响的神经元，或两方面传入的信息投射在同一部位的会聚现象。轴突分支学说认为同一传入轴突形成分支，一条支配内脏，一条支配体表，使不同来源的冲动会聚在一条轴突传到中枢神经系统。中枢神经机制可解

释远道取穴的治疗作用。

自主神经机制 人体每个体节以神经节段为中心，通过躯体神经联系体表，通过自主神经联系内脏。因此，自主神经系统是体表-内脏相关的一个重要环节。内脏疾患常常反映在耳郭的皮肤上，在耳郭的一定部位出现压痛点、低电阻点甚至变形等反应。研究显示交感神经的活动参与了耳郭低电阻点的形成过程，它可能在内脏-体表联系途径中起着传出的作用。迷走神经的持续刺激所造成的传入冲动对于耳郭低电阻点的生成和存在亦是必需的。

体液机制 针灸对机体有整体性、综合性的调节作用，针刺效应出现的时间比较缓慢，针刺麻醉一般需要诱导一段时间，且作用持续时间亦较长。以上针灸特点说明针刺效应不仅通过神经途径，还可能通过体液的途径，或者说体液因素也是体表-内脏联系的反射弧中的一个环节。体液机制与针刺镇痛、内脏-耳穴反应等均有密切关系。

（唐 勇）

zhēnjiǔ tiáojié zuòyòng

针灸调节作用（regulatory functions of acupuncture） 通过针灸刺激腧穴对机体内环境产生影响，促使机体失调的内环境恢复稳态。20世纪50年代以来，关于针灸作用规律的临床研究和实验研究广泛开展，研究结果认为，针灸具有整体性、综合性、良性、双向性、功能性的作用特点。

整体性、综合性调节作用 针灸对机体具有多水平、多层次、多靶点的调节特点，即可以在不同水平上同时对机体多个器官、系统的功能产生调节作用。如醒脑开窍针刺法对局灶性脑缺血大鼠海马蛋白质的影响显示，

蛋白质涉及多个种类，如中间代谢酶类、信号转导蛋白、抗氧化蛋白、热休克蛋白及分子伴侣、神经元特异蛋白、泛素及蛋白酶体蛋白、细胞骨架蛋白、细胞因子等，以上蛋白质与细胞生长、分化、周期调控、信号转导、氧化应激反应、能量代谢、热休克反应等多层次、多途径、多靶点相关。在类风湿关节炎的研究中亦显示，针灸能够降低免疫球蛋白G、M、A水平，升高补体C3水平，从而调节机体免疫功能；改变血液流变学和微循环；抑制自由基释放，减弱体内自由基的连锁反应；促进机体释放吗啡样物质，激活类风湿关节炎患者的外周、中枢镇痛机制。通过对以上各效应环节的协同作用，最终实现针灸对类风湿关节炎的整体调节效应。

双向良性调节作用 针灸具有兴奋或抑制的双重效应。针灸发挥兴奋或抑制作用与机体状态有关，机体功能状态低时，针灸可使其增强；机体功能状态亢进时，针灸可使其降低。即良性的双向调节作用。这种良性的双向调节对正常生理功能无明显的干扰，是针灸的优越性所在。如针刺足三里，对胃肠蠕动及消化液分泌有调节作用，并能促进溃疡愈合，既能治疗胃痉挛，又能治疗胃弛缓症；针刺合谷既可发汗也可止汗。现代生理学认为机体的正常生命活动是在神经-体液-内分泌网络的调节下得以处于稳态。针灸的良性、双向效应是一种稳态调节。因此，不仅可以治疗疾病，还可发挥良性预应激和适应性作用，即激发机体内在的抗病能力，以利于疾病的预防或减轻发生疾病后的损害。如针刺足三里、关元等强壮要穴，可

以调节机体免疫功能、增强机体抗病能力。

功能性调节作用 针灸疗法不同于药物、手术疗法，不能直接针对病因，而是施予体表物理刺激，以激发或促进机体的自身抗病能力，属于功能性调节。不可能依赖针灸达到机体自身生物功能达不到的调节水平，即人体自身生物调节的生物学极限就是针灸疗效的极限。这是针灸疗法的局限所在。如针灸疗法难以治愈某些严重感染、某些寄生虫疾病、严重的器质性疾病等。针灸治疗自古提倡未病先防、已病防变、病后康复的科学治疗理念，现代医学从疾病医学向健康医学的发展趋势与针灸治疗理念相合。针灸未来在防病、保健领域亦有广阔的发展空间。

针灸调节作用主要受穴位特异性、穴位配伍、得气、刺激方法、刺激参数、针刺时间、间隔时间、留针时间、疗程、用穴顺序，以及个体体质、功能、心理状态等多因素的影响。

（唐 勇）

zhēnjiǔ zuòyòng tújìng

针灸作用途径（action pathways of acupuncture） 针灸刺激对机体产生效用的途径。大量的针灸实验显示，临床针灸发挥治疗作用的途径大致有以下三种。

神经途径 通过神经系统的活动对机体发挥调整作用的调节方式，针灸刺激信号通过穴位局部感受器→传入神经→神经中枢→传出神经→效应器信息传入、整合及传出的过程。针刺的主要传入通路是其有关腧穴的躯体感觉神经，还有许多交感神经的传入成分。针刺信息沿传入神经传入脊髓和脑，可在中枢的各级水平发挥作用。各级中枢都可能参

与了针刺信息的整合调制过程。针刺信息一方面在躯体-内脏初级传入纤维汇集处与内脏病变引起的传入信息相互作用，进行机能上的整合，调节内脏的病变；另一方面针刺信息将沿上行传导途径到达大脑的各级水平，对中枢神经细胞的形态、神经递质、神经肽、激素、离子通道、信使、基因和转录等各级水平施以影响。针刺信息经各级中枢整合处理后，一方面通过传出神经对脏腑器官的活动进行调节和控制，传出途径主要为自主神经。交感神经通路在电针调节免疫应答反应中主要起抑制作用，而副交感神经主要起促进作用。另一方面，通过内分泌和免疫系统作为反射弧的效应器，通过激素、淋巴细胞和淋巴因子来促发对脏腑器官活动的调节和控制。如针刺镇痛，针刺信号通过穴位深部的感受器及神经末梢兴奋传入中枢，在中枢神经系统各级水平进行整合，脊髓、脑干、丘脑、尾核和皮层都参与针刺镇痛过程，并下行调节，达到镇痛效果。

体液途径 由内分泌细胞分泌的激素和神经末梢释放的神经递质等通过血液等途径或神经轴突运送至靶细胞而发挥调整作用的调节方式。针刺穴位的脏腑效应既有快速、特异、专一、特定、局部的一面，又有较为缓慢、普遍、广泛、非特异性、全身性的一面。前者与神经关系密切，后者与体液因素关系密切。体液途径包括经脉体液调节（内分泌调节）、神经-体液调节、局部体液调节（旁分泌）、神经分泌调节等。机体内体液的运输有赖于血管、淋巴管等组织，因此，体液调节有赖于血管、淋巴管等组织的协同作用。如多种血管活性物

质与冠心病的发生、发展和预后密切相关，它们包括血栓素 A_2、前列环素、内皮素、降钙素基因相关肽和心钠素等，而针灸对这些血管活性物质具有良性调节作用。如偏头痛患者血浆 β-内啡肽明显提高，针刺可以通过调节内源性阿片肽的合成、释放，从而发挥镇痛作用和减少患者对疼痛的情绪反应，以提高机体对痛刺激的耐受力。研究者认为这是针刺取得显著镇痛效果的重要途径。

自主调节 组织不依赖神经或体液调节，由自身对刺激发生的一种适应性反应。影响范围小。如对脑血流量、肾血流量的调节等。

针灸的每个作用途径并不是孤立的，神经调节和体液调节，前者占主导地位，两种调节机制相互配合协调，共同完成机体整体联系、各部功能调节以适应外部与内部的环境改变。针灸作用于机体，发挥多水平、多环节、多靶点的整合性调节作用。

（唐 勇）

zhēnjiǔ shíxiào

针灸时效（effect of acupuncture associated with time） 时间因素对针灸效应的影响，以及针灸效应产生的时间规律。时间因素是影响针灸效应的重要因素之一。

古代中医对时间因素与针灸效应关系的认识，首先强调四时变化、月节律变化、昼夜变化对五脏六腑、气血的影响，进而决定针刺取穴或针刺方法。如"心者，通于夏气；肺者，通于秋气；肾者，通于冬气；肝者，通于春气"（《素问·六节藏象论》）说的即是四时的气候变化与五脏之气有密切的关系，故在针刺取穴时应注意四时的变化对人体气

血的影响。《灵枢经·终始》："春气在毛，夏气在皮肤，秋气在分肉，冬气在筋骨，刺此病者，各以其时为齐。"《难经·七十四难》："春刺井，夏刺荥，季夏刺俞，秋刺经，冬刺合。"说的是十二经脉五输穴从四肢末端至肘膝，井穴最浅，而合穴较深，应根据四时变化以选择穴位。《素问·八正神明论》曰："月始生，则血气始精，卫气始行；月郭满，则血气实，肌肉坚；月郭空，则肌肉减，经络虚，卫气去，形独居。是以因天时而调血气也。是以天寒无刺，天温无凝，月生无泻，月满无补，月郭空无治，是谓得时而调之。"强调月的节律变化对经络、气血的影响，应根据其节律变化选择何时针刺及补泻方法。《素问·脏气法时论》："心病者，日中慧，夜半甚，平旦静；肝病者，平旦慧，下晡甚，夜半静。"说明了时间因素对疾病发展的影响。其次，人体经脉的气血运行流注也是选择针刺时间和穴位的依据。如《灵枢经·营卫生会》："营在脉中，卫生脉外，营周不休，五十而复大会，阴阳相贯，如环无端，故气至阳而起，至阴而止。"说明在一天十二时辰中，经脉各有盛衰的时间。关于留针时间，《黄帝内经》提出病久者、正虚者、寒者、体质强壮者可久留针。如《灵枢经·终始》："久病者，邪气入深。刺此者，深内而久留之。"《素问·调经论》："血有余，则泻其盛经出其血；不足则视其虚经，内针其脉中，久留而视。"《灵枢经·经脉》："热则疾之，寒则留之。"《灵枢经·根结》："刺布衣者深以留之。"关于针刺间隔时间及疗程，《黄帝内经》提出需根据病情、病程、体质等因素确定。《素问·长刺节

论》在述及风邪所致的寒热病的治疗时云："病风且寒且热……三日一刺，百日而已。"《灵枢经·寿夭刚柔》在论述寒邪所致形病及情志过极所致气病的治疗时云："病九日者，三刺而已；病一月者，十刺而已，多少远近，以此衰之。"说明病程短者，针刺蓄积次数少，即疗程短。反之，则疗程长。《灵枢经·逆顺肥瘦》："婴儿者，其肉脆，血少气弱。刺此者以毫针，浅刺而疾发针，日再可也。"提出对婴儿针刺时间的要求。

古代对时间与针刺效应关系的阐述以时间节律和气血流注运行规律为主，强调针刺时机的选择；对针刺的时间效应和针刺的施治时间亦有论述，但较为笼统。20世纪70年代，石学敏带领团队通过对中风、支气管哮喘、胆石症等几十种疾病针刺行针时间、间隔时间的临床研究，首次提出多数针刺行针时间在1~3分钟为最佳，针刺效应持续时间多为3~6小时。如针刺治疗支气管哮喘时，当施行捻转补法1~3分钟后，肺内哮鸣音逐渐消失，患者症状缓解，最佳有效治疗时间可达3~4小时，此后继续针刺治疗才能达到有效蓄积作用。近几十年，针对不同疾病的时效研究陆续开展。掌握针灸效应与时间因素的相关性及其理论基础，对提高临床疗效有重要意义。

针灸时机 人体存在着生理节律，在疾病状态下，生理节律发生紊乱，即形成病理节律。根据人体节律、中医天人相应观及机体气血运行规律可以择时取穴。

生理节律 生物体内的各种生命活动按一定周期和顺序重复发生的变化称为生理节律。主要包括以下四种。①昼夜节律：人

体的体温、消化吸收与代谢、呼吸系统的耗氧量、肾脏功能的尿量、心血管系统的血压、内分泌系统、免疫系统等均呈近似昼夜节律变化。②亚日节律：指周期短于20小时、变动频率超过每日1次的生物节律。人的呼吸、脉搏、心电、脑电和胃肠电等节律都属于亚日节律，其周期以分或秒计，神经放电活动的周期更短，只能以毫秒计算。③超日节律：指周期性变化频率多于每日1次的节律。从周期来看，是指周期长于28小时的节律。④近似月节律：如月经节律等。

病理节律 疾病时体内的某些生物节律发生紊乱，形成病理节律。如心脏病好发于冬季，心肌梗死发病高峰在早晨，心绞痛发病高峰在凌晨3时，过敏性哮喘常发作于后半夜等。

择时取穴 在中医天人相应观和气血流注学说指导下，选取一定的穴位在一定的时辰进行针灸治疗的方法。如子午流注法、灵龟八法、飞腾八法等。中医"天人相应"的思想认为"人以天地之气生，四时之法成"（《素问·宝命全形论》），宇宙变化、日月运行、四时更替、昼夜往复都要作用于人体，即"人亦应之"，一切生命活动随之呈现节律性变化。这也是现代时间生物学对人体节律产生根本原因的早期论述。同时，中医气血流注学说认为经络是人体气血运行的通路，人体营卫气血运行规律是卫气昼行于体表25周，夜行于五脏25周，营气亥时由肺开始，以后每一个时辰流注于一条经脉，到肝经结束，循环往复。这也与现代生物学的近似昼夜节律十分相似。目前，利用现代时间生物学的理论、方法研究择时取穴的效应已

取得一定的进展。如以足三里、三阴交、大椎为基本方，在辰、巳、午、酉4个时辰艾灸治疗白细胞减少症，结果显示以酉时疗效最佳。按子午流注纳甲法十日开穴按时取穴法，与常规针刺比较，可显著增加心输出量、改善微循环、降低胃酸、提高血浆前列腺素 E_1 水平，促进胃溃疡的愈合。且不同开穴之间，在相同条件下对健康人心收缩时间间期（ST1）的效应显示，按时电针的120个时辰、66个穴位中，有39个时辰、33个穴位的ST1在电针前后的差别有显著差异。择时取穴的研究提示不同时辰针灸所产生的效应是不同的，针灸调整作用随着机体生物节律变化而变化。

针灸的时间效应　针灸效应的发生发展与时间的关系，称为针灸作用的时间效应。研究显示，其效应过程呈现一个渐进的时间过程，先经过一个潜伏期，然后迅速上升，在高水平维持一段时间后逐渐下降，回落至接近针前水平。另还存在针灸后效应，即停止针灸后还继续存在的针灸效应。即可将针灸效应的时间过程分为潜伏期、上升期、高峰期、下降期。根据针灸后效应出现的时间，针灸时效可分为迅速出现的即时效应、停止针灸后继续存在的后效应、经历一段时间累积后产生的累积效应。潜伏期指从针灸刺激开始到针灸疗效出现的这段时间间隔。在这段时间内，针灸刺激信号在体内进行传导、激发、整合各种功能活动，为针效显现从量上逐渐积累。由于不同器官组织对针灸刺激的反应速度不同，不同性质病理过程也制约着针效显现的速度，因此不同针灸效应的产生有迅速和缓慢之分。效应期指针灸疗效开始出现

到停止针灸刺激的这段时间间隔。在这段时间内，一方面，针灸刺激在体内发挥着最大的调动能力，针灸效应仍在不断积累并维持稳定在一个高水平；另一方面，随着针灸刺激的延长，对抗针灸效应的针灸耐受也随着产生和增强。由于针效反应系统和病变性质不同，效应的强度和方向不同。同时，由于不同针灸效应和个体的针灸耐受机制启动速度和强度不同，针灸耐受效应产生时间和强度不同。产生这种效应变化的原因，主要是停止了针灸刺激。

针灸的施治时间　施治时间包括一次施术（留针）时间、行针手法时间、针灸间隔时间、重复施术次数等。大量临床研究提示，留针的最佳时间为20~30分钟，行针手法持续时间多为1~6分钟，两次施术间隔时间的最佳参数为3~6小时，具体间隔时间要依疾病性质、病程长短、体质差异而定。一般疗程为1次/日，7~10日为1个疗程，一般情况下针灸疗效与疗程成正比。急性病证可每日2~3次，慢性病证可每日或隔日1次。如研究针刺三阴交等多个穴位的止痛作用时，留针30分钟的止痛作用优于留针短于30分钟，且留针30分钟条件下的半衰期较短，对于痛经持续时间在1天左右或更长的患者，针刺频次以每天针刺2次为宜。

（唐　勇）

zhēnjiǔ liàngxiào

针灸量效（dose-effect relationship of acupuncture）　针灸的刺激量与效果之间的关系。针刺刺激量，广义是指针刺操作的全部过程和方法，狭义是指毫针进针后到出针前行针法。包括行针手法、针刺补泻，以及针刺的深度、运针的频率、行针力度、留针时

间等内容。灸法刺激量是指灸治的方法、艾灸壮数、灸治时间等因素。关于针灸量效，中医古籍中已有诸多论述，如《灵枢经·终始》曰："脉实者深刺之，以泄其气；脉虚者浅刺之，使精气无得出，以养其脉"，即深刺为泻法，浅刺为补法。晋·皇甫谧《针灸甲乙经·卷三》对所载的349个腧穴中的342个腧穴针刺深度一一做了阐述，对腧穴针刺的规范化、定量化开辟了先河。明代以后出现的复式手法强调了行针次数。烧山火属于热补法，其行九阳数；而透天凉属于凉泻法，其行六阴数等。针灸量效的问题，中国自20世纪60年代初便陆续开始研究，如兰州医学院生理学教研组观察了以轻、中、重三种不同程度的手法刺激家兔内庭穴对鼻中隔抑痛的作用。20世纪70年代，石学敏通过研究率先提出了针刺手法量学理论，认为针刺方向、深度、行针频率和时间是针刺手法量学的四大要素。经多年的研究成果表明，不同的针刺手法操作可形成不同的刺激量，产生不同的针刺效应，如果不能正确掌握适度的刺激量，就很难达到预期的治疗效果。

刺法的量效　针刺手法和补泻手法不同，以及补泻手法中量学要素不同，其针刺效应亦不同。

针刺手法与针刺效应　不同针刺手法对皮肤感受器的距离性影响研究显示，对高敏感受器的距离性影响的关系为：捻转＞提插、摇针、弹针、刮针。如：在0点外25mm与30mm处捻转有50%以上的反应率，而另外四种针术则需近移至15mm处才可产生相似效应。对低敏感受器的距离性影响的关系为：捻转＞提插、摇针、弹针＞刮针。不同针刺对皮

神经和肌神经传入纤维放电的影响不同。

补泻手法与针刺效应　徐疾补法多引出热感，升温多在针刺局部和距离针刺较近的部位；泻法多引出疼痛感和一部分凉感，降温反应面较大。提插补法可引起大多数受试者针刺局部皮肤温度升高，体表胃电波幅增高、沿经血管舒张、肠鸣音减弱；泻法则使针刺局部皮肤温度下降、体表胃电波幅下降、沿经血管收缩、肠鸣音增强。针刺足三里，在捻转、提插的补法作用下，无论是健康人、病人，大多数实验例出现脉搏波传导速度减慢，提示血管紧张度下降，当手法由补法转为泻法时，大多数实验例出现脉搏波传导速度加快，血管紧张度增高。烧山火、透天凉对体温的影响不仅有局部变化，而且有全身反应。对慢性疾病患者或健康人的合谷、内关施以烧山火刺法时，大多数受试者针刺局部皮肤温度升高，施以透天凉刺法时则呈下降反应。并在对侧对应穴、同经五输穴、病变部位、口腔、肛门、同经和表里经井穴、脸部、同经经络循行部位等处测温，也可观察到烧山火和透天凉两种刺法对该处温度不同程度的升降反应。根据病证虚实选用相关穴位，在烧山火手法针下出现热感时，肢体末梢血管多呈舒张反应，而透天凉手法针下出现凉感时，末梢血管则多呈收缩反应。且先补后泻和先泻后补还可相应地引起血管先舒后缩和先缩后舒的反应。

针刺补泻手法的量学要素　针刺方向、针刺深度、针刺频率、行针时间都是影响效应的量学因素。风池一般向鼻尖或对侧眼睛方向刺，进针 0.5 ~ 1 寸，当治疗吞咽障碍时，需向喉结方向斜刺，

进针 1.5 ~ 2 寸，施以捻转手法，对吞咽障碍疗效优于前者。2Hz 电针可引起中枢内吗啡肽（EM）释放，100 Hz 不引起 EM 的释放。说明低频电针可有效地发挥镇痛作用。2Hz 电针可引起脑啡肽（Enk）、内啡肽（End）和内吗啡肽（EM）释放，而 100Hz 电针可引起强啡肽（Dyn）释放。如果要四种阿片肽全部释放，用 2Hz 与 100Hz 交替出现的疏密波（2/100Hz），且从 2 个穴位分别输入 2Hz 和 100Hz 电刺激不能起到 2/100Hz 疏密波的作用。应用红外热像仪观察针刺双侧足三里不同频率手法对穴位局部及胃的体表投影区皮肤温度影响的研究显示，其中 30 次/分、60 次/分表现为温度升高；120 次/分、150 次/分表现为温度降低，其中以 60 次/分升温效果最为明显，120 次/分降温的效果最明显。判定针刺量学要素的综合效应研究，有利于选择最佳针刺参数组。以针刺频率的慢、中、快（60 次/分、120 次/分、180 次/分）和针刺时间的短、中、长（5 秒、60 秒、180 秒）的两因素三水平针刺参数搭配组合 9 种针刺参数组，以捻转手法刺激内关穴干预大鼠大脑中动脉缺血模型，以神经功能缺损评分、软脑膜血流量、微循环（输入枝管径、输出枝管径、输入/输出）、脑梗死率为效应指标。通过因子分析，得到综合效应得分最高、最佳针刺疗效的针刺参数是 180 次/分、60 秒，即快频率、中时间。提示针刺内关治疗缺血性中风，应在保证快频率的前提下，持续行针 1 分钟。

灸法的量效　灸法刺激量包括不同灸法的灸温、艾灸壮数、灸治时间等因素。

灸温　艾炷灸灸温主要由艾

粒大小、松紧来决定。艾卷灸灸温主要由艾灸粗细、红火状态、距离施灸皮肤远近以及环境即艾灸时的氧气供给状态等因素决定。灸温与灸效关系密切，现代研究表明，灸法的效应启动与瞬时感受器电位香草酸受体亚型 1 有相关性，因此，灸温高于 43℃才有理想疗效。①幅值：是艾灸部位或穴位皮肤表面或体表组织达到的最高温度，有研究显示，幅值直接灸>隔盐灸>隔附子饼灸>隔姜灸、隔蒜灸。无化脓灸温度在 45 ~ 52℃，皮肤不起水疱，化脓灸形成瘢痕，温度可达 180℃。隔物灸艾炷至不能忍受时撤离，温度在 45 ~ 55℃，部分穴位可能起水疱。隔物灸燃尽，皮肤温度可达 60 ~ 90℃。不同灸法温度不同，可兴奋不同的感受器，所产生的神经冲动强度、频率不同，从而产生不同效应。②温度变化速率：艾灸部位表面温度变化速率与艾炷的松紧、补泻、隔物、更换有关。温度变化得越快，对人体刺激越大，机体易不产生适应，为使不断产生温度变化，要一壮一壮地灸。③艾灸面积：在单位体表面积里，冷、温感受器有一定数目，面积越大温度感受器越多，冲动的强度可以叠加。所以艾灸在体表感知温度的面积越大，体察温度变化的能力越强，可控制冲动发放的强度。

壮数　壮数反映施灸部位被加热到最高温度的次数。艾灸一壮产生一次最高温，易炷时温度下降，然后又出现一次峰值。接受伤害性温度刺激的感受器有两种：多型性伤害感受单位是第一次接受伤害性温度刺激时就可全部兴奋，发放 N 冲动；高阈的机械感受单位是第一次接受伤害性温度刺激时有 11% 兴奋，只有多

次接受这种刺激，才能达到全部兴奋，其在连续多壮灸中发挥作用。据一组879例次的实验统计，底面积6mm²、高8mm的艾炷灸，平均19.6壮出现循经感传，随着壮数的增加，感传逐渐由线状加宽呈带状，速度也逐渐加快。艾灸命门可以纠正阳虚动物的虚损症状，从脱氧核糖核酸合成率的水平来看，采用五壮要优于三壮。

每壮的间隔时间　即开始燃一壮到换上另一壮的时间，是两个高峰温度的间隔时间。与艾炷燃的快慢、隔物与否、艾炷燃尽与否、人为控制易炷时间有关。每壮间隔时间，决定整个艾炷灸过程中温度曲线的波形。主要表现为温度上升、下降的梯度及两次高峰温度间隔的时间，艾炷灸过程中，波形不同，对机体的刺激亦不同，不同的病种需要不同的温度波形刺激。

针灸量效的核心是研究针灸治疗某种疾病的最佳方法和最佳针刺参数。针灸刺激量的差异会对针刺效果产生影响，而多因素的综合作用，对针灸效应的影响可能会更为显著。对针灸操作的量化和规范化有利于明确针灸量效关系，减少因针刺操作而产生的疗效差异，从而获得针灸治疗疾病的最佳疗效。

（唐　勇）

zhēncì nàishòu

针刺耐受（acupuncture tolerance）　针刺中出现的针刺效应降低的现象。自20世纪80年代起，陆续有报道显示，给予大鼠多次电针刺激，当持续电针4小时以上，或每天电针30分钟、连续4天以上，镇痛效果即逐渐降低，形成了电针耐受的现象。针灸临床中也发现了针刺耐受现象的客观存在，如在针感产生后一

段时间，机体便出现适应，需要加强刺激量，才能保证获得持续的针感。对针刺耐受多年来进行了深入研究，但大多集中在针刺镇痛方面。针刺耐受包括两方面内容：一是机体对针刺的敏感性随着针刺次数的增加、时间的延续，由敏感变为适应，继之产生耐受性。二是对针刺刺激量的适应，经针刺治疗一定时期后，用原有的穴位、刺激强度和手法，不能取得与以往相同的疗效或疗效很差，即产生针刺耐受。

影响因素及恢复　刺激方式和机体功能状态是针刺耐受的主要影响因素。针刺耐受产生后是可恢复的，但是在不同的刺激方式、参数及时间间隔下，针刺耐受的形成及恢复规律有所不同。①单调重复的电脉冲刺激容易使机体产生耐受，而频率和振幅不断变化的复合波则较难产生。停针或者改变穴位、刺激强度及手法都可促进针刺耐受恢复。连续数小时或反复间断电针后，电针产生的镇痛效应逐渐下降而趋于消失，但停针后这种耐受现象可逐渐消失。对一种电针强度产生耐受之后，对其他强度的电针也容易产生耐受，连续电针和反复间断电针所诱导的耐受在程度和出现时间上有所不同，持续电针所引起的耐受出现时间早、程度显著，且停针后恢复也慢于间断电针者。②不同个体对针刺耐受的表现不一样。由于人体先天、后天因素的影响，表现在代谢、功能及组织结构上均有个体特殊性，这种特殊性决定了机体对外界刺激反应的差异性。机体对针刺刺激的反应同样受到个体特殊性的影响，有的表现在产生耐受的程度上，有的则是在产生耐受的时间快慢上，有的甚至不产生

针刺耐受。

机制　①外周机制：穴位处有多种多样的感受器，可以感受多种形式的刺激。感受器经过一段时间的连续刺激后，对刺激的敏感性会逐渐降低，发放冲动的频率逐渐减少，感觉也随之减弱，这种现象称为感受器的适应。当对一个穴位进行长期过度刺激时，穴位本身逐渐适应刺激条件而对其不敏感，这可能是针刺耐受产生的依据之一。②中枢机制：针刺镇痛耐受机制与针刺时中枢内某些神经递质或化学物质的含量变化有关，含量的变化打破了该物质在中枢内原有的平衡状态，从而表现为抑制针刺镇痛。

（唐　勇）

zhēnjiǔ gètǐ chāyì

针灸个体差异（individual variations in effectiveness of acupuncture）　在相同条件下，不同个体接受针灸治疗时出现的效果差异。古代针灸理论即认为机体对针灸反应存在个体差异，《灵枢经·行针》曰："百姓之血气，各不同形，神动而气先针行，或气与针相逢，或针已出气独行，或数刺乃知。"《灵枢经·通天》云："古之善用针艾者，视人五态乃治之。"说明审查个体体质的重要性。20世纪70年代在进行循经感传的普查时发现，同样的环境、方式、大小刺激量，不能在所有人身上成功诱导循经感传。针刺麻醉研究也发现，耐痛阈高、皮肤对电刺激敏感性较差及针刺耐受性强的个体，针刺麻醉效果较好，反之则差。实验证明，针灸反应的个体差异普遍存在，年龄、性别、体质、心理、情绪、机体状态、疾病不同的证候等都可能导致针灸效应的个体差异。临床治疗中，应根据患者的具体情况，

恰当地选择治疗方法和刺激量，以获得最大的疗效。

（唐 勇）

zhēncì zhèntòng

针刺镇痛 (acupuncture analgesia)

在经络、腧穴或一定部位给予毫针针刺刺激，以达到止痛的效果。常用于治疗浅表躯体痛、深部躯体痛、内脏痛和麻醉等。痛证是针刺的主要适应证之一，早在《黄帝内经》中就有详细记载。20 世纪 60 年代出现的针刺麻醉，更是推动了针刺镇痛的临床与基础研究。1996 年世界卫生组织意大利米兰会议推荐的 64 种针灸适应证中，有 32 种与疼痛有关；其后通过循证医学系统评价的方法对针刺镇痛进行评价，证实针刺对偏头痛、关节痛、下背痛、纤维肌筋膜疼痛、肩周炎、网球肘疼痛等均有较好疗效。

效应 ①针刺镇痛性质：临床和实验研究结果表明，针刺既能镇生理痛，又能镇病理痛；既能镇急性痛，也能镇慢性痛；既能抑制体表痛，又能减轻乃至消除深部痛和牵涉痛；既能提高痛阈和耐痛阈，又能减低疼痛的情绪反应；既能减低痛觉分辨率，又能提高报痛标准；具有较为明显的后效应和耐受现象；在针刺镇痛基础上，可产生针刺麻醉的效应。针刺镇痛临床主要应用于急慢性肢体疼痛、头面部疼痛、躯干部疼痛和内脏疼痛。②针刺镇痛作用强度：在适宜的针刺刺激条件下，针刺可使健康人痛阈和耐痛阈提高到 65% ~ 180%。③针刺镇痛的空间作用范围：针刺具有全身性的镇痛作用，但穴位与针刺镇痛部位之间有相对的特异性。④针刺镇痛作用的时程：在人体从针刺开始至痛阈或耐痛阈升高至最大值一般需 20 ~ 40 分钟，继续行针或通电刺激可使镇痛作用持续保持在较高水平上，停针后其痛阈呈指数曲线形式恢复，半衰期为 16 分钟左右。⑤针刺镇痛作用的影响因素：主要受个体差异、时间因素、刺激参数等的影响。

机制 包括神经机制、神经化学机制、分子机制、针刺耐受机制和针刺镇痛后效应机制。

神经机制 包括外周通路和中枢通路两种。

外周通路 针刺信号通过穴位深部的感受器及神经末梢兴奋传入中枢。针刺所兴奋的神经纤维种类包括 A_α、A_β、A_δ、C 四类，一般认为患者能够接受的针刺强度主要使 A_β、A_δ 兴奋，亦可兴奋 C 类纤维。针刺达到兴奋 C 类纤维的强度，即可能是以一种伤害性刺激的方式来抑制另一种伤害性刺激的传入。

中枢通路 中枢神经系统各级水平，如脊髓、脑干、丘脑、尾核和皮层等都参与针刺镇痛过程，针刺镇痛是一种多通路、多水平的综合过程。①针刺信号与疼痛信号在脊髓水平的整合：脊髓是针刺信号和伤害信号的初级整合中枢。针刺引起的传入冲动进入脊髓后，主要交叉到对侧脊髓腹外侧束上行，针刺信号在上行传导时，一方面通过脊髓内节段性联系影响邻近节段所支配的皮肤、内脏的活动以及邻近节段的痛觉传入，更主要的是上行到达脑干、间脑和前脑等部位，通过激活高位中枢发放下行抑制冲动来实现镇痛效应。这种抑制冲动主要沿脊髓背外侧束下行到达脊髓背角。针刺传入信息和伤害性刺激部位的传入信息在脊髓中的相互作用，有比较明显的节段关系。当针刺的部位和伤害性刺激传入纤维到达相同或相近的脊髓节段，则针刺的抑制作用就较明显；如果这两种传入纤维分别到达相距较远的脊髓节段，则针刺的抑制作用就较弱。如临床上用颧髎穴做额部手术，用扶突穴做甲状腺手术。这种发生在相同或相近节段的整合作用，可能是近部选穴的生理基础。②针刺信号与疼痛信号在脑干水平的整合：针刺信号沿着腹外侧索进入延髓网状结构的巨细胞核，引起该核团的单位放电变化，伤害性刺激信号也可到达巨细胞核，这两种信号可以会聚于同一核团、同一细胞，经过相互作用，伤害性刺激引起的反应受到抑制。用微电极在中脑中央灰质、中脑内侧网状结构中央被束区及三叉神经脊束核，都可记录到对伤害性刺激呈长潜伏期和长后放电的反应，这种反应可被电针四肢穴位或面部有关穴位所抑制，抑制的出现与消失均是逐渐发生的，这可能是中医传统的远部选穴的生理基础之一。③针刺信号与疼痛信号在丘脑水平的整合：用微电极在丘脑内侧核群，特别是束旁核、中央外侧核一带，记录到一种由伤害性刺激引起的特殊形式放电反应，电针足三里穴等可以抑制这种痛敏细胞放电。其抑制过程发生缓慢，停止电针后，抑制的后效应也较长。实验还提示，这种针刺对痛敏细胞放电的抑制有可能是经过丘脑中央中核实现的。因为每秒 4~8 次的电脉冲刺激中央中核，可明显地抑制束旁核细胞的痛敏细胞放电，有时抑制时程可长达 5 分钟之久。④针刺激活脑内的痛觉调节结构：损毁脑内尾核头部、丘脑中央中核、中脑中央灰质及中缝核，对动物的痛阈无明显影响，但显著减弱了针刺镇痛效应。针刺信息能在边缘一些结构，如海马、扣带回、隔区、杏仁核、视前区、下丘脑中，对伤害性刺激引起的反应进行调制。这可能是针刺减弱疼痛情绪反应的生理基础。⑤针刺信号与疼痛信号在大脑皮层的整合：关于大脑皮层参与针刺镇痛的机理，除认为其对痛觉具有感知和定性作用外，还以两种方式参与疼痛的调整过程，一是传入大脑皮层的针刺信息和疼痛信息发生相互作用，影响痛知觉和痛反应；二是通过皮层的下行控制机制来控制疼痛信息在中枢神经系统的传导过程。

神经化学机制 ①内阿片肽作用：内阿片肽主要包括内啡肽、脑啡肽、强啡肽。脑内发现了阿片样物质，针刺刺激激活了机体自身的阿片系统，使阿片样物质主要通过三方面发挥镇痛作用，一是脊髓内阿片肽神经元释放相应递质，作用于初级感觉传入末梢的阿片受体，抑制传入末梢释放 P 物质，抑制脊髓伤害性感受神经元的痛反应；二是脑内相关核团内阿片肽能使神经元兴奋，释放递质并通过有关神经元复杂的换元，参与下行抑制系统，起到抑制痛觉传递的作用；三是垂体内 β-内啡肽（β-EP）释放至血液内也起一定的作用。2Hz 的电针在大鼠足三里穴进行刺激，信号可到达下丘脑弓状核，使腹侧中脑导水管周围灰质释放 β-内啡肽，作用于 mu 型阿片受体，然后再把信息向下传到脊髓，释放脑啡肽，作用于 delta 型阿片受体引起镇痛；100Hz 的电针传到桥脑臂旁核，再经导水管周围灰质下达脊髓，引起强啡肽释放，作用于 kappa 型阿片受体引起镇痛。2Hz 和 100Hz 交替的疏密波电针，

可引起这三类阿片肽同时释放，产生协同作用，引起强烈的镇痛作用。②经典神经递质在侦测镇痛的作用：5-羟色胺是实现针刺镇痛的重要环节，不仅脑内 5-羟色胺含量增加或减少可以相应地增强或减弱针刺的镇痛效果，而且还发现脑内多种受体在电针镇痛中作用的一部分也是通过中枢5-羟色胺能系统来实现；乙酰胆碱在外周及中枢均参与针刺镇痛，阻断乙酰胆碱的合成则针效显著减弱，其作用可能部分就是通过 5-羟色胺传递而实现的，因为阻断脑内乙酰胆碱的合成、针刺镇痛效应减弱的同时，伴有 5-羟色胺含量的下降，如再次恢复其合成，针效恢复的同时，5-羟色胺的水平也随之升高。其他神经递质，如儿茶酚胺类的作用则具有明显的部位特异性，在中枢起加强针刺镇痛效应的作用，在脊髓则可能是抑制针效的；血管紧张素Ⅱ参与脊髓水平的痛觉调制作用；P 物质参与脊髓痛觉的传递，并在脊髓参与镇痛；γ-氨基丁酸受体的激活参与针刺镇痛的脊髓节段性抑制；神经降压素参与脊髓内的镇痛机制；缩宫素在脑内参与针刺镇痛过程。

分子机制 2Hz、10Hz 两种频率的电针均可引起脑内 fos 基因表达，该基因主要分布在与中脑导水管周围灰质、中缝大核、下丘脑和臂旁核等镇痛密切相关的中枢部位。2Hz 电针主要引起下丘脑的 Fos 蛋白表达，而 100Hz 电针主要引起脑干的 Fos 蛋白表达。脑内 β-内啡肽神经元主要集中在弓状核，少量集中在孤束核，后者发出的纤维可达脊髓。因此，2Hz 电针激活 β-内啡肽系统不仅在脑内，也可能在脊髓内发挥镇痛作用。内源性阿片肽基因的转

录、翻译的调控在针刺镇痛的基因水平十分重要。脑啡肽的增加是通过前脑啡肽前体（PENK）的切割或基因转录来弥补的。目前认为，PENK 基因是原癌基因 c-fos、c-jun 的蛋白产物 Fos、Jun 调节的靶基因，Fos、Jun 与前脑啡肽基因 CRE-2 结合激活该基因转录。

针刺耐受机制 见针刺耐受。

针刺镇痛后效应机制 针刺镇痛的即时效应指从进针后至留针 30 分钟以内的针灸效应，而 30 分钟以后疼痛改善或痛阈升高的作用则被称为针刺镇痛的后续效应，简称后效应。后效应主要是通过脑干以上痛负反馈调制机制完成。临床常用的提插捻转行针手法，或患者能忍耐的高强度电针等伤害性强刺激，可兴奋周围神经Ⅲ类（A）和Ⅳ（C）类纤维和中枢神经纤维，以激活脑干下行抑制，从而引起全身广泛、强而持久的镇痛效应。可见针刺镇痛后效应与中枢的继发性活动，以及针刺停止后 C 纤维末梢持续放电有关。针刺镇痛尤其是其后效应的基本神经机制被认为是"以痛制痛""以小痛制大痛"。针刺提高下丘脑 β-EP 含量的后效应可持续到起针后 30 分钟以上，而对作为 β-EP 前体物质的前阿黑皮素（POMC）mRNA 表达的增强作用可持续到起针后 60 分钟以上。由于后者的加速表达可弥补针刺过程中由于下丘脑 β-EP 释放增加而引起的 POMC 的损失，从而可能参与针刺镇痛后效应的调节。

针刺镇痛是在针刺的刺激下，在机体内发生的一个从外周到中枢各级水平，涉及神经、体液等诸多因素，包括致痛与抗痛两个对立而又统一的复杂的动态过程。针刺镇痛是针灸学科应用最广、

研究最为深入的领域。现代研究明确了针刺镇痛的作用特点，阐释了针刺近部取穴、远道取穴的镇痛作用机制，为临床针刺镇痛病症、针刺方法、穴位的选择提供了科学的依据。

(唐 勇)

zhēncì mázuì

针刺麻醉 (acupuncture anesthesia)

根据手术部位和病种，按循经取穴、辨证取穴、局部取穴、经验取穴等原则实施针刺以达到麻醉的方法。简称针麻。20世纪80年代以前针刺单独用于麻醉使用率较高，可使患者在清醒状态下进行手术，80年代以后以针药复合麻醉为主。针麻是中西医结合的一个典范，是中医药学现代研究的成果。

研究概况 针刺麻醉的实践与研究始于20世纪50年代末。1958年上海市第一人民医院的研究者公开发表了"针刺替代麻醉为临床麻醉开辟了新道路"的临床研究成果，从而开创了针刺麻醉这一新的研究领域。1965年始，以北京医科大学韩济生为首的医学科研工作者，对针刺的镇痛原理从神经通路、神经递质等方面开展了系统的研究。70年代初开始在全国范围内普及推广。1971年7月18日《人民日报》首次向世界公布了中国针刺麻醉的研究情况。1972年美国总统尼克松访华，部分访华团成员观看了针麻下右肺上叶切除手术。针刺麻醉不仅推动了国内针刺麻醉的研究和应用热潮，也使中国传统医学在国外迅速传播并产生了重要的影响。据统计，当时国际上有30多个国家先后开展了针刺麻醉的研究。1979年第一届中国针灸针麻学术讨论会在北京召开，会议指出中国运用针麻进行外科手术

达200余万例，涉及大小手术1000余种，约30余种常用的针麻手术效果比较稳定。一般认为头颈、胸部手术效果较好。在针麻下进行体外循环心内直视手术方面也取得了满意效果。针刺麻醉有肯定的疗效，但也存在一定的缺陷：①同样的条件下，同样的针刺方法，个体麻醉效果差异较大。②针刺诱导时间长，且不能完全达到临床麻醉的要求，如镇痛不全、肌肉松弛不够、不能完全抑制内脏牵拉反应等。80年代，为解决针麻手术镇痛不全的问题，创立了针药复合麻醉，大大提高了手术的成功率。针麻自身的特点以及社会、医疗环境的改变等因素，致使80年代后针刺麻醉在外科手术中的使用率大幅下降。1986年中国针灸学会针刺麻醉研究会成立大会暨学术讨论会在上海召开，会上肯定了针刺穴位的镇痛作用，并分析了穴位的特异性及其物质基础，尤其是内源性吗啡样物质的发现，使针麻的机制研究有了重大突破，从而推动了针刺麻醉的应用，带动了针刺镇痛、针刺戒毒的深入研究及应用。21世纪以来，针刺麻醉多以针药复合麻醉形式应用于临床。

适应范围 针刺麻醉（含针药复合麻醉）的手术适宜病种，主要为头面部、颈部、腹部、妇产科手术。应用针刺麻醉最为广泛且疗效稳定的手术主要有甲状腺手术、前颅凹手术、颈椎前路手术、剖宫产手术、拔牙手术、输卵管结扎术、肺叶切除术。可应用针刺麻醉的手术主要有上颌窦根治术、阑尾切除术、子宫切除术、斜视矫正术、胃大部切除术、体外循环心内直视手术、颞顶枕区和颅后窝手术、全喉切除

术等。尤其对心、肺、肝、肾功能不良及年老体弱，病情危重，不能采用药物麻醉的患者是一种较为理想的麻醉方法。

特点 大量的临床研究结果表明，针刺麻醉具有扎实的临床基础。①使用安全、适用范围广。由于针麻是在患者清醒状态下施行手术，故利于医患配合。同时对一些因麻醉药物过敏或其他原因不能施行药物麻醉的病例，可考虑使用针麻。②术中生理干扰少，术后恢复快。针麻对机体的循环、消化、呼吸、免疫等各种功能具有双向性、良性的调整作用，因此术中血压、脉搏、呼吸一般都较平稳，术后很少发生药物麻醉通常出现的不良反应等。手术热、创口痛等的持续时间较短，胃肠蠕动等各种生理功能恢复较快，有利于康复。

步骤 ①术前预测：即在患者针麻诱导前后测定某些生理指标，如痛阈、耐痛阈、自主神经功能状态、血液中相关的生物活性物质，结合心理学相关的量表进行综合分析，尽可能做出针麻成功与否的合理判断。②试针：即在术前预测的基础上，选择几个穴位进行针刺，以了解患者针刺的得气感与耐受状况，以便选择恰当的刺激方法与刺激量。③心理诱导：调整患者的心理状况，消除恐惧心理，建立信心配合手术，增强麻醉效果。

刺激方法 主要有手捻针和电针两种。手捻针在进针得气后，捻转频率每分钟几十次至两百次，幅度 $90°\sim360°$。电针多采用频率在 $200\sim3000$ 次/分钟的密波或 $2/100Hz$ 的疏密波。手术前的刺激诱导时间多为 $20\sim30$ 分钟，强度以患者耐受为度，为提高针麻效果，常配合术前1小时的常规用

药。常用的针麻方法有体针麻醉与耳针麻醉两种。常用的针药复合麻醉有四种：针刺-硬膜外复合麻醉、针刺-气体麻醉药复合麻醉、针刺-肌注硫喷妥钠复合麻醉、针刺-局部浸润或阻滞给药复合麻醉。

注意事项 ①针刺操作不论手法运针或电针，均以患者能忍受、较舒适的中强感应为宜，切勿过强，如果患者不耐受，会影响针麻效果。②针麻手术时患者处于清醒或半清醒状态，因此对外科手术操作要求较高，要做到稳、准、轻、快，避免重复操作。③针麻手术对某些病例或某些手术环节，还可能发生镇痛不全、肌肉紧张、内脏牵拉反应等，因此术中需准备辅助用药，用药既要掌握好时机，又必须注意控制剂量，严防药物的副作用。④对某些病灶复杂，粘连较多，或需广泛探查的病例，尤其是某些难度较高的腹腔手术，针麻效果尚不稳定，慎用。

针刺麻醉的发展，大大推动了针刺镇痛的研究，也奠定了针刺戒毒的理论基础，开辟了针灸研究的新领域，促进了针灸学、现代痛觉生理学和现代麻醉学的发展。

（严　洁）

zhēnjiǔ jièdú

针灸戒毒（detoxification with acupuncture；drug abstinence with acupuncture）　采用针刺、艾灸等方法抑制消除吗啡等毒品症状的疗法。毒品是吗啡、海洛因、大麻、可卡因、苯丙胺类（冰毒、摇头丸）的总称，人体吸食后会形成依赖性，俗称成瘾。吸毒是全球性的棘手问题，长期吸毒者及长期使用阿片类药物者，如果一旦停止，可致神经细胞发生一系列的适应性改变，就会诱发出一系列难以忍受的戒断综合征，诸如烦躁不安、失眠、腹痛、胸闷、肢体酸痛、连打喷嚏呵欠、涕泪交出，甚则虚脱、意识丧失，乃至危及生命。西药戒毒在脱毒阶段见效快，但存在安全性差、毒副作用大、复吸率高、导致新的药物依赖等问题，且在脱毒后的康复治疗阶段，西药不能很好解决患者出现的失眠、疼痛、焦虑、纳差等各种稽延性症状。故迄今尚无戒毒的特效方法。戒断症状方面虽然取得了一定的成功，主要采用的药物替代、行为疗法等，由于各有不同弊端，且戒断后复发率高，均不能视为理想的戒毒方法，至今没有成熟的方案。因此，不断探寻最佳戒毒疗法成为当今医学研究者们的主要任务。

简史　针灸戒毒是 1972 年香港外科医生 H. C. Wen 在实施针刺麻醉手术时偶然发现的，1973 年香港的一些医师采用耳针疗法和电针疗法戒毒，之后在美国得到进一步研究，取得了较好的效果，并在美国的一些城市使用。1986 年，美国纽约林肯医院开展针灸戒毒。中国应用针灸戒毒起步较晚，于 20 世纪 80 年代末开始发表有关临床文章，近些年来随着吸毒率的上升，临床与实验研究得到重视，2003 年中国国家科技部将"精神活性物质依赖的生物基础及防治"列为国家重点基础研究发展计划项目。

应用及研究　针灸戒毒方法操作简便，能缓解机体对成瘾物质的渴求，尤其对脱毒后的失眠、焦虑、抑郁等症状有明显缓解作用，对戒断后的复吸也有一定的抑制效应。针灸疗法无毒副作用，可用于戒毒的不同阶段，对机体有良性的调整作用，可明显改善或减轻各种精神与躯体的不适。

常用方法与穴位　常用方法以针刺、电针为主，也有针刺结合艾灸、刺血、火针等。常用穴位多根据患者的不同症状予以对症或辨证选穴，体针取穴多以头部、四肢部穴位为主，如百会、水沟、素髎、后顶、太阳、合谷、曲池、内关、外关、劳宫、神门、足三里、三阴交、阳陵泉、阴陵泉、涌泉等。耳针取穴多以神门、肺、肾、内分泌、交感、皮质下为主。采用电针治疗阿片身体依赖，高频（100Hz）优于低频（2Hz）；缓解精神依赖（心瘾），低频优于高频；应用高频与低频交替的疏密波（2/100Hz），对身体依赖和精神依赖均有作用。

实验研究　①对机体的免疫功能具有双向调节作用，能促使机体恢复，使受损细胞的增殖功能恢复，从而达到恢复机体免疫功能的效果。如艾灸可促进吗啡小鼠体重增加，淋巴细胞转化，提高自然杀伤细胞、巨噬细胞的活性和红细胞免疫功能。②对内分泌具有调节作用，能促使肾上腺素分泌，能引起强啡肽、内啡肽、脑啡肽的释放，从而弥补因外源性成瘾物质供应中断所造成的阿片类物质的缺乏，减轻戒断成瘾症状。如电针可使大鼠血清和垂体 β-内啡肽含量增加，白细胞介素-1、白细胞介素-2 水平升高。③对神经递质及生理功能具有调节作用，有利于神经系统功能恢复。如针灸能使促肾上腺皮质激素分泌，使成瘾大鼠受损的下丘脑-垂体-肾上腺皮质功能轴活动增加。

（严　洁）

zhēnjiǔ duì miǎnyì xìtǒng tiáojié

针灸对免疫系统调节（regulation of immune system by acupuncture） 运用针灸学、现代免疫学理论和多学科方法或技术，研究针灸施于腧穴后对机体免疫系统的调节作用。免疫是机体识别和清除外来抗原物质和自身变性物质，以维持机体内环境相对恒定所发生的一系列保护反应。临床和实验研究显示，针灸具有调节机体的特异和非特异性免疫功能的良性作用。早在《黄帝内经》中就有"正气存内，邪不可干"的记载，"正气"即是人体的抗病能力，也就是"防卫免疫能力"，指人体在免疫功能正常状态下，可以阻止或减弱致病因子的干预，当正气不足时机体则会产生病变，即"邪之所凑，其气必虚"，而针灸相应的经穴可通调经气，调和气血，扶正祛邪，从而提高机体的免疫抗病能力。现代针灸临床治疗免疫系统疾病的适宜病种和辅助治疗病种有：类风湿关节炎、强直性脊柱炎、支气管哮喘、溃疡性结肠炎、肠易激综合征及呼吸道感染、荨麻疹和肿瘤、艾滋病等，此外尚有预防、保健的作用。现代对适宜病种的治疗方法、选穴、调节作用及作用机制进行了研究。

常用方法及取穴 针灸对免疫系统调节主要有艾灸、体针、电针、耳针（含耳穴贴压）、挑治、刺血、拔罐等。常用腧穴以任、督二脉，膀胱经及阳明经经穴为主，如气海、关元、神阙、大椎、合谷、足三里、肾俞、脾俞、膏肓等。

调节作用 实验研究证明，调节作用主要体现在抗感染和提高免疫功能两方面。①抗感染：针灸对急慢性炎症、细菌性炎症、病毒性炎症、感染性炎症、过敏性炎症均有相当疗效，可抑制炎症过程中血管通透性的增高，改善炎症局部微循环与淋巴循环，减少炎症渗出液，减轻或消除炎性水肿，促进炎症吸收，促进肉芽组织的形成、细胞的修复再生，抑制肉芽组织的过度再生。运用温针灸、穴位注射疗法治疗类风湿关节炎的近远期疗效均较显著，且能使外周血中白细胞介素-2、自然杀伤细胞活性升高，免疫球蛋白 G、A 下降；耳针疗法可以抑制自身免疫性肌炎家兔酶谱中肌酸磷酸激酶、乳酸脱氢酶、谷草转氨酶等的升高。②提高免疫功能：针灸有防治变态反应性疾病的作用，如针灸治疗哮喘的研究表明，在体液免疫方面，针灸能提高哮喘患者的免疫功能，明显降低免疫球蛋白 E 和补体 C3、C4 含量，而对免疫球蛋白 M、G、A 具有双向的良性调节作用；在细胞免疫方面，针灸能提高淋巴细胞增殖率，抑制嗜酸性粒细胞分化，提高哮喘患者血清干扰素水平，降低白细胞介素-4 及免疫球蛋白 E 水平，使外周血活化 $CD3^+$、$CD4^+$、$CD8^+T$ 细胞数量较治疗前增多。针刺可改善肿瘤患者因化疗后 $CD4^+/CD8^+T$ 细胞的失衡，使紊乱的细胞免疫和偏差的补体 C3 得到一定的调整和纠正。如艾灸荷瘤小鼠中脘、神阙、关元可显著提高其 $CD3^+$、$CD4^+$、$CD8^+T$ 细胞的百分率及 $CD4^+/CD8^+$ 比值；艾炷灸关元、大椎、中脘可引起血浆 β-内啡肽和促肾上腺皮质激素水平升高。艾滋病发病的直接原因是感染人类免疫缺陷病毒，是一种以细胞免疫为主的免疫功能障碍。针灸在防治艾滋病的应用中常用补法及间接灸，穴位多取强壮穴，如足三里、气海、关元等，以提高机体抗病能力、延长患者生存期、缓解临床症状、提高生活质量。此外，针灸可明显改善老年人的机体免疫功能，常用方法以灸疗为主，以隔药饼灸为佳，取穴以保健穴为主，如气海、关元、神阙、足三里、涌泉等，其作用除能有效地调控细胞免疫及体液免疫的机制外，还能提高细胞 C3b 受体活性，增强红细胞的免疫复合物清除能力，拮抗血清中红细胞免疫黏附抑制因子，增强红细胞免疫功能和机体清除自由基的能力，降低脂质过氧化物的堆积，提高老年大鼠大脑皮层内去甲肾上腺素、下丘脑促甲状腺素释放激素和脾脏白细胞介素-2 等的活性。

作用机制 研究显示，针灸调节免疫功能时，针刺信息是由初级感觉神经 C 类纤维传入；下丘脑弓状核 β-内啡肽神经元和下丘脑中央内侧底部参与了整合针刺信息与免疫反应的调节作用；来源于垂体的 β-内啡肽或肾上腺髓质的脑啡肽在针刺调节 T 细胞免疫中主要起促进作用，垂体-肾上腺皮层轴对针刺免疫主要起抑制作用；交感神经在电针调节免疫反应中主要起抑制作用，副交感神经在针刺调节免疫反应中主要起促进作用。

（严 洁）

zhēnjiǔ duì shénjīng xìtǒng tiáojié

针灸对神经系统调节 （regulation of nerve system by acupuncture） 运用针灸学、现代神经病学理论及多学科方法或技术，研究针灸施于腧穴后对机体神经系统的调节作用。神经系统既能使机体感受内外环境的刺激，又能调节机体适应内外环境的变化，使机体能及时做出适当反应，以保证生命活动的正常进行。临床及实验研究显示，针灸对机体中枢神经系统和周围神经系统均有良性调节作用。

中医学无"神经"概念，但根据神经系统疾病的主要症状，多属中医的癫、痴呆、厥、头痛、痿、痉、偏枯等范畴。如《素问·厥论》中的"暴不知人"，《素问·大奇论》中的"不知与人言"等指的都是昏迷的表现，应该归属于神经系统病变。针灸对神经系统病变的治疗，自古有之。如针灸治疗痫病首见于《灵枢经·寒热病》："暴挛痫眩，足不任身，取天柱。"《灵枢经·热病》中尚有用针灸治疗痉病的记载："风痉身反折，先取足太阳及腘中及血络出血；中有寒，取三里。"宋·窦材《扁鹊心书》记载："邪气深入则昏睡谵语，足指冷，脉浮紧，乃死证也，急灸三百壮可生"，指出艾灸可对昏迷进行急救。中医文献中有关针灸治疗神经系统疾病的中医病证包括中风、痿证、头面痛、眩晕、痫病、痉病等。据统计，在针灸治疗的众多疾病中，与神经系统相关的疾病所占比例最大。现代针灸临床治疗神经系统的适宜病种有：脑卒中、延髓麻痹、痴呆、癫痫、舞蹈症、手足徐动症、帕金森病、急性脊髓炎、吉兰-巴雷综合征、重症肌无力、运动神经元病、截瘫、雷诺病、头痛、眩晕、三叉神经痛、面神经麻痹、大动脉炎等。现代对适宜病种的治疗方法、选穴、调节作用及作用机制进行了研究。

常用方法及取穴　针灸对神经系统调节的常用方法有体针、电针、艾灸、耳针、穴位注射、头针、温针灸、穴位敷贴、皮肤针等，以体针、电针、艾灸、头针应用较多。取穴以任脉、督脉、足阳明胃经、足太阳膀胱经、足少阳胆经、手厥阴心包经经穴为主，以局部、循经及辨证选穴为

原则，如脑部疾病局部多取百会、太阳、列缺、风池、头维、水沟等；癫痫多取水沟、百会、后溪、涌泉、内关、印堂等；脊髓病变多取相应节段的夹脊穴和膀胱经经穴；臂丛神经痛常取极泉、肩髃、肩贞、臑臑、少海等；坐骨神经痛常取环跳、委中、阳陵泉、绝骨、昆仑等。

调节作用　针灸对神经系统的调节作用体现在对周围神经、中枢神经及脑血管病三方面。大量临床研究表明，针灸对临床上最常累及的股神经、坐骨神经、正中神经、桡神经、尺神经、腓肠神经及股外侧皮神经等周围神经病变，均有较好的治疗作用；对由于周围神经病变引起的感觉障碍、疼痛、肌力减退、肌肉萎缩等症状有明显改善；对脊髓损伤所致截瘫及大小便功能障碍的急性期和恢复期均有一定治疗效果；对脑血管病有很好的疗效，尤其是对脑血管病后遗症的治疗，如偏瘫、失语、吞咽障碍、脑卒中后抑郁等。研究表明，针刺越早介入治疗，症状好转越快，功能缺损也越少。

作用机制　针灸对神经系统调节的作用机制主要包括以下几个方面。①平衡脑电波：针刺对癫痫患者脑电波的即时影响是使脑电从不平衡向平衡，从异常向正常转化，并可使癫痫放电停止或减少，与铃声、闪光、语言暗示对脑电的影响有明显不同。②调节神经递质：针灸可以对多种神经递质起到调节作用，疾病不同，针灸所调节的神经递质就不同，且针灸可以实现对多种神经递质的同时调节作用。有研究表明，针刺新生缺氧缺血性窒息脑瘫乳鼠百会、患侧颞Ⅰ针、内关、曲池、足三里、涌泉后，脑

瘫幼鼠基底神经核区多巴胺、神经营养素-5含量及脑干区去甲肾上腺素含量明显降低，经针刺治疗后脑瘫幼鼠各区单胺类神经递质含量明显升高，提示升高相关脑区单胺类神经递质含量可能是针刺治疗幼鼠脑瘫痪的作用机制之一。针灸促使损伤神经修复的机制与调节神经营养因子（NTF）的代谢密切相关，NTF主要包括神经生长因子（NGF）、脑源性神经营养因子、神经营养素-3等，它们均由靶组织或神经元分泌并能促进神经元的存活及神经元轴突的再生，研究发现，穴位电刺激可以使表情肌组织NGF产量提高，逆转运速率加快，这被认为是电针促进损伤面神经修复的可能分子机制。③调节脑组织代谢：针灸治疗脑血管病的疗效与调节脑组织的代谢密切相关，通过降低患者总胆固醇和β-脂蛋白、增加高密度脂蛋白和α-脂蛋白、防止或改善动脉粥样硬化、改善脑血流量、减少红细胞及血小板的聚集、降低全血黏度、扩张脑血管及促进脑血管侧支循环的建立、改善甲皱微循环、提高患者体内超氧化物歧化酶活性、调节体内紊乱的神经递质、减少氧自由基对神经细胞的损害等途径，实现对脑血管病的治疗。针刺能够改善脊髓损伤后的血流量，抑制血流量的下降，从而减轻继发性损害的程度，改善损伤部位的循环和组织的新陈代谢，促进损伤脊髓功能的恢复；针灸可促使受损神经纤维和神经元胞体再生，通过促进损伤局部水肿的消退，加速局部变性坏死及崩解产物的消除，改善局部微循环，提高神经细胞的氧利用率，从而促进损伤神经的修复和再生。

（严　洁）

zhēnjiǔ duì xīnxuèguǎn xìtǒng tiáojié

针灸对心血管系统调节 （regulation of cardivascular system by acupuncture）

运用针灸学、现代分子心血管病学理论和多学科方法或技术，研究针灸施于腧穴后对机体心血管系统的调节作用。心血管系统是一个封闭的管道系统，由心脏和血管所组成。心脏是血液循环的动力器官，推动血液环流不止。血管是血液运行的管道，具有运输血液、分配血液及物质交换等功能。临床及实验研究显示，针灸对心脏和血管都具有良性调节作用。

中医学虽无心血管系统各疾病的病名，但与此相关证候的论述及针灸治疗早有详细记载。《灵枢经·厥病》："厥心痛，与背相控，善瘈，如从后触其心，伛偻者……先取京骨、昆仑"，《灵枢经·癫狂》："厥逆为病也，足暴清，胸若将裂，肠若将以刀切之，烦而不能食，脉大小皆涩，暖取足少阴，清取足阳明，清则补之，温则泻之"，对类似于西医学休克的厥证表现及对症针治进行了阐述。《灵枢经》中还提到足三里等穴可治"心澹澹然"；晋·皇甫谧《针灸甲乙经·卷九》："心痛善悲、厥逆，悬心如饥之状，心惕惕而惊，大陵及间使主之"，描述的是心悸的针灸治疗方法。眩晕有虚实之分，古人认为对此要仔细辨证，然后施予补泻，如《灵枢经》对"上气不足，脑为之不满"的目眩，用"补足外踝下留之"的方法。历代古籍中针灸治疗心血管疾病，常见的中医病证有眩晕、心悸、怔忡、厥证、真心痛等。针灸治疗心血管疾病经验丰富，疗效确切。现代针灸临床治疗心血管系统的适宜病种有：冠心病、心律失常、高血压、休克等。现代对适宜病种的治疗方法、选穴、调节作用及作用机制进行了研究。

常用方法及取穴 针灸对心血管系统调节的常用方法有体针、艾灸、耳针（含耳穴贴压）、温针灸、头针等。选穴以手厥阴心包经、手少阴心经、足太阳膀胱经经穴为主，以局部、循经及辨证选穴为原则，如心悸多取内关、神门、心俞、厥阴俞、巨阙、膻中等，眩晕多取风池、百会、太冲、内关等，厥证多取水沟、中冲、涌泉等。

调节作用 针灸对心血管系统的调节作用体现在两方面。①调节心脏：针灸对心脏的调节作用体现在对心率、心律、心功能及血压具有良性调节作用。有研究表明，针刺内关穴既能降低心率，又能降低窦房结自身固有的频率。而且不同手法和刺激方法对针刺效果也有不同的影响，如补法多能引起心率减慢，泻法多引起心率加快。针灸可降低心肌缺血大鼠心肌和血清肌钙蛋白T，改善心电图和血液流变学指标，减小梗死面积。针灸能够双向调节血压，可使休克的低血压升高，也可使高血压病的高血压降低。②调节血管：针灸对血管功能的调节作用表现在对血管运动的调节。有研究表明，针刺血管性头痛患者人迎、风池（双侧）穴后经颅超声多普勒诊断仪检查，标准级别正常者多于针刺前，血流异常情况（包括血流增快、血流减慢、血管紧张增高）均比针刺前有所改善，血流正常血管数比针刺前增多，双侧血流不对称血管数少于针刺前。

作用机制 针灸对心血管系统功能的调节是通过神经系统和体液因素实现的。①神经系统：神经系统在穴位刺激引起的功能反应中起决定性作用，针刺刺激通过传入神经反馈到神经中枢，再通过传出神经产生效应，在这一过程中，下丘脑是内脏活动的高级中枢，延髓是最基本的心血管中枢，蓝斑是心血管功能活动的重要中枢部位，而胸髓则作为穴位与心脏联系的环节之一，针刺通过完整的内脏神经支配来产生效应。研究表明，针刺和电针健康人内关、间使穴可引起心脏自主神经（迷走神经）兴奋、心率减慢，并且不同的针刺方法对心脏自主神经活动的调节方式和对心率的作用时间不同。②体液因素：参与调节作用的体液因素包括阿片肽、P物质、去甲肾上腺素、前列腺素、环腺苷酸（cAMP）、环鸟苷酸（cGMP）、内皮素（ET）、一氧化氮（NO）等。动物心肌缺血再灌注后，血浆ET水平升高显著，针刺内关可抑制内皮细胞中ET的分泌，降低血浆ET水平，从而减轻缺血再灌注损伤的程度。当心肌发生缺血再灌注损伤时，其缺血心肌处NO的变化规律及NO对心肌功能的影响有着重要意义。研究结果显示，电针内关穴能明显升高心肌细胞中的NO，并且具有相对特异性。有研究表明，电针至阳穴对冠心病的治疗很可能是通过降低血浆cAMP含量和调节cAMP/cGMP平衡，从而改善心肌缺血、缺氧状态。

(严 洁)

zhēnjiǔ duì hūxī xìtǒng tiáojié

针灸对呼吸系统调节 （regulation of respiratory system by acupuncture）

运用针灸学、现代呼吸病学理论和多学科方法或技术，研究针灸施于腧穴后对机体呼吸系统的调节作用。呼吸系统是机体和外界进行气体交换器官的总称，其功能主要是与外界的气体进行交换，呼出二氧化碳，吸进新鲜氧气，完成机体的新陈代谢。临床及基础研究显示，针灸对呼吸系统支气管平滑肌运动、通气量、肺活量、气道阻力、呼吸肌电和膈肌运动等均具有良性调节作用。

古代中医对呼吸系统的认识及其针灸治疗相关疾病就有较多论述。肺是体内外气体变换的场所，从自然界吸入清气和呼出体内浊气，实现体内外的气体交换。其吸入的清气是宗气形成的重要组成的部分，其呼吸运动对全身的气机升降出入亦有重要调节作用。《素问·五脏生成》："诸气者皆属于肺"，《素问·六节藏象论》："肺者，气之本"，均强调了肺对气的重要作用。针灸治疗咳嗽，在《黄帝内经》中有多处记载，如《素问·脏气法时论》："肺病者，喘咳逆气，肩背痛，汗出……取其经太阴、足太阳之外厥阴内血者"，《灵枢经·经脉》："肺手太阴之脉，是动则病肺胀满，膨膨而喘咳，是主肺所生病者，咳上气喘"等。除此之外，针灸治疗哮、喘亦多有记载。如宋·王执中《针灸资生经》："凡有喘与哮者，为按肺俞，无不酸疼，皆为缪刺肺俞，令灸而愈"，明·高武《针灸聚英》："喘：有痰、气虚、阴虚。灸中府、云门、天府、华盖、肺俞"。针灸治疗呼吸系统疾病的研究历史悠久，临床疗效确定。现代针灸临床治疗呼吸系统的适宜病种有：咳嗽、急慢性鼻炎、过敏性鼻炎、鼻窦炎、急慢性支气管炎、支气管哮喘、肺气肿、扁桃体炎等。现代对适宜病种的治疗方法、选穴、调节作用及作用机制进行了研究。

常用方法及取穴　针灸对呼吸系统调节的常用方法包括体针、艾灸、穴位敷贴、耳针（含耳穴贴压）、温针灸、穴位注射、穴位埋线等，以体针、温针灸、穴位敷贴应用较多。穴位多取手太阴肺经、足太阳膀胱经、任脉、足少阴肾经、足阳明胃经经穴，以循经及辨证取穴为原则。如急性咳嗽可取列缺、尺泽等，哮喘可取肺俞、足三里、太溪等。

调节作用　针灸对呼吸系统调节作用主要体现在呼吸运动、肺容量、肺通气量、气道阻力及血氧饱和度等方面。针刺天突、天柱、大椎、足三里、内关、外关，抢救重症肌无力患者出现的呼吸衰竭40例，抢救成功率为95.0%。针刺拔火罐、针刺温灸治疗哮喘，结果显示，肺功能测定均比治疗前有显著改善。电针肺俞穴可明显改善小气道阻塞性疾病患者的肺功能，患者针刺前后肺活量、用力肺活量、1秒呼气容积、最大呼气流量均可出现明显变化，说明针刺对大气道和小气道功能均有明显的改善作用。针刺治疗支气管哮喘患者，在解除呼吸困难、改善通气、明显减轻其他临床症状的同时，又可降低血氧饱和度，这种临床症状和血氧饱和度之间的消长不平衡，可能与针刺使患者组织呼吸活化，从而提高了组织的氧利用率有关。

作用机制　针灸对呼吸系统调节作用的机制包括改善呼吸功能、调节呼吸相关神经因素、调节生化代谢、调节免疫功能等方面。①改善呼吸功能及神经因素：1秒用力呼气容积（FEV1）是评价呼吸道阻塞严重程度的最佳单一指标，峰值呼气流速（PEF）是反映呼吸道阻力的重要指标。如研究采用自创"清喘穴"（位于任脉经穴廉泉与天突之间）治疗支气管哮喘急性发作期、哮喘发作期冷哮、病情程度为轻中度的患者，与针刺定喘穴比较，在治疗前与治疗后第10天均进行PEF检查，结果显示两组各自自身前后比较肺功能均有明显改善，差异有统计学意义。另有研究表明，电针慢性阻塞性肺疾病（COPD）大鼠双侧肺俞和足三里穴，结果发现针刺可改善COPD大鼠肺通气功能，其机制可能是通过下调神经肽食欲肽（orexin）及其受体的表达有关。②调节代谢功能：研究表明，针刺具有调节呼吸系统生化代谢紊乱的功能，可升高环腺苷酸（cAMP）或降低环鸟苷酸（cGMP），从而使cAMP/cGMP比值增高。③调节免疫功能：研究表明，针刺能明显降低哮喘模型大鼠的血液嗜酸性粒细胞计数，其对血液嗜酸性粒细胞的减少不依赖肾上腺皮质激素。针刺膻中、定喘、肺俞、鱼际、肾俞穴能升高哮喘患者白细胞介素-12水平，降低白细胞介素-4、免疫球蛋白E水平，从而调节机体免疫功能。

（严　洁）

zhēnjiǔ duì xiāohuà xìtǒng tiáojié

针灸对消化系统调节（regulation of digestive system by acupuncture）　运用针灸学、现代消化病学理论和多学科方法或技术，研究针灸施于腧穴后对机体消化系统的调节作用。消化系统由消化道及与其相连的消化腺组成，主要功能是摄取食物，消化食物，吸收其中的营养物质作为机体活动能量的来源和生长发育的原料，将无用的糟粕排出体外。临床及基础研究显示，针灸对唾液分泌以及食管、胃、肠、肝、胆、胰等的功能活动都具有良性调节作用。

针灸治疗消化系统疾病首见于《黄帝内经》，如《灵枢经·邪气脏腑病形》："胃病者，腹膜胀，胃脘当心而痛，上支两胁，膈咽不通，食欲不下，取之三里"，论述了胃痛的症状及相关的兼症和针灸治疗用穴，并强调"大肠病者……与胃同候，取巨虚上廉"。中医文献中有关针灸治疗消化系统疾病的记载，内容丰富、翔实，治疗效果亦佳。如呃逆、呕吐、胃痛、腹痛、脘闷不适、嗳气泛酸、食欲不振、肠鸣、腹泻、便秘、痢疾等病证临床均有较好的治疗效果。现代针灸临床治疗消化系统的适宜病种有：幽门痉挛、膈肌痉挛、急慢性胃炎、消化性溃疡、胃下垂、胃痉挛、胃肠神经症、胆道疾患、急慢性肠炎、肠痉挛、肠易激综合征、非特异性溃疡性结肠炎、细菌性痢疾、阿米巴痢疾及肛门疾患等。现代对适宜病种的治疗方法、选穴、调节作用及作用机制进行了研究。

常用方法及取穴 针灸对消化系统调节的常用方法有体针、电针、耳针（含耳穴贴压）、艾灸、腹针、温针灸、穴位贴敷、脐疗、穴位注射、穴位埋线、指针等。取穴以局部、循经及辨证选穴为原则。胃肠病多取中脘、梁门、天枢、足三里、上巨虚、脾俞、胃俞、大肠俞等穴。肝胆病多取期门、章门、足三里、阳陵泉、丘墟、太冲、肝俞、胆俞等穴。耳针治疗消化系统疾病主要取交感、皮质下、神门及与患病脏腑相关的穴位和部位。

调节作用 针灸对消化系统的调节作用主要体现在对唾液分泌及食管、胃、肠、肝、胆、胰等的功能活动方面。如针刺颊车、足三里穴，可使脾虚流涎患者唾液分泌量减少；针刺水沟、承浆、心俞、内关、脾俞、足三里穴，可使脾胃虚寒型与虚实夹杂型胃溃疡患者唾液淀粉酶活性明显升高；针刺大鼠足三里、三阴交穴可抑制胃酸分泌；针刺健康人天突、膻中、合谷、巨阙等穴，在X线下观察，其食道内径增宽；针刺四白、内庭穴，使针刺前胃运动机能处于较低水平的受试者胃蠕动频率和波幅均有升高，而相反，如果机体处于亢进状态，针之后可使之降低；电针足三里、上巨虚、悬钟、公孙、太冲穴，可使患者各节段结肠的转运时间显著缩短；针刺慢性肝炎患者右阳陵泉、章门穴可使肝脏血管阻力、紧张度降低，充盈度增大，肝血流量增多，肝微循环状况显著改善；针刺阳陵泉、胆俞穴等可明显促进胆囊收缩，解除胆囊括约肌痉挛，促进胆汁外泄；针刺家兔四缝穴，可使胰液的分泌量明显增加。

作用机制 针灸对消化系统调节的作用机制主要是通过神经和体液调节。实验证明，针刺足三里影响胃肠运动的效应是通过躯体传入神经上传的，且血管壁的自主神经也可能参与了针刺足三里信息的传入。针刺对胃肠道影响的传出途径与迷走神经、交感神经及一些因素有密切关系，有实验证实去除胆道的迷走神经后，电针家兔相关腧穴对其胆道的调节作用显著降低，其机制可能与针刺影响迷走神经和交感神经递质释放有关。如电针雄性大鼠足三里后，胃壁神经丛中乙酰胆碱酶、单胺氧化酶的活力明显增加。针刺对消化系统功能调节的中枢机制研究证实，针刺足三里与胃的病理信息可在第十至十二胸椎（脊髓）背角发生聚会反映，从而调节胃肠疾病，提示针刺通过调节躯体与内脏传出神经的活动达到调节治疗目的。实验表明，电针大鼠四白、足三里穴，对胃肌电有明显兴奋作用，而在损毁孤束核（NTS）后，电针这种兴奋作用明显减弱，提示NTS是足阳明经与胃联系途径中的一个重要初级中枢。

(严 洁)

zhēnjiǔ duì mìniào-shēngzhí xìtǒng tiáojié

针灸对泌尿生殖系统调节

（regulation of urinary and genital system by acupuncture） 运用针灸学、现代泌尿生殖病学理论和多学科方法或技术，研究针灸施于腧穴后对机体泌尿生殖系统的调节作用。泌尿系统的功能包括肾脏的泌尿功能和膀胱的储尿、排尿功能；生殖系统的功能包括男性、女性生殖器官及性腺的功能。针灸具有调节泌尿、生殖系统的良性作用。

早在《黄帝内经》中就有相关记载，如《灵枢经·经脉》在肝经、肾经、膀胱经等经脉的主治证候中提出了对泌尿生殖系统疾病的治疗。唐·孙思邈《备急千金要方》中有"大小便不利，灸八髎百壮"的记载。明·杨继洲《针灸大成》中"阴疝小便门"和"妇人门"详细叙述了泌尿生殖系统疾病的针灸取穴及施治方法。现代针灸临床治疗泌尿系统的适宜病种有：泌尿系感染、肾盂肾炎、泌尿系结石、神经源性膀胱功能紊乱及各种原因引起的尿潴留、尿失禁、遗尿等。针灸临床治疗生殖系统的适宜病种有：阳痿、早泄、不育症、月经失调、功能性子宫出血、痛经、胎位不正、子宫脱垂、产后尿潴留、卵巢早衰、多囊卵巢综合征、不孕症等。现代对适宜病种的治疗方法、选穴、调节作用及作用机制进行了研究。

常用方法及取穴 针灸调节泌尿系统的常用方法有体针、艾灸、耳针（含耳穴贴压）、电针、激光照射穴位等。取穴以任脉、督脉、膀胱经、肾经、阳明经经穴为主，常用的穴位有关元、中极、气海、足三里、三阴交、肝俞、肾俞、太冲、太溪、次髎等，常用的耳穴有内外生殖器、膀胱、肾、三焦、内分泌等。

调节作用 ①针灸对泌尿系统的调节作用主要体现在调节肾脏泌尿功能、输尿管运动及膀胱收缩等方面。电针家兔双侧三阴交、照海穴可引起肾血流量显著增加，输尿管蠕动频率加快、幅度增大，肾泌尿量显著增多；采用捻转手法针刺膀胱俞穴可使膀胱内压上升达 7.8～15.6kPa。针灸还有双向调节膀胱逼尿肌和尿道括约肌的协同功能，使处于节律性收缩状态的膀胱收缩加强，既能治疗糖尿病性膀胱病变导致的低张力性尿潴留，又能治疗压力性尿失禁；采用氦-氖激光针或电针肾俞、三焦俞穴治疗肾小球肾炎和肾病综合征也有较好的临床疗效。②针灸对生殖系统的调节作用体现在促进卵泡发育、调节激素水平、催产、矫正胎位、改善精子数量和质量及治疗阳痿、遗精、早泄等方面。针刺有促进卵泡发育的作用，研究表明针刺中极、隐白、太冲穴，并配合头针疗法，可使无排卵型功能性子宫出血患者血清中黄体生成素、卵泡刺激素、雌二醇、孕酮和催乳素等激素含量趋于正常。临床上通过针刺合谷、足三里、三阴交等穴，对继发性宫缩乏力和过

期妊娠产妇进行催产，发现针刺后宫缩强度大，持续时间长，分娩快，产后出血少，对胎儿心率无影响。艾灸至阴穴矫正胎位，古代文献中早有记载，临床上应用也较广泛。有人用艾灸至阴穴治疗 2069 例胎位不正孕妇，有效率高达 90.3%。临床研究还证实，针刺中极、关元、气海、足三里、太溪穴或肾俞、命门、三阴交、复溜穴，两组交替使用，或单独针刺会阳穴后再艾灸关元穴，治疗阳痿取得了满意的临床疗效。针灸还可以改善精液异常患者精子数目少、活力低下或畸形的状况，对遗精、早泄也有较好的治疗效果。

作用机制 ①对泌尿系统的调节：激光针或电针治疗肾小球肾炎和肾病综合征可以促使患者中枢及外周神经内源性阿片肽的释放，同时针刺可以改善中性粒细胞吞噬功能，增强机体抗感染能力，抑制炎症病灶区的血管通透性，缓解肾脏组织缺血缺氧，降低肾小球内压。针灸对膀胱运动功能的调节一方面是通过兴奋盆丛神经、阴部神经或相应脊髓节段而起作用，另一方面是通过神经系统影响膀胱张力和膀胱逼尿肌的功能起作用，此外，还与下丘脑和延髓的作用密切相关。②对生殖系统的调节：针灸治疗女性不孕症、原发性及继发性闭经、功能性月经紊乱是通过针刺调节下丘脑-垂体-性腺轴的功能使生殖内分泌功能恢复正常。对于输卵管炎症及阻塞性不孕症，针灸治疗可改善微循环及血流变性质，从而促进炎性、坏死组织的吸收和消退，加快组织的修复和再生，有利于输卵管的通畅，达到治疗目的。针刺催产是通过调节维持妊娠和分娩发动的一些

内分泌激素之间的比例而发挥作用。艾灸至阴是通过神经体液调节而起到矫正胎位的作用。针刺治疗阳痿的机制是针灸可兴奋阴茎神经，调节阴部神经-脊神经节段反射弧作用，改善阴茎局部的血液循环，或通过影响性腺的分泌使阴茎恢复勃起功能。

（严　洁）

zhēnjiǔ duì xuèyè xìtǒng tiáojié
针灸对血液系统调节（regulation of blood system by acupuncture） 运用针灸学、现代血液病学理论和多学科方法或技术，研究针灸施于腧穴后对机体血液系统的调节作用。血液是由血浆、血细胞及各种有形成分组成的流体组织，在血管系统内循环流动以维持生命和机体正常生理功能。针灸具有一定的调节血液成分的良性作用。常与中药、西医治疗配合应用。

中医文献中早就有针灸调节血液系统疾病的记载，如血虚、虚劳等，中医学认为其发病机制主要责之于脾或肾。宋·王执中《针灸资生经》记载："凡饮食不思，心腹膨胀，面色委黄，世谓之脾肾病者，宜灸中脘"，饮食不思，心腹膨胀，面色委黄，皆属于血虚的表现，为脾或肾的疾病所致。

血液系统疾病在临床上发病率近些年有所上升，但治疗方法相对较少，仍属于难治性疾病范畴。现代针灸临床治疗血液系统疾病的适宜病种及辅助治疗病种有：各种原因引起的贫血、血小板减少性紫癜、骨髓增生异常综合征、白血病等。现代对适宜病种的治疗方法、选穴、调节作用及作用机制进行了研究。

常用方法及取穴 针灸对血液系统调节的常用方法有体针、

艾灸、耳穴贴压等。取穴以具有补气补血功用的经穴为主，如足三里、三阴交、血海、气海、膈俞、肝俞、合谷、内关、大椎、曲池等。

调节作用　针灸对血液系统的调节作用主要体现在对红细胞、血红蛋白、白细胞、血小板、血浆蛋白、血氨及非蛋白氮、血脂、血糖、血钙等的含量均有显著的双向调节作用。研究显示，针刺健康人的足三里、合谷穴，可见红细胞总数一过性增多，血红蛋白含量上升，红细胞沉降率增快，2～8天后均可恢复正常。针灸治疗脾亢性全血细胞减少症，可使红细胞及其他血细胞明显增多。针灸可以恢复恶性肿瘤患者外周血中白细胞计数，使化疗后白细胞计数明显回升，并使外周血中中性粒细胞和淋巴细胞计数显著升高。针灸也可用于急性扁桃体炎患者，使其白细胞及中性粒细胞明显减少，同时，还能增强细菌性痢疾、阑尾炎患者的白细胞吞噬功能。针刺合谷、内关穴可使健康人血小板数升高；针刺大椎、血海、足三里、内关、曲池穴，可使脾切除后血小板过高症患者的血小板逐渐减少至止常范围。针灸可以显著降低高血压合并脑血栓患者血液的凝固性，并使血浆纤维蛋白原及纤维蛋白降解产物明显降低。针灸能增加急性阑尾炎患者 α 球蛋白和 β 球蛋白的含量，消除炎症，并使血浆蛋白变化渐趋正常。对于疲劳、衰弱患者，针灸可使其血浆白蛋白（A）上升而球蛋白（G）下降，A/G 比值增高。

作用机制　实验研究提示，针刺可通过促进铁或其他生血物质的吸收、转运、利用等代谢途径，促进血红蛋白的合成，从而

改善贫血。肾脏分泌的促红细胞生成素是调节和稳定红细胞的主要体液物质，针灸可以促使促红细胞生成素分泌增多，从而刺激骨髓造血过程，促进红细胞与网织红细胞的生成与释放，缓解机体的贫血状态。针刺对血液成分的调节作用必须在传入、传出和中枢神经系统功能结构完整的条件下才能产生效应。

（严　洁）

zhēnjiǔ duì nèifēnmì xìtǒng tiáojié

针灸对内分泌系统调节（regulation of endocrine system by acupuncture）

运用针灸学、现代内分泌病学理论和多学科方法或技术，研究针灸施于腧穴后对机体内分泌系统的调节作用。内分泌系统是由机体内分泌腺和分散存在于某些组织器官中的内分泌细胞组成的一个体内信息传递系统，大多数内分泌腺和内分泌细胞所产生的激素经血液或组织液传递到靶组织发挥调节作用，从而使机体处于健康生理状态。针灸对内分泌器官功能及所产生的激素有良性调节作用。

内分泌系统疾病，包括了中医的消渴（糖尿病）、瘿（甲状腺功能亢进）等病证。而中医治疗消渴、瘿有着丰富的临床经验。早在汉·司马迁《史记·扁鹊仓公列传》中就记载了消渴的灸治病案，是世界上最早治疗糖尿病的文献资料。宋·窦材《扁鹊心书》中记载有灸关元、气海 200 壮，同时服中药治疗消渴的病例。晋·皇甫谧《针灸甲乙经》、唐·孙思邈《备急千金要方》、唐·王焘《外台秘要》等都有相关消渴的详细记载。中医学认为情志内伤是导致瘿发生的重要因素，而情志则与内分泌系统功能有着直接的关系。现代针灸临床治疗内

分泌系统疾病的适宜病种有：糖尿病、甲状腺疾病、不孕症、肥胖症等。现代对适宜病种的治疗方法、选穴、调节作用及作用机制进行了研究。

常用方法及取穴　针灸对内分泌系统调节的常用方法有体针、电针、艾灸、刺血、耳穴贴压等。取穴以任脉、督脉、膀胱经、阳明经经穴为主，如三阴交、足三里、关元、气海、中极、脾俞、肾俞、合谷、地机等。

调节作用　针灸对内分泌系统的调节作用主要体现在调节胰腺、甲状腺、性腺、肾上腺的功能，以及下丘脑-垂体系统功能等方面。针灸治疗可以改善糖尿病患者的临床症状，使血糖下降或基本恢复正常，下降幅值高者可达 5.6mmol/L 左右，尿糖随血糖改变而逐渐转为阴性，糖耐量试验明显改善，多饮、多尿、多食的症状明显减轻，甚至消失，同时针灸对糖尿病并发症也有一定的调节作用。针灸能治疗甲状腺功能亢进，也能治疗甲状腺功能减退。针刺甲状腺功能亢进患者的天突、合谷、太冲、廉泉等，可使其甲状腺腺体缩小，基础代谢率下降。耳针可以促进垂体激素、三碘甲腺原氨酸（T_3）、甲状腺素（T_4）等的合成，加快新陈代谢，从而治疗肥胖症。针刺可调节睾酮产生抑制作用，对因雄激素过高而导致的痤疮、月经过少、闭经等疾病具有积极的临床意义。针刺石门、三阴交有避孕的效果，而针刺关元、三阴交、肾俞可以治疗不孕症。针灸气海、关元、三阴交、脾俞、肾俞可治疗功能失调性子宫出血。针刺关元、三阴交、肾俞、上髎、命门可治疗阳痿；此外，针刺还可以治疗男性遗精、不育症、睾丸炎、

前列腺炎等疾病。实验显示，针刺健康人合谷、足三里，可使尿皮质醇排出量增加；针刺支气管哮喘急性发作期患者的鱼际、气海、足三里、大椎，可明显提高血浆皮质醇含量；针刺风湿性心瓣膜病患者的内关穴，可使降低的血浆皮质醇含量升高，也可使升高的血浆皮质醇含量降低。针灸对下丘脑-垂体系统的调节作用，表现在针刺可使产后缺乳妇女血液中垂体前叶分泌的泌乳素含量升高，针刺可使家兔垂体后叶缩宫素分泌增加。

作用机制 针灸对各内分泌器官调节机制各不相同。针灸治疗糖尿病的作用机制主要是通过对神经-胰岛功能的调节，当迷走神经功能低下时，它所支配的胰岛的内分泌腺 B 细胞分泌胰岛素不足而导致血糖过高，针刺可以通过兴奋迷走神经影响胰岛 B 细胞的分泌功能，最终促进胰岛素的分泌，降低血糖；针刺还可以使胰岛 B 细胞受体对葡萄糖的敏感性增强，从而使胰岛素的分泌增加，加快血糖的利用和转化，以此控制血糖的升高。针刺对甲状腺功能的调节机制是可以使血中偏低的 T_3、T_4 含量增加，偏高的 T_3、T_4 含量降低；同时也调节促甲状腺激素受体抗体活性及促甲状腺激素（TSH）的分泌，改善 T_3、T_4 对 TSH 的反馈调节作用，使垂体-甲状腺轴异常的功能恢复正常。针灸通过调节下丘脑-垂体-性腺轴（HPA 轴）对体内性腺激素的分泌产生良性双向调节作用，以维持性腺器官功能的相对稳定，并适应内外环境的变化。针灸对肾上腺皮质功能的调节机制是通过改善 HPA 轴的功能，随着体内促肾上腺皮质激素、唾液皮质醇和血浆皮质醇含量的

变化而实现的。针刺对下丘脑-垂体系统的调节作用与各内分泌腺自身功能状态密切相关，其作用机制是丘脑-垂体-靶腺相互协调而发挥作用。

（严 洁）

zhēnjiǔ gēfù

针灸歌赋（acupuncture poems）

以歌诀、辞赋、词等韵文形式阐述针灸理论、临床经验等内容的针灸文献。具有言简意赅、合辙押韵、琅琅上口、便于记诵的特点。为使浩繁复杂的针灸内容易诵易记，便于掌握，历代医家运用歌赋这种著述体裁阐述针灸理论与临床实践中较为幽微、深奥、隐晦的内容，从而形成了"歌赋"这一独特的针灸文献体例，在中医学文献中独树一帜。

源流 针灸歌赋的产生和发展经历了从宋至明清千余年的历史过程，现存共有 180 余篇，散见于 60 余种针灸医籍中。如元·窦汉卿《标幽赋》和《流注通玄指要赋》问世于 1123 年，是针灸学的重要文献，尤其《标幽赋》影响深远。元·王国瑞《扁鹊神应针灸玉龙经》将 119 个腧穴位置编成歌诀，即《一百二十穴玉龙歌》等，这些都是针灸歌赋萌芽时期的代表作。明代是针灸歌赋的盛行时期，此期间问世的针灸书籍中记载了大量针灸歌赋。如明·徐凤《针灸大全》收录了《金针赋》《灵光赋》《席弘赋》等 38 篇；高武《针灸聚英》收录了《百证赋》《玉龙赋》《行针指要歌》《回阳九针歌》《肘后歌》等 65 篇；《杨敬斋针灸全书》收录了《注解标幽赋》《按部取孔穴歌》《周身折量法歌》等 24 篇。集明代以前针灸学之大成的杨继洲《针灸大成》收录了《周身经穴赋》《胜玉歌》等 110 余

篇。清代，针灸歌赋又有了新进展。如吴谦等编纂的《医宗金鉴》，其中《刺灸心法要诀》是歌诀的体裁；李学川《针灸逢源》中收录了多篇歌赋；萧福庵《针灸全生》亦收录了大量歌赋，包括《周身经穴及十四经穴图解歌诀》等。

指导意义 针灸歌赋是历代针灸学家对针灸理论及临床实践经验的概括和总结，在针灸学教学中，对针灸学理论的传承起着重要推动作用；在针灸临床方面，其中蕴含的历代医家的经验体会有重要指导作用，因此挖掘整理研究针灸歌赋是针灸学界的历史使命，对针灸学的发展具有重要价值。

（梁繁荣）

liúzhù zhǐwēi zhēnfù

流注指微针赋（Liuzhu Zhiwei; A Detailed Explanation of Acupuncture）

金·何若愚取其自撰《流注指微论》精要而作。首见于金·阎明广《子午流注针经》并详加注释。元·窦桂芳集《黄帝明堂灸经》《灸膏肓腧穴法》《子午流注针经》《针灸指南》合梓刊行，题为《针灸四书》，收入此赋。明代的《永乐大典》《普济方》均有收录。明代徐凤《针灸大全》、高武《针灸聚英》、杨继洲《针灸大成》等将其易名为"流注指微赋"，且文字多有改动。

内容简介 为针灸综合性歌赋。论述了针灸基本理论、辨证施治原则、经脉气血流注阴阳日时取穴、刺阳经血络、呼吸迎随补泻之法等。继承并发扬了《黄帝内经》《难经》中"气血流注应时说"与"按时刺灸说"思想，而提到的"养子时刻，注穴必须依"是现今习用的"子午流

注选穴法"开穴原则的最早记载。

原文 疾居荣卫，扶救者针。观虚实与肥瘦，辨四时之浅深。取穴之法，但分阴阳而溪谷；迎随逆顺，须晓气血而升沉。原夫《指微论》中，赜义成赋；知本时之气开，说经络之流注。移疼住痛如有神，针下获效；暴疾沉疴至危笃，刺之勿误。详夫阴日血引，值阳气流；口温针暖，牢濡深求。诸经十二作数，络脉十五为周；阴俞六十脏主，阳穴七十二腑收。刺阳经者，可卧针而取；夺血络者，先俾指而柔。呼为迎而吸作补，逆为鬼而从何优。淹疾延患，着灸之由。躁烦药饵而难拯，必取八会；痛肿奇络而畜邪，先由砭瘰。况乎甲胆乙肝，丁心壬水。生我者号母，我生者名子。春井夏荣乃邪在，秋经冬合乃刺矣。犯禁忌而病复，用日衰而难已。孙络在于肉分，血行出于支里。闷昏针运，经虚补络须然；疼实痒虚，泻子随母要指。想夫先贤迅效，无出于针经；今人愈疾，岂离于医法。徐文伯泻孕于苑内，斯由其速；范九思疗咽于江夏，闻见言稀。大抵古今遗迹，后世皆师。王纂针魅而立康，獭从被出；秋夫疗鬼而获效，魂免伤悲。既而感指幽微，用针直诀。窍齐于筋骨，皮肉刺要；痛察于久新，腑脏寒热。接气通经，短长依法；里外之绝，赢盈必别。勿刺大劳，使人气乱而神隳；慎妄呼吸，防他针昏而闭血。又以常寻古义，由有藏机；遇高贤真趣，则超然得悟。逢达人示教，则表我扶危。男女气脉，行分时合度；养子时克，注穴必须依。（元·窦桂芳集《子午流注针经》，人民卫生出版社点校本，1983）

（梁繁荣）

biāoyōufù

标幽赋（Biaoyou Fu; Essentials of Acupuncture）

元·窦杰（窦汉卿）撰。首见于《针经指南》，原题名"针经标幽赋"。"标幽"为名，意将针灸理论中较为幽微、隐晦、深奥的意义，用歌赋的体裁，明显地标举出来，使读者易于记诵和体会。元·王国瑞《扁鹊神应针灸玉龙经》，明代徐凤《针灸大全》、杨继洲《针灸大成》、吴崑《针方六集》等均以赋后加注释的形式转载。

内容简介 为针灸综合性歌赋。全赋内容丰富，涵盖经络、脏腑、气血、取穴、刺法、论治、子午流注等针灸理论和临床经验。强调针灸治病过程中病人、医生配合及治神的重要性，阐述了常用经穴的治疗作用及配穴方法，提出了伸屈、平直、陷下为真、动脉相应、取五穴用一穴、取三经使一经等有临床实用价值的针刺方法，提出针前要洁净针具、检查针体、选择体位、避免空腹等针刺宜禁；论述常见病症如血晕、胞衣不下、崩漏、带下、喉痛、中风、虚损等的治疗经验，并附有验案。

原文 拯救之法，妙用者针。察岁时于天道，定形气于予心。春夏瘦而刺浅，秋冬肥而刺深。不穷经络阴阳，多逢刺禁；既论脏腑虚实，须向经寻。原夫起自中焦，水初下漏，太阴为始，至厥阴而方终；穴出云门，抵期门而最后。正经十二，别络走三百余支；正侧偃伏，气血有六百余候。手足三阳，手走头而头走足；手足三阴，足走腹而胸走手。要知迎随，须明逆顺；况乎阴阳，气血多少为最。厥阴太阳，少气多血；太阴少阴，少血多气；而又气多血少者，少阳之分；气盛

血多者，阳明之位。先详多少之宜，次察应至之气。轻滑慢而未来，沉涩紧而已至。既至也，量寒热而留疾；未至者，据虚实而候气。气之至也，若鱼吞钩饵之浮沉；气未至也，似闭处幽堂之深邃。气速至而效速，气迟至而不治。

观夫九针之法，毫针最微，七星可应，众穴主持。本形金也，有蠲邪扶正之道；短长水也，有决凝开滞之机。定刺象木，或斜或正；口藏比火，进阳补赢。循机扪而可塞以象土，实应五行而可知。然是一寸六分，包含妙理；虽细拟于毫发，同贯多歧。可平五脏之寒热，能调六腑之虚实。拘挛闭塞，遣八邪而去矣；寒热痛痹，开四关而已之。凡刺者，使本神朝而后入；既刺也，使本神定而气随。神不朝而勿刺，神已定而可施。定脚处，取气血为主意；下手处，认水木是根基。天地人三才也，涌泉同璇玑百会；上中下三部也，大包与天枢地机。阳跷阳维并督脉，主肩背腰腿在表之病；阴跷阴维任带冲，去心腹胁肋在里之疑。二陵二跷二交，似续而交五大；两间两商两井，相依而列两支。

足见取穴之法，必有分寸；先审自意，以观肉分。或伸屈而得之，或平直而安定。在阳部筋骨之侧，陷下为真；在阴分郄腘之间，动脉相应。取五穴用一穴必端；取三经使一经而可正。头部与肩部详分，督脉与任脉异定。明标与本，论刺深刺浅之经；住痛移疼，取相交相贯之径。岂不闻脏腑病，而求门海俞募之微；经络滞，而求原别交会之道。更穷四根三结，依标本而刺无不痊；但用八法五门，分主客而针无不效。八脉始终连八会，本是纪纲；

十二经络十二原，是为枢要。一日刺六十六穴之法，方见幽微；一时取十二经之原，始知要妙。

原夫补泻之法，非呼吸而在手指；速效之功，要交正而识本经。交经缪刺，左有病而右畔取；泻络远针，头有病而脚上针。巨刺与缪刺各异，微针与妙刺相通。观部分而知经络之虚实，视沉浮而辨脏腑之寒温。且夫先令针耀而虑针损；次藏口内而欲针温。目无外视，手如握虎；心无内慕，如待贵人。左手重而多按，欲令气散；右手轻而徐入，不痛之因。空心恐怯，直立侧而多晕；背目沉掐，坐卧平而没昏。推于十干十变，知孔穴之开合；论其五行五脏，察日时之旺衰。伏如横弩，应若发机。阴交阳别，而定血晕；阴跷阳维，而下胎衣。痹厥偏枯，迎随俾经络接续；漏崩带下，温补使气血依归。静以久留，停针候之。必准者，取照海治喉中之闭塞；端的处，用大钟治心内之呆痴。大抵疼痛实泻，痒麻虚补。体重节痛而俞居，心下痞满而井主。心胀咽痛，针太冲而必除；脾痛胃疼，泻公孙而立愈。胸满腹痛刺内关，胁疼肋痛针飞虎。筋挛骨痛而补魂门，体热劳嗽而泻魄户。头风头痛，刺申脉与金门；眼痒眼痛，泻光明与地五。泻阴郄止盗汗，治小儿骨蒸；刺偏历利小便，医大人水蛊。中风环跳而宜刺，虚损天枢而可取。由是午前卯后，太阴生而疾温；离左酉南，月朔死而速冷。循扪弹怒，留吸母而坚长；爪下伸提，疾呼子而嘘短。动退空歇，迎夺右而泻凉；推纳进搓，随济左而补暖。

慎之！大患危疾，色脉不顺而莫针；寒热风阴，饥饱醉劳而切忌。望不补而晦不泻，弦不夺

而朔不济。精其心而穷其法，无灸艾而坏其肝；正其理而求其原，免投针而失其位。避灸处而加四肢，四十有九；禁刺处而除六俞，二十有二。抑又闻高皇抱疾未瘥，李氏刺巨阙而得苏；太子暴死为厥，越人针维会而复醒。肩井曲池，甄权刺臂痛而复射；悬钟环跳，华佗刺躄足而立行。秋夫针腰俞而鬼免沉疴，王纂针交俞而妖精立出。刺肝俞与命门，使瞽士视秋毫之末；取少阳与交别，俾聋夫听夏蚋之声。

嗟夫！去圣逾远，此道渐坠。或不得意而散其学，或愆其能而犯禁忌。愚庸智浅，难契于玄言；至道渊深，得之者有几？偶述斯言，不敢示诸明达者焉，庶几乎童蒙之心启。（元·窦杰《针经指南》，人民卫生出版社点校本，1983）

（梁繁荣）

shí'èrjīngmàigē

十二经脉歌（Acupuncture Verse of Twelve Meridians）

作者不详。首见于明·刘纯《医经小学》卷三，原题名"十二经脉"。明代徐凤《针灸大全》、高武《针灸聚英》、杨继洲《针灸大成》转载时均题为"十二经脉歌"。

内容简介 为经络类歌赋。全面叙述了十二经脉的起止部位、循行路线，各经气血的多少和"是动病""所生病"。乃依据《灵枢经·经脉》原文编写而成，对了解和背诵十二经脉循行和主治病证非常有益。

原文 手太阴肺中焦生，下络大肠出贲门。上膈属肺从肺系，系横出腋臑中行。肘臂寸口上鱼际，大指内侧爪甲根。支络还从腕后出，接次指属阳明经。此经多气而少血，是动则病喘与咳。肺胀膨膨缺盆痛，两手交瞀为臂

厥。所生病者为气嗽，喘渴烦心胸满结。臑臂之内前廉痛，小便频数掌中热。气虚肩背痛而寒，气盛亦疼风汗出。欠伸少气不足息，遗矢无度溺变别。

阳明之脉手大肠，次指内侧起商阳。循指上廉出合谷，两筋歧骨循臂肪。入肘外廉循臑外，肩端前廉柱骨旁。从肩下入缺盆内，络肺下膈属大肠。支从缺盆直入颈，斜贯颊前下齿当。环出人中交左右，上挟鼻孔注迎香。此经气盛血亦盛，是动颈肿并齿痛。所生病者为鼻衄，目黄口干喉痹生。大指次指难为用，肩前臑外痛相仍。

胃足阳明交鼻起，下循鼻外上入齿。还出挟口绕承浆，颐后大迎颊车里。耳前发际至额颅，支下人迎缺盆底。下膈入胃络脾宫，直者缺盆下乳内。一支幽门循腹里，下行直合气冲中。遂由髀关抵膝膑，骨行跗中指内关同。一支下膝注三里，前出中指外间通。一支别走足跗指，大指之端经尽矣。此经多气复多血，是动欠伸面颜黑。凄凄恶寒畏见人，忽闻木声心震慑登高而歌弃衣走，甚则腹胀仍贲响。凡此诸疾皆骭厥。所生病者为狂疟，湿温汗出鼻流血。口㖞唇胗又喉痹，膝膑疼痛腹胀结。气膺伏兔骨行外廉，足跗中指俱痛彻。有余消谷溺色黄，不足身前寒振慄。胃房胀满食不消，气盛身前皆有热。

太阴脾起足大指，上循内侧白肉际。核骨之后内踝前，上臑循骨行经膝里。股内前廉入腹中，属脾络胃与膈通。挟喉连舌散舌下，支络从胃注心宫。此经气盛而血衰，是动其病气所为。食入即吐胃脘痛，更兼身体痛难移。腹胀善噫舌本强，得后与气决然衰。所生病者舌亦痛，体重不食

亦如之。烦心心下仍急痛，泄水溏瘕寒疟随。不卧强立股膝肿，疸发身黄大指痿。

手少阴脉起心中，下膈直与小肠通。支者还从心系走，直上咽喉系目瞳。直者上肺出腋下，臑后肘内少海丛。臂内后廉抵掌后，兑骨之端注少冲。多气少血属此经，是动心脾痛难任。渴欲饮水咽干燥，所生胁痛目如金。胁臂之内后廉痛，掌中有热向经寻。

手太阳经小肠脉，小指之端起少泽。循手外侧出踝中，循臂骨出肘内侧。上循臑外出后廉，直过肩解绕肩甲。交肩下入缺盆内，向腋络心循咽嗌。下膈抵胃属小肠，一支缺盆贯颈颊。至目锐眦却入耳，复从耳前仍上颊。抵鼻升至目内眦，斜络于颧别络接。此经少气还多血，是动则病痛咽嗌。颔下肿兮不可顾，肩如拔兮臑似折。所生病主肩臑痛，耳聋目黄肿腮颊。肘臂之外后廉痛，部分犹当细分别。

足经太阳膀胱脉，目内眦上起额尖。支者巅上至耳角，直者从巅脑后悬。络脑还出别下项，仍循肩膊挟脊边。抵腰脊肾膀胱内，一支下与后阴连。贯臀斜入委中穴，一支膊内左右别。贯胂挟脊过髀枢，臂内后廉腘中合。下贯腨内外踝后，京骨之下指外侧。是经血多气犹少，是动头疼不可当。项如拔兮腰似折，髀强痛彻脊中央。腘如结兮腨如裂，是为踝厥筋乃伤。所生疟痔小指废，头囟顶痛目色黄。腰尻腘脚疼连背，泪流鼻衄及癫狂。

足经肾脉属少阴，小指斜趋涌泉心。然谷之下内踝后，别入跟中腨内侵。出腘内廉上股内，贯脊属肾膀胱临。直者属肾贯肝膈，入肺循喉舌本寻。支者从肺

络心内，仍至胸中部分深。是经多气而少血，是动病饥不欲食。喘嗽吐血喉中鸣，坐而欲起面如垢。目视目荒目荒气不足，心悬如饥常惕惕。所生病者为舌干，口热咽痛气贲逼。股内后廉并脊疼，心肠烦痛疸而澼。痿厥嗜卧体怠惰，足下热痛皆肾厥。

手厥阴心主起胸，属胞下膈三焦宫。支者循胸出胁下，胁上连腋三寸同。仍上抵腋循臑内，太阴少阴两经中。指透中冲支者别，少指次指络相通。是经少气原多血，是动则病手心热。肘臂挛急腋下肿，甚则胸胁支满结。心中澹澹或大动，善笑目黄面赤色。所生病者为烦心，心痛掌中热之极。

手经少阳三焦脉，起自小指次指端。两指歧骨手腕表，上出臂外两骨间。肘后臑外循肩上，少阳之后交别传。下入缺盆膻中分，散络心包膈里穿。支者膻中缺盆上，上项耳后耳角旋。屈下至颐仍注颊。一支出耳入耳前，却从上关交曲颊，至目内眦乃尽焉。是经少血还多气，是动耳鸣喉肿痹。所生病者汗自出，耳后痛兼目锐眦。肩臑肘臂外眦疼，小指次指亦如废。

足脉少阳胆之经，始从两目锐眦生。抵头循角下耳后，脑空风池次第行。手少阳前至肩上，交少阳右上缺盆。支者耳后贯耳内，出走耳前锐眦循。一支锐眦大迎下，合手少阳抵项根。下加颊车缺盆合，入胸贯膈络肝经。属胆仍从胁里过，下入气街毛际萦。横入髀厌环跳内，直者缺盆下腋膺。过季胁下髀厌内，出膝外廉是阳陵。外辅绝骨踝前过，足跗小指次指分。一支别从大指去，三毛之际接肝经。此经多气乃少血，是动口苦善太息。心胁

疼痛难转移，面尘热体无泽。所生头痛连锐眦，缺盆肿痛并两腋。马刀挟瘿生两傍，汗出振寒痎疟疾。胸胁髀膝至骨行骨，绝骨踝痛及诸节。

厥阴足脉肝所终，大指之端毛际丛。足跗上廉太冲分，踝前一寸入中封。上踝交出太阴后，循腘内廉阴股充。环绕阴器抵少腹，挟胃属肝络胆逢。上贯膈里布胁肋，挟喉颃颡目系同。脉上巅会督脉出，支者还生目系中。下络颊里环唇内，支者便从膈肺起。此经血多气少焉，是动腰疼俛仰难。男疝女人少腹肿，面尘脱色及咽干。所生病者为胸满，呕吐洞泄小便难。或时遗溺并狐疝，临症还须仔细看。（明·刘纯《医经小学》，上海科学技术出版社影印本，1985）

（梁繁荣）

qíjīngbāmàigē

奇经八脉歌（Acupuncture Verse of Eight Extra Meridians）

作者不详。首见于明·刘纯《医经小学》卷三，原题名"奇经八脉"。明代杨继洲《针灸大成》、高武《针灸聚英》转载时均题为"奇经八脉歌"。

内容简介 为经络类歌赋。内容主要出自《难经·二十八难》，阐述奇经八脉的起止点、循行路线，并详述督脉、任脉、冲脉的起源和功能。

原文 督脉起自下极腧，并于脊里上风府。过脑额鼻入龈交，为阳脉海都纲要。任脉起自中极底，上腹循喉承浆里。阴脉之海妊所谓。冲脉出胞循脊中，从腹会咽络口唇。女人成经为血室，脉并少阴之肾经。与任督本于阴会，三脉并起而异行。阳跷起足之跟里，循外踝上入风池。阴跷内踝循喉嗌，本足阴阳脉别支。

诸阴交起阴维脉，发足少阴筑宾郄。诸阳会起阳维脉，太阳之郄金门是。带脉周回季胁间，会于维道足少阳。所谓奇经之八脉，维系诸经乃顺常。（明·刘纯《医经小学》，上海科学技术出版社影印本，1985）

（梁繁荣）

shíwǔluòmàigē
十五络脉歌（Acupuncture Verse of Fifteen Collatorals）

作者不详。首见于明·刘纯《医经小学》卷三，原题名"十五络脉"，其注言其"出《针经》"。明代徐凤《针灸大全》转载时题为"十五络脉歌"，高武《针灸聚英》题作"十五络穴歌"，近现代出版的针灸医籍中亦多题作"十五络穴歌"。

内容简介 为腧穴类歌赋。主要概述十五络脉的名称及其络穴。

原文 人身络脉一十五，我今逐一从头举。手太阴络为列缺，手少阴络即通里。手厥阴络为内关，手太阳络支正是。手阳明络偏历当，手少阳络外关位。足太阳络号飞扬，足阳明络丰隆记。足少阳络为光明，足太阴络公孙寄。足少阴络名大钟，足厥阴络蠡沟配。阳督之络号长强，阴任之络为尾翳。脾之大络为大包，十五络名君须记。（明·刘纯《医经小学》，上海科学技术出版社影印本，1985）

（梁繁荣）

shísìjīngxuégē
十四经穴歌（Acupuncture Verse of Acupoints）

元·滑寿撰。首见于滑氏《十四经发挥》，分为十四首歌诀，分别以十四经题名，如"手太阴肺经穴歌""手阳明大肠经穴歌"等，并有详细注解，十四经共载穴354个。明·高武《针灸聚英》卷四转载时题名"十四经穴歌"，分为十四段，文字和载穴数均依《十四经发挥》。明·杨继洲《针灸大成》卷六、卷七分别转载此十四首歌诀，文字略有出入，并增加足太阳膀胱经"眉冲、督俞、气海俞、关元俞"，足少阳胆经"风市"5穴，共载穴359个。

内容简介 为腧穴类歌赋。记述十二经脉、任脉、督脉及其腧穴名称。

原文 手太阴肺经穴歌 手太阴肺十一穴，中府云门天府诀，侠白尺泽孔最存，列缺经渠太渊涉，鱼际少商如韭叶（左右二十二穴）。

手阳明大肠经穴歌 手阳明穴起商阳，二间三间合谷藏，阳溪偏历温溜长，下廉上廉手三里，曲池肘髎五里近，臂臑肩髃巨骨当，天鼎扶突禾髎接，鼻旁五分号迎香（左右四十穴）。

足阳明胃经穴歌 四十五穴足阳明，头维下关颊车停，承泣四白巨髎经，地仓大迎对人迎，水突气舍连缺盆，气户库房屋翳屯，膺窗乳中延乳根，不容承满梁门起，关门太乙滑肉门，天枢外陵大巨存，水道归来气冲次，髀关伏兔走阴市，梁丘犊鼻足三里，上巨虚连条口位，下巨虚跳上丰隆，解溪冲阳陷谷中，内庭厉兑经穴终（左右九十穴）。

足太阴脾经穴歌 二十一穴脾中州，隐白在足大指头，大都太白公孙盛，商丘三阴交可求，漏谷地机阴陵穴，血海箕门冲门开，府舍腹结大横排，腹哀食窦连天溪，胸乡周荣大包随（左右四十二穴）。

手少阴心经穴歌 九穴午时手少阴，极泉青灵少海深，灵道通里阴郄邃，神门少府少冲寻（左右一十八穴）。

手太阳小肠经穴歌 手太阳穴一十九，少泽前谷后溪薮，腕骨阳谷养老绳，支正小海外辅肘，肩贞臑俞接天宗，髎外秉风曲垣首，肩外俞连肩中俞，天窗乃与天容偶，锐骨之端上颧髎，听宫耳前珠上走（左右三十八穴）。

足太阳膀胱经穴歌 足太阳经穴六十七，睛明目内红肉藏，攒竹眉冲与曲差，五处上寸半承光，通天络却玉枕昂，天柱后际大筋外，大杼背部第二行，风门肺俞厥阴四，心俞督俞膈俞强，肝胆脾胃具挨次，三焦肾气海大肠，关元小肠到膀胱，中膂白环仔细量，自从大杼至白环，各各节外寸半长，上髎次髎中复下，一空二空腰髁当，会阳阴尾骨外取。附分夹脊第三行，魄户膏肓与神堂，譩譆膈关魂门九，阳纲意舍仍胃仓，肓门志室胞肓续，二十椎下秩边场。承扶臀横纹中央，殷门浮郄到委阳，委中合阳承筋是，承山飞扬踝附阳，昆仑仆参连申脉，金门京骨束骨忙，通谷至阴小指旁（左右一百三十四穴）。

足少阴肾经穴歌 足少阴穴二十七，涌泉然谷太溪溢，大钟水泉通照海，复溜交信筑宾实，阴谷膝内跗骨后，以上从足走至膝，横骨大赫联气穴，四满中注肓俞脐，商曲石关阴都密，通谷幽门寸半辟，折量腹上分十一，步廊神封膺灵墟，神藏或中俞府毕（左右五十四穴）。

手厥阴心包络经穴歌 九穴心包手厥阴，天池天泉曲泽深，郄门间使内关对，大陵劳宫中冲侵（左右一十八穴）。

手少阳三焦经穴歌 二十三穴手少阳，关冲液门中渚旁，阳池外关支沟正，会宗三阳四渎长，天井清冷渊消泺，臑会肩髎天髎堂，天牖翳风瘈脉青，颅息角孙丝竹张，和髎耳门听有常（左右四十六穴）。

足少阳胆经穴歌　少阳足经瞳子髎，四十四穴行迢迢，听会上关颔厌集，悬颅悬厘曲鬓翘，率谷天冲浮白次，窍阴完骨本神邀，阳白临泣目窗辟，正营承灵脑空摇，风池肩井渊液部，辄筋日月京门标，带脉五枢维道续，居髎环跳风市招，中渎阳关阳陵穴，阳交外丘光明宵，阳辅悬钟丘墟外，足临泣地五侠溪，第四指端窍阴毕（左右八十八穴）。

足厥阴肝经穴歌　一十三穴足厥阴，大敦行间太冲侵，中封蠡沟中都近，膝关曲泉阴包临，五里阴廉羊矢穴，章门常对期门深（左右二十六穴）。

任脉经穴歌　任脉三八起阴会，曲骨中极关元锐，石门气海阴交仍，神阙水分下脘配，建里中上脘相连，巨阙鸠尾蔽骨下，中庭膻中慕玉堂，紫宫华盖璇玑夜，天突喉结是廉泉，唇下宛宛承浆舍（二十四穴）。

督脉经穴歌　督脉中行二十七，长强腰俞阳关密，命门悬枢接脊中，筋缩至阳灵台逸，神道身柱陶道长，大椎平肩二十一，哑门风府脑户深，强间后顶百会率，前顶囟会上星圆，神庭素髎水沟窟，兑端开口唇中央，龈交唇内任督毕（二十七穴）。（明·杨继洲《针灸大成》，人民卫生出版社点校本，2006）

（梁繁荣）

jǐng xíng shū yuán jīng hégē

井荥输原经合歌 ［Acupuncture Verse of Five-shu and Yuan (primary) Points］

作者不详。首见于明·刘纯《医经小学》卷三，其注言其"出《针经》"，原题名"十二经井荥腧经合歌"。明·杨继洲《针灸大成》卷五转载时题为"井荥输原经合歌"，并按十二经脉流注顺序调整了原歌赋顺序。

内容简介　为腧穴类歌赋。五输穴是针灸临床常用的重要腧穴，此歌将十二经脉的66个五输穴按井、荥、输、原、经、合的顺序分经编辑而成。

原文　少商鱼际与太渊，经渠尺泽肺相连，商阳二三间合谷，阳溪曲池大肠牵。隐白大都太白脾，商丘阴陵泉要知，厉兑内庭陷谷胃，冲阳解溪三里随。少冲少府属于心，神门灵道少海寻，少泽前谷后溪腕，阳谷小海小肠经。涌泉然谷与太溪，复溜阴谷肾所宜，至阴通谷束京骨，昆仑委中膀胱知。中冲劳宫心包络，大陵间使传曲泽，关冲液门中渚焦，阳池支沟天井索。大敦行间太冲看，中封曲泉属于肝，窍阴侠溪临泣胆，丘墟阳辅阳陵泉。（明·杨继洲《针灸大成》，人民卫生出版社点校本，2006）

（梁繁荣）

Sūnsīmiǎo xiānshēng zhēn shísān guǐxuégē

孙思邈先生针十三鬼穴歌 (Dr. Sun Simiao's Acupuncture Poems of Thirteen Goast Points)

作者不详。首见于明·徐凤《针灸大全》。据唐·孙思邈《备急千金要方》卷十四改编而来，但内容略有出入。明·高武《针灸聚英》转载时题为"孙真人十三鬼穴歌"，明·杨继洲《针灸大成》转载时题为"孙真人针十三鬼穴歌"。诸文献所载文字略有出入。

内容简介　为腧穴类歌赋。歌赋中"十三鬼穴"实指治疗精神疾病的13个经验穴，古人认为精神疾患多因鬼邪作祟而致，故把治疗这类病证的穴位称为"鬼穴"。全篇主要论述鬼宫、鬼信、鬼垒、鬼心、鬼路、鬼枕、鬼床、鬼市、鬼窟、鬼堂、鬼藏、鬼臣、鬼封等十三鬼穴的部位和针灸方法。

原文　百邪颠狂所为病，针有十三穴须认。凡针之体先鬼宫，次针鬼信无不应。一一从头逐一求，男从左起女从右。一针人中鬼宫停，左边下针右出针。第二手大指甲下，名鬼信刺三分深。三针足大指甲下，名曰鬼垒入二分。四针掌后大陵穴，入寸五分为鬼心。五针申脉名鬼路，火针三下七锃锃。第六却寻大杼上，入发一寸名鬼枕。七刺耳垂下五分，名曰鬼床针要温。八针承浆名鬼市，从左出右君须记。九针间使鬼窟上，十针上星名鬼堂。十一阴下缝三壮，女玉门头为鬼藏。十二曲池名鬼臣，火针仍要七锃锃。十三舌头当舌中，此穴须名是鬼封。手足两边相对刺，若逢孤穴只单通。此是先师真口诀，狂猖恶鬼走无踪。（明·徐凤《针灸大全》，人民卫生出版社点校本，1987）

（梁繁荣）

jīnzhēnfù

金针赋 (Acupuncture Poems of Gold Needle) 明·泉石心撰。首见于明·徐凤《针灸大全》，原题名"梓岐风谷飞经撮要金针赋"。其序文言"名其金，称其贵也，贵能劫病于顷刻之间"，故以"金针赋"为名。明·杨继洲将其收载于《针灸大成》中，并详加注释。

内容简介　为刺灸法歌赋。全赋分为九个段落，内容包括四个方面：①对元·窦汉卿提出的"下针十四法"，即动、摇、进、退、搓、盘、弹、捻、循、扪、摄、按、爪、切，进行了总结归纳。②论述针刺补泻的理论、原则和方法，强调呼吸补泻、手法补泻等多种补泻方法的结合应用。③提出飞经走气四法，即青龙摆尾、白虎摇头、苍龟探穴、赤凤迎源四种具有行气作用的复式手法。④阐述治病八法，即烧山火、透天凉、阳中隐阴、阴中隐阳、子午捣臼、龙虎交战、留气、抽添八种复式手法的适应病症、操作要领、针后感应，并对手法操作的动作和次数进行了规定，成为针刺补泻手法的重要内容。此赋对后世针刺手法发展影响深远，现存针灸医籍所载针术手法多源于此赋。

原文 观夫针道，捷法最奇。须要明于补泻，方可起于倾危。先分病之上下，次定穴之高低。头有病而足取之，左有病而右取之。男子之气，早在上而晚在下，取之必明其理；女子之气，早在下而晚在上，用之必识其时。午前为早属阳，午后为晚属阴。男女上下，凭腰分之。手足三阳，手走头而头走足；手足三阴，足走腹而胸走手。阴升阳降，出入之机。逆之者，为泻为迎；顺之者，为补为随。春夏刺浅者以瘦，秋冬刺深者以肥。更观原气之厚薄，刺分浅深之尤宜。

原夫补泻之法，妙在呼吸手指。男子者，大指进前左转，呼之为补，退后右转，吸之为泻，提针为热，插针为寒；女子者，大指退后右转，吸之为补，进前左转，呼之为泻，插针为热，提针为寒。左与右各异，胸与背不同。午前者如此，午后者反之。是故爪而切之，下针之法；摇而退之，出针之法；动而进之，催针之法；循而摄之，行气之法。

搓则去病，弹则补虚。肚腹盘旋，扪为穴闭。重沉豆许曰按，轻浮豆许曰提。一十四法，针要所备。补者一退三飞，真气自归；泻者一飞三退，邪气自避。补则补其不足，泻则泻其有余。有余者为肿为痛，曰实；不足者为痒为麻，曰虚。气速效速，气迟效迟。死生富贵，针下皆知。贱者硬而贵者脆，生者涩而死者虚。候之不至，必死无疑。

且夫下针之法，先须爪按，重而切之，次令咳嗽一声，随咳下针。凡补者呼气，初针刺至皮肉，乃曰天才；少停进针，刺至肉内，是曰人才；又停进针，刺之筋骨之间，名曰地才。此为极处，就当补之。再停良久，却须退针至人之分，待气沉紧，倒针朝病。进退往来，飞经走气，尽在其中矣。凡泻者吸气，初针至天，少停进针，直至于地，得气泻之。再停良久，却须退针，复至于人，待气沉紧，倒针朝病，法同前矣。其或晕针者，神气虚也，以针补之，以袖掩之口鼻气回，热汤与之，略停少顷，依前再施之。

及夫调气之法，下针至地之后，复人之分。欲气上行，将针右捻；欲气下行，将针左捻。欲补先呼后吸，欲泻先吸后呼。气不至者，以手循摄，以爪切掐，以针摇动，进捻搓弹，直待气至。以龙虎升腾之法，按之在前，使气在后；按之在后，使气在前，运气走至疼痛之所，以纳气之法，扶针直插，复向下纳，使气不回。若关节阻涩，气不过者，以龙虎龟凤通经接气。大段之法，驱而运之，仍以循摄爪切，无不应矣。此通仙之妙。

况夫出针之法，病势既退，针气微松；病未退者，针气如根，

推之不动，转之不移，此为邪气吸拔其针，乃真气未至，不可出之。出之者，其病即复，再须补泻，停以待之，直候微松，方可出针豆许，摇而停之。补者吸之去疾，其穴急扪；泻者呼之去徐，其穴不闭。欲令腠密，然后调气，故曰下针贵迟，太急伤血；出针贵缓，太急伤气。以上总要，于斯尽矣。

考夫治病之法有八：一曰烧山火，治顽麻冷痹，先浅后深，用九阳而三进三退，慢提紧按，热至紧闭，插针除寒有准。二曰透天凉，治肌热骨蒸，先深后浅，用六阴而三出三入，紧提慢按，徐徐举针，退热之可凭。皆细细搓之，去病准绳。三曰阳中之阴，先寒后热，浅而深，以九六之法，则先补后泻也。四曰阴中隐阳，先热后寒，深而浅，以六九之方，则先泻后补也。补者直须热至，泻者务待寒侵，犹如搓线，慢慢转针。盖法在浅则用浅，法在深则用深，二者不可兼而紊之也。五曰子午捣臼，水蛊膈气，落穴之后，调气均匀，针行上下，九入六出，左右转之，十遭自平。六曰进气之诀，腰背肘膝痛，浑身走注疼，刺九分，行九补，卧针五七吸，待气上行。亦可龙虎交战，左捻九而右捻六，是亦住痛之针。七曰留气之诀，痃癖癥瘕，针刺七分，用纯阳，然后乃直插针，气来深刺，提针再停。八曰抽添之诀，瘫痪疮癞，取其要穴，使九阳得气，提按搜寻，大要运气周遍。扶针直插，复向下纳，回阳倒阴。指下玄微，胸中活法，一有未应，反复再施。

若夫过关过节，催运气血，以飞经走气，其法有四。一曰青龙摆尾，如扶舡舵，不进不退，一左一右，慢慢拨动。二曰白虎

摇头，似手摇铃，退方进圆，兼之左右，摇而振之。三曰苍龟探穴，如入土之象，一退三进，钻剔四方。四曰赤凤迎源，展翅之仪，入针至地，提针至天，候针自摇，复进其元，上下左右，四围飞旋。病在上吸而退之，病在下呼而进之。

至夫久患偏枯，通经接气之法，已有定息寸数。手足三阳，上九而下十四，过经四寸；手足三阴，上七而下十二，过经五寸。在乎摇动出纳，呼吸同法，驱运气血，顷刻周流，上下通接，可使寒者暖而热者凉，痛者止而胀者消，若开渠之决水，立时见功，何倾危之不起哉？《难》曰病有三因，皆从气血。针分八法，不离阴阳。盖经络昼夜之循环，呼吸往来之不息。和则身体康健，否则疾病竞生。譬如天下国家地方，山海田园，江河溪谷，值岁时风雨均调，则水道疏利，民安物阜。其或一方一所，风雨不均，遭以旱涝，使水道涌竭不通，灾伤遂至。人之气血，受病三因，亦犹方所之旱涝也。盖针砭所以通经脉，均气血，蠲邪扶正，故曰捷法最奇者哉。

嗟夫轩岐古远，卢扁死亡，此道幽深，非一言而可尽。斯文细密，在久习而能通。岂世上之常辞，庸流之乏术，得之者若科之及第，而悦于心。用者如射之发中，而进于目。述自先贤，传之后学，用针之士，有志于斯。果能洞造玄微，而尽其精妙，则世之伏枕之疴，有缘者遇针到病除，随手而愈。（明·徐凤《针灸大全》，人民卫生出版社点校本，1987）

（梁繁荣）

sìzǒngxuégē

四总穴歌（Acupuncture Poems of Four General Points）作者不

详。首见于明·朱权《乾坤本意》（佚）。《针灸大全》《针灸聚英》《针灸大成》均有收载。

内容简介 为腧穴类歌赋。重点论述合谷、列缺、足三里、委中四个特殊穴的主治疾病，即足三里主治腹部疾病，委中主治腰背部疾病，列缺主治头项部疾病，合谷主治头面部疾病。此四穴临床上有针感强、疗效快、应用范围广的特点，为历代针家所重视。

原文 肚腹三里留，腰背委中求，头项寻列缺，面口合谷收。（明·徐凤《针灸大全》，人民卫生出版社点校本，1987）

（梁繁荣）

huíyáng jiǔzhēngē

回阳九针歌（Acupuncture Poems of Nine Points for Surviving Yang）作者不详。首见于明·高武《针灸聚英》卷四。九针指九个腧穴，有回阳救逆之功效，故名"回阳九针"。明·徐凤《针灸大成》亦有转载。

内容简介 为腧穴类歌赋。"回阳九针"实指由哑门、劳宫、三阴交、涌泉、太溪、中脘、环跳、足三里、合谷九个腧穴组成的一组针灸处方，此九穴均为针刺感应较强的腧穴，诸穴合用，具有回阳救逆之功，临床上多用于治疗昏迷不醒、牙关紧密、舌强失语等危急病症。

原文 哑门劳宫三阴交，涌泉太溪中脘接，环跳三里合谷并，此是回阳九针穴。（明·高武《针灸聚英》，华夏出版社点校本，1996）

（梁繁荣）

Chángsāngjūn tiānxīng mìjuégē

长桑君天星秘诀歌（Lord Changsang's Secret Acupuncture Verse）作者不详。首见于

明·朱权《乾坤本意》（佚）。"长桑君"，人名，见于《史书·扁鹊仓公列传》，传为名医扁鹊之师；"天星"为道家语，在此指长桑君。可见，此歌赋为后人托长桑君之名而作。明代徐凤《针灸大全》、杨继洲《针灸大成》均有转载。

内容简介 为针灸临床治疗歌赋。主要论述以疼痛为主的二十三种病证的取穴、针刺方法，每个病证均据证之标本缓急而分主次、先后来配穴施治，并强调针灸施术的先后顺序。

原文 天星秘诀少人知，此法专分前后施。若是胃中停宿食，后寻三里起璇玑。脾病血气先合谷，后刺三阴交莫迟。如中鬼邪先间使，手臂挛痹取肩髃。脚若转筋并眼花，先针承山次内踝。脚气酸疼肩井先，次寻三里阳陵泉。如是小肠连脐痛，先刺阴陵后涌泉。耳鸣腰痛先五会，次针耳门三里内。小肠气痛先长强，后刺大敦不要忙。足缓难行先绝骨，次寻条口及冲阳。牙疼头痛兼喉痹，先刺二间后三里。胸膈痞满先阴交，针到承山饮食喜。肚腹浮肿胀膨膨，先针水分泻建里。伤寒过经不出汗，期门三里先后看。寒疟面肿及肠鸣，先取合谷后内庭。冷风湿痹针何处，先取环跳次阳陵。指痛挛急少商好，依法施之无不灵。此是桑君真口诀，时常莫作等闲轻。（明·徐凤《针灸大全》，人民卫生出版社点校本，1987）

（梁繁荣）

Mǎdānyáng tiānxīng shí'èrxué bìngzhì zábìnggē

马丹阳天星十二穴并治杂病歌（Dr. Ma Danyang's Acupuncture Poems of Twelve Acupoints for Miscellaneous Diseases）金·马

丹阳撰。首见于元·王国瑞《扁鹊神应针灸玉龙经》，题名"天星十一穴歌"。明·徐凤将其收载于《针灸大全》时增加"太冲"一穴，题名"马丹阳天星十二穴并治杂病歌"。明·高武《针灸聚英》转载时题为"薛真人天星十二穴歌"，附注"马丹阳歌"。明·杨继洲《针灸大成》转载时题为"马丹阳天星十二穴治杂病歌"。各书所载文字亦有出入，特别是"天星十一穴歌"与其后诸书记载均有所不同。所谓"天星"，乃据《灵枢经》"毫针上应七星"而来，以"天星十二穴"为名借以说明此十二穴的重要作用。

内容简介 为腧穴类歌赋。总歌一首，各穴分歌十二首。主要论述足三里、内庭、曲池、合谷、委中、承山、昆仑、环跳、阳陵泉、通里、列缺、太冲十二要穴的名称、部位、取法、主治病症、刺灸方法等，是马氏多年临床经验的总结。

原文 三里内庭穴，曲池合谷接。委中配承山，太冲昆仑穴。环跳与阳陵，通里并列缺。合担用法担，合截用法截。百六十穴，不出十二诀。治病如神灵，浑如汤浇雪。北斗降真机，金锁教开彻。至人可传受，匪人莫浪说。

三里足膝下，三寸两筋间。能除心腹痛，善治胃中寒。肠鸣并泄泻，肿满脚胫酸。伤寒羸瘦损，气蛊疾诸般。人过三旬后，针灸眼重观。取穴举足取，去病不为难。

内庭足指内，胃脘属阳明。善疗四肢厥，喜静恶闻声。耳内鸣喉痛，数欠及牙疼。疟疾不思食，针后便醒醒。

曲池屈肘里，曲骨陷中求。能治肘中痛，偏风半不收。弯弓

开不得，臂痪怎梳头。喉闭促欲死，发热更无休。遍身风疹癞，针后即时瘳。

合谷在虎口，两指岐骨间。头疼并面肿，疟疾热又寒。体热身汗出，目暗视朦胧。牙疼并鼻衄，口禁更难言。针入看深浅，令人病自安。

委中曲腘里，动脉正中央。腰重不能举，沉沉夹脊梁。风病及筋转，热病不能当。膝头难伸屈，针入即安康。

承山在鱼腰，腨肠分肉间。善理腰疼痛，痔疾大便难。脚气足下肿，两足尽寒酸。霍乱转筋急，穴中刺便安。

太冲足大指，节后二寸中。动脉知生死，能除惊痫风。咽喉肿心胀，两足不能动。七疝偏坠肿，眼目似云朦。亦能疗腰痛，针下有神功。

昆仑足外踝，后跟微脉寻。膊重腰尻痛，阳踝更连阴。头疼脊背急，暴喘满中心。踏地行不得，动足即呻吟。若欲求安好，须寻此穴针。

环跳在足髀，侧卧下足舒。上足屈乃得，针能废毒躯。冷风并冷痹，身体似缠拘。腿重腨痛甚，屈身转侧嘘，有病须针灸，此穴最甦危。

阳陵泉膝下，外廉一寸中。膝肿并麻木，起坐腰背重。面肿胸中满，冷痹与偏风。努力坐不得，起卧似衰翁。针入五分后，神功实不同。

通里腕侧后，掌后一寸中。欲言言不出，懊憹在心中。实则四肢重，头腮面颊红，平声仍欠数，喉闭气难通。虚则不能食，咳嗽面无容。毫针微微刺，方信有神功。

列缺腕侧上，盐指手交叉。专疗偏头患，遍风肘木麻。痰涎

频壅上，口禁不开牙。若能明补泻，应手疾如拿。（明·徐凤《针灸大全》，人民卫生出版社点校本，1987）

（梁繁荣）

zhìbìng shíyīzhènggē

治病十一证歌（Acupuncture Verse of Treating Eleven Syndromes）

作者不详。首见于明·徐凤《针灸大全》。明代，杨继洲《针灸大成》、高武《针灸聚英》转载时题为"杂病十一穴歌"。

内容简介 为针灸临床治疗歌赋。主要论述头痛、牙痛、耳聋、肩肘痛、汗证、中风、伤寒、结胸、瘫痪、疟疾、腰膝痛十一种病证的主穴、配穴、针刺浅深、补泻手法等，强调局部与远道配穴相结合、左病取右与右病取左等取穴原则。

原文 攒竹丝竹主头疼，偏正皆宜向此针。更去大都徐泻动，风池又刺三分深。曲池合谷先针泻，永与除痾病不侵。依此下针无不应，管教随手便安宁。头风头痛与牙疼，合谷三间两穴寻。更向大都针眼痛，太渊穴内用行针。牙痛三分针吕细，齿疼依前指上明。更推大都左之右，交互相迎仔细寻。听会兼之与听宫，七分针泻耳中聋。耳门又泻三分许，更加七壮灸听宫。大肠经内将针泻，曲池合谷七分中。医者若能明此理，针下之时便见功。肩背并和肩膊疼，曲池合谷七分深。未愈尺泽加一寸，更于三间次第行。各入七分于穴内，少风二府刺心经，穴内浅深依法用，当时蠲疾两三经。咽喉以下至于脐，胃脘之中百病危。心气痛时胸结硬，伤寒呕哕闷涎随。列缺下针三分许，三分针泻到风池。二手三间并三里，中冲还刺五分

依。汗出难来刺腕骨，五分针泻要君知。鱼际经渠并通里，一分针泻汗淋漓。手指三间及三里，大指各刺五分宜。汗至如若通遍体，有人明此是医师。四肢无力中邪风，眼涩难开百病攻。精神昏倦多不语，风池合谷用针通。两手三间随后泻，三里兼之与太冲。各入五分于穴内，迎随得法有神功。风池手足指诸间，右瘫偏风左曰瘫。各刺五分随后泻，更灸七壮便身安。三里阴交行气泻，一寸三分量病看。每穴又加三七壮，自然瘫痪即时安。疟疾将针刺曲池，经渠合谷共相宜。五分针刺于二穴，疟病缠身方得离。未愈更加三间刺，五分深刺莫犹疑。又兼气痛增寒热，间使行针莫用迟。腿膝腰疼痞气攻，髋骨穴内七分穷。更针风市兼三里，一寸三分补泻同。又去阴交泻一寸，行间仍刺五分中。刚柔进退随呼吸，去疾除痞捻指功。肘膝疼时刺曲池，进针一寸是便宜。左病针右右针左，依此三分泻气奇。膝痛三分针犊鼻，三里阴交要七次。但能仔细寻其理，劫病之功在片时。（明·徐凤《针灸大全》，人民卫生出版社点校本，1987）

（梁繁荣）

zábìng xuéfǎgē

杂病穴法歌（Acupuncture Verse of Point-selection for Miscellaneous Diseases）

作者不详。首见于明·李梴《医学入门》卷一，原题名"杂病穴法"，并有详注。明·杨继洲《针灸大成》、清·李学川《针灸逢源》转载时题为"杂病穴法歌"，此从之。

内容简介 为针灸临床治疗歌赋。主要论述伤寒、头痛、耳聋等81种虚实寒热杂病的处方配穴、针刺补泻、针刺手法等。

原文 杂病随症选杂穴，仍兼原合与八法。经络原会别论详，脏腑俞募当谨始。根结标本理玄微，四关三部识其处。伤寒一日刺风府，阴阳分经次第取。汗吐下法非有他，合谷内关阴交杵。一切风寒暑湿邪，头疼发热外关起。头面耳目口鼻病，曲池合谷为之主。偏正头疼左右针，列缺太渊不用补。头风目眩项捩强，申脉金门手三里。赤眼迎香出血奇，临泣太冲合谷侣。耳聋临泣与金门，合谷针后听人语。鼻塞鼻痔及鼻渊，合谷太冲随手努取。口噤㖞斜流涎多，地仓颊车仍可举。口舌生疮舌下窍，三棱刺血非粗卤。舌裂出血寻内关，太冲阴交走上部。舌上生胎合谷当，手三里治舌风舞。牙风面肿颊车神，合谷临泣泻不数。二陵二跷与二交，头顶手足互相与。两井两商二三间，手上诸风得其所。手指连肩相引疼，合谷太冲能救苦。手三里治肩连脐，脊间心后称中渚。冷嗽只宜补合谷，三阴交泻即时住。霍乱中脘可入深，三里内庭泻几许。心痛翻胃刺劳宫，寒者少泽细手指。心痛手战少海求，若要除根阴市睹。太渊列缺穴相连，能祛气痛刺两乳。胁痛只须阳陵泉，腹痛公孙内关尔。疟疾《素问》分各经，危氏刺指舌红紫。痢疾合谷三里宜，甚者必须兼中膂。心胸痞满阴陵泉，针到承山饮食美。泄泻肚腹诸般疾，三里内庭功无比。水肿水分与复溜，腹胀中脘三里揣。腰痛环跳委中神，若连背痛昆仑武。腰连脚痛腕骨升，三里降下随拜跪。腰连脚痛怎生医？环跳行间与风市。脚膝诸痛羡行间，三里申脉金门侈。脚若转筋眼发花，然谷承山法自古。两足难移先悬钟，条口后针能步履。两足

酸麻补太溪，仆参内庭盘跟楚。脚连胁腋痛难当，环跳阳陵泉内杵。冷风湿痹针环跳，阳陵三里烧针尾。七疝大敦与太冲，五淋血海通男妇。大便虚秘补支沟，泻足三里效可拟。热秘气秘先长强，大敦阳陵堪调护。小便不通阴陵泉，三里泻下溺如注。内伤食积针三里，璇玑相应块亦消。脾病气血先合谷，后刺三阴针用烧。一切内伤内关穴，痰火积块退烦潮。吐血尺泽功无比，衄血上星与禾髎。喘急列缺足三里，呕噎阴交不可饶。劳宫能治五般痫，更刺涌泉疾若挑。神门专治心痴呆，人中间使祛癫妖。尸厥百会一穴美，更针隐白效昭昭。妇人通经泻合谷，三里至阴催孕妊。死胎阴交不可缓，胞衣照海内关寻。小儿惊风少商穴，人中涌泉泻莫深。痈疽初起审其穴，只刺阳经不刺阴。伤寒流注分手足，太冲内庭可浮沉。熟此筌蹄手要活，得后方可度金针；又有一言真秘诀，上补下泻值千金。（明·李梴《医学入门》，人民卫生出版社点校本，2006）

（梁繁荣）

bǎizhèngfù

百证赋（Acupuncture Poems for Numerous Symptoms）

作者不详。首见于明·高武《针灸聚英》卷四。以"百证"为名，乃"曲尽百般病症针刺也"。

内容简介 为针灸临床治疗歌赋。主要论述头面五官、外感、四肢、胸胁、神志、内科、外科、妇科经带胎产等93种病症的针刺治疗原则及配穴方法，其取穴精少，为历代针灸后学所推崇。赋尾还论述了针灸医生应具备的医德。

原文 百证俞穴，再三用心。囟会连于玉枕，头风疗以金针。

悬颅颔厌之中，偏头痛止；强间丰隆之际，头痛难禁。原夫面肿虚浮，须仗水沟前顶；耳聋气闭，全凭听会翳风。面上虫行有验，迎香可取；耳中蝉噪有声，听会堪攻。目眩兮，支正飞扬；目黄兮阳纲胆俞。攀睛攻少泽肝俞之所，泪出刺临泣头维之处。目中漠漠，即寻攒竹三间；目觉䀮䀮，急取养老天柱。观其雀目汗气，晴明行间而细推；审他项强伤寒，温溜期门而主之。廉泉中冲，舌下肿疼堪取；天府合谷，鼻中衄血宜追。耳门丝竹空，住牙疼于顷刻；颊车地仓穴，正口㖞于片时。喉痛兮，液门鱼际去疗；转筋兮，金门丘墟来医。阳谷侠溪，颔肿口噤并治；少商曲泽，血虚口渴同施。通天去鼻内无闻之苦，复溜祛舌干口燥之悲。哑门关冲，舌缓不语而要紧；天鼎间使，失音嗫嚅而休迟。太冲泻唇㖞以速愈，承浆泻牙疼而即移。项强多恶风，束骨相连于天柱；热病汗不出，大都更接于经渠。且如两臂顽麻，少海就傍于三里；半身不遂，阳陵远达于曲池。建里内关，扫尽胸中之苦闷；听宫脾俞，祛残心下之悲凄。久知胁肋疼痛，气户华盖有灵；腹内肠鸣，下脘陷谷能平。胸胁支满何疗？章门不用细寻。膈疼饮蓄难禁，膻中巨厥便针。胸满更加噎塞，中府意舍所行；胸膈停留瘀血，肾俞巨髎宜征。胸满项强，神藏璇玑已试；背连腰痛，白环委中曾经。脊强兮水道筋束，目眩兮颧髎大迎。痉病非颅囟而不愈，脐风须然谷而易醒。委阳天池，腋肿针而速散；后溪环跳，腿疼刺而即轻。梦魇不宁，厉兑相谐于隐白；发狂奔走，上脘同起于神门。惊悸怔忡，取阳交解溪勿误；反张悲哭，仗天冲大横须精。癫疾必

身柱本神之令，发热仗少冲曲池之津。岁热时行，陶道复求中俞理；风痫常发，神道还须心俞宁。湿寒湿热下髎定，厥寒厥热涌泉清。寒栗恶寒，二间疏通阴郄暗；烦心呕吐，幽门开彻玉堂明。行间涌泉，主消渴之肾竭；阴陵水分，去水肿之脐盈。痨瘵传尸，趋魄户膏肓之路；中邪霍乱，寻阴谷三里之程。治疸消黄，谐后溪劳宫而看；倦言嗜卧，往通里大钟而明。咳嗽连声，肺俞须迎天突穴；小便赤涩，兑端独泻太阳经。刺长强于承山，善主肠风新下血；针三阴于气海，专司白浊久遗精。且如肓俞横骨，泻五淋之久积；阴郄后溪，治盗汗之多出。脾虚谷以不消，脾俞膀胱俞觅；胃冷食而难化，魂门胃俞堪责。鼻痔必取龈交，瘿气须求浮白。大敦照海，思寒疝而善蠲；五里臂臑，生疬疮而能治。至阴屏翳，疗痒疾之疼多；肩髃阳溪，消瘾风之热极。抑又论妇人经事改常，自有地机血海；女子少气漏血，不无交信合阳。带下产崩，冲门气冲宜审；月潮违限，天枢水泉细详。肩井乳痈而极效，商丘痔瘤而最良。脱肛趋百会尾翳之所，无子搜阴交石关之乡。中脘主乎积痢，外丘收乎大肠。寒疟兮，商阳太溪验；痃癖兮。冲门血海强。

夫医乃人之司命，非志士而莫为；针乃理之渊微，须至人之指教。先究其病源，后攻其穴道，随手见功，应针取效。方知玄里之玄，始达妙中之妙。此篇不尽，略举其要。（明·高武《针灸聚英》，人民卫生出版社点校本，2006）

（梁繁荣）

yùlónggē

玉龙歌（Acupuncture Verse of Jade Dragon）

作者不详。首见于元·王国瑞《扁鹊神应针灸玉龙经》，原题名"一百二十穴玉龙歌"。明·杨继洲《针灸大成》转载时简称"玉龙歌"。据《扁鹊神应针灸玉龙经》后序言："名玉龙者，盖以玉为天地之情，龙之神变极灵，此书之妙用，亦犹是也"，可见"玉龙"二字表示针灸之神妙。诸书所载"玉龙歌"在文字和病证排序上略有不同。

内容简介 为针灸临床治疗歌赋。主要论述95种常见病症的取穴、针灸方法，共用穴120个。赋中强调辨证论治，按病之寒热虚实分别施针或艾灸或针灸并用，强调针灸补泻的规律和方法，重视透刺、出血等刺法。

原文 扁鹊授我玉龙歌，玉龙一试疹沉疴。玉龙之歌世罕得，研精心手无差讹。吾今歌此玉龙诀，玉龙一百二十穴。行针殊绝妙无比，但恐时人自差别。补泻分明指下施，金针一刺显良医。伛者立伸患者起，从此名驰湖海知。

中风：中风不语最难医，顶门发际亦堪施，百会穴中明补泻，即时苏醒免灾危（穴位描述内容略，下同）。

口眼㖞斜：中风口眼致㖞斜，须疗地仓连颊车，㖞左泻右依师语，㖞右泻左莫教差。

头风：头昏呕吐眼昏花，穴在神庭刺不差，子女惊风皆可治，印堂刺入艾来加。

偏正头风：头风偏正最难医，丝竹金针亦可施，更要沿皮透率谷，一针两穴世间稀。

头风痰饮：偏正头风有两般，风池穴内泻因痰，若还此病非痰饮，合谷之中仔细看。

头项强痛：项强兼头四顾难，牙疼并作不能宽。先向承浆明补

泻，后针风府即时安。

牙疼：牙疼阵阵痛相煎，针灸还须觅二间，翻呕不禁兼吐食，中魁奇穴试看看。

乳鹅：乳鹅之症更希奇，急用金针病可医，若使迟延难整治，少商出血始相宜。

鼻渊：鼻流清涕名鼻渊，先泻后补疾可痊，若更头风并眼痛，上星一穴刺无偏。

不闻香臭：不闻香臭从何治，须向迎香穴内攻，先补后泻分明记，金针未出气先通。

眉目间痛：眉目痛病不能当，攒竹沿皮刺不妨，若是目疼亦同治，刺入头维疾自康。

心痛：九般心痛及脾疼，上脘穴中宜用针，脾败还将中脘泻，两针成败免灾侵。

三焦：三焦邪气拥上焦，舌干口苦不和调，针刺关冲出毒血，口生津液气俱消。

上焦热：少冲穴在手少阴，其穴功多必可针，心虚胆寒还泻补，上焦热涌手中寻。

痴呆：痴呆一症少精神，不识尊卑最苦人，神门独治痴呆病，转手骨开得穴真。

目赤：眼睛红肿痛难熬，怕日羞明心自焦，但刺睛明鱼尾穴，太阳出血病全消。

目病隐涩：忽然眼痛血贯睛，隐涩羞明最可憎，若是太阳除毒血，不须针刺自和平。

目热：心血炎上两眼红，好将芦叶搐鼻中，若还血出真为美，目内清凉显妙功。

目烂：风眩烂眼可怜人，泪出汪汪实苦辛，大小骨空真妙穴，灸之七壮病除根。

目昏：肝家血少目昏花，肝腧之中补更佳，三里泻来肝血益，双瞳朗朗净无瑕。

耳聋：耳聋气闭不闻音，痛

痒蝉吟总莫禁，红肿生疮须用泻，只从听会用金针。

耳疴：若人患耳即成聋，下手先须觅翳风，项上倘然生病子，金针泻动号良工。

暗哑：哑门一穴两筋间，专治失音言语难，此穴莫深惟是浅，刺深翻使病难安。

咳嗽喘急：咳嗽喘急及寒痰，须从列缺用针看，太渊亦泻肺家疾，此穴仍宜灸更安。

咳嗽腰痛：突然咳嗽腰脊痛，身柱由来穴更真，至阳亦医黄疸病，先泻后补妙通神。

伤风：伤风不解咳频频，久不医之劳病终，咳嗽须针肺腧穴，痰多必用刺丰隆。

咳嗽鼻流清涕：腠理不密咳嗽频，鼻流清涕气昏沉，喷嚏须针风门穴，咳嗽还当艾火深。

喘：哮喘一症最难当，夜间无睡气遑遑，天突寻之真妙穴，膻中一灸便安康。

气喘：气喘吁吁不得眠，何当日夜苦相煎，若取璇玑真个妙，更针气海保安然。

哮喘痰嗽：哮喘咳嗽痰饮多，才下金针疾便和，腧府乳根一般刺，气喘风痰渐渐磨。

口气：口气由来最可憎，只因用意苦劳神，大陵穴共人中泻，心脏清凉口气清。

气胀：小腹胀满气攻心，内庭二穴刺须真，两足有水临泣泻，无水之时不用针。

气：劳宫穴在掌中心，满手生疮不可禁，心闷之疾大陵泻，气攻胸腹一般针。

肩肿痛：肩端红肿痛难当，寒湿相搏气血狂，肩髃穴中针一遍，顿然神效保安康。

肘挛筋痛：两手拘挛筋骨痛，举动艰难疾可憎，若是曲池针泻动，更医尺泽便堪行。筋急不和

难举对，穴法从来尺泽真，若遇头面诸般疾，一针合谷妙通神。

臂痛：两胛疼痛气攻胸，肩井二穴最有功，此穴由来真气聚，泻多补少应针中。

肩臂风：肩臂风连背亦疼，用针胛缝妙通灵，五枢本治腰疼病，入穴分明疾顿轻。

虚：虚羸有穴是膏肓，此法从来要度量，禁穴不针宜灼艾，灸之千壮亦无妨。

虚弱夜起：老人虚弱小便多，夜起频频更若何，针助命门真妙穴，艾加肾腧疾能和。

胆寒心惊鬼交白浊：胆寒先是怕心惊，白浊遗精苦莫禁，夜梦鬼交心腧泻，白环腧穴一般针。

劳证：传尸劳病最难医，涌泉穴内没忧疑，痰多须向丰隆泻，喘气丹田亦可施。

盗汗：满身发热病为虚，盗汗淋漓却损躯，穴在百劳椎骨上，金针下著疾根除。

肾虚腰痛：肾虚腰痛最难当，起坐艰难步失常，肾腧穴中针一下，多加艾火灸无妨。

腰脊强痛：脊膂强痛泻人中，挫闪腰疼亦可针，委中也是腰疼穴，任君取用两相通。

手腕疼：腕中无力或麻痹，举指酸疼握物难，若针腕骨真奇妙，此穴尤宜仔细看。

臂腕疼：手臂相连手腕疼，液门穴内下针明，更有一穴名中渚，泻多勿补疾如轻。

虚烦：连日虚烦面赤妆，心中惊恐亦难当，通里心原真妙穴，神针一刺便安康。

腹中气块：腹中气块最为难，须把金针刺内关，八法阴维名妙穴，肚中诸疾可平安。

腹痛：腹中疼痛最难当，宜刺大陵并外关。若是腹疼兼闭结，支沟奇穴保平安。

吹乳：妇人吹乳痛难熬，吐得风痰疾可调，少泽穴中明补泻，金针下了肿全消。

白带：妇人白带亦难治，须用金针取次施，下元虚惫补中极，灼艾尤加仔细推。

脾疾翻胃：脾家之疾有多般，翻胃多因吐食餐，黄疸亦须腕骨灸，金针中脘必痊安。

腿风：环跳为能治腿风，居髎二穴亦相同，更有委中出毒血，任君行步显奇功。

膝疼无力：膝疼无力腿如瘫，穴法由来风市间，更兼阴市奇穴妙，纵步能行任往还。

腿痛：髋骨能医两腿疼，膝头红肿一般同，膝关膝眼皆须刺，针灸堪称劫病功。

膝风：红肿名为鹤膝风，阳陵二穴便宜功，阴陵亦是通神穴，针到方知有俊功。

脚气：寒湿脚气痛难熬，先针三里及阴交，更兼一穴为奇妙，绝骨才针肿便消。

脚肿：脚跟红肿草鞋风，宜向昆仑穴上攻，再攻太溪共申脉，此针三穴病相同。

脚背痛：丘墟亦治脚跗疼，更刺行间疾便轻，再取解溪商丘穴，中间补泻要分明。

脚疾：脚步艰移疾转加，太冲一穴保无他，中封三里皆奇妙，两穴针而并不差。

疟疾：疟疾脾寒最可怜，有寒有热两相煎，须将间使金针泻，泻热补寒方可痊。

时疫疟疾：时疫疟疾最难禁，穴法由来用得明，后溪一穴如寻得，艾火多加疾便轻。

瘰疬：瘰疬由来瘾疹同，疗之还要择医工，肘尖有穴名天井，一用金针便有功。

痔瘘：九般痔疾最伤人，穴在承山妙入神，纵饶大痛呻吟者，一刺长强绝病根。

大便闭塞：大便闭塞不能通，照海分明在足中，更把支沟来泻动，方知医士有神功。

身痛：浑身疼痛疾非常，不定穴中宜细详，有筋有骨须浅刺，灼艾临时要度量。

惊痫：五痫之证不寻常，鸠尾之中仔细详，若非明师真老手，临时犹恐致深伤。

水肿：病称水肿实难调，腹胀膨脖不可消，先灸水分通水道，后针三里及阴交。

疝气：由来七疝病多端，偏坠相兼不等闲，不问竖痃并木肾，大敦一泻即时安。竖痃疝气发来频，气上攻心大损人，先向阁门施泻法，大敦复刺可通神。冲心肾疝最难为，须用神针病自治，若得关元并带脉，功成处处显良医。

痔漏：痔漏之疾亦可针，里急后重最难禁，或痒或痛或下血，二白穴从掌后寻。

泄泻：脾泄为灾若有余，天枢妙穴刺无虞，若兼五脏脾虚证，艾火多烧疾自除。

伤寒：伤寒无汗泻复溜，汗出多时合谷收，六脉若兼沉细证，下针才补病痊瘳。

伤寒过经：过经未解病沉沉，须向期门穴上针，忽然气喘攻胸胁，三里泻之须用心。

脚细筋疼：脚细拳挛痛怎行，金针有法治悬钟，风寒麻痹连筋痛，一刺能令病绝踪。

牙疼：风牙虫蛀夜无眠，吕细寻之痛可蠲，先用泻针然后补，方知法是至人传。

心腹满痛：中都原穴是肝阴，专治身麻痹在心，手足不仁心腹满，小肠疼痛便须针。

头胸痛呕吐眩晕：金门申脉治头胸，重痛虚寒候不同，呕吐更兼眩晕苦，停针呼吸在其中。

小肠疝气连腹痛：水泉穴乃肾之原，脐腹连阴痛可蠲，更刺大敦方是法，下针速泻即安然。

脾胃虚弱：咽酸口苦脾虚弱，饮食停寒夜不消，更把公孙脾腧刺，自然脾胃得和调。

臂细筋寒骨痛：臂细无力转动难，筋寒骨痛夜无眠，曲泽一针依补泻，更将通里保平安。

穴法歌：穴法浅深随指中，砭焫尤加显妙功，劝君要治诸般病，何不当初记玉龙。圣人授此玉龙歌，补泻分明切莫差。祖师定穴通神妙，说与良医慎重加。（元·王国瑞《扁鹊神应针灸玉龙经》，华夏出版社点校本，1996）

（梁繁荣）

yùlóngfù

玉龙赋（Acupuncture Poems of Jade Dragon） 作者不详。首见于明·高武《针灸聚英》卷四。此赋是在元·王国瑞《扁鹊神应针灸玉龙经》中"玉龙歌"基础上，总其要旨，撷取精华，以"赋"的文体编写而成。明代杨继洲《针灸大成》、吴崑《针方六集》均有转载。

内容简介 为针灸临床治疗歌赋。主要论述内科、外科、妇科、儿科、五官科等85种常见病症的针灸治疗经验，强调表里经配穴、背俞穴、募穴、八脉交会穴的应用。

原文 夫参博以为要，辑简而舍烦，总《玉龙》以成赋，信金针以获安。原夫卒暴中风，顶门百会；脚气连延，里绝三交。头风鼻渊，上星可用；耳聋腮肿，听会偏高。攒竹、头维，治目疼头痛；乳根、俞府，疗嗽气痰哮。风市、阴市，驱腿脚之乏力；阴陵、阳陵，除膝肿之难熬；二白医痔漏，间使剿疟疾；大敦去疝气，膏肓补虚劳。天井治瘰疬瘾疹，神门治呆痴笑咷。咳嗽风痰，太渊、列缺宜刺；尪羸喘促，璇玑、气海当知。期门、大敦，能治坚疬疝气；劳宫、大陵，可疗心闷疮痍。心悸虚烦刺三里，时疫痎疟寻后溪。绝骨、三里、阴交，脚气宜此；睛明、太阳、鱼尾，目证凭兹。老者便多，命门兼肾俞而著艾；妇人乳肿，少泽与太阳之可推。身柱蠲嗽，能除膂痛；至阳却疸，善治神疲。长强、承山，灸痔最妙；丰隆、肺俞，痰嗽称奇。风门主伤冒寒邪之嗽，天枢理感患脾泄之危。风池、绝骨，而疗乎伛偻；人中、曲池，可治其痿伛。期门刺伤寒未解，经不再传；鸠尾针痫癫已发，慎其妄施。阴交、水分、三里，蛊胀宜刺；商丘、解溪、丘墟，脚痛堪追。尺泽理筋急之不幸，腕骨疗手腕之难移。肩脊痛兮，五枢兼于背缝；肘挛疼兮，尺泽合于曲池。风湿搏于两肩，肩髃可疗；壅热盛乎三焦，关冲最宜。手臂红肿，中渚、液门要辨；脾虚黄疸，腕骨、中脘何疑。伤寒无汗，攻复溜宜泻；伤寒有汗，取合谷当随。欲调饱满之气逆，三里可胜；要起六脉之沉匿，复溜称神。照海、支沟，通大便之秘；内庭、临泣，理小腹之膜。天突、膻中医喘嗽，地仓、颊车疗口祸。迎香攻鼻室为最，肩井除臂痛如拿。二间治牙疼，中魁理翻胃而即瘥；百劳止虚汗，通里疗心惊而不差。大小骨空，治眼烂能止冷泪；左右太阳，医目疼善除血翳。心俞、肾俞，治腰肾虚乏之梦遗；人中、委中，除腰脊痛闪之难制。太溪、昆仑、申脉，最疗足肿之迍；涌泉、关元、丰隆，为治尸劳之例。印堂

治其惊搐，神庭理首头风。大陵、人中频泻，口气全除；带脉、关元多灸，肾败堪攻。腿脚重疼，针髋骨、膝关、膝眼；行步艰楚，刺三里、中封、太冲。取内关于照海，医腹疾之块；搐迎香于鼻内，消眼热之红。肚痛秘结，大陵合外关于支沟；腿风湿痛，居髎兼环跳于委中。上脘、中脘，治九种之心痛；赤带、白带，求中极之异同。又若心虚热壅，少冲明于济夺；目昏血溢，肝俞辨其实虚。当心传之玄要，究手法之疾徐。或值挫闪疼痛之不定，引为难拟定穴之可祛。辑管见以便诵读，幸高明而无哂诸。（明·高武《针灸聚英》，人民卫生出版社点校本，2006）

（梁繁荣）

shèngyùgē

胜玉歌（Jade-valued Acupuncture Verse）

明·杨继州撰。首见于《针灸大成》卷三。当时元·王国瑞《扁鹊神应针灸玉龙经》（玉龙歌）流传较广，但较难于记诵，杨氏结合自己多年临床实践心得，在其家传秘录《卫生针灸玄机秘要》的基础上增辑而成。"胜"有超过、胜过之意，"玉"指玉龙歌，故名"胜玉歌"。

内容简介 为针灸临床治疗歌赋。主要介绍杨氏家传针灸治疗56种常见病症的经验取穴及手法补泻，所论以各部疼痛病证为主，共用66穴，强调五输穴的应用，多用灸法。

原文 胜玉歌兮不虚言，此是杨家真秘传。或针或灸依法语，补泻迎随随手捻。头痛眩晕百会好，心疼脾痛上脘先。后溪鸠尾及神门，治疗五痫立便痊。髀疼要针肩井穴，耳闭听会莫迟延。胃冷下脘却为良，眼痛须觅清冷

渊。霍乱心疼吐痰涎，巨阙着艾便安然。脾疼背痛中渚泻，头风眼痛上星专。头项强急承浆保，牙腮疼紧大迎全。行间可治膝肿病，尺泽能医筋拘挛。若人行步苦艰难，中封太冲针便痊。脚背痛时商丘刺，瘰疬少海天井边。筋疼闭结支沟穴，颔肿喉闭少商前。脾心痛急寻公孙，委中驱疗脚风缠。泻却人中及颊车，治疗中风口吐沫。五疟寒多热更多，间使大杼真妙穴。经年或变劳怯者，痞满脐旁章门决。噫气吞酸食不投，膻中七壮除膈热。目内红痛苦皱眉，丝竹攒竹亦堪医。若是痰涎并咳嗽，治却须当灸肺俞。更有天突与筋缩，小儿吼闭自然疏。两手酸疼难执物，曲池合谷共肩髃。臂疼背痛针三里，头风头痛灸风池。肠鸣大便时泄泻，脐旁两寸灸天枢。诸般气症从何治，气海针之灸亦宜。小肠气痛归来治，腰痛中空穴最奇。腿股转酸难移步，妙穴说与后人知，环跳风市及阴市，泻却金针病自除。热疮臁内年年发，血海寻来可治之。两膝无端肿如斗，膝眼三里艾当施。两股转筋承山刺，脚气复溜不须疑。踝跟骨痛灸昆仑，更有绝骨共丘墟。灸罢大敦除疝气，阴交针入下胎衣。遗精白浊心俞治，心热口臭大陵驱。腹胀水分多得力，黄疸至阳便能离。肝血盛兮肝俞泻，痔疾肠风长强欺。肾败腰疼小便频，督脉两旁肾俞除。六十六穴施应验，故成歌诀显针奇。（明·杨继洲《针灸大成》，人民卫生出版社点校本，2006）

（梁繁荣）

xíhóngfù

席弘赋（Dr. Xi Hong's Poems on Aacupuncture）

明·席弘撰。首见于明·徐凤《针灸大全》。

内容简介 为针灸临床治疗歌赋。主要介绍席弘一派的针灸治病经验，首先强调针灸治病选穴要准确，针刺补泻要结合呼吸、男女、左右、阴阳；继而重点阐述50余种病症的取穴、配穴和补泻方法。

原文 凡欲行针须审穴，要明补泻迎随诀。胸背左右不相同，呼吸阴阳男女别。气刺两乳求太渊，未应之时泻列缺。列缺头疼及偏正，重泻太渊无不应。耳聋气痞听会针，迎香穴泻功如神。谁知天突治喉风，虚喘须寻三里中。手连肩脊痛难忍，合谷针时要太冲。曲池两手不如意，合谷下针宜仔细。心疼手颤少海间，若要根除觅阴市。但患伤寒两耳聋，金门听会疾如风。五般肘痛寻尺泽，大渊针后却收功。手足上下针三里，食癖气块凭此取。鸠尾能治五般痫，若下涌泉人不死。胃中有积刺璇玑，三里功多人不知。阴陵泉治心胸满，针到承山饮食思。大杼若连长强寻，气滞腰疼不能立。横骨大都宜救急。气海专能治五淋，更针三里随呼吸。期门穴主伤寒患，六日过经尤未汗。但向乳根二肋间，又治妇人生产难。耳内蝉鸣腰欲折，膝下明存三里穴，若能补泻五会间，且莫逢人容易说。睛明治眼未效时，合谷光明安可缺。人中治癫功最高，十三鬼穴不须饶。水肿水分兼气海，皮肉随针气自消。冷嗽先宜补合谷，却须针泻三阴交。牙齿肿痛并咽痹，二间阳溪疾怎逃。更有三间肾俞妙，善除肩背消风劳。若针肩井须三里，不刺之时气未调。最是阳陵泉一穴，膝间疼痛用针烧。委中腰痛脚挛急，取得其经血自调。脚疼膝肿针三里，悬钟二陵三阴交。更向太冲须引气，指头麻木自轻飘。转筋目眩针鱼腹，承山昆仑立便消。肚疼须是公孙妙，内关相应必然瘳。冷风冷痹疾难愈，环跳腰间针与烧。风府风池寻得到，伤寒百病一时消。阳明二日寻风府，呕吐还须上脘疗。妇人心痛心俞穴，男子痃疼三里高。小便不禁关元好，大便闭涩大敦烧。髋骨腿疼三里泻，复溜气滞便离腰。从来风府最难针，却用功夫度浅深。倘若膀胱气未散，更宜三里穴中寻。若是七疝小肠痛，照海阴交曲泉针。又是应时求气海，关元同泻效如神。小肠气撮痛连脐，速泻阴交莫得迟。良久涌泉针取气，此中玄妙少人知。小儿脱肛患多时，先灸百会次鸠尾。久患伤寒肩背痛，但针中渚得其宜。肩上痛连脐不休，手中三里便须求。下针麻重即须泻，得气之时不用留。腰连胯痛急必大，便于三里攻其隘。下针一泻三补之，气上攻噎只管在，噎不住时气海灸，定泻一时立便瘥。补自卯南转针高，泻从卯北莫辞劳。逼针泻气便须吸，若补随呼气自调。左右捻针寻子午，抽针泻气自迢迢。用针补泻分明说，更用搜穷本与标。咽喉最急先百会，太冲照海及阴交。学者潜心宜熟读，席弘治病最名高。（明·徐凤《针灸大全》，人民卫生出版社点校本，1987）

（梁繁荣）

língguāngfù

灵光赋 (Acupuncture Poems of Ling Guang)

作者不详。首见于明·徐凤《针灸大全》。以"灵光"为名，意在喻此赋犹如玉玺，灵光透彻，形容掌握它就能解除人的疾患。明代高武《针灸聚英》、杨继洲《针灸大成》、吴崑《针方六集》均有收载。

内容简介 为针灸临床治疗歌赋。主要论述头面、四肢、脏腑和杂症等39种病症的针灸临床证治经验，强调远道取穴和呼吸补泻之法，并论经脉、四时、五行、流注、补泻等。

原文 黄帝岐伯针灸诀，依他经里分明说。三阴三阳十二经，更有两经分八脉。灵光典注极幽深，偏正头疼泻列缺。睛明治眼努肉扳，耳聋气痞听会间。两鼻衄衄针禾髎，鼻塞不闻迎香间。治气上壅足三里，天突宛中治喘痰。心痛手颤针少海，少泽应除心下寒。两足拘挛觅阴市，五般腰痛委中安。脾俞不动泻丘墟，复溜治肿如神医。犊鼻治疗风邪疼，住喘脚痛昆仑愈。后跟痛在仆参求，承山筋转并九痔。足掌下去寻涌泉，此法千金莫妄传。此穴多治妇人疾，男蛊女孕两病痊。百会鸠尾治痫疾，大小肠俞大小便。气海血海疗五淋，中脘下脘治腹坚。伤寒过经期门应，气刺两乳求太渊。大敦二穴主偏坠，水沟间使治邪癫。吐而定喘补尺泽，地仓能止口流涎。劳宫医得身劳倦，水肿水分灸即安。五指不伸中渚取，颊车可针牙齿愈。阴跷阳跷两踝边，脚气四穴先寻取。阴阳陵泉亦主之，阴跷阳跷与三里。诸穴一般治脚气，在腰玄机宜正取。膏肓岂止治百病，灸得玄切病须愈。针灸一穴数病除，学者尤宜加仔细。悟得明师流注法，头目有病针四肢。针有补泻明呼吸，穴应五行顺四时。悟得人身终造化，此歌依旧是筌蹄。（明·徐凤《针灸大全》，人民卫生出版社点校本，1987）

（梁繁荣）

lánjiāngfù

拦江赋 (Acupuncture Poems of

Lan Jiang） 作者不详。首见于明·高武《针灸聚英》卷四，其注云："拦江赋，不知谁氏所作，今自凌氏所编集写本针灸书表录于此。"凌氏，系指明代针灸大家凌云，曾著《流注辨惑》一书，惜已轶。以"拦江"为名，意喻疾病犹如洪流巨澜，此赋有拦截洪流，力挽巨澜之功。明代杨继洲《针灸大成》、吴崑《针方六集》亦有转载。

内容简介 为针灸临床治疗歌赋。赋中主要阐述各科病证的取穴和治法，强调八脉交会穴和担截补泻的临床应用，并总结了流注、五行、四时、三才等针灸理论在针灸临床中的应用。

原文 担截之中法数何？有担有截起沉疴。我今作此拦江赋，何用三车五辐歌。先将八法为定例，流注之中分次第。心胸之病内关担，脐下公孙用法拦。头部须还寻列缺，痰涎壅塞及咽干。噤口喉风针照海，三棱出血刻时安。伤寒在表并头痛，外光泻功自然安。眼目之症诸疾苦，更用临泣使针担。后溪专治督脉病，癫狂此穴治还轻。申脉能除寒与热，头风偏正及心惊。耳鸣鼻衄胸中满，好用金针此穴寻。但遇痒麻虚即补，如逢疼痛泻而迎。更有伤寒真妙诀，三阴须要刺阳经；无汗更将合谷补，复溜穴泻好用针。倘若汗多流不绝，合谷补收效如神。四日太阴宜细辨，公孙照海一般行；再用内关施截法，七日期门妙用针。但治伤寒皆用泻，要知《素问》坦然明。流注之中分造化，常将木火土金平。水数亏兮宜补肺，水之泛滥土能平。春夏井荥宜刺浅，秋冬经合更宜深。天地四时同此数，三才常用记心胸；天地人部次第入，仍调各部一般匀。夫弱妇强亦有克，妇弱夫强亦有刑；皆在本经担与截，泻南补北亦须明。经络明时知造化，不得师传枉用心；不遇至人应不授，天宝岂可付非人。按定气血病人呼，重搓数十把针扶；战提摇起向上使，气自流行病自无。（明代高武《针灸聚英》，人民卫生出版社点校本，2006）

（梁繁荣）

zhǒuhòugē

肘后歌（Acupuncture Verse for Convinence Use） 作者不详。首见于明·高武《针灸聚英》卷四。古人常将随身携带之物放于长衫的袍袖内，悬于肘后，取用便利。故以"肘后"为名，旨在强调使用方便，且功效显著之意。明代杨继洲《针灸大成》、吴崑《针方六集》亦有转载。

内容简介 为针灸临床治疗歌赋。主要论述40种常见病症的针灸处方配穴、针刺方法，对急性热病中的伤寒、疟疾、痹证等病阐述尤详，强调循经取穴、远刺、近刺、异位刺法等方法的运用及五输穴、八会穴、募穴等特定穴的作用。

原文 头面之疾针至阴，腿脚有疾风府寻。心胸有病少府泻，脐腹有病曲泉针。肩背诸疾中渚下，腰膝强痛交信凭。胁肋腿痛后溪妙，股膝肿起泻太冲。阴核发来如升大，百会妙穴真可骇。顶心头痛眼不开，涌泉下针定安泰。鹤膝肿劳难移步，尺泽能舒筋骨疼。更有一穴曲池妙，根寻源流可调停。其患若要便安愈，加以风府可用针。更有手臂拘挛急，尺泽刺深去不仁。腰背若患挛急风，曲池一寸五分攻。五痔原因热血作，承山须下病无踪。哮喘发来寝不得，丰隆刺入三寸深。狂言盗汗如见鬼，惺惺间使便下针。骨寒髓冷火来烧，灵道妙穴分明记。疟疾寒热真可畏，须知虚实可用意。间使宜透支沟中，大椎七壮合圣治。连日频频发不休，金门刺深七分是。疟疾三日得一发，先寒后热无他语。寒多热少取复溜，热多寒少用间使。或患伤寒热未休，牙关风壅药难投。项强反张目直视，金针用意列缺求。伤寒四肢厥逆冷，脉气无时仔细看。神奇妙穴真有二，复溜半寸顺骨行。四肢回还脉气浮，须晓阴阳倒换求。寒则须补绝骨是，热则绝骨泻无忧。脉若浮洪当泻解，沉细之时补便瘳。百合伤寒最难医，妙法神针用意推。口噤眼合药不下，合谷一针效甚奇。狐惑伤寒满口疮，须下黄连犀角汤。虫在脏腑食肌肉，须要神针刺地仓。伤寒腹痛虫寻食，吐蚘乌梅可难攻。十日九日必定死，中脘回还胃气通。伤寒痞气结胸中，两目昏黄汗不通。涌泉妙穴三分许，速使周身汗自通。伤寒痞结胁积痛，宜用期门见深功。当汗不汗合谷泻，自汗发黄复溜凭。飞虎一穴通痞气，祛风引气使安宁。刚柔二痓最乖张，口禁眼合面红妆。热血流入心肺腑，须要金针刺少商。中满如何去得根，阴包如刺效如神。不论老幼依法用，须教患者便抬身。打扑伤损破伤风，先于痛处下针攻。后向承山立作效，甄权留下意无穷。腰腿疼痛十年春，应针不了便惺惺。大都引气探根本，服药寻方枉费金。脚膝经年痛不休，内外踝边用意求。穴号昆仑并吕细，应时消散即时瘳。风痹痿厥如何治，大杼曲泉真是妙。两足两胁满难伸，飞虎神针七分到。腰软如何去得根，神妙委中立见效。（明·高武《针灸聚英》，人民卫生出版社点校

本，2006）

（梁繁荣）

liúzhù tōngxuán zhǐyàofù

流注通玄指要赋（Acupuncture Poems of Liuzhu Tongxuan Zhiyao）

元·窦杰（窦汉卿）撰。首见于《针经指南》。明·朱橚等编纂的《普济方》亦有收载。明代徐凤《针灸大全》、高武《针灸聚英》、杨继洲《针灸大成》转载时简称"通玄指要赋"，且杨继洲做了注释。旨在将深奥难明的针灸理论，与临床实践互相贯通，故名"流注通玄指要赋"。

内容简介 为针灸临床治疗歌赋。主要论述五官、外科、内科、妇科等常见病症的针灸治疗经验，内容主在刺法、取穴，治疗多取单穴，并以肘膝以下腧穴为主，是窦氏用经络学理论指导辨证取穴的经验总结。

原文 必欲治病，莫如用针。巧运神机之妙，工开圣理之深。外取砭针，能蠲邪而扶正；中含水火，善回阳而倒阴。原夫络别支殊，经交错综，或沟池溪谷以歧异，或山海丘陵以隙共。斯流派以难揆，在条纲而有统。理繁而昧，纵补泻以何功；法捷而明，曰迎随而得用。且如行步难移，太冲最奇。人中除脊膂之强痛，神门去心性之呆痴。风伤项急，始求于风府；头晕目眩，要觅于风池。耳闭须听会而治也，眼痛则合谷以推之。胸结身黄，取涌泉而即可；脑昏目赤，泻攒竹以偏宜。但见苦两肘之拘挛，仗曲池而平扫；四肢之懈惰，凭照海以消除。牙齿痛吕细堪治，头项强承浆可保。太白宣导于气冲，阴陵开通于水道。腹痛而胀，夺内庭以休迟；筋转而疼，泻承山而在早。大抵脚腕痛，昆仑解愈；

股膝疼，阴市能医。痫发癫狂兮，凭后溪而疗理；疟生寒热兮，仗间使以扶持。期门罢胸满血膨而可已，劳宫退胃翻心痛以何疑。稽夫大敦去七疝之偏坠，王公谓此；三里却五劳之羸瘦，华佗言斯。固知腕骨祛黄，然骨泻肾。行间治膝肿目疾，尺泽去肘疼筋紧。目昏不见，二间宜取；鼻窒无闻，迎香可引。肩井除两臂难任，攒竹疗头疼不忍。咳嗽寒痰，列缺堪治；眵䁾冷泪，临泣尤准。髋骨将腿痛以祛残，肾俞把腰疼而泻尽。以见越人治尸厥于维会，随手而苏；文伯泻死胎于阴交，应针而殒。圣人于是察麻与痛，分实与虚；实则自外而入也，虚则自内而出欤。以故济母而裨其不足，夺子而平其有余。观二十七之经络，一一明辨；据四百四之疾症，件件皆除。故得夭枉都无，跻斯民于寿域；几微已判，彰往古之玄书。抑又闻心胸病，求掌后之大陵；肩背患，责肘前之三里。冷痹肾败，取足阳明之土；连脐腹痛，泻足少阴之水。脊间心后者，针中渚而立痊；胁下肋边者，刺阳陵而即止。头项痛，拟后溪以安然；腰脚疼，在委中而已矣。夫用针之士，于此理苟能明焉，收祛邪之功而在乎捻指。（元·窦杰《针经指南》，人民卫生出版社点校本，1983）

（梁繁荣）

xíngzhēnzhǐyàogē

行针指要歌（Acupuncture Verse of Needle Manipulations）

作者不详。首见于明·高武《针灸聚英》卷四。明·杨继洲《针灸大成》有转载，并略做修改。

内容简介 为针灸临床治疗歌赋。主要阐述风、水、结、劳、虚、气、嗽、痰、吐等九种常见病证的配穴处方要领及针灸、补泻方法。

原文 或针风，先向风门气海中。或针水，水分夹脐脐边取。或针结，针著大肠泻水穴。或针劳，须向风门及膏肓。或针虚，气海丹田委中奇。或针气，膻中一穴分明记。或针嗽，肺俞风门须用灸。或针痰，先针中脘三里间。或针吐，中脘气海膻中补，翻胃吐食一般针，针中有妙少人知。（明·高武《针灸聚英》，人民卫生出版社点校本，2006）

（梁繁荣）

zǐwǔ liúzhù zhúrì ànshí dìngxuégē

子午流注逐日按时定穴歌（Acupuncture Verse of Ziwu Liuzhu Zhuri Anshi Dingxue；Acupuncture Verse of Point Selection Based on Days and Hours for Acupunture and Moxibustion）

明·徐凤撰。首见于《针灸大全》。明代高武《针灸聚英》、杨继洲《针灸大成》，清·李学川《针灸逢源》均有转载。

内容简介 为子午流注法开穴歌赋。徐凤在金·何若愚撰、阎明广注的《子午流注针经》中所载的"纳甲法"基础上，以歌赋的形式概述子午流注法逐日按时开穴原则、方法和规律，文简意明，以便记诵。全赋以日干从甲日到癸日按序排列，共十节，内容涵盖子午流注开井穴、阳日阴时开阴穴、返本还源、气纳三焦、血归包络等，后世应用子午流注法多以此为依据。

原文 甲日戌时胆窍阴，丙子时中前谷荣，戊寅陷谷阳明俞，返本丘墟木在寅，庚辰经注阳溪穴，壬午膀胱委中寻，甲申时纳三焦水，荥合天干取液门。

乙日酉时肝大敦，丁亥时荥少府心，己丑太白太冲穴，辛卯经渠是肺经，癸巳肾宫阴谷合，乙未劳宫水穴荥。

丙日申时少泽当，戊戌内庭治胀康，庚子时在三间俞，本原腕骨可祛黄，壬寅经火昆仑上，甲辰阳陵泉合长，丙午时受三焦木，中渚之中仔细详。

丁日未时心少冲，己酉大都脾土逢，辛亥太渊神门穴，癸丑复溜肾水通，乙卯肝经曲泉合，丁巳包络大陵中。

戊日午时厉兑先，庚申荥穴二间迁，壬戌膀胱寻束骨，冲阳土穴必还原，甲子胆经阳辅是，丙寅小海穴安然，戊辰气纳三焦脉，经穴支沟刺必痊。

己日巳时隐白始，辛未时中鱼际取，癸酉太溪太白原，乙亥中封内踝比，丁丑时合少海心，己卯间使包络止。

庚日辰时商阳居，壬午膀胱通谷之，甲申临泣为俞木，合谷金原返本归，丙戌小肠阳谷火，戊子时居三里宜，庚寅气纳三焦合，天井之中不用疑。

辛日卯时少商本，癸巳然谷何须忖，乙未太冲原太渊，丁酉心经灵道引，己亥脾合阴陵泉，辛丑曲泽包络准。

壬日寅时起至阴，甲辰胆脉侠溪荥，丙午小肠后溪俞，返求

京骨本原寻，三焦寄有阳池穴，返本还原似的亲，戊申时注解溪胃，大肠庚戌曲池真，壬子气纳三焦寄，井穴关冲一片金，关冲属金壬属水，子母相生恩义深。

癸日亥时井涌泉，乙丑行间穴必然，丁卯俞穴神门是，本寻肾水太溪原，包络大陵原并过，己巳商丘内踝边，辛未肺经合尺泽，癸酉中冲包络连，子午截时安定穴，留传后学莫忘言。（明·徐凤《针灸大全》，人民卫生出版社点校本，1987）

（梁繁荣）

索　引

条目标题汉字笔画索引

说　明

一、本索引供读者按条目标题的汉字笔画查检条目。

二、条目标题按第一字的笔画由少到多的顺序排列，按画数和起笔笔形横（一）、竖（丨）、撇（丿）、点（、）、折（乛，包括丁乚乚等）的顺序排列。笔画数和起笔笔形相同的字，按字形结构排列，先左右形字，再上下形字，后整体字。第一字相同的，依次按后面各字的笔画数和起笔笔形顺序排列。

三、以拉丁字母、希腊字母和阿拉伯数字、罗马数字开头的条目标题，依次排在汉字条目标题的后面。

八　画

九 画

十 画

条 目 外 文 标 题 索 引

H

M

内 容 索 引

说 明

一、本索引是本卷条目和条目内容的主题分析索引。索引款目按汉语拼音字母顺序并辅以汉字笔画、起笔笔形顺序排列。同音时，按汉字笔画由少到多的顺序排列，笔画数相同的按起笔笔形横（一）、竖（丨）、撇（丿）、点（丶）、折（乛，包括丁乚𠃌等）的顺序排列。第一字相同时，按第二字，余类推。索引标目中夹有拉丁字母、希腊字母、阿拉伯数字和罗马数字的，依次排在相应的汉字索引款目之后。标点符号不作为排序单元。

二、设有条目的款目用黑体字，未设条目的款目用宋体字。

三、不同概念（含人物）具有同一标目名称时，分别设置索引款目；未设条目的同名索引标目后括注简单说明或所属类别，以利检索。

四、索引标目之后的阿拉伯数字是标目内容所在的页码，数字之后的小写拉丁字母表示索引内容所在的版面区域。本书正文的版面区域划分如右图。

a	c	e
b	d	f

K

T

Z

拉丁字母

本卷主要编辑、出版人员

执行总编　　谢　阳

责任编审　　呼素华

责任编辑　　高青青

文字编辑　　王　霞

索引编辑　　尹丽品　张　安

名词术语编辑　李亚楠

汉语拼音编辑　聂沛沛

外文编辑　　顾良军

参见编辑　　刘　婷

绘　　图　　雅昌设计中心·北京
　　　　　　北京心合文化有限公司

责任校对　　李爱平

责任印制　　姜文祥

装帧设计　　雅昌设计中心·北京